梅全喜论中药全集

临床药学分册

主　编　梅全喜

全国百佳图书出版单位
中国中医药出版社
·北　京·

图书在版编目（CIP）数据

梅全喜论中药全集 . 临床药学分册 / 梅全喜主编 . —北京：中国中医药
出版社，2022.5
ISBN 978 – 7 – 5132 – 7405 – 0

Ⅰ . ①梅…　Ⅱ . ①梅…　Ⅲ . ①中药学—临床药学　Ⅳ . ① R28

中国版本图书馆 CIP 数据核字（2022）第 026505 号

中国中医药出版社出版

北京经济技术开发区科创十三街 31 号院二区 8 号楼
邮政编码　100176
传真　010-64405721
河北新华第二印刷有限责任公司印刷
各地新华书店经销

开本 710×1000　1/16　印张 27.25　字数 508 千字
2022 年 5 月第 1 版　2022 年 5 月第 1 次印刷
书号　ISBN 978 – 7 – 5132 – 7405 – 0

定价　109.00 元
网址　www.cptcm.com

服 务 热 线　010-64405510
购 书 热 线　010-89535836
维 权 打 假　010-64405753

微信服务号　zgzyycbs
微商城网址　https://kdt.im/LIdUGr
官 方 微 博　http://e.weibo.com/cptcm
天猫旗舰店网址　https://zgzyycbs.tmall.com

如有印装质量问题请与本社出版部联系（010-64405510）

《梅全喜论中药全集——临床药学分册》

编委会

主　　编　梅全喜

执行主编　吴惠妃

副 主 编　唐志芳　郑依玲　曾聪彦　邱雄泉

编　　委（按姓氏笔画排序）

叶秋明　田素英　刘　倩　刘敏豪　刘朝晖

刘慧敏　孙英豪　孙洪胜　李红念　杨　洋

邱丽丽　沈　健　范文昌　林　海　林　慧

胡　莹　胡玉良　胡世林　高玉桥　曾秀兰

温若君　虞秀柳　戴卫波

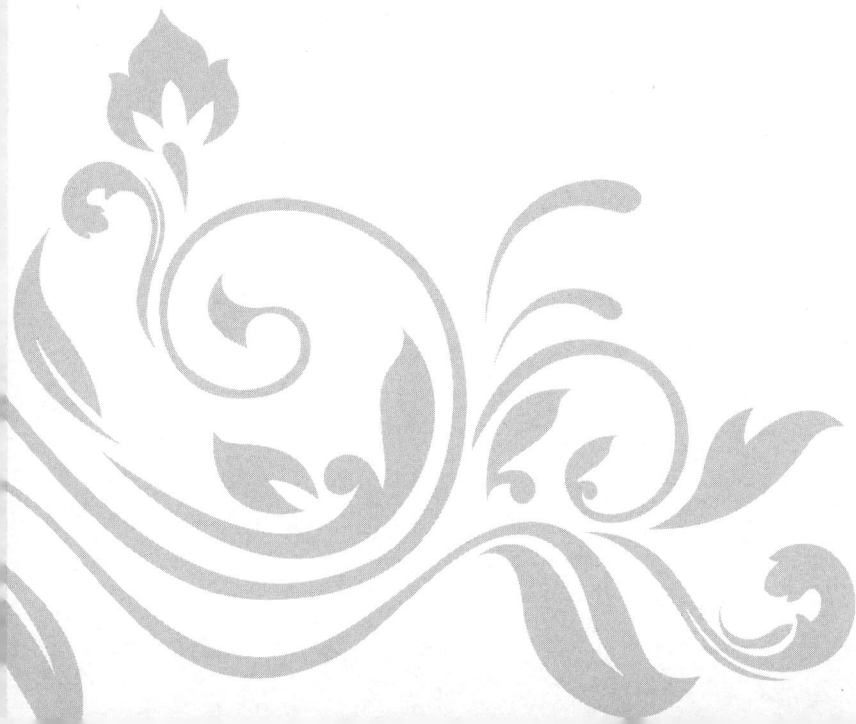

本书为"深圳市宝安纯中医治疗医院医药系列丛书"之一，由深圳市宝安纯中医治疗医院支持出版。

祝贺《梅全姜花中药全集》出版

宝剑锋从磨砺出

梅花香自苦寒来

辛丑年夏　金垚元

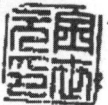

序

　　《梅全喜论中药全集》即将由中国中医药出版社正式出版，这套丛书系统全面地总结了梅全喜教授在中药学习和研究道路上的艰辛与努力，以及他在中药科普、中药艾叶、地产药材、制剂炮制、临床药学和药史本草研究上取得的成果、经验与体会，可喜可贺！

　　梅全喜教授已走过60年的人生历程和40年的中药专业生涯，他刻苦钻研、学识渊博、为人谦逊，为业界熟知他的人们所称道。他在中药学领域辛勤耕耘，不断超越自我，取得了丰硕的研究成果。先后从事中药炮制、中药制剂工作及中药临床药学、地产药材研究开发、本草与药学史研究工作，在中药传统技术的挖掘与传承上积累了丰富的经验。近年来在中药临床药学、道地药材研究及药学史与本草研究上均取得显著成绩。其中他对艾叶研究倾注了多年的心血，先后发表相关论文40多篇，主编艾叶相关专著9部（其中3部为英文版），担任10多家艾叶企业的科技顾问，研发艾叶产品10多种，为推动艾叶研发与推广应用，以及推广艾叶文化发挥了积极作用，成为国内艾叶研究最知名的专家。同时，作为中药临床药学学科的发起人和推动者，他牵头主编了国内第一本中药临床药学专著和第一本中药临床药学教材，并在境外出版第一本中药临床药学书籍，为推动中药临床药学学科建设与发展、促进中药临床药学人才的培养及推动中药临床药学走向国际发挥了重要作用。近年来，先后获得国家发明专利及省市科技奖20余项，主编中药专著70多部，公开发表医药学术论文500多篇，在国内外论坛上做学术报告及讲座达300多次，应邀担任国家级和省级学会、专业委员会主任委员、副主任委员20多项，担任10多本医药杂志编委会主任、副主任、副主编、编委等。梅全喜教授还是一位有爱心和奉献精神的学者，他把多年来获得的科技成果奖励、稿费及讲课费共计100万元和他担任10多家艾叶研发生产企业科技顾问的费用共200

多万元全部捐献出来成立了李时珍中医药教育基金会，用于资助和奖励中医药专业本科生、研究生80余人。

梅全喜教授带领的学术团队骨干、研究生、学术传承人及师带徒弟子有50多人。他积极培养中药后继人才，对弟子更是言传身教，悉心指点。在他的带教下弟子们不断成长，有的30多岁就晋升主任中药师，有的30多岁就被聘为硕士研究生导师，有的成为全国中药特色技术传承人，可谓是桃李芬芳。

在梅全喜教授从事中药专业40年之际，由他带领的学术团队骨干、带教学生组织整理编撰了这套《梅全喜论中药全集》系列丛书，丛书共分为8个分册，分别是《制剂炮制分册》（整理梅全喜教授及其团队40多年来在医院中药制剂、中药炮制及中药药性理论等方面的重要研究成果）、《药史本草分册》（汇集了梅全喜教授对李时珍《本草纲目》、葛洪《肘后备急方》及药学史本草考证方面的研究成果）、《临床药学分册》（把梅全喜教授及其团队近20年来在中药临床药学工作开展、中药安全合理使用及中药注射剂不良反应防治上进行的探索和研究成果汇集成册）、《地产药材分册》（汇总梅全喜教授及其团队研究地产药材所发表的论文、取得的成果和获得的经验以及他研究地产药材的独特思路和想法）、《艾叶研究分册》（整理和搜集梅全喜教授数十年来关于艾叶研究的成果、经验和体会）、《中药科普分册》（把他多年来发表的一些重要的中药科普文章汇集在一起单独编辑出版）、《中药人生分册》（专门介绍梅全喜教授从一个普通的大学生成长为国内知名中药专家的个人奋斗、成长经历及取得的成就）和《图说人生分册》（汇集了梅全喜教授历年来学习、生活、工作、带教的精选照片）等。这套丛书是在收集梅全喜教授40年来在国内外医药学术杂志上公开发表的500多篇中药学术论文及在科普杂志报纸上发表的200多篇中医药科普文章的基础上，通过整理分类，把他从药40年的经验、体会和取得的成绩及成果汇总成不同分册出版，以学习师术、传承师道、弘扬师德、嘉惠后人、以飨同道，既是报答师恩，也是为振兴中医事业尽绵薄之力。

相信这套丛书的出版，对于推动中药学的传承与发展、弘扬中医药学文化、总结中医药人才的成长经验、促进中医药人才的培养与提高，都将起到积极作用。

欣闻丛书即将出版之际，乐为之序！

岐 黄 工 程 首 席 科 学 家
中国科学院上海药物研究所研究员
中药标准化技术国家工程实验室主任

2021 年 12 月 10 日

前　言

　　中药临床药学是指在中医药理论指导下，以患者为对象，研究中药及其制剂与人体相互作用和合理、有效、安全用药及应用规律的一门综合性学科，是近年来由国内发展起来的新学科。中药临床药学是以独特的中医药理论为指导，其开展模式必然有别于西药临床药学模式，积极探索科学合理的中药临床药学开展模式是摆在中药临床药学人员面前的一项重要任务。

　　自21世纪初以来，梅全喜教授就带领团队开始关注中药安全性合理使用问题及中药临床药学工作的开展。他撰写了一系列相关论文在国内多家专业学术期刊发表，并在各地培训班、学习班及学术会议上就中药安全合理使用问题、中药临床药学开展及学科建设等做了200多场讲座或报告，以推动中药临床药学工作的开展，促进中药的安全合理应用，他的讲座受到普遍欢迎。近20年来，他潜心开展中药注射剂不良反应应对研究，带领团队发表有关论文40多篇，是国内医疗机构中发表中药注射剂不良反应论文最多的团队。他牵头主编出版了《中药注射剂不良反应速查》《中药注射剂不良反应与应对》及《中药注射剂安全应用案例分析》专著3部，得到了同行的好评与肯定。

　　他对中药临床药学工作给予了高度重视，在积极探讨中药临床药学工作的开展模式、中药临床药师人才培养等方面做了很多开拓性的工作，发表中药安全合理使用及中药临床药学探讨的文章30多篇，主编出版相关专著10多本。2012年他和中华中医药学会医院药学专业委员会主任委员、北京中医药大学东直门医院药学部主任曹俊岭教授共同牵头主编出版了我国第一部关于中药临床药学的专著《中药临床药学》，为我国中药临床药学的发展奠定了坚实的理论基础。他还带领团队于2013年和2016年两次发起承办了由中华中医药学会主办的"全国中药临床药学学术研讨会"暨国家级继续教育项目"全国中药临床药学学术研讨班",来自全国各地近千名药师参加了学习与培训。这些工作都为推动中药临床药学工作的开展发挥了积极作用。

为了推动中药临床药学人才的培养,在彭代银、曹俊岭、曹锦花等专家的大力支持下,他牵头发起推动国内中医药院校中药学院与国内大型三甲中医院药学部联合成立了全国高等院校中药临床药学专业创新教材建设指导委员会,并担任主任委员,开展中药临床药学系列教材的编写工作,牵头主编我国第一本中药临床药学教材《中药临床药学导论》,同时他积极参与曹俊岭教授主持推动的中药临床药师培训基地建设。梅全喜教授认为"有中药使用的地方就应开展中药临床药学工作"。所以,近年来他又牵头组织粤港澳台两岸四地的中药专家合作编写了繁体字版《中药临床药学总论》,同时在台湾、香港和澳门三地出版发行,以推动港澳台地区中药临床药学工作的开展及人才培养,目前正在筹备该书英文版、日文版的翻译出版工作。他主持开展的这些开创性工作,对于推动中药临床药学学科建设与发展、促进中药临床药学人才的培养,以及推动中药临床药学走向海外发挥了积极而重要的作用。可以说,曹俊岭教授和梅全喜教授是我国中药临床药学的发起人与推动者,他们俩也因对中药临床药学发展做出的重要贡献而被业内誉为中药临床药学界的两位重量级人物——"北曹南梅"。

本分册是收集了梅全喜教授20多年来在中药临床药学和中药安全合理使用方面发表的论文、论著编辑而成。全书共九章,第一章中药临床药学概论,第二章中药临床药学工作的开展,第三章中药临床药学人才培养,第四章中药注射剂的不良反应分析及合理应用,第五章中药注射剂不良反应文献分析案例,第六章中药毒性研究与中毒处理,第七章中西药的联合使用,第八章中药的安全合理应用,第九章医院药事管理与其他。

本分册内容全面,资料翔实,涉及中药临床药学的各个方面,是梅全喜教授中药临床药学学术思想和工作经验的系统总结。书中很多关于中药临床药学的观点、认识与看法、工作方法及人才培养模式的探讨都是具有创新性的,值得学习和参考!这也是继国内首部《中药临床药学》专著出版之后的第二部专门论述中药临床药学的著作。它的出版对于推动我国中药临床药学工作的广泛深入开展将起到积极的作用。

　　本分册主要是搜集整理以梅全喜教授为第一作者或通讯作者公开发表的有关中药临床药学方面的学术论文编辑而成，所有梅全喜教授担任通讯作者的论文第一作者均被邀请担任本分册的编委。本书编写中参考引用了其他相关文献资料，国医大师金世元教授为本书题词，岐黄工程首席科学家果德安教授为本书写序，深圳市宝安纯中医治疗医院国医大师金世元教授中药炮制传承工作室和深圳市医疗卫生三名工程项目"深圳市宝安纯中医治疗医院 - 中国科学院上海药物研究所果德安教授中药质量研究与安全合理用药研究团队项目（编号：SZZYSM202106004）"给予出版经费支持，在此一并表示衷心感谢。

　　由于编者水平有限，书中不足之处希望给予指正，以便再版时修订提高。

《梅全喜论中药全集·临床药学分册》编委会

2021 年 12 月 1 日

目录

1

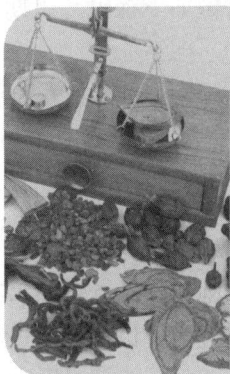

第一章
中药临床药学概论

中医药作为中国特色医药卫生事业不可或缺的部分，通过几千年的积累和沉淀，已成为我国独具特色的卫生资源。当前，中国进入全面建成小康社会收官阶段，要满足人们日益增长的中医药服务需求，迫切需要大力发展中药药学服务。临床药学是现代药学发展的方向，作为中医学特色的传统中药学，近些年也提出了中药临床药学的概念及开展相关工作，然而并没有形成系统的中药临床药学方面的理论体系。因此，建立中药临床药学的理论体系和实践模式，并在此基础上开展中药临床药学工作已成为医院中药工作者的当务之急，也是中药发展的必然趋势。

第一节 中药临床药学的现状与发展

作为中医药与现代医学、药学相结合而发展起来的新学科，中药临床药学起步较晚，目前虽有较大发展，但从现状来看，中药临床药学工作的开展还存在很多不容忽视的问题。

一、中药临床药学的概念、任务、发展现状及思考

中药临床药学是中医药与现代科学相结合而发展起来的新学科，也是临床药学的一个新分支，其核心是中药治疗的安全性、有效性和合理性。因此，其对提高中医药临床疗效、减少不良反应具有十分重要的意义。目前，中药临床药学工作由于难度较大、医院中药房条件较差、力量薄弱、困难较多，加之部分医院领导对中药临床药学工作不够重视，使中药临床药学未得到很

好的开展。为此，就中药临床药学的相关问题与未来发展做如下探讨，以期引起同道重视。

（一）中药临床药学的概念

1. 中药临床药学

中药临床药学是指在中医药理论指导下，以患者为对象，研究中药及其制剂与人体相互作用和合理、有效、安全用药及应用规律的一门综合性学科。中药临床药学以患者为对象，是指为适应各种不同患者的个体差异和复杂多变病情的防治需要，运用现代药剂学、药理学等专业知识密切结合临床患者的状况，制定合理的用药方案，监测用药过程及摸索用药规律，以确保临床用药的安全和有效。

2. 中药临床药学与临床中药学

目前，学术界有"中药临床药学"和"临床中药学"两种提法，笔者认为，临床中药学与中药临床药学都涵盖"临床"和"中药"，从广义上讲，二者应该是一致的，因为它们的研究对象都是"中药"，研究范畴均限于"临床"。二者是在中医药理论指导下，研究合理、有效与安全用药的学科，其核心是临床合理用药。但从狭义上讲，二者的逻辑定义却各有侧重。临床中药学是研究中药基本理论及其在中医理论指导下进行中药临床应用的一门学科。它既是中医学理、法、方、药体系中重要的一个组成部分，又是大中药学学科中的核心和基础。由于临床中药学主要是研讨中医临床各科所用药物是如何应用的，所以它又具有与临床学科密不可分的关系。它是直接根源于临床的，其任务就是要实现"老药新用、常药特用、优化量效"。中药临床药学是中药与中医临床密切结合而发展起来的。它是以中医药理论为指导，以中药的临床应用和多种现代监测为手段，研究中药的体内作用机制，以及如何避免不良反应、发挥最大治疗作用的一门学科。中药临床药学就其属性来说，是临床药学下面的分支学科，研究重点是中药临床安全合理用药的问题。总之，临床中药学与中药临床药学虽各有侧重，但大体的内容是一致的。笔者赞成提"中药临床药学"，因其更侧重于安全合理用药，更符合现代临床药学的核心内容。

（二）中药临床药学的任务

中药临床药师开展中药临床药学工作主要应围绕以下几个方面进行：参与临床合理用药、临床治疗药物的监测包括药效和不良反应监测及药动学和生物利用度监测、药物情报的收集与咨询服务、药物相互作用和配伍的研究、临床试验及药物评价等。这些都是中药临床药学工作的主要任务。

（三）中药临床药学的现状

早在 20 世纪 90 年代，就有不少医院开展了中药临床药学工作，如南京中医药大学附属医院就进行了中药临床药学工作的实践，他们定期进行处方分析，在全院大会上报告不合理用药的现状，分析其危害并刊登通报；参加医院用药品种的制定及研讨不合理用药等。到今天，绝大多数三甲中医院都开展了中药临床药学工作，除了上述的基础工作外，重点放在安排中药师下临床参加会诊与查房，开展处方点评工作，收集、整理、上报、反馈药物安全信息，提供药物咨询服务等方面，也有少数医院开展了药动学研究。但中药临床药学工作的开展与实际工作的要求以及与西药临床药学工作比较都有很大的差距，也存在不少问题。

1. 中药临床药学人才培养现状　临床药学始于 20 世纪 60 年代的美国，西方发达国家均已普遍开展临床药师高等教育。相比之下，我国落后了近 20 年。20 世纪 80 年代初开始，原华西医科大学、上海医科大学、北京医科大学、南京药学院等先后开设临床药学学习班；1989 年华西医科大学药学院开设了第一个 5 年制临床药学本科专业。国家中医药管理局也在一些中医药大学成立了"临床中药学"重点学科，并遴选了一批学科带头人，如北京中医药大学药学院张冰教授、云南中医学院（现云南中医药大学）李庆生教授等，但这完全不同于中药临床药学人才的培养。种种迹象表明，我国中药临床药学人才培养工作才刚刚起步，普遍存在学制较短、医学基础和临床课程难以安排、缺乏临床实践能力培养、培养的学生难以胜任临床药师工作等问题。

2. 中药药动学研究开展现状　我国自 1963 年开始有中草药有效成分的代谢研究报告，1979 年发表了首批中药药动学的实验研究报告。自 20 世纪 80 年代以来，中药代谢及药动学研究的广度和深度有了较大幅度的提高。据统计，进行过药动学研究的中草药有效成分有 120 余种，成分不明的中草药 10 余种，复方制剂 10 余种。近些年，在有效成分明确的中药及复方制剂的检测手段方面，专一性强、灵敏度高的新检测方法、新技术逐渐被广泛应用，如高效液相色谱法、气相色谱法、气－质联用法、免疫法等，计算机程序拟合药动学模型亦广泛应用，这些药动学研究结果为临床合理用药提供了参考依据。如有人对最常见治疗咳喘的氨茶碱与中药麻黄合并用药后对家兔氨茶碱药动学参数的影响进行了实验研究。结果发现，合并用药后氨茶碱的血药浓度（C）降低，消除速率常数（K）增加，半衰期（$t_{1/2}$）缩短，最高血药浓度（C_{max}）降低，表观分布容积（V_b）增加，浓度－时间曲线下面积（AUC）减少。结合临床上对此二药并用的观察，提出中药麻黄与氨茶碱合并用药是不合理的结论。

中药药动学研究的兴起，进一步促进了中药临床药学的开展，为指导临床合理用药、探讨中医药理论及归经学说的本质和为中药制剂的剂型改进及新药研制提供重要的科学依据。但当前中药药动学研究大多是为了新药的开发而开展，对人体的临床药动学研究及真正地为临床开展用药监测的目前还很少。

3. 中药不良反应的监测　目前，中药不良反应的监测工作应该是各级医院的中药临床药学部门做得较好一点，这主要得助于国家重视药物不良反应监测工作，特别是近年来在中药注射剂的临床不良反应监测上取得显著成绩。虽然中药不良反应监测工作现已取得一定成果，但也存在不少问题，笔者认为主要有以下两方面的原因：第一，对普通中成药及中药的不良反应监测不够，主要原因是对中成药及中药的安全性认识不足。由于历史的原因，许多人认为中药是安全无毒的，就连一些医务人员尤其是西医人员也对中成药及中药毒副作用认识不足。如笔者亲身参与的一起医疗事故鉴定，即广州某三甲医院 1 例云南白药中毒致死案中的主治医师就以为该药是无毒的。此外，国家的有关监管机构对此也不够重视，如 2005 年版《中国药典》对中成药的毒副作用记载甚少，收载的 564 种中药成方制剂和单味制剂中，无药物警戒表述的有 329 种，占 58.33%；有药物警戒表述的有 235 种，占 41.67%。如小儿惊风散，处方组成中包含雄黄、朱砂等有毒药物，而在该药项下则无任何药物警戒表述。第二，当前中药及中成药的不良反应现状是"有人报道无人总结，有人总结无人通知"。其实，对不良反应进行总结是一项很重要的工作，个案报道往往不能反映一种中药或中成药不良反应的全貌，而通过对多个不良反应报道资料的总结分析，找出其不良反应的规律、特征则是一件很有意义的工作。笔者近年来已在这方面做了一些工作，撰写了大量的总结分析文章，如《25 例猪苓多糖注射液不良反应回顾性分析》《34 例红花注射液不良反应文献分析》《41 例黄芪注射液不良反应文献分析》《双黄连注射剂致过敏性休克 43 例分析》等，为临床医师、药师、护士提供参考和指导。

4. 中药、中成药的合理应用　合理用药是临床药学的核心。中医治病的基本原则是辨证论治，即个体化给药，这本身就意味着合理用药。目前，全国各地医院开展中成药处方点评工作的不多。很多西药在审方时医（药）师就能把不合理的应用指出来，而中药、中成药在这方面很欠缺，主要是对中药与中成药的合理应用难以把握与掌控。中药、中成药的不合理使用主要表现在以下几方面。

（1）药不对证　众所周知，每一种中药及中成药都有其固有的功能主治，有其一定的临床适应范围。中药及中成药在临床应用时离不开中医诊疗的基本原则——辨证论治，只有对疾病做出正确的中医辨证后，才能合理安全地使用该药，并使其药效得到完全发挥，做到对证下药。然而，现今许多临床医师特别是西医医师在应用中成药时，缺乏对中医辨证论治的足够重视及认识，或是根本就不懂得辨证，所以在适应证的选择上就少了辨证论治，而多了"望文生义"或"按病选药"，从而导致药不对证。如感冒，中医分为风寒、风热，常用中成药中的荆防颗粒、感冒清热颗粒、扑感片等是专治风寒感冒的，风热感冒则不宜用，而羚羊感冒片、桑菊感冒片、银翘解毒丸等是专治风热感冒的，风寒感冒则不能用；而咳嗽的证型就更多了，有风寒、风热、燥邪、痰湿、痰热、肝火及肺肾阴虚等，临床常用治疗咳嗽的中成药也是各有所长的，而西医在根本不懂中医辨证的情况下使用中成药，大多数是药不对证的。

（2）配伍不恰当　①中药与中药的配伍禁忌。中药间配伍禁忌在很早的中医古籍上就有记载，如"十八反""十九畏"是中医界沿袭数千年的用药禁忌。中医药院校教材《中药学》与《中国药典》均列举了中药配伍禁忌有"十八反""十九畏"等药物。所以，中药间配伍禁忌在医院中药房调配时已得到很好控制，但是中成药与中药、中成药与西药之间的配伍禁忌就控制得不够好，主要原因可能是中成药很多是在西药房调配的，而西药房工作人员大多为学西药出身，对中医药理论不了解，难以控制中药与中成药、西药的配伍禁忌。②中药与西药的配伍禁忌。目前，中药与西药存在的配伍禁忌除以上提及的一些客观因素外，一些临床医务工作者或患者本人也未对此引起足够重视。中药与西药有不少的配伍禁忌，如中西药合用导致毒副作用增加的有：地榆、虎杖、五倍子等含鞣质的中药与四环素、利福平等西药合用，二者均有肝毒性；含有雄黄、信石等含砷中药及制剂的牛黄解毒丸、六神丸等与硝酸盐、硫酸盐同服，在体内砷氧化成有毒的三氧化二砷，可引起砷中毒；杏仁、桃仁、白果等含氰苷的中药可加重麻醉、镇静止咳药如硫喷妥钠、可待因等呼吸中枢抑制作用，使副作用增加，严重的可使患者死于呼吸衰竭；鹿茸、甘草具有糖皮质激素样成分，与刺激胃黏膜的阿司匹林等水杨酸衍生物合用，可诱发消化道溃疡；麻黄、中药酒剂与痢特灵、优降糖、灭滴灵等单胺氧化酶抑制剂合用可使毒副作用增强，严重时可致高血压危象；含钾离子高的中药如扁蓄、金钱草、丝瓜络等与留钾利尿药安体舒通、氨苯蝶啶等合用可引起高血钾症；含有机酸类中药山楂、乌梅、五味子等能酸化体内环境，与磺胺类药合用降低其溶解度而在尿中析出结晶，引起血尿。笔者曾总结了现时的中西药配伍禁忌有165组，涉及中西药物数百种，但真正在临床应用时引起重视的不多。中药临床药学工作者应重视这一部分工作的开展，因为临床上已出现了不少中西药不合理联用引起不良反应、中毒甚至休克及其他药源性疾病的情况，已对患者的生命安全构成威胁。

（3）剂量使用不恰当　在"中药安全无毒"的错误思想影响下，中药及中成药超剂量、超时间使用的现象也时有发生，如"马兜铃酸致人肾衰事件"，以及笔者亲身参与鉴定的"云南白药超剂量致人死亡事件"。前者就存在中毒的比利时患者错服广防己平均时间长达 12 个月及国内临床有患者长年服用如龙胆泻肝丸，最长 20 余年的现象；后者则是一位体虚患者 1 天超剂量服用云南白药达 12g 而中毒身亡的，而且是由一所"三甲"医院的医师开具处方、药房调配发药、护士指导服用的，可见中药临床药学工作存在多么严重的问题。

5. 中药的临床药学服务与药学信息服务　目前，不少医院的中药临床药师为患者开展了临床药学服务工作，也取得了显著的成绩，如北京地坛医院参加国家中医药管理局发起的"11 省中医药免费救治艾滋病项目"，中药师尝试着与医师合作，为艾滋病患者建立长期药历，加强患者药物服用指导，及时提供用药咨询，监测重点患者的用药过程，借助"红丝带之家"和艾滋病志愿者的力量将心理治疗、人文关爱贯穿整个药学服务的始终，保证患者服药的依从性，取得了显著效果，但开展这种中药临床药学服务的医院毕竟还不多。

开展中药的药学信息服务工作是中药临床药学咨询的重要内容。目前，中药及中成药的药学信息服务较为落后，特别是对于中药安全性方面的信息传递、宣传不够，导致了许多不良反应的发生，这也是中药临床药学工作未引起重视的一个主要原因。笔者作为一名在医院工作的中药人员，认识到了这个问题的严重性，在 2007 年曾专门撰写"中药（或中成药）安全性问题"这个讲题，在广东省药学会、广东省中医药学会、广东省执业药师协会，以及部分医院主办的培训班、学习班、论坛和学术会议做过 15 次讲座或学术报告，专门介绍中药的安全性问题，希望通过宣传和传递信息，以期引起大家的重视，但中药安全性问题到今天为止，也没有真正引起足够重视。这与从事中药临床药学的人员收集中药不良反应信息、开展药学信息服务工作做得不够也是有密切关系的。

（四）21 世纪中药临床药学发展的策略思考

1. 发挥中医药特点，促进中药临床药学发展　由于中医药有其独特的理论体系和特点，因此中药临床药学工作必须依据中医药理论，发挥中医药的特点，促进中药临床药学的发展。中药无论单味还是复方使用均是多种组分，能够进行血药浓度监测的药物极少，故笔者认为，中医院的临床药学工作应围绕处方合理、对证下药、依方炮制、中药剂量与煎服法、中西药复方制剂与中西药配伍、临床用药咨询、不良反应监测及中药安全性宣传等方面进行，并应以临床用药咨询、处方用药调查分析为切入点，在可能的情况下可配合临床，就中医内科某一系统某几个病证同时分别设计提出 A、B、C 药物治疗方案，进行药物经济学分析，以推动中药临床药学的发展。

2. 医院中药师应转变观念，促进"以病人为中心"的人性化药疗服务　过去医院中药师大部分时间是在中药房从事中药调配工作，成天忙于按方抓药的劳作之中，工作是"以药物为中心"，精力集中在药品管理及分发上，无暇顾及药品出了药房后怎样才能最大化发挥作用，使用是否合理。如今，医院的运营模式已转变为"以病人为中心"的人性化服务，医院药剂工作也应做出相应的改变，以适应新时期的医院药学工作需要，为患者提供全程的药学技术服务，从观念上把各项工作转变到"以病人为中心"，以开展合理用药为核心的临床药学工作的主题上来。中药不同于西药，它有自己的特点和使用的复杂性。中药师要充分利用现有资源，利用中药调配这个岗位，积极开展中药技术服务，提高药疗效果，减少不良反应。

3. 积极探索中药临床药学的开展模式　中药临床药学是以独特的中医药理论为指导，如何积极探索科学合理的中药临床药学开展模式是中药临床药学人员的任务。有人认为，中药临床药学比西药临床药学更复杂，更需紧密联系临床，其工作必须由多部门共同协作，因而提出中药临床药学室下设方剂及剂型研究室、中药质控室、中药药理研究室、疗效观察室，各室按职能围绕临床药学开展工作的综合模式。还有人认为，要很好地开展中药临床药学工作，医院首先必须设立中药临床药学研究室，还要设立药品质量监控、药物动力学等实验室，以及药物信息、咨询研究室，只有这些相对合理的组织形式齐全，才能有序地开展中药临床药学工作。笔者认为，中药临床药学工作的开展模式不应局限于某种形式，应灵活多样，应根据各级医院不同的状况和条件围绕临床药学的范畴开展力所能及的工作，比如安排中药师下临床参加会诊与查房，收集、整理、上报、反馈药物安全信息，提供药物咨询服务等，做好这些基本的工作就可以说是符合原卫生部和国家中医药管理局颁布的《医疗机构药事管理暂行规定》中提出的"建立以病人为中心的药学管理工作模式，开展以合理用药为核心的临床药学工作"的基本要求了，不一定都要开展药动学、血清药理学等难度较大的研究项目。同时，我们也提倡与临床药理学紧密结合，研究药物在人体内作用规律和人体与药物间相互作用过程。

4. 加大中药临床药学人才的培养教育　中药临床药学的发展有赖于药学人才的培养。笔者建议：第一，中医药院校要开设中药临床药学专业。第二，在课程设置上可以采取"前期趋同，后期分流"的方式，在药学本科的前两年重点学习药学专业的基础课，后两年相应削减现有的化学课程，加强临床药物治疗学、中药不良反应、中西药相互作用、中医学等学科知识的学习。第三，在学制上，中药临床药学专业人员的培养可适当延长至 6～7 年。第四，医院决策者要高度重视中药临床药学工作，定编定岗。第五，要加强毕业后医学教育和继续医学教育工作,从各个层面加大中药临床药师培训力度。建议借鉴目前西药临床药学人员培养模式,把一些中药临床药学工作开展较好的三甲中医院设为中药临床药师培训基地,选拔一些基层医院的中药临床药学人员进行为期1年的培训,发给中药临床药师证书,以便为中药临床药学培养更多的技术人才。人才是发展事业或影响事业成败的关键,今后理应把培养人才的工作提到重要的议事日程上来,并落到实处。一要选好和加速学科带头人的培养,并注意发挥学科带头人的作用;二要形成梯队,防止人才断层;三应在中药学专家和已取得专业技术资格者中选拔优秀管理人才;四应按照不同人才类型,落实在职培训和继续教育,要使每个人均不断实现智力延伸,提高技能,在所从事的工作领域内和专业技能上保持较高水准;五应培养一批既精通中医学理论,又具有一定临床诊疗知识,精通某一类或某几类药物治疗学知识的人才,以适应药学服务职能转换的要求。

5. 收集中药信息,提供信息服务 中药临床药师应参与建立情报资料室,不仅要收集本院或本地区中药用药资料,还要收集国内外各种药学专业图书、杂志及临床用药与药物评价、国内外有关药品信息的网站特别是国家药品不良反应监测中心的网站等方面的资料,重点收集中药在临床应用中引起的不良反应以及涉及中药安全性方面的信息,要及时反馈给医护人员,为正确使用中药提供咨询服务。

二、中药临床药学工作的现状、存在问题与发展建议

虽然近10年来相关文献提出了"中药临床药学"的概念,但一直以来并未形成系统的中药临床药学的理论体系。随着中药不合理应用及中西药不合理配伍日渐增多,中药特别是中药注射剂引发的不良反应尤为突出。如何保证临床用药安全、有效,防止和最大限度减少中药不良反应,促进临床合理用药,保障患者用药安全,已成为社会各界关注的焦点。因此,建立中药临床药学的理论体系和实践模式,并在此基础上开展中药临床药学工作已成为医院中药工作者的当务之急。国内专家学者在这方面做了大量的探讨工作,以下对近年来中药临床药学工作开展的现状做一总结,并对未来的发展提出建议。

1. 中药临床药学工作的开展现状 中药临床药学工作起源于20世纪90年代,目前国内绝大多数二、三级中医院都开展了中药临床药学工作,也得到一定发展。

(1)中药师深入临床查房、开展药历书写工作 中药师深入临床查房是中药临床药学最重要,也是最难开展的工作之一。目前已开展的工作,如王祥领等从中药炮制入手,在跟随医师查房时,准确理解医师用药意图,根据

药房调配规则，对需要标注炮制方法者及时提醒医师标注，对于不常用、药房没有的品种电话通知炮制室以微波炉等快速炮制，此举使医师切实感到药师长期深入临床的必要。王冬梅等下临床与医师沟通，协助临床医师合理选用不同产地、不同炮制方法的中药，为促进药物合理应用、提高临床疗效发挥了积极作用。首都医科大学宣武医院在收治小儿抽动症患儿时多采用西药治疗，中药师深入临床开展药学服务，通过药学监护、干预医嘱执行，使三位患儿在单用西药治疗效果不佳时改为中西药同服，均取得了显著疗效。某医院中药师下临床时以中成药使用量较大的普通外科、中医科、脑系科等科室为重点，每天上午跟随医生查房，与患者交谈，及时了解患者治疗情况，尤其注意患者应用中成药后发生的不良反应，利用自己的药物不良反应和药物经济学知识为临床医师提供参考，帮助医师合理选择药物，减少不良反应发生，取得显著效果。上海市浦东新区中医医院从 2008 年起，每周安排两名主管中药师，在临床科室主任的带领下，开展中药临床药学查房工作，遵循有关中药临床应用指导原则、中医临床路径、中医临床诊疗指南和药品说明书等指导临床合理使用中药。现开展此项工作的科室为内科及外科，中药师每周下临床不少于两天，主要工作是协助医师加强合理用药、协助指导护理人员合理用药，指导患者合理用药，取得显著效果。

中药师深入临床查房要认真记录查房过程中的资料，即撰写中药药历。中药药历的书写应体现出中医药特色，包括在病史叙述时要体现望闻问切，记录舌苔、脉象，临床诊断应重视中医诊断，记录中医病名证型，治则治法应注重理法方药。有人对于长期服用毒性中药、超适应证、剂量偏大、使用中医老专家经验方的患者给予药学监护，并建立用药档案（药历）。患者治疗结束后要完善药历，作为临床、科研和经验总结的依据。

（2）中药药动学研究与治疗药物监测　中药药动学研究与西药相比有很多不同之处，决定了两者的研究方法也存在一定差异。目前中药药动学研究方法归纳起来可分为两大类：一类是针对成分（有效成分或指标成分）明确的中药及复方，即血药浓度法；另一类是化学基础研究薄弱、成分尚不明确的中药及复方，主要以生物效应法为研究手段，包括药理效应法、药物累积法、效量半衰期法、微生物法等。近年来随着中药证治药动学、中药时辰药动学、中药胃肠药动学、中药血清药理学、中药指纹图谱药动学及中药药动－药效学模型等中药药动学新学说研究的深入开展，进一步促进了中药临床药学的开展，为指导临床合理用药，探讨中医药理论和中药制剂的剂型改进，以及新药研制提供重要的科学依据。据不完全统计，中药有效成分或指标成分有近 190 种进行过相关药动学研究。但当前中药药动学研究大多是为新药研发而开展，且大多在动物体内进行，基于人体的临床药动学研究及真正为临床应用而开展的药动学研究目前还很少。

与西药的治疗药物监测（TDM）相比，中药 TDM 的发展也同样比较滞后，目前还处于探索阶段。中药成分的复杂性和特殊性，缺乏体内微量定量分析方法，药效物质基础和作用机制尚不完全清楚，这些都制约了中药 TDM 的开展。近年来，不少学者开展了中药 TDM 的探索，主要有中医临床证法、血药浓度法、生命体征及生化指标法、基因蛋白组学指标法和代谢组学 / 血液小分子物质变化指标法等，但到目前为止，中药 TDM 的理论和方法仍不够完善，有必要加强这方面的研究与探索。

（3）中药不良反应的监测与干预　随着我国临床药学工作的开展，中药引起的不良反应及中毒报道也逐渐增多，已引起公众的普遍关注。据国家药品不良反应监测年度报告显示，2009 ～ 2015 年中药不良反应所占比例已从 13.3% 上升到 17.3%，呈逐年增长趋势。目前，中药不良反应监测工作是各级医院中药临床药学工作中开展最好的，不少医院在进行监测的同时还采取了干预措施，对于减少中药不良反应的发生起到积极作用。如文献报道，对医院实施干预前和干预后 2 年内发生的中药不良反应数量进行统计对比，结果干预前发生 632 例，干预后发生 464 例，不良反应发生率降低了 27%。还有报道介绍临床药师参与对中药注射剂不合理应用的干预，使中药注射剂不良反应由干预前的每月 9 例，下降到干预后的每月 1 例，发生率明显降低（$P < 0.05$）。虽然中药不良反应监测和干预工作现已取得一定成果，但也存在不少问题。如很多中成药有明显的不良反应，临床报道很多，但这些不良反应尚未收载到该药的药品说明书中。因此有必要加强对中药不良反应报道的总结归纳与分析，探寻其规律，为临床安全用药提供参考。笔者近年来主编的《新编中成药合理应用手册》《中药注射剂不良反应与应对》《中药注射剂不良反应速查》等专著，尝试对中成药、中药注射剂不良反应进行系统的归纳和总结，提出预防及应对措施，对于开展中药临床药学工作有一定参考价值。

（4）中药处方点评工作开展　近年来，中药处方点评的工作在各级医院多有开展。2012 年，解放军总医院对中药处方点评工作进行了规范，由责任药师专项负责，对点评发现的问题进行归纳分析，总结不合理处方的共性问题并查找原因，通过加强处方审核力度、与医生沟通干预以及联系计算机室修改程序等手段提高处方用药的合理性。甘肃镇原县中医医院成立了由具有丰富知识和工作经验的中医药专家组成的处方点评小组，对本院 2012 年中药处方 965 张进行点评，结果不合理的有 213 张，占总抽取处方的 22.07%。李秋云等抽查本院 2009 年住院病历 675 份，对其中使用中药的 312 份进行点评，结果使用不合理的有 87 份，占使用中药病历的 33.6%。苏玉纯等抽取本院 2013 年门诊中药处方 3291 张进行点评分析，不合理处方 982 张，不合理率29.84%。不合理处方存在的主要问题包括临床诊断不符、用药疗程不当、用法用量错误、配伍不合理等。

成都市中西医结合医院对门急诊中成药处方、中药饮片处方和住院医嘱开展处方点评后，中药处方书写合格率明显提高，合理用药情况得到改善。方典洲介绍了中药处方点评工作在中成药合理使用中的干预作用，对比处方点评前（2012年）的1789张和点评后（2013年）的2201张中成药处方，结果点评后的中成药不合理使用率仅为1.64%，显著低于点评前的8.44%，医患纠纷也明显降低（$P < 0.05$）。

（5）中药煎服方法与临方炮制研究　中药煎服方法和中药临方炮制是根据不同药物和不同患者的病情需要而特定设立的炮制和煎服方法，是中药临床药学工作中最具中医药特色的个体化给药服务组成部分。

近年来许多学者开展了中药煎服法的研究工作，对传统的先煎、后下、包煎、烊化的药物进行研究探索，证明了特殊煎药法的必要性，为合理采用煎药方法提供了科学依据。徐宏伟以八味地黄汤为例，研究了头煎和二煎各煎1小时与各煎0.5小时两种煎煮法的区别，结果煎煮1小时的汤剂合格率为100%，而煎煮0.5小时的汤剂合格率仅为60%，表明煎煮时间对于中药汤剂的质量有着重要的影响。陈冬冬等比较温浸和煎煮两种提取方法对大黄饮片主要泻下成分蒽醌苷的影响，从化学成分变化的角度解释煎服方法的合理性。结果表明当大黄作为泻下药时，其煎煮时间在8～10分钟之内为宜；而温浸服用时间以50分钟最佳。此结果与大黄饮片入煎剂后下或温水浸泡服用的临床应用特点相符合。周瑜等以便秘大鼠为实验动物模型，观察其每日灌服不同次数大黄提取物后的药物反应，以药效成分大黄酸的药动学特征为佐证，建立日服用大黄次数合理性的研究模式，研究大黄作为泻下药时每天最合理的服药次数。结果表明，大黄治疗便秘时每日服用两次为佳。

中药的临方炮制最能体现个体化给药的特色，既可提高药物疗效，适应中医辨证施治的要求，又能降低药物的毒性及刺激性，让医患双方都满意。陆祥为探讨中药炮制对临床疗效的影响，选择76例慢性阻塞性肺疾病急性发作期患者，随机分成对照组和观察组，两组均在常规西药治疗基础上加用中药瓜蒌薤白半夏汤合三拗汤水煎服，对照组除半夏外全部中药均未经过炮制，观察组全部中药饮片均按要求进行临方炮制。结果观察组的总有效率为100%，明显优于对照组的78.93%（$P < 0.05$）；观察组仅3例出现轻微腹泻，不良反应发生率为7.89%，而对照组有20例出现恶心、呕吐、腹泻、头晕等，不良反应发生率达52.63%。可见中药的临方炮制对于提高疗效、降低中药不良反应有重要作用。

（6）中药的药学服务　中药的药学服务目前各医院开展不多，如北京地坛医院中药师开展肝病临床药学服务，加强对患者的药物服用指导，为住院患者建立药历，为患者提供用药咨询，为医师提供中药不良反应及中西药配伍禁忌等信息，帮助医师合理使用中药，定期监测患者的肝肾功能、凝血酶原活动度及血常规，并据此对不合理用药处方提出预警和拦截等，取得良好的效果。地坛医院的中药师还尝试与医师合作，为艾滋病患者建立长期药历，加强患者药物服用指导，及时提供用药咨询，监测重点患者的用药过程，借助"红丝带之家"和艾滋病志愿者的力量将心理治疗、人文关爱贯穿整个药学服务的始终，显著提高了患者的用药依从性，取得显著效果。杨宝进选择心内科、呼吸内科和消化内科共 240 例患者，随机分为两组，对照组患者根据病情需要采取常规的中西医结合方法治疗，观察组在对照组基础上，增加了中药师提供的临床药学服务（包括中药师深入临床与医师合作以及为医护人员和患者提供用药咨询服务等），比较两组患者的满意度、医疗纠纷发生率和住院费用，结果观察组的患者满意率明显高于对照组（$P < 0.05$），医疗纠纷发生率和医疗费用也比观察组要低，表明中药临床药学工作的作用非常明显。

不少医院开展中药的药学信息服务工作是通过开设专门的咨询窗口，对患者开展中药咨询服务。南宁市邕宁区人民医院将门诊窗口中药咨询工作作为医院中药临床药学工作的重要部分，于 2008 年在门诊中药房处开设了中药用药咨询窗口，解答医生、护士、患者提出的中药应用问题，促进了中药的合理应用，提高了患者应用中药的依从性，很好地发挥了中药师的作用。宜昌市中医医院近 3 年来接受过 1229 例患者咨询，咨询的主要内容是中药汤剂的煎服法及中成药的用法用量、作用与用途、配伍禁忌及不良反应、饮食禁忌等事项。伍莉对医院 800 例用药咨询记录进行分析，结果表明人们最关注药物作用和药物相互作用，咨询药物相互作用的患者占全部咨询的 42.4%，表明药物相互作用已受到患者的普遍重视。

（7）中药药物经济学及中药循证药学研究　对中药进行经济学评价能为临床医师选择药物提供参考，在很多情况下，中药比西药具有相对的价格优势。如果能够结合两者的治疗效果数据进行药物经济学综合分析，中西药各自的比较优势才能得以科学的彰显。近年来有不少学者开展了中药药物经济学研究。王昕等比较奇正消痛贴膏和扶他林乳胶剂两种治疗方案对急性腰扭伤和腰扭伤后陈旧性伤痛的药物经济学差异，结果表明奇正消痛贴膏与扶他林乳胶剂相比具有成本 – 效果优势。陈丹曼等评价消渴丸控制 2 型糖尿病患者血糖的经济学效果，分析服用消渴丸控制血糖的成本 – 效果比，结果表明消渴丸组与非消渴丸（西药）组获得相同效果时，消渴丸组所需费用较低。郝光磊等对中药注射剂与西药在治疗急性脑梗死的临床效果及经济性进行了评价，收集国内已发表的有关中药注射剂与西药对比治疗急性脑梗死药物经济学研究的临床研究文献，对符合条件的研究进行 Meta 分析，结果表明两组总有效率比较，差异无统计学意义（$P > 0.05$），但中药注射剂成本明显低于西药。

近年来，循证药学在中药安全性和有效性的评价中得到了广泛应用。黎元元等对灯盏细辛注射液上市后的安全性进行循证药学研究，综合分析显示，灯盏细辛临床安全性较好，医院集中监测第一阶段 24339 例，发生 ADR/ADE 报告的 17 例，不良反应发生率为偶见（6.97‰），不良反应的表现为发热、寒战、皮疹、恶心、头晕、心慌，无严重不良反应。林辉等采用循证医学的方法收集临床资料，并对湿润烧伤膏与碘伏治疗压疮的临床疗效进行评价，结果表明湿润烧伤膏可显著提高压疮治愈率（$P < 0.01$）并缩短平均治愈时间约 3 天，相对于碘伏治疗，湿润烧伤膏对压疮的治疗具有更好的疗效。

2. 中药临床药学工作存在的问题与不足 近年来，中药临床药学工作虽有所进展，但与西药临床药学工作相比，不足之处仍很多，归纳起来主要有以下几个方面的原因：①对中药临床药学工作认识不足，重视不够：现阶段无论是医院领导还是医院的中药专业技术人员，对于中药临床药学工作开展的重要性均没有足够的认识，致使中药临床药学工作没有得到应有的重视。②中药临床药学工作开展缺乏规范、指南及可供参考借鉴的系统资料：中药临床药学的开展缺乏实践方法、开展模式、效果评估等方面的指导，更没有统一的规范和指南，导致中药专业技术人员想开展中药临床药学工作而不知从何处下手，只能摸索着进行，使目前的中药临床药学工作显得杂乱无章。③中药临床药学教育严重滞后，中药临床药学人才缺乏：目前全国有 26 所高等医药院校招收临床药学专业本科生，培养临床药学基础人才，原卫生和计划生育委员会在全国范围内设立 200 多家临床药师培训基地，全国已有 4000 名临床药师通过基地培训考试合格而获得临床药师证，而全国高等中医药院校没有一所招收中药临床药学专业学生，也没有一家中药临床药师培训基地，没有一名合格的中药临床药师能持证上岗。因此中药临床药学人才缺乏是严重阻碍中药临床药学开展的一个重要的因素。④中药临床药学缺乏技术支撑的理论体系：中药临床药学的理论体系是不同于西药临床药学的，中药临床药学工作的开展不能完全套用西药临床药学模式，而必须依据中医药理论，发挥中医药的特点，促进中药临床药学的发展。但目前中药临床药学理论体系尚未建立起来，这也是中药临床药学发展缓慢的原因之一，有必要引起重视。

3. 中药临床药学工作开展的建议 正是由于中药临床药学工作的开展仍然存在许多不足之处，因此如何推动中药临床药学工作的开展已成为中药临床药学工作者所面临的重要问题，现就中药临床药学的开展提出如下建议，以供参考。

（1）转变观念重视中药临床药学工作的开展 中药临床药学工作开展首先与医院领导重视程度有密切关系，不少医院领导对这一项工作认识不足，认为中药人员就是抓方发药，正是这一陈旧观念严重阻碍了中药临床药学工作的开展，因此，要开展这项工作就必须要让领导转变观念，真正认识到中药临床药学工作的重要性，重视和支持这项工作的开展，才能使中药临床药学工作的开展得到保障。而医院中药师也需要转变观念，把过去"以药物为中心"，成天忙于按方抓药的劳作为主转变成今天的"以患者为中心"的人性化药疗服务为主，从药房走入病房，为患者提供全程的药学技术服务和优质的个性化药疗服务。中药师要认真学习中药临床药学知识，接受中药临床药学专业知识的培训，使自己能尽快转变角色，成为中药临床药师中的一员。

（2）开展中药临床药学工作从处方点评开始 处方点评工作是中药临床药学工作开展的一个重要部分，开展处方点评不需高端仪器，不需专门房屋设施，较为简单易行，是各级医院开展中药临床药学的一个重要途径，更是基层医院开展中药临床药学工作的重点。各级医院应参照"中药处方点评实施要点"的要求，积极开展中药处方点评工作，并以此作为开展中药临床药学工作的出发点。

（3）重视中药不良反应的上报及防治 做好药物不良反应监测，特别是正确应对和避免严重药物不良反应造成的伤害，保证患者用药安全是实现安全合理用药的关键措施之一。因此中药不良反应的上报也应是中药临床药学工作的重点之一。不良反应的上报需要临床医生和护士的配合，要求中药临床药师深入临床，发现问题及时处理，确保用药安全，做好中药不良反应监测工作。收集的不良反应资料应及时上报，并应及时反馈给临床，做好宣传工作，促使临床医师正确认识中药的特点与作用，合理安全地运用。同时也应配合医师积极采取措施防治药物不良反应导致的后果，根据实际情况正确判断和认识中药不良反应，消除"中药安全无毒"的误区，积极预防和采取相应措施，严格掌握适应证，避免或减少不良反应的发生，消除或减轻药物不良反应导致的不良后果。

（4）开展中药临床药学工作模式的探讨 中药临床药学的工作模式不同于西药的临床药学模式，中药临床药学是以独特的中医药理论为指导的，因此，中药临床药学工作也必须是在中医药理论指导下开展的，故积极探索科学合理的中药临床药学工作开展模式是中药临床药学人员的任务。中药临床药学工作的开展模式应灵活多样，不局限于某种形式，应根据各级医院不同的状况和条件围绕临床药学的范畴开展工作，比如开展中药处方的前置审核工作和中药处方点评工作，安排中药师下临床参加会诊与查房，收集、整理、上报、反馈中药的安全信息，开展中药门诊、提供药物咨询服务等。同时，也提倡与临床药理学紧密结合，研究药物在人体内作用规律和人体与药物间相互作用过程，开展药动学、血清药理学、中药治疗药物监测、中药药物经济学、中药循证药学等高难度的中药临床药学研究工作。当然，为了更好地开展临床药学工作，有条件的医院要专门设立"中药临床药学室（中医院）"或"临床药学室中药组（西医院）"，配备中药临床药师，具体组织和指导全医院的中药临床药学工作的开展，这也是目前西医院和中医院开展中药临床药学的最基本模式。

（5）推动中药临床药学的人才培养工作　中药临床药学的人才十分缺乏，没有人才，就不可能很好地开展中药临床药学服务工作。鉴于目前阶段中医药院校要开设中药临床药学专业的可能性不大，因此，建议先组织中医药院校的教师和大型三甲中医院药学部的中药临床药学骨干联合成立"中药临床药学系列教材编辑委员会"，编撰中药临床药学系列教材如《中药临床药学导论》《中药药学服务概论》《中药药源性疾病与不良反应概论》《中药药动学与治疗药物监测》《中西药配伍概论》《中药药物经济学》《临床中药治疗学》等，供普通中医药院校内有志于从事中药临床药学工作的中药学专业本科生、研究生作为选修教材使用，为中药临床药学人才培养奠定基础。同时也应参考目前西药临床药学人员培养模式，将一些中药临床药学工作开展较好的三甲中医院设为中药临床药师培训基地，选拔一些基层医院的中药临床药学人员进行为期一年的培训，发给中药临床药师证书，以便为中药临床药学培养更多的技术人才。总之，应采取多种多样的方式和模式来培养中药临床药学人才。

（6）建立中药临床药学学科体系，为中药临床药学工作的开展提供理论支持　目前全国各级各类中医院都相应开展了中药临床药学工作，部分西医院也安排中药专业人员开展部分中药临床药学工作，有关中药临床药学工作的理论探讨和实践介绍的文章也在各种医药杂志上不断刊登，我国首部全面系统介绍中药临床药学的专著《中药临床药学》（梅全喜、曹俊岭主编，人民卫生出版社，2013年版）也已正式出版。但到目前为止，中药临床药学学科体系还没完全建立起来，其理论体系、方法系统还不够完善。因此，当务之急是要重视和加强中药临床药学学科研究，借鉴与参考西药临床药学的理论与模式，探讨建立适合中医药特点的中药临床药学理论体系和方法系统，完善中药临床药学学科体系，为全面深入推动中药临床药学的发展提供理论支撑和技术支持。

三、中药临床药学研究新进展

为促进中药在临床使用的安全性、有效性和合理性，早在 20 世纪 90 年代，就有不少医院开展了中药临床药学工作。到今天，绝大多数三甲中医院都开展了中药临床药学工作，对于确保中药的合理使用发挥了积极而重要的作用。但由于对中药临床药学的重视程度不够，加之中药本身的特殊性导致其研究工作较为复杂、难度较大，使目前真正开展中药临床药学工作的广度与深度均与实际工作的要求，以及与西药临床药学工作相比都存在很大的差距，也存在不少问题。为全面了解中药临床药学研究的最新进展及存在问题，促进中药临床药学发展，以下就近年来中药临床药学研究情况进行综述，并对此进行探讨。

（一）中药辨证使用情况

辨证施治是中医认识疾病和治疗疾病的基本原则，它贯穿中医治疗疾病的全过程，是中药临床药学的一个方面。众所周知，每一种中药材和中成药都有其固有的功能主治，有其临床适用范围。所以，中药材和中成药在临床应用时离不开中医诊疗的基本原则——辨证论治，只有对疾病做出准确的中医辨证后，才能合理、安全地使用中药，并使其药效得到完全发挥，做到对证下药。以前，中药饮片多由中医师以煎剂形式开出，故使用较为规范。但如今越来越多的西医师在临床使用中成药，少了辨证论治，而多了"望文生义"，直接导致药不对证。有资料报道，在临床实践中有超过 70% 的中成药是由西医师开出的；还有人对原卫生部北京医院 4802 张治疗心血管疾病的门诊中成药处方进行分析，发现西医师处方 3619 张，占整个心血管病中成药处方的 75.37%，是中医师处方的 3 倍，而且西医师应用心血管中成药不合理处方较多。近年来，为规范包括中药注射剂在内的中成药的临床使用，国家有关部门推出了多项措施和指导原则，如 2008 年 12 月原卫生部、国家食品药品监督管理局、国家中医药管理局联合下发的卫医政发〔2008〕71 号文件《关于进一步加强中药注射剂生产和临床使用管理的通知》，要求医护人员严格按照公布的《中药注射剂临床使用基本原则》使用中药注射剂，以确保用药安全；2010 年 6 月，国家中医药管理局会同有关部门组织专家制定了《中成药临床应用指导原则》，明确指出临床使用中成药时应辨证用药。上述文件和规定的出台为合理应用中成药指明了大方向，但就具体某中成药品种如何辨证使用却无指导内容；而现有的中成药手册类书籍虽多为按中医药理论的功能主治、辨证选药来编写的，但西医师和普通老百姓读不懂，更不可能以此作参考来合理选用中成药。为了提高临床西医师应用中成药的水平，保证广大人民群众合理用药，笔者在广泛而深入调研的基础上，组织医院中药学的专家，精心编写出版了一本便于西医临床医师阅读的《新编中成药合理应用手册》，对于指导医师和普通老百姓合理使用中成药有一定的意义，对于中药临床药师开展中成药合理应用指导和中成药处方点评工作也有一定参考价值。

（二）中药、化学药配伍研究

随着中医、西医、中西医结合三大医学体系在我国的确立，中药、化学药联用已习以为常，临床报道极为普遍，各类中药、化学药联合组方的制剂亦日渐增多。因此，中成药与化学药、含化学药成分的中成药与化学药等不合理配伍现象是值得中药临床药学重点关注的一个方面。

1. 中成药与化学药的配伍 中药、化学药科学合理的配伍应用能提高疗效，降低药物毒副作用。但长期的临床实践及药理研究表明，有些中药、化学药配伍应用能使药物疗效降低、毒副反应增强。因此，中药、化学药联用也有配伍禁忌。笔者对常见不合理联用的中药、化学药配伍后出现的不正常现象、结果及配伍机制进行总结，发现中药、化学药不合理配伍的结果主要有以下两方面。

（1）导致药物毒副作用增加 ①两类药物毒性相类似，合并用药后毒副作用相加。②产生有毒的化合物。③中药能增加化学药的毒副作用。④加重或诱发并发症，诱发药源性疾病及过敏反应。⑤改变体内某些介质成分含量或体内环境也能增加毒副作用。

（2）导致药物疗效降低 ①出现中和、沉淀反应，导致药物失效。②生成新的络合物或螯合物，妨碍吸收。③改变体内酸、碱性环境而使药物分解或降低吸收。④药理作用拮抗的中药、化学药合用会降低疗效。笔者将上述情况列成165组中药、化学药配伍禁忌表，发表在《中国执业药师》杂志（2007年第3期第19～25页）上，可供临床用药或处方点评时参考。

2. 含化学药成分的中成药与化学药的配伍 在我国批准注册的中成药中，有200多种是中药、化学药复方制剂，即含有化学药的中成药。此类复方制剂既不同于纯中药制成的中成药，又不同于纯化学成分的化学药，尤其是在组方特点、适应证及使用注意事项等方面更有其特别之处，不能简单地按中成药或化学药的用法去使用。而这些制剂的一些特殊注意事项在临床实际使用中并没有得到很好的遵循，有些还因使用不当而引起不良反应。如含有格列苯脲的降糖中成药消渴丸，有人对其导致的36例严重低血糖反应病例进行统计与分析，发现其中严重低血糖反应1例，低血糖昏迷28例，严重低血糖导致死亡的7例。引起的原因主要是超剂量使用及合用了其他化学降糖药等。还有治疗感冒的含化学药成分的中成药如三九感冒灵颗粒、扑感片、速感康胶囊、维C银翘片、感冒清、强力感冒片等，绝大多数都含有对乙酰氨基酚，而常用的化学感冒药如泰诺、泰诺林、白加黑片、日夜百服宁、银得菲、联邦伤风素、感叹号等都含有对乙酰氨基酚，临床上有不少的医师和患者在治疗感冒时为了追求速效都喜欢中成药和化学药同时使用，这就导致了对乙酰氨基酚的超量使用，出现肝肾损害及过敏反应。第32期《药品不良反应信息通报》公布的一例8岁的男孩，因"发热、咽痛"口服维C银翘片和百服宁3天后出现严重过敏反应，是一个典型的含化学成分的中成药与化学药不合理联用导致对乙酰氨基酚超量使用出现的不良反应。因此，中药、化学药复方制剂的合理使用已成为当前必须重视的一个用药问题。为使临床医师、药师及患者充分了解含化学药成分的中成药的组方特点及注意事项，笔者曾专门撰写了《含西药组分中成药的特点及使用注意事项》一文，发表在《中国药房》杂志（2008年第6期第470～473页）上，文中列举了大量含有化学药组分的中成药，并总结、归纳出一些它们在使用过程中的注意事项，为临床合理、安全使用该类中成药提供了参考。

（三）中药处方点评的开展

广东佛山市南海区中医院（现广东省中西医结合医院）自1997年起就在临床药学的工作基础上推行处方点评制度，是国内最早开展处方点评工作的医院。2007年5月1日由卫生部颁发实施的《处方管理办法》也将处方点评工作纳入其中。2009年4月，广东省药学会组织全省部分医院的医、药专家制定了《广东省处方点评实施规范（试行）》，目的在于将广东省探索建立处方点评的有效模式逐步形成规范的、操作性强的处方点评制度。2010年3月1日，卫生部又公布了《医院处方点评管理规范（试行）》，向全国医院推行处方点评工作，为规范医院处方点评工作、提高处方质量、促进合理用药、保障医疗安全起到了积极作用。目前，全国各地医院开展处方点评工作正如火如荼，但开展中药的处方点评工作却不太多，属于起步阶段。通过数据库检索有关中药处方点评的文献报道可知，国内目前只有成都市中西医结合医院、首都医科大学附属北京佑安医院等少数医疗机构开展了中药处方点评工作，对中药不合理用药进行点评和干预。究其开展缓慢的主要原因是各地根据《医院处方点评管理规范（试行）》制定的一些处方点评实施细则多以化学药处方点评为主，不适合中药处方点评工作，致使各级医院中药处方点评工作不知道从哪些方面着手以及如何开展。为此，笔者根据有关规定，结合中医药自身特点，初步提出了中药处方点评可以从点评中药辨证施治原则、药物配伍、用药剂量、用药时间、用药禁忌、中药注射剂的合理使用等方面展开的具体措施。笔者还先后应邀到深圳、广州、天津、南京等地做"中药处方点评实施要点探讨"的讲座，希望借助中药处方点评实施要点的探讨与建立，能使中药处方点评工作开展有据可行，推动中药处方点评工作逐步开展，促进中药临床药学的发展。

（四）中药不良反应的监测

随着我国临床药学工作的开展，中药导致的不良反应及毒性报道也逐渐增多，已引起人们的普遍关注。目前，中药不良反应的监测工作应该是各级医院中药临床药学做得最好的一点，这主要得助于国家重视药物不良反应监测工作，特别是近年来在中药注射剂的临床不良反应监测上取得了显著成绩。虽然中药不良反应监测工作现已取得一定成果，但也存在不少问题，其实，对不良反应进行总结是很重要的一项工作，个案报道往往不能反映一个中药不良反应的全貌，而通过对多个不良反应报道资料的总结、分析，找出其不良反应的规律、特征也是中药临床药学工作中一项很有意义的内容。笔者对中药注射剂的不良反应研究工作非常重视，到目前为止，带领团队撰写了大量有关中药注射剂不良反应的总结性论文发表在各级杂志上，为临床医师、药师、护士提供了参考和指导。与此同时，还组织开展了"常用中药注射剂不良反应文献分析与防治措施规范化研究"课题研究，并于 2012 年分别获得广东省中山市科技进步二等奖和广东省药学会医院药学科技二等奖。此外，笔者在 2009 年 7 月承办了"全国中药注射剂安全性学术研讨会"，来自全国各地的有关领导、专家学者 300 多人共聚一堂，从多方面深入探讨中药注射剂安全性问题，深度剖析影响中药注射剂安全性因素，并提出了一些解决办法。在此基础上主持编写出版了《中药注射剂的不良反应与应对》和《中药注射剂不良反应速查》，对于指导中药注射剂的安全、合理使用有较好的参考价值。

（五）中药的临床药学服务进展

目前，不少医院的中药临床药师为患者开展了临床药学服务工作，也取得了显著的成绩。如，有许多医院在门诊药房设咨询窗口，并配备《新编药物学》《中药饮片学》《中药处方与调剂规范》《药师咨询常见问题解答》等专业工具书和专线电话，少数医院配备了主管中药师职称以上人员专门提供与中药有关的咨询服务，受到患者好评。北京地坛医院参加国家中医药管理局发起的"11 省中医药免费救治艾滋病项目"，中药师尝试与医师合作，为艾滋病患者建立长期药历，加强患者药物服用指导，及时提供用药咨询，监测重点患者的用药过程，保证患者服药的依从性，取得了显著效果。虽然中药临床药学服务工作现已取得一定成果，但与目前各级医院开展的西药临床药学服务在广度、深度上都有较大差距，主要表现为中药药学信息服务较为落后，特别是对于中药安全性方面的信息传递、宣传不够，导致发生了许多不该发生的不良反应，这也是中药临床药学工作未引起足够重视的一个主要原因。笔者曾专门撰写"中药（或中成药）安全性问题"报告，介绍中药的安全性问题，希望通过宣传和传递信息引起社会的重视，但中药安全性问题到今天为止，也没有引起真正足够的重视。这与我们从事中药临床药学的人员收集中药不良反应信息、开展药学信息服务工作做得不够也是有密切关系的。

（六）中药药动学研究与中药治疗药物监测（TDM）

自 20 世纪 80 年代以来，有关中药代谢及药动学研究的广度和深度有了较大幅度的扩展。目前常见的药动学研究方法有：①体内药物浓度法：本法是药动学研究的经典方法，主要适用于有效成分明确或具有指标成分的中药及方剂。近年来，专一性强、灵敏度高的新检测方法、新技术逐渐被广泛应用，如高效液相色谱法、气相色谱法、气相色谱－质谱联用法、免疫法等，通过提高中药有效成分的分离效果及检测限度，促进了中药药动学研究工作的进展。②生物效应法：本法是以药物的生物效应强度为基础来研究药动学。常用的方法有药理效应法、毒理效应法（药物累积法）、微生物指标法等。

近年来，出现了许多中药药动学研究的新学说：证治药动学；中药药动学、药效学模型；中药时辰药动学；中药血清药理学；中药胃肠药动学；中药指纹图谱药动学，等等。

中药 TDM 的发展与化学药 TDM 相比，还比较滞后，目前尚处于探索阶段。由于中药成分的复杂性和特殊性，药效物质基础和作用机制尚未完全清楚，这些都制约了中药 TDM 的开展。虽然没有化学药 TDM 中诸如卡马西平、氨茶碱等成熟的监测理论和方法，但近年来大量的中药药动学及临床药动学的研究为中药 TDM 的开展奠定了坚实的基础，在此基础上进行中药 TDM，可降低中药不良反应的发生率，实现中药用药的安全性和合理性。

对中药进行 TDM 的研究思路可以分为以下几方面：①以活血化瘀类中药作为突破口，开展中药 TDM。目前已积累了川芎嗪、阿魏酸、丹参酮、水蛭素等成分的相关资料。②对毒性大的中药开展 TDM，需对这类中药进行充分的药动学研究，通过设计合理的给药方案，扬长避短，以期开发为高效、安全的新药，故这类中药的药动学及 TDM 亟待研究。③确立 TDM 的指标，从而进行有效成分的 TDM。在这方面，河南中医学院（现河南中医药大学）附属医院针对中医 90% 以上处方应用甘草这一传统习惯，对甘草制剂的 TDM 进行了探索，提出了以血钾作为其 TDM 的指标，为临床合理使用甘草制剂、避免可能造成的醛固酮增多症（尤其与利尿药合用）提供了重要的科学依据。

有人提出开展 TDM 的方法除了采用常用的血药浓度法外，还可采用中医临床证法、生命体征及生化指标法、基因蛋白组学指标法、代谢组学血液小分子物质变化指标法等。目前，中药 TDM 的相关理论和方法尚不健全，以中医药理论为基础，对中药进行系统性研究，再结合中医临床经验，借鉴西医临床药学理论，最终寻找到合理、可靠的临床监测指标，将是开展中药 TDM 工作的难点与重点。

（七）中药煎服方法与临方炮制研究

煎剂在我国虽然是应用最早、最广泛的一种中药剂型，但中药化学成分复杂，需将中医药理论与现代科学技术相结合，正确、合理煎服中药煎剂，才可降低药物毒副作用和不良反应，提高中药的临床疗效。因此，中药的煎服方法研究也是中药临床药学的范畴之一，有人甚至认为中药的煎服方法与现代药学的药学监护在理论与实践中都是一致的。同时，根据药物的性质及疾病的种类不同确定不同的用药方法，也是合理使用中药的重要部分。目前，有关中药煎煮方法的研究较多，并取得了较大进展。在对传统的常规煎药法及先煎、后下等特殊煎法的药物研究方面，有人用高效液相色谱法对 40 余种药物有效成分含量进行测定。如大黄煎煮 25 分钟，其大黄素被破坏 36.8%，而蒽醌类成分得到充分煎出；后下 10 分钟煎煮，大黄素类成分损失 10.0% 左右，蒽醌类成分煎出 59.5%；含有挥发性成分的药物，用常规煎煮法提取，其挥发性成分损失达 36.7%，用水蒸气蒸馏法提取，其挥发性成分损失仅6.9%。还有人对中药煎剂中五大类 25 种中药的茎、叶、花、根、根茎、籽实、果皮、枝干、藤、甲的质量、加水量、倒出量、吸蓄量进行研究，得出处方药质量、加水量、火候、煎煮时间和煎出量之间的关系及其相关的计算公式，这可为完善中药煎煮方法提供参考。

中药的临方炮制最能体现个体化给药的特色，因此，中药临床药学工作应包括这一部分。目前，从医院角度对中药炮制的研究和应用做得不够，从研究现状来看还存在不足之处。例如，有些化学或药理实验仍然沿袭 20 世纪60 ~ 70 年代已趋陈旧的方法，药理研究中对实验动物的选取仍停留在低等级、大量重复的水平上，特别是在能体现中药个体化给药特点的中药临方炮制研究方面开展较少。因此，对于炮制实验设计的科学性、创新性及应用性，特别是中药临方炮制研究方面还有待在实践中进一步探索、提高，以真正体现炮制学科的中医药特色及炮制为临床服务的价值。

（八）结语

中药临床药学工作在近年来不断取得进步，不少医院已开始安排中药师下临床参加会诊与查房，开展中药处方点评工作，收集、整理、上报、反馈中药安全信息，提供中药咨询服务等，使中药临床药学的一些基础研究如中药煎服方法研究、中药炮制研究及中药药动学研究等也得到相应发展。然而，由于中药临床药学工作难度较大，尤其是医院中药房科研条件较差、力量薄弱、困难较多，中药临床药学未得到应有的重视。同时，目前中药临床药学工作如何开展尚缺乏一个合适的参考模式，更没有一个指导性或可供参考的系统性资料或专著，使各级医院中药临床药学人员无所适从，不知道开展中药临床药学工作从何处着手。因此，当务之急是要重视和加强中药临床药学研究工作，借鉴与参考西药临床药学研究的理论与模式，整理编撰中药临床药学相关论著，探讨建立适合中医药特点的中药临床药学模式，为全面深入推动中药临床药学研究打下基础。

四、中药临床药学工作成绩显著

中药临床药学工作早在 20 世纪 80 年代被提出，20 世纪 90 年代开展了中药临床药学最基本的具体工作。但一直到 2010 年，中药临床药学工作仍然处于停滞状态，没有相关的专著、培训，没有相关的本科专业及教材，更没有建立相关学科，只有一些中医医疗机构零星地开展简单的中药临床药学工作。

21 世纪初，国内外几起中药严重不良反应事件引起我国医院药学工作者对中药安全合理应用的关注，部分中药工作者开始重视中药临床药学工作的开展。梅全喜、曹俊岭、姚毅、孙洪胜、唐洪梅、李学林等多位医院中药专家在相关报纸及学术期刊上发表了呼吁重视和推动中药临床药学工作的文章。同时，一批有志于中药临床药学工作的专家学者带领学术团队积极开展中药包括中药注射剂安全合理使用的研究与探讨、中药临床药学工作的开展、中药临床药学理论体系建立的探索等工作，取得了显著成绩。

梅全喜教授带领团队，从"马兜铃酸事件""日本小柴胡汤事件"及他本人亲自参与鉴定的"云南白药中毒事件""鱼腥草停用事件"等一系列中药安全性事件入手，深入探讨分析中药安全合理应用问题。他认为导致中药安全性问题事件频发的原因有很多种，但最根本和最主要的是临床不合理使用。

梅全喜教授认识到要解决中药安全合理应用问题，就必须开展中药临床药学工作，他自 2008 年在《中国药房》发表《中药临床药学的现状与发展思考》的文章以来，先后共撰写发表有关文章 20 多篇，探讨分析了中药临床药学的概念、任务、开展模式、人才培养等多方面内容。他带领团队先后探讨了中药临床药学的定义和模式，开展加强毒性中药使用管理，开展中药注射剂不良反应研究，制订了中药处方点评实施要点，编撰了《中成药合理应用手册》《中药临床药学》等专著，多次承办中药临床药学相关学术研讨会及国家级继续教育项目。此外，他还积极推动高等教育人才培养工作，成立了"全国高等学校中药临床药学专业教材建设指导委员会"并编写出版《中药临床药学导论》等共 16 本创新教材，以供国内多所中医药大学及中药临床药师培训基地使用。

为了推动两岸四地中药临床药学工作的开展及人才培养，梅全喜教授牵头组织两岸四地，包括香港、澳门、台湾和广东等地中医药高校、学会及医疗机构等 20 余家单位的专家共同编写繁体字版《中药临床药学总论》一书，并分别在香港、澳门和台湾出版，供当地医疗机构、药店的中药师及中医药学校的学生学习之用。"有中医药应用的地方就应该开展中药临床药学工作"，这是确保中药能安全、合理、有效应用的重要工作。此项工作之后，计划在日本、韩国和欧美地区推动中药临床药学工作的开展，为中医药走向世界保驾护航。

中药临床药学培训基地的发展，与中药临床药学的兴起相随。从 2012 年开始，中华中医药学会医院药学分会主任委员曹俊岭教授就积极推动中药临床药师培训基地建设工作，并牵头制定了中药临床药学培训基地管理办法，经遴选答辩于 2016 年 10 月、2017 年 1 月先后产生 47 家培训基地。2017 年 1 月，举办了中药临床药师带教师资培训班。2017 年 3 月和 10 月，培训基地先后启动两批招生。目前，培训基地开设了心血管、脑病、肺病、肾病、肿瘤、脾胃病、内分泌、儿科、妇科、风湿病、老年病、骨伤、皮肤病、重症医学和通科 15 个专业。总计 1089 名学员通过一年的系统学习和考核，拿到了"中药临床药师"的培训证书，使中药临床药学有了自己的专业技术人员，以便名正言顺地开展工作。为加强基地管理，保障规范运行，建立了中华中医药学会中药临床药师培训管理网，将所有基地纳入网络平台化管理，公开基地、专业和招生信息，既方便监督管理，也方便业内外及时获取相关资料和信息。2020 年 2 月，经人民卫生出版社出版发行了由中华中医药学会医院药学分会主任委员曹俊岭教授主编的《中药临床药师规范化培训大纲》，明确了培训目标、原则、方式、内容、要求及考核要求与各专业培训大纲的具体细则，这些为中药临床药师培训的规范化起到了重要作用。

中药临床药学从 2010 年开始受到重视，2013 年开始发力，2016 年全面铺开，到今天为止短短的十多年来在促进中药安全合理使用、降低中药不良反应方面取得了突出的成绩。从国家药物不良反应中心每年公布的全国药物不良反应报告中可以看到，从 2009 ～ 2014 年中药不良反应从 13.3% 上升到 17.3%，而西药的不良反应从 86.7% 下降到 82.7%，特别是抗生素的不良反应从 2009 年占化学药的 55.2% 下降到 2014 年的 46.2%，下降近 10 个点的百分率，成绩相当显著，这得益于西药临床药学工作的广泛开展及西药临床药师在抗生素的合理应用管理中发挥的重要作用。2015 年开始，中药不良反应已出现逐年下降的局面，从 2014 年的 17.3% 下降到 2019 年的 12.7%（表 1-1），这也是中药临床药学工作全面开展和中药临床药师辛勤劳动所取得的显著成绩。

表1–1　近年我国药物不良反应中西药比例变化表

年度	不良反应总数		西药		中药	
	份数（万）	与上年度比较	本年度占比	与上年度比较	本年度占比	与上年度比较
2014	132.8	—	82.7%	—	17.3%	—
2015	139.8	+5.3%	82.7%	0.0%	17.3%	0.0%
2016	143.0	+2.3%	83.1%	+0.4%	16.9%	–0.4%
2017	142.9	–0.1%	83.9%	+0.8%	16.1%	–0.8%
2018	149.9	+4.9%	85.4%	+1.5%	14.6%	–1.5%
2019	151.4	+1.0%	87.3%	+1.9%	12.7%	–1.9%

　　通过近10年（2010～2020年）的大力发展，中药临床药学工作无论是在学科建设，还是在人才培训方面都取得了长足的进步。广泛开展的中药临床药学工作使我国中药不良反应发生率有了明显的下降，这是近年来取得的最重要、突出的成绩。

　　目前，随着"健康中国"国家战略和《中医药健康服务发展规划（2015—2020年）》的出台，以及公众中医药健康服务需求的不断增长，中医药的应用会越来越得到重视。在这种形势下，如何确保中药的安全合理应用就显得越来越重要了。积极开展中药临床药学工作是确保中药安全合理应用的重要措施，但从近两年（2020～2021年）的情况来看，中药临床药学的发展速度有所减缓，发展后劲不足，似乎到了瓶颈期。其中的原因是多方面的，但最重要的是缺乏政策上的肯定与支持。这些年中药临床药学工作主要是靠行业内的重视和推动，但至今仍然没有得到官方的正式肯定，目前在各级中医院的各项检查、评比及等级评审中对中药临床药学工作均没有任何体现和要求，导致中药临床药学工作在医疗机构内得不到足够的重视。为此，再次呼吁各级中医药管理部门从政策上高度大力支持和发展中药临床药学，为保证中药安全、有效应用于临床保驾护航，为保障人民身体健康发挥积极作用。

第二节　中药临床药学的实践与探讨

　　近年来，随着我国医疗事业的不断发展，我国的临床药学工作也有了较大的进展，中药临床药学逐渐得到了相关中医药专家的重视。笔者从业几十年以来，一直关注中药合理用药，致力于开展中药临床药学工作，不断探索中药临床药学的发展道路和方向，在实践中也取得一定的成果。但是，中药临床药学工作的开展也存在不少值得探索的问题,如中药临床药学服务模式、中药临床药学人才培养、中药临床药学服务质量评价等,有待于通过进一步摸索与探讨,以便进一步完善和规范,以利于中药临床药学得到更加全面深入的开展。

一、医院开展中药临床药学工作的实践

近年来,随着我国医药卫生体制改革的深入,以合理用药为核心的临床药学工作逐步开展起来,使医院临床药学服务成为热门话题,临床药学工作也成为医院药学重要内容之一。然而,目前临床药学涉及内容基本上都是与西药有关的临床药学服务,而中药临床药学由于中医药理论本身的特殊性,操作起来更加复杂,更具挑战性。加之起步晚,重视程度不够,还需要在理论和实践上努力探索。通过对近年中药临床药学开展情况进行文献收集分析,并结合医院开展中药临床药学工作实践,就医院开展中药临床药学工作的必要性及开展的具体方法与思路进行探讨,以供同行参考。

1. 开展中药临床药学的必然性和必要性　从中药临床药学的概念和研究内容看,传统中医药学对中药临床药学早有认识,并有较为完整的理论体系。传统中医药重视"病""证""药"三者的结合,中医临床与中药应用的紧密结合已有近两千年的历史。在古代,中医中药不分家,"上山采药,下山行医"。古往今来,有不少医家善药,也有不少药家善医,如孙思邈、李时珍等先贤即为典范。随着社会的发展和行业分工的细化,医药逐渐分离,中医师只管辨证开方,中药师只管调配发药,两者各行其是,医不识药,药不懂医,中医和中药脱离的状况愈加严重。然而,中医药之所以历时数千载而不衰,正是由于中医药形成了一套完整的理论体系,中医、中药的紧密结合对认识中药、合理应用中药起着至关重要的作用。中药临床药学的开展正是顺应医药学学科发展轨迹将中医学和中药学再次结合的必然。

中医药作为我国独具特色的卫生资源,是中国特色医药卫生事业不可或缺的重要组成部分,随着人民生活水平和健康意识不断增强,广大人民群众对中医药的需求日益增长,中医药在全民医疗保障中所占比重逐年提高。但随之而来的问题也越来越多,马兜铃酸肾病事件、鱼腥草注射液紧急停用事件、刺五加注射液事件等一系列中药药害事件使中药的安全性受到了质疑。而究其根源,并不是中药本身出现了问题,而是中药使用的合理性出现了问题。如马兜铃酸肾病事件,就是将马兜铃科的关木通当作木通科的木通,将马兜铃科的广防己当作防己科的粉防己来使用,结果出现了由马兜铃酸引起的急性肾功能衰竭。再如鱼腥草注射液紧急停用事件,多是因为鱼腥草注射液的用法用量控制不当,忽视患者药物过敏史、药物配伍不合理等不合理用

药因素导致过敏性休克等严重不良反应的发生。在国家食品药品监督管理局发布的 2009 年和 2010 年国家药品不良反应监测年度报告中，中药的不良反应病例报告分别占总报告数的 13.3% 和 13.8%，不良反应病例报告数仅次于抗感染药，位居第二。在 2011 年的年度报告中，更是重点提示了中药注射剂的不良反应及合理使用问题。从药品不良反应/事件报告的统计数据来看，我国药品安全风险中，中药占较大比重，如何合理使用中药，避免中药药害事件及减少中药不良反应的发生已经成为迫在眉睫的问题。再如最常见的感冒，中医有风寒和风热之别，常用中成药中的荆防感冒颗粒、感冒清热颗粒、扑感片等是专治风寒感冒的，风热感冒不宜用，而羚羊感冒片、桑菊感冒片、银翘解毒片等是专治风热感冒的，风寒感冒则不能用。同是感冒，证型不同则根据辨证论治所选治法方药不同，而临床医师在选药时经常望文生义或按病选药，导致药不对证，造成病情延误甚至病情加重。药物的不合理使用不仅危害了患者的健康，而且浪费了有限的卫生资源。而紧密结合中医临床开展的中药临床药学，其工作核心就是合理用药，中药临床药师的工作就是和临床中医师一起，结合患者的病情，选择合适的治疗方案，达到用药安全、有效、合理的目的。这对促进我国中医药学的发展和振兴祖国的中医药事业，使中医药跨出国门、走向世界、造福人类，都具有重大的现实意义和深远的历史意义。

2. 开展中药临床药学实践　中药临床药学是中医临床不可缺少的学科，在中医药防病治病方面占据重要的地位，用现代先进的技术研究中药，对于充分发挥药效和确保用药安全具有十分重要的意义，也为临床合理用药提供有价值的科学依据。目前，中药的应用存在不合理现象，如脱离中医理论指导下的用药，盲目追求大处方、大剂量，炮制不当，煎法用法失当，加之中药注射剂致不良反应的报道剧增，开展中药临床药学工作的迫切性是显而易见的。目前，全国各地有不少医院已开展中药临床药学工作，并积累了一些开展中药临床药学的实践经验。

（1）正确认识中药临床药学的重要性　长期以来，中药作为纯天然药物，在人们的心目中一直认为是安全有效、无毒的，很少有人关注中药的合理应用问题。最近几年的中药安全性事件曝光后，虽然人们已开始逐步重视这个问题，但由于中医药理论的特殊性、中药临床药师的匮乏及开展中药临床药学服务的复杂性等方面原因，导致医疗机构对开展中药临床药学热情不高，认识不足，更没有做好开展中药临床药学的充分准备。中山市中医院作为综合性中医医院，中药在临床用药比例较大，也存在不少问题。为解决中药临床合理应用问题，院领导及药学部领导高度重视中药临床药学工作，多年前就开始将高素质中药师充实到临床药师队伍中，开展了中药处方点评、中药药物咨询等工作。在认识到中药临床药学工作的特殊性和复杂性后，经常请中医临床经验丰富的中医师对中药临床药师进行中医药知识特别是中医临床知识的培训，并派出中药临床药师到上海、广州等中药临床药学工作开展较好的医院进修，进一步提高中药临床药师的技能。正因为其对开展中药临床药学有充分认识和准备，目前中山市中医院中药临床药学工作除了开展基本的中药处方点评、中药药物咨询外，还深入临床参加查房、会诊及开展有关中药安全实验的研究工作。

（2）设立中药临床药学机构　为了更好地开展临床药学工作，就必须设立相关的组织管理机构。目前绝大部分二甲以上医院都设立了临床药学室，负责组织和指导全医院临床药学工作的开展，中药临床药学工作只是其工作的一部分，并没有单独设立"中药临床药学研究室"或"中药临床药学室"机构。为更好地开展中药临床药学工作，促进中药临床药学健康发展，医院特别是中医医院应专门设立"中药临床药学研究室"或"中药临床药学室"，具体组织和指导全医院中药临床药学工作的开展。此外，还可根据实际情况成立药品质量监控实验室、药代动力学实验室、临床药理和药效学实验室、药物信息与咨询研究室等。

（3）编写医院常用药物手册及中药来源功效趣味故事　中山市中医院作为中医为主的综合性医院，某些临床科室也有许多西医医生，他们也很喜欢为患者开具中药饮片或中成药，因大多数西医医生并没有系统学习过中医药的基础理论，在应用中药方面经验不足，往往不能辨证施治，常存在明显的不合理用药问题，主要有同类药物多种并开、大处方重复开药、诊断与用药不符、药物之间产生拮抗作用等问题。为此，中山市中医院组织临床药师编写了中药和西药两种临床常用药物手册，中药临床药师负责院内300多种常用中成药及院内中药制剂的编写工作，每个品种列出药品名称、功能主治、常用量、不良反应、禁忌证、规格、参考价格等内容，医生人手一册，随身携带，可极大地方便医生随时快捷地查找使用，帮助医生合理、经济地选用中成药。

另外，该医院还将院内常用中药饮片在中药房门口宣传栏中以板报形式定期滚动展示，具体内容涉及中药饮片名称、功能主治、用法用量、不良反应、禁忌证等。同时编写中药正确服用方法、服用中药最佳时间等小册子，摆放于中药房窗口附近指定地方供有需要的患者取阅。此外，还编写了人参、三七、牛黄等近200种常用中药来源及功效趣味故事。即将每一中药以典故形式描述该药来源、命名等，同时附上功能、主治、用法用量、经典方和药物图等，取名趣味中药。然后将编写内容在院内、院外网上刊登，使人们能在娱乐中记住中药的一些基本性能，达到增强宣传中药知识效果。

同时还定期出版《药物通讯》，将院内有关中药不合理用药分析情况及国家药品不良反应监测中心发布的《药品不良反应信息通报》中涉及有关中药不良反应内容收录其中，并挂于院内网。通过上述多种形式对中药知识的宣传，大多数医师（特别是西医师）及患者对中药的认识更加全面，临床应用也趋于合理、规范。

（4）开展中药处方及病历合理用药点评工作　中药处方（病历）点评作为处方（病历）点评工作的重要组成部分，由于具有难度大，人员力量薄弱，且无科学化、系统化中药处方点评实施要点等问题，目前医院真正开展中药处方点评工作的很少，水平也很低，与实际工作要求以及西药处方点评工作都有较大距离。为开展好此项工作，中山市中医院根据原卫生部《医院处方点评管理规范（试行）》等有关规定，结合中医药自身特点，自拟了一套中药处方（病历）点评实施要点。根据该实施要点，每月对院内的中药饮片及中成药的门诊处方和住院病历进行抽查，对中药注射剂的合理使用进行专项点评。

主要从以下几个方面进行检查：①是否符合适应证；②是否辨证用药；③遴选的药物是否适宜；④用法、用量、疗程是否符合要求；⑤药品剂型或给药途径是否适宜；⑥溶媒选择是否适宜；⑦有无重复用药；⑧联合用药是否合理；⑨是否超禁忌用药；⑩其他等。随后将存在的问题汇总公布在医院内网或《药物通讯》上，不合理用药情况与医生绩效挂钩，进行相应的处罚，促进规范合理用药。

通过此项工作，减少了中山市中医院临床不合理使用中药情况，促进了中药临床合理应用。

（5）进行处方回顾性分析　为配合《处方管理办法》的实施，提高医生处方书写的质量，促进合理用药，中山市中医院每季度对门诊中药处方进行一次专项检查分析。通过检查对不合理使用情况进行汇总分析，然后把使用情况反馈于临床。分析发现常见的处方错误包括：①无辨证使用中成药，如风热犯表使用复方丹参滴丸，津液亏虚使用强力天麻杜仲胶囊等；②不合理联用功效相近中成药，如维 C 银翘片、万应胶囊、牛黄解毒片同时使用，又如联用安儿宁颗粒、羚羊感冒口服液、金莲清泡腾片等；③中药粉针剂溶媒不符合规定，如复方丹参注射液与生理盐水配伍（说明书注明本品 5%～10% 葡萄糖注射液 250～500mL 稀释后使用）；④超剂量使用，如参麦注射液每次用量达 100mL（说明书注明本品静脉滴注时，推荐剂量为 1 次 10～60mL）；⑤极个别处方会在配伍上出现十八反现象。针对上述不合格处方，指出不合格地方，逐一分析其原因，提出合理的用药建议，在每月的用药分析报告中和院内网或《药学通讯》上刊登，供医师参考应用，进一步促进处方合理书写与合理用药。

（6）提供中药用药信息服务　目前，不少医院的中药临床药师为患者开展了用药咨询服务工作，取得了显著的成绩。如有许多医院在门诊药房设咨询窗口，并配备《新编药物学》《中药饮片学》《中药处方与调剂规范》《药师咨询常见问题解答》等专业工具书和专线电话，少数医院配备了主管中药师及以上职称的人员专门提供与中药有关的咨询服务，受到患者一致好评。虽然中药临床药学服务基础工作现已取得一定成果，但与目前各级医院开展的西药临床药学服务在广度、深度上都有较大差距，主要表现为中药药学信息服务较为落后，特别是对于中药安全性方面的信息传递、宣传不够，导致了许多不该发生的不良反应发生了，这也是中药临床药学工作未引起足够重视的一个原因。

（7）调研院内中药使用的特点　收集国内中药用药信息及本院患者用药的反馈信息及用药特点，以指导合理用药。有人通过对885例门诊患者中药咨询情况的调查与分析，指出患者咨询用法用量的最多，占40.68%；咨询中药煎煮方法、不良反应、调剂的准确性、价格、中药的相互作用与服用宜忌，分别占22.60%、5.08%、13.56%、11.30%、6.78%。因此，通过患者咨询，发现了临床不合理用药情况，药物咨询对指导患者安全、有效、合理地用药具有重要意义。

（8）深入临床开展中药临床药学工作　临床药师走进临床一线，这是必须的，它是开展中药临床药学的第一步，也是最重要的一步。临床药师深入临床，应同临床医师一起参与查房，认真查阅病历和观察病情，协同医师调整给药方案，观察患者使用中药的疗效及不良反应，特别是中药注射剂的使用情况，并对药物治疗进行评价。当前，相当一部分中药师都是医药院校的毕业生，所学专业主要是中药方面的基础知识，虽然在校期间都接受过中医基础理论与中医诊断课程，但由于专业限制，未能深入学习与体会其精髓，同时也缺乏相应的临床实践经验，无法把学习到的理论知识与实际相结合，不敢深入临床一线参与病例讨论、用药方案的制订等。为提高中药临床药师专业技术水平，我们与院内名老中医及其他开展中药临床药学较成熟的医院合作，对我院的中药临床药师或有意成为中药临床药师的人员开展中医学基本知识方面的系统培训，定期参与临床科室的查房工作，积累临床实践经验。经过系统的临床医学知识培训后，我院中药临床药师目前都能深入临床一线，参与医师查房、病例讨论，并根据所学中药学专业知识结合患者病症提出合理的个性化给药方案，受到医生和患者的好评，改善了之前临床医生与药师之间的紧张关系，使之成为协作伙伴，共同目标是临床安全合理用药。

（9）开展中药药理、毒理与药代动力学研究　为更好地了解中药安全性及在动物体内分布情况，以指导临床合理用药，中山市中医院现已开展了一些中药毒理、药理实验研究，正逐步开展三七等中药血药浓度监测工作，使中药临床药学工作向纵深发展。

3. 结语　中药临床药学作为临床药学的一个分支，虽然在20世纪80年代中期就提出了，但其发展一直落后于西药临床药学。《医疗机构药事管理暂行规定》出台后，全国许多医院也相继建立了临床药学室，配备了一定数量的临床药师，但由于中医药学的特殊性，目前尚无一套固定的中药临床药学开展模式，各医院开展中药临床药学内容各不相同，水平也不一致，导致这几年中药临床药学的发展非常缓慢，与实际工作的要求以及与西药临床药学工作相比较都有很大的差距。因此，我们应利用新形势下医院药学转型的契机，借鉴西药临床药学发展经验，积极开展中药临床药学实践工作，探索适合开展中药临床药学工作特点的具体模式，为中药临床药学的发展指明方向。

二、医疗机构开展中药临床药学服务模式的探讨

随着中医药在世界范围内的普及应用和中成药品种的不断增加，中药不合理应用及中西药不合理配伍现象日渐增多，如脱离中医理论指导下的用药，盲目追求大处方、大剂量，煎法用法失当，炮制不当，中西药配伍不当以及超禁忌用药等，导致中药尤其是中药注射剂不良反应的报道剧增。作为临床药学一个新分支的中药临床药学，其核心内容是中药治疗的安全性、有效性和合理性。因此，开展中药临床药学对提高中药治疗的临床疗效，减少中药不良反应的发生具有十分重要的意义。为减少中药不合理应用产生的不良反应，国内不少医疗机构已逐步开展了中药临床药学工作，对开展中药临床药学服务模式也做了许多积极有益的探索。但由于种种原因，各个医疗机构的开展水平和开展程度参差不齐，中药临床药学成熟的工作模式也尚未建立。

1. 中药临床药学开展现状及其模式　我国中药临床药学工作在全国各地区发展极不平衡，各个医疗机构的开展水平和开展程度还存在较大差异。北京医院作为原卫生部临床药师培训基地，对于临床药师的培养及开展工作的思路和模式具有丰富的经验，也积极开展了中药临床药学服务的工作模式探索，并取得良好效果。目前，该院已安排中药临床药师下临床，开展中成药的用药合理性分析和干预、中西药配伍禁忌和药物相互作用干预、慢性疾病的中药用药管理等工作，同时开展中药处方与病历点评、中药不良反应监测、为临床和患者提供各类中药信息服务、与临床科室联合开展中药科研工作等中药临床药学工作。首都医科大学宣武医院中药临床药师从2005年开始参与神经内科中西结合病区的临床实践，先后有多位中药师深入临床参与查房，

也开展了中药不良反应监测、为临床和患者提供各类中药信息服务、与临床科室联合开展中药科研工作等中药临床药学工作。苏州市中医医院、上海市浦东新区中医医院、四川省广元市中医院等中医院的中药临床药师也均参与中药师查房工作，以积极参与临床给药方案的制定、药学监护、中药不良反应报告、中药咨询等形式开展中药临床药学工作。上海市嘉定区南翔医院作为基层综合医疗机构，中药师则在完成中药调剂工作之余坚持开展中药临床药学服务，包括中药用药咨询、中药合理用药宣传、中药注射剂安全用药管理及中药、化学药不良反应搜集整理等中药临床药学工作。纵观全国开展中药临床药学内容现状来看，大多数仅限于较低层次上开展了一些工作，大型医疗机构及部分二级以上中医医疗机构均有中药临床药师下临床参与药物治疗，且工作内容较丰富，而较小型基层综合性医疗机构中药临床药学服务工作则主要停留在中药信息资料收集与咨询上。总体来说，真正能够做到中药治疗药物监测、中药药动学研究及新制剂研究等较深入中药临床药学工作的医疗机构还非常少。不同医疗机构的中药临床药学开展模式不尽相同，呈现多样化，且未形成一套完善的中药临床药学开展模式。

2. 建立完善的中药临床药学开展模式所面临的困难

（1）中药临床药学学科体系的缺失　众所周知，西药临床药学工作自 20 世纪 80 年代初开展以来，已基本形成了一套比较完整的体系。虽然中药临床药学概念的提出至今也已有近 30 年的历史，但由于对中药临床药学重视程度不够以及业内对其名称、概念、研究方向、主要研究内容等未达成共识，一直争议不断，如在名称上，目前就有"中药临床药学""临床中药学"及"中医临床药学"等多种提法，其内涵也各有侧重。此外，对其研究方向、研究内容也一直存在争论，以上种种原因导致其发展缓慢。到目前为止，中药临床药学还仅停留在一个口号、一个提法而已，尚未建立起学科体系，也未确立其应有的学术地位，还不能作为一个专门的学科。中药临床药学学科体系的缺失导致开展中药临床药学缺乏必要的理论基础，使中药临床药学人员无所适从，不知道如何开展中药临床药学工作，这也是建立完善的中药临床药学服务开展模式的最大障碍。

（2）中药临床药师的缺乏　作为临床药学一个分支的中药临床药学，虽然在 20 世纪 80 年代中期就已提出，但其发展一直落后于西药临床药学。2002 年卫生部和国家中医药管理局联合颁布《医疗机构药事管理暂行规定》，明确要求医疗机构药学部门要展开以合理用药为核心的临床药学工作，积极参与临床疾病的诊断、治疗，提供药学技术服务，提高医疗质量。为此，全国二级以上中医院相继建立了临床药学室开展临床药学工作，原卫生部还设立了临床药师规范化培训基地，全国各地各级医院的临床药学室都在积极培养、配备一定数量的临床药师。但上述培养、配备的多为西药临床药师，至今在我国还没有一名正式的中药临床药师，也没有中医药大学设置过中药临床药学专业或开设中药临床药学课程。当前在各医疗机构开展中药临床药学工作的中药临床药师多为受传统中药学教育的中药师，未经专业培训转化而来，这必然会显得某些知识特别是中医临床知识的缺乏，导致上岗的中药临床药师的专业素质与深入临床药学工作的需求并不能匹配，因而难以胜任中药临床药学工作。如果中药临床药师的专业知识不足，只能够胜任中药处方核查、不良反应监测、为医护患提供中药信息等简单工作，并不能深入临床协助医生完成制定中药给药方案等更加深入的专业技术服务，则会限制中药临床药学服务的深入展开，使中药临床药学的工作模式受到局限。

（3）中药临床药学内容的复杂性　中药临床药学开展内容与目前开展的西药临床药学工作有许多共同之处，如治疗药物监测、药动学研究、药物配伍（主要是注射液配伍、输液加药等）研究、药物经济学研究、药品生物利用度研究、药物疗效和利用分析、药物不良反应监测、药物评价及参与新药临床试验方案设计、试验方案的实施和总结等西药临床药学工作内容。但由于中药的特殊性，中药临床药学开展内容远比西药临床药学复杂，不仅涵盖上述西药临床药学开展内容，还包括中药饮片的真伪鉴别、中药临方炮制、中药调剂与煎服、中药之间及中西药之间的配伍、中药循证药学、中成药的合理应用、中药药性理论、中药剂型的研究及制剂制备等中医药特色鲜明的中药临床药学相关内容。中药临床药学内容的复杂性增加了开展此项工作的难度，一定程度上限制了中药临床药学的快速发展，阻碍了其开展模式的完善。

3. 完善中药临床药学开展模式的建议

（1）加强中药临床药学学科体系的研究与探索，为完善中药临床药学开展模式提供有力的理论支持　正确的实践有赖于科学理论的指导。中药临床药学是一门全新的学科，学科体系尚处于初始构建之中，对学科本身的内涵与外延尚无共识，中医与西医是两个完全不同的学科体系，中医以辨证论治为特点，临床用药的个体化差异较大。因此，中药临床药学要建立自己的学科体系与内涵，绝不能套用照搬西药临床药学的模式。为此，深入开展中药临床药学学科体系的研究与探索，弄清中药临床药学学科的性质、内容、任务、方向与步骤问题，对于中药临床药学的快速起步与健康发展具有重要意义。建议有关部门就上述问题，组织国内医学院校、科研院所、医疗机构协同合作，以课题招标形式立项研究，拿出相应的研究成果，奠定中药临床药学的理论基础，构建科学的学科体系与工作指南，为完善中药临床药学开展模式提供有力的理论支持。

（2）加强中药临床药师的培养，促进中药临床药学深入开展　中药临床药学的发展关键是合格中药临床药师的培养。没有合格的中药临床药师，根本就谈不上开展中药临床药学服务工作。临床药师高等教育于20世纪60年代就在西方发达国家普遍兴起。相比之下，我国落后了近20年，直至20世纪80年代临床药学学习班才先后在原华西医科大学药学院等高校开设，并于20世纪80年代末在原华西医科大学药学院开设了全国第一个5年制临床药学本科专业。目前，国内有许多医药院校也都逐渐开设了临床药学专业，大部分中医药大学也均设有中药学院（或中药系），但未见有一家高等院校设置中药临床药学专业（部分高校开设的临床中药学专业与中药临床药学专业是不同的专业方向），也没有举办过任何中药临床药学的进修班。为加快中药临床药学专业人才的培养，建议由国内中医药大学中药学院与国内大型三甲中医院药学部联合成立"中药临床药学系列教材编辑委员会"，开展中药临床药学系列教材的编写工作；建议国内中医药大学开设中药临床药学专业，科学设置中药临床药学课程，同时也建议各大医院尤其是各中医药大学的附属医院药学部的兼职硕士生导师在"中药学"学科之下招收以"中药临床药学"为研究方向的研究生。此外，建议国家中医药管理局借鉴国内临床药师培养模式，尽快启动中药临床药师培养工作，遴选一些中药临床药学工作开展较好的三级甲等中医院作为中药临床药师培训基地，选拔一些素质较高的普通中药师或基层医院的中药临床药学人员进行培训，发给中药临床药师证书。这一倡议得到了中药临床专家们的积极响应和支持。

（3）医疗机构中药师可选择不同的方向发展，建立多层次中药临床药学服务　中药临床药学的工作内容繁多、复杂，作为一名中药临床药师，不可能在某一时间段对中药临床药学所有工作内容做到面面俱到，因此，根据中药临床药学的工作内容和当前中药临床药学服务工作开展的现状可以细致分工，培养不同方向、不同层次的中药临床药师，开展多层次中药临床药学服务。

第一层次，在中药采购库存岗位的中药师是中药临床药学服务工作体系第一个工作层次的中药技术人员，负责中药临床药学服务中的最基础性工作，在保证中药供应的基础上，应利用中药鉴定等中药相关知识，严把中药质量关，从源头上保障中医临床用药安全有效。

第二层次，在中药调配处方岗位的中药师是中药临床药学服务工作体系第二个工作层次的中药技术人员，是处方医生与患者之间的服务实现者。其主要服务内容包括中药处方的审核，向患者、医护人员提供用药注意事项和药物信息咨询，收集中药不良反应等。

第三层次的工作主要由既有中药临床药学知识，又有相当的临床医学知识和经验较丰富的中药临床药师组成的中药临床药学小组来完成。其主要服务内容是深入临床，参与合理用药会诊，制定中药合理用药方案并开展中药利用评价，监测与报告中药不良反应信息等。

第四层次的工作主要进行中药临床药学研究，能为第一、二、三层次的工作提供技术依据，并根据前三个层次的工作反馈和要求开展工作。其主要工作包括采用相关仪器设备开展中药真伪检测、对临床中药的配伍和相互作用研究、开展中药生物利用度监测工作及中药药动学研究、开展中药剂型及制剂制备研究等。

（4）积极探索多元化、差异化的中药临床药学开展模式，促进中药临床药学广泛开展　以独特的中医药理论为指导的中药临床药学，其开展模式必然有别于西药临床药学模式，不能照搬西药临床药学开展模式，积极探索科学合理的中药临床药学开展模式是摆在中药临床药学人员面前的一项重要任务。在探索科学合理的中药临床药学开展模式方面，国内也有不少专家做了探讨，我们认为，中药临床药学工作的开展模式应灵活多样，不应局限于某种具体形式。当然，为了更好地开展中药临床药学工作，设立相对合理的组织形式还是非常有必要的，因为只有这样才能保证中药临床药学工作得到有序开展。因此，医院药学部（药剂科）要设立专门的"临床药学室（西医院）"或"中药临床药学室（中医院）"，具体组织和指导开展全医院的中药临床药学工作，西医院的临床药学室应配备中药临床药师，中医院的中药临床药学室应由接受专门培养的高级临床药师（博士、硕士研究生以及经过系统临床药学培训的中药师）组成，由他们来具体组织和指导开展全院中药临床药学工作。这也是目前西医院和中医院开展中药临床药学的最基本模式。此外，在开展内容方面，应立足本医疗机构的实际情况，围绕中药临床药学的范畴开展力所能及的工作。各医疗机构开展中药临床药学模式，并不一定要求完全相同，不同级别的医疗机构根据自身业务工作的范围和中药师素质，可以建立不同的工作模式。如基层医院，因为疾病较为简单，中药品种少，中药师数量不多，中药临床药学工作可以着重放在严把中药饮片质量与调剂关、中药用药咨询、中药不良反应监测等方面。三级甲等医院，住院患者多、疾病相对较重、医生整体素质高，中药临床药师的专业素质和药学服务水平也应相应提升，将工作重心放在以患者为中心、以药学监护为目标，参加查房、会诊、病例讨论和疑难、危重患者的医疗救治，协同医师做好中药使用遴选，对临床中药治疗提出意见或调整建议，与医师共同对中药治疗负责。

4. 结语　我国中药临床药学服务在不断发展，但在实践上尚未在国内形成统一的、规范的模式和样板，而且多数医疗机构还只是停留在中药处方调剂、中药不良反应上报和中药信息咨询服务等低层次上。国家中医药管理部门及卫生行政部门应重视中药临床药学工作，健全中药临床药学有关规章制度，组织、引导中药临床药学学科体系的建立，加强中药临床药师的培养，发展多层次中药临床药学服务。各医疗机构应根据自身实际情况，建立合适的中药临床药学服务模式，并在已有服务模式的基础上，积极探索更深、更广的中药临床药学服务内容。

三、中药临床药学几个值得探讨的问题

近年来，随着不合理使用中药导致的不良反应/不良事件的不断增多，中药临床药学工作也越来越受到重视。目前各级医院，特别是各级中医院都逐步开展了中药临床药学工作，但围绕中药临床药学一直都有几个问题困扰人们，引起人们的广泛争论，如中药临床药学名称、中药临床药学与中医药理论是否矛盾、中药临床药学开展模式、中药临床药学人才培养、开展中药临床药学的重要性和必要性等开展中药临床药学的关键性问题始终都存在争论，未达成统一认识，这必然影响中药临床药学的顺利开展，也会阻碍中药临床药学向前发展。以下就上述几个有关中药临床药学关键问题进行探讨分析，并提出解决上述问题的具体建议。

1. 中药临床药学名称问题　当前，关于中药临床药学名称始终未有定论，也未见有关中医药权威学术部门给出准确提法，学术界现有多种提法，其中常见的提法有"中药临床药学""临床中药学""中医临床药学"与"临床药学（中医专业）"四种。其中最后两种提法多在国家、省、市中医药管理部门组织实施的医院中医重点专科建设项目中出现，据说是因为国家在设立重点专科的时候，为区别西医，将所有中医药的重点专科都加了一个中医，故有"临床药学（中医专业）"的提法，有不少人就直接称之为"中医临床药学"。这种提法对于中医专业是可以的，如内科学、外科学、儿科学加上"中医"两字就成为中医内科学、中医外科学和中医儿科学。而临床药学是以中药为主的，称之为"中药临床药学"较为合适，至少也应该称之为"临床药学（中药专业）"。因此，称之为"临床药学（中医专业）"或"中医临床药学"是不妥当的。

"临床中药学"提法则多出现在高等中医药院校的重点学科建设项目上，由于临床中药学是目前已有的关于研究中药在临床合理应用的学科，临床中药学和中药临床药学在文字表述和内涵上比较接近，它们都以"中药"为研究对象，两者从广义上讲，似乎是比较一致的。但仔细研究两者的逻辑定义及重点关注的方向却是不完全相同的。临床中药学是研究中药基本理论及其在中医理论指导下进行中药临床应用的一门学科，是在普通中药学学科的基

础上更加注重中药临床的合理应用，其核心是要实现"老药新用，常药特用，优化量效"。中药临床药学则是中医药与现代科学相结合而发展起来的新学科，是指在中医药理论指导下，以患者为对象，研究中药及其制剂与人体相互作用和安全、有效、合理用药及应用规律的一门综合性学科，属于临床药学下面的新分支，其核心是中药治疗的安全性、有效性和合理性。因此，"中药临床药学"的提法是与现代临床药学一脉相承的，更侧重于合理用药，更符合现代临床药学的核心内容，是一种值得提倡的叫法。

为使中药临床药学学科建设得到健康发展，首先必须规范中药临床药学名称。建议国家中医药管理局对组织实施的医院中医临床重点专科建设项目中医临床药学重点专科和高等中医药院校临床中药学重点学科项目名称分别更改为中药临床药学重点专科和中药临床药学重点学科，统一规范使用"中药临床药学"名称，各类报纸、杂志、广播电视及网络等媒体也统一使用中药临床药学名称来宣传报道有关内容。有鉴于此，从事中药临床药学工作的药师也应称为"中药临床药师"，而不应该称之为"临床中药师"。

2. 中药临床药学与中医药理论是否矛盾问题　中医药治病的最大特点是辨证论治，药方随证加减，用药灵活。业内有人包括中医药管理部门的领导曾认为中药临床药学开展方法很多都是西医药的方法，不符合中医药理论，担心参照西药临床药学模式开展中药临床药学会束缚中医临床灵活辨证用药，使中医临床治病的特色逐渐消失，甚至阻碍中医药理论的发展。其实不然，西药临床药学最大的特点就是强调个体化给药服务，中医药学的辨证施治、中药的临方炮制及特殊煎煮等就充分体现了中医药个体化给药服务上的独到之处，可以说中医药重视个体化给药服务的理念和思想要比西药早几千年。同时，中药临床药学工作模式也不是完全套用西药临床药学模式，中药临床药学首先是在中医药基础理论指导下开展工作，并未脱离中医药基本理论，只是在部分具体研究中参考应用现代医药学的方法和手段如药动学、治疗药学监测、药物经济学、循证医学等，其目的也是指导中药在临床上的安全合理应用。所以，开展中药临床药学不仅不会束缚中医临床灵活辨证用药特点，脱离中医药基本理论，还可促进中医临床用药的安全性、有效性、合理性，规范中药的临床合理使用。从中药临床药学的概念和具体研究内容来看，传统中医药学对中药临床药学其实也早有认识，并且有较为完整的理论体系。传统中医药对"病""证""药"三者的结合历来都非常重视，遵循"理法方药"选药，即在辨明病机后才考虑治疗原则，治疗原则确定后才优选合适的方剂及相应的药物进行治疗。中药的性味归经、君臣佐使及中药的毒性等在组方时也要一并综合考虑，并根据病情确定服药时间，如"病在上焦，宜饭后服；病在下焦，宜饭前服"。此外，用药还要考虑证候禁忌、配伍禁忌、饮食禁忌等。这些既体现了中药临床药学的深厚根基，是中药临床药学的雏形，也是中医药的基本理论，由此可见开展中药临床药学与中医药理论特色并不是矛盾的，而是高度吻合的。

近年来，随着中成药产量和临床用量的不断增长，由临床不合理使用中成药引起的不良反应也在不断增多。中成药作为中药的一类，也需要按照中医药理论辨证使用，然而由于一些临床医师对中成药的用药原则模糊，特别是西医医师，开处方时只是凭药名和药品说明书用药，不能根据中医理论来进行辨证施治，合理用药，对治疗疾病非常不利。如常见的感冒发热，患者经常抱怨吃中成药不管用，还是汤药见效快。原因就是中医师在用汤药时，可以根据中医药理论进行辨证论治，随证加减用药。感冒按照中医理论可分为多种类型，治疗感冒的中成药也有多种类型，有用于风寒感冒的"桂枝合剂""表实感冒颗粒"等辛温之品，有用于风热感冒的"银翘解毒丸""连花清瘟胶囊"等辛凉之品，有用于暑湿感冒的"藿香正气水""保济丸"等祛暑解表之品，也有用于体虚感冒的"参苏丸"等扶正解表之品，虽同为感冒，但病因各异，用药要细加区分。如果属于风热感冒却用一些辛温解表药物，不但无效而且会火上加油。同一种疾病可能有多种中成药可以选用，必须辨证论治，为减少用药的盲目性、随意性，开展中药临床药学服务工作，就可以有助于临床医师合理地使用中成药。因此，针对中成药不合理使用现状，尽快开展中药临床药学工作，不仅不会丢失中成药中医辨证施治的特色，反而会促进临床按中医药理论来合理使用中成药，进一步促进中医药理论体系的传承与发展。

3. 开展中药临床药学的重要性和必要性问题　目前，有关开展中药临床药学的重要性和必要性尚未完全达成共识，学术界仍然有人对开展中药临床药学持否定态度，认为来自大自然纯天然的中药，价格便宜、安全有效、无不良反应，开展以中药治疗安全、经济、合理为目标的中药临床药学工作意义不大。殊不知近年来由于中药不合理使用导致的不良反应和不良事件时有发生。有文献报道中药不良反应发生率呈逐年升高的趋势，涉及多个系统和器官，其中药不对证、配伍不当、疗程过长、超剂量使用等不合理使用成为发生中药不良反应的主要因素。从早些年的日本小柴胡汤事件、马兜铃酸肾病事件，到近年的鱼腥草注射液紧急停用事件、刺五加注射液事件等一系列中药安全性事件发生，究其根源，并非中药本身质量出现了问题，而是中药使用的合理性出现了问题。如马兜铃酸肾病事件，就是部分爱美女性认为含马兜铃酸的减肥药"苗条丸"为纯天然保健品，无不良反应，于是长期服用该药，结果导致急性肾功能衰竭。再如鱼腥草注射液紧急停用事件，也多是因为临床没有严格按照鱼腥草注射液说明规定用法用量、药物配伍等来合理使用，结果导致不良反应的发生。原国家食品药品监督管理总局发布的国家药品不良反应监测年度报告也显示，中药的不良反应病例报告占总报告数的比例已由 2009 年的 13.3% 上升至 2014 年的 17.3%，而化学药品的不良反应病例报告占总报告数的比例则由 2009 年的 86.7% 下降至 2014 年的 82.7%，抗感染类药物的不良反应病例报告占化学药报告数的比例也由 2009 年的 55.2% 下降至 2014 年的 46.2%，说明我国药品安全风险中中药占据的比重在逐渐增大，化学药品特别是抗菌药物占据的比重在逐渐减少。化学药品特别是抗感染药物不良反应病例报告比重的逐年下降，从另一侧面显现出当前广泛开展西药临床药学所达到的效果，而由于中药临床药学开展得不全面，对临床不合理使用中药没有及时干预，导致中药不良反应病例报告比重逐年增加。因此，积极开展以合理用药为核心的中药临床药学工作对促进临床安全合理地使用中药，最大限度发挥中药疗效，避免中药药害事件及减少中药不良反应的发生具有重要意义。

中医药在古代是不分家的，不少医家既懂医又识药，如孙思邈、李时珍等善医识药的大家都能"上山采药""下山行医"。目前，由于社会的发展和行业分工的细化，使中医、中药分离，善医者不识药，识药者不善医，中医、中药形同陌路，各行其是。然而，正是由于古代中医、中药紧密结合对认识中药、合理应用中药起到至关重要的作用，进而逐渐形成了一套完备的中医药理论体系，才使得中医药历经数千年变化而不衰。中药临床药学的开展正是根据中医、中药紧密结合的中医药理论将中医学和中药学再次结合的必然，也是促进中药安全合理应用、减少中药不良反应发生的重要手段，更是促进中医药卫生事业健康向前发展的必然。

4. 中药临床药学的开展模式问题 西药临床药学由于起步较早，已有比较完整的理论体系，基本已形成一套相对成熟的工作模式。相对而言，中药临床药学由于起步晚，再加上中医药理论独特，开展内容较复杂，导致中药临床药学开展缓慢，至今尚未建立起一套统一完善的中药临床药学工作模式。当前，不同医疗机构的中药临床药学开展模式各不相同，呈现多样化。基层医疗机构主要以开展中药用药咨询、中药合理用药宣传、中药注射剂安全合理使用管理及中药不良反应搜集整理等为主的中药临床药学工作模式，三甲医院则在基层医疗机构开展的中药临床药学工作项目基础上，积极安排中药临床药师下临床，开展中成药的用药合理性分析和干预、中西药配伍禁忌和药物相互作用干预、慢性疾病的中药用药管理等工作。为建立起一套相对合理的中药临床药学开展模式，国内也有不少业内专家做了许多积极有益的探讨。有专家认为要很好开展中药临床药工作，就必须设立相对完备的组织机构，这样无疑对开展中药临床药学工作有促进作用，但对于条件不具备的基层医疗机构则应立足本医疗机构的实际情况围绕中药临床药学的范畴开展力所能及的工作。开展中药临床药学工作不应局限于某种具体形式，应灵活多样，建立多层次中药临床药学服务和多元化的中药临床药学开展模式，促进中药临床药学工作开展，丰富中药临床药学内容，以便建立更深入、更全面、更合理、更完善的中药临床药学服务模式。

5. 中药临床药学的人才培养问题　我国临床药学高等教育始于 20 世纪 80 年代，目前已有 26 所高等医药院校开设了临床药学专业，招收临床药学专业本科生。在原卫生部的支持下，中国医院协会也于 2006 年启动临床药师培训试点工作，在全国遴选开展临床药学工作较好的大型综合性医院作为培训基地，接受各级医疗机构选送的药师进行临床药学培训，期满且考试合格后颁发临床药师培训证书，作为从事临床药学工作的资格证书。截至 2014 年底，已有 200 家医院成为培训基地，4000 多名药师获得临床药师培训证书。虽然我国临床药师人才培养工作已取得一定成果，但目前我国临床药师人才的培养模式主要以培养西药临床药师为主，获得临床药师资格培训证书的药师也全部为西药临床药师，中药临床药师的培养工作至今未有开展，中药临床药学系列教材没有正式出版过，亦没有相关高等院校设置中药临床药学专业，更没有一家中药临床药师培训基地，至今还没有一个真正合格的中药临床药师能持证上岗。

近年来，国家也在积极探索中药临床药师培养工作，国家中医药管理局就分别在北京、成都、陕西、云南、广西等高等中医药院校建设了临床中药学重点学科，这些高等中医药院校也开设了临床中药学专业或中药学专业下的临床中药学方向。但是，已有的临床中药学专业或这个方向设置的课程和使用的教材大概包括中医学基础、中药学、方剂学、解剖生理学、生物化学、药理学、无机化学、有机化学、分析化学、中药化学、中药药剂学、中药炮制学、中药鉴定学、药事管理学、生物药剂学与药物动力学、中药药理学等中药学专业所设置的课程基础上适当增加了诊断学基础、西医内科学、中医内科学、中医外科学、中医儿科学、中医妇科学、伤寒论等课程。而中药临床药学所设置的课程和所使用的教材除了中医药基础和临床相关内容外，还应创新性地把中药临床药学导论、中药的个体化药学服务、中药师查房与药历书写、中药处方点评、中药的药学信息检索与应用、中药药源性疾病与不良反应、中药药动学与治疗药物监测、中西药物配伍、中药药物经济学、临床中药药物治疗学、中药临床药理学作为核心教材和课程。另外，从已有的专著看，几乎所有的《临床中药学》专著内容主要包括系统地阐述了中医辨证、治则、治法、药性、君臣佐使、成方、成药与辨证用药关系的总论部分，以及按功能分类的中药各论部分，其各论部分仍是解表药、清热药、泻下药……只是在药物栏目下增加了"临床新用"等内容，仍然跳不出《中药学》的总框架。而国内第一本《中药临床药学》专著内容主要包括中药不良反应、中药处方点评、中药药动学、中药药源性疾病、中药的治疗药物监测、中西药物的相互作用、中药药物经济学、中药的药学服务与咨询、中药药历的书写等内容，《中药临床药学》与《临床中药学》专著有很大的不同。由此，可以明显看出，中药临床药学明显弱化了当前已有的临床中药学专业或方向中的"化学内容"，强化了目前急需的能够解决临床实际问题的"临床内容"，既跳出了中药学的总框架，又不脱离中药学，丰富了中药学的内容。课程、教材和专著内容的不同必然导致教学内容的不同，教学内容的不同必然导致所培养学生的知识结构不同，知识结构的不同必然导致他们以后所开展工作的能力不同。因此，已有的临床中药学培养的人才与当前急需的中药临床药学人才是有很大区别的。为此，呼吁有关教育部门联合医疗机构尽快编写出一套适宜中药临床药学专业人才培养的教材；有关高等医药院校尽快改革现有的教育制度，开设中药临床药学专业，建立合理的中药临床药学高等教育体制；中华中医药学会医院药学专业委员会应积极争取国家中医药管理局的支持，参照西药临床药师培养模式，遴选一些中药临床药学工作开展较好的三甲中医院设为中药临床药师培训基地，开展中药临床药师培训发证工作，为中药临床药学工作培养输送人才。

6.中药临床药学服务质量评价问题　任何一项工作质量的改进和发展都离不开其相应合理质量评价体系的建立，和其他工作一样，中药临床药学工作也不例外。临床药学工作作为一项服务性工作，具有无形性、不可分离性、不可储存性等特征，属于较难评价的工作，相对于其他工作的质量评价体系建立难度较大。为此，国内外医药工作者自临床药学开展初期便开始积极研究有关其服务质量评价体系问题，对其服务质量评价方法与标准都做了许多有益的探索，国外特别是美国由于对其服务质量评价方法与标准的研究时间长，现已基本形成了较为成熟的临床药学服务质量评价体系，已有系列的评价方法与标准。目前，国内有关专家也在参照美国的临床药学服务质量评价体系并结合国情积极研究适合我国的临床药学服务质量评价标准与方法。有专家提出可以从医嘱差错的严重程度和临床药学服务价值两方面来评价临床药学服务质量，医嘱差错严重程度选用 Folli 等的分类标准，服务价值选用 Hatoum 等的服务价值评分标准。另有专家提出临床药学服务质量评价体系可以"结构过程-结果"法为基本框架，采用层次分析法、SERVQUAL（服务质量）评价法、360度绩效考核法等方法设计具体指标。以上有关专家提出的临床药学服务质量评价方法与标准对我国临床药学建立起一套合理、可行的临床药学服务质量评价体系确实有一定帮助，但这些都是以西药临床药学为主开展的研究工作，对于具有独特中医药理论体系的中药临床药学服务质量评价体系建立有多大作用，还需认真研究与探讨。对于刚刚起步的中药临床药学，有关其服务质量评价方法与标准研究较少，研究面较窄，主要集中在中药处方点评干预前后中药的配伍禁忌、重复用药、超剂量用药、不良反应发生率等情况的评价，没有形成一套全面、可靠、成熟的服务质量评价体系。金锐等于 2014 年在梳理国内外临床药学服务质量评价标准现状，分析中药临床药学工作的现状及特殊内容后，以临床药师工作经典模板为底本，从中药临床药学在诊疗方案评价、用法用量界定、中药质量管控、科研成果转化等方面存在自身特殊性，并衍生出在核实治疗方案、评估治疗效果、提供药学信息、开展用药教育等药学服务质量评价多个方面的新内容。此为目前国内仅有的对中药临床药学服务质量评价综合体系研究的文献报道，也是目前对中药临床药学服务质量评价研究最为全面的文献报道。为促进中药临床药学服务质量的改进，推动其不断向前发展，建议国家有关部门及国内有关专家学者重视中药临床药学服务质量评价方法与标准研究，以尽快建立一套具有中医药特色的中药临床药学服务质量评价体系。在中药临床药学服务质量评价体系尚未完全建立的情况下，各医疗机构可以根据有关文献提出的服务质量评价体系有关内容，结合自身开展中药临床药学服务内容制定合适的评价方法与标准，并不断在实践中检验和改进。

7. 结语　中药临床药学作为对临床不合理使用中药进行干预的重要手段，对提高医疗质量、最大限度发挥中药治疗效果、减少不良反应与不良事件的发生都具有重要意义。因此，对困扰中药临床药学工作开展的几个重要问题必须花大力气解决。首先，必须尽快统一中药临床药学名称，形成对中药临床药学的正确认识观念；其次，呼吁全社会重视中药临床药学工作，加强合格中药临床药学人才培养，并建立多层次与多元化的中药临床药学开展模式和中药临床药学服务质量评价体系，以便尽快解决开展中药临床药学工作遇到的困难与问题，使中药临床药学工作能顺利广泛开展起来，进而促进中药临床药学不断向前发展。

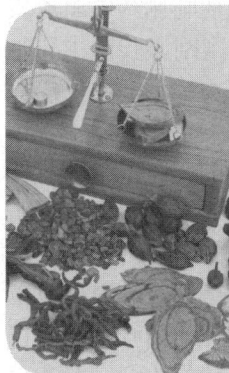

第二章

中药临床药学工作的开展

中药临床药学作为临床药学的一个分支，已逐渐在药学界兴起。中药治疗的安全性、有效性、合理性作为其研究核心，对于提高中医药临床疗效及减少药品不良反应具有重要的临床意义。由于中医药理论的自身特殊性，中药临床药学工作的开展难度较大，缺乏相对完善、系统的临床药学服务理论及标准评价体系。因此，积极开展中药临床药学工作已成为现代药学发展的必然趋势。

第一节　中药临床药学工作概述

随着人们生活水平的提升，人们对医疗服务的需求量越来越大，对医院的管理和服务水平也提出了更高的要求。中药临床药学工作作为医院服务的重要工作内容，保证中药临床治疗的合理性、有效性和安全性是保证中药临床药学工作开展的关键。由于中医药理论本身的特殊性，发现和解决中药临床药学工作中存在的问题，对提升中药药学服务水平至关重要。

一、中药药学服务的特点、存在问题及对策

当前，我国进入全面建成小康社会决胜阶段，人们对药学服务的要求也越来越高。长期以来，中药作为祖国经久不衰的国粹，随着中药不良反应经常被报道，中药不合理应用日渐增多，中药也逐渐面临着安全问题。最大限度减少中药不良反应，促进中药临床合理应用，保障患者用药安全，必须要大力发展中药药学服务，拓展中药药学服务领域。本文通过查阅文献资料进

行整理分析，总结了当前中药药学服务的特点、开展过程中所遇到的问题，并对中药药学服务的后续开展提出建议，以供广大中药工作者参考。

1. 中药药学服务的特点　中药药学服务除了保障患者用药安全、有效、经济、合理以外，由于中医药理论的独特性，中药药学服务还具有自身的特点。

（1）以中医药理论为指导，突出中医中药特色　中医药学是我国古代灿烂的科学文化和丰富的医药实践经验相结合的产物，具有完整而独特的理论体系，蕴含丰富的科学内涵。中医理论以哲学为基础，以人体为研究对象，用整体观念解释人体生理或病理变化，采用望闻问切等手段进行疾病检查，通过疾病症状和体征进行辨证，将疾病归为寒热、阴阳、虚实、表里等证型。此外，中医还重视理法方药的整体性，强调辨证论治的基本原则。中药是在中医理论指导下用于预防、治疗疾病或调节人体机能的药物，通过了解中药性能，包括中药四气五味、升降浮沉、归经、有毒无毒、配伍禁忌及饮食禁忌等，按照中医"寒者热之""热者寒之""虚则补之""实则泻之"等治则选药论治。中药药学服务正是在中医药理论指导下，把治疗、药学服务、护理服务有机地结合在一起，医、药、护共同进行医疗服务，承担医疗责任。中药药学服务的开展首先就要符合中医以整体观念和辨证施治为特点的思维模式，这就决定了中药药学服务与西药药学服务的不同之处。如汤剂是中医临床用来治疗疾病的主要剂型之一，它可以随证加减，体现出中医辨证用药的精髓。煎煮汤剂前，饮片需浸泡一定时间，煎煮时对器皿、加水量、时间、火候都有要求，还有先煎、后下、包煎、烊化等特殊煎法。汤剂服用时，根据药性，服用方法也会不尽相同。一般来讲，补阳药、利湿药、催吐药宜于清晨服用，益气药、解表药宜于午前服用，泻下药宜于午后或入夜服用，滋补药宜于入夜服，安神药宜于睡前服用等。这些都是中药药学服务的内容，既体现了中医的整体观念与辨证思维，也彰显出中药理论的特色。

（2）服务内容及方法的多样性　中药成分复杂，在药物相互作用、配伍禁忌、药代动力学研究、治疗药物监测等方面往往更为复杂，应探索建立与中药特点相适应的药学服务方法、模式和体系。

中药来源于自然，与西药相比，中药的质量受诸多因素影响，除了基源、产地、采收时间、储存、炮制等原因，还包括中药的配伍禁忌。在当前中药质控模式与相关监管机构及标准尚未十分完善的背景下，中药师还需肩负起严格规范生产、提高中药质量的责任。因此与西药药学服务相比，开展中药药学服务首先就要采取多种措施及方法确保中药质量，保证中药疗效的发挥。如建立符合中药材生产质量管理规范（GAP）的中药材生产基地、建立中药材基因库、制定炮制标准等，从根源上严抓中药材质量。另外，中药品种繁多，中药成分具有复杂性与多样性，在临床上使用时更易发生不良反应，还可通过炮制改变药性，使得中药在配伍禁忌、药物相互作用、中药不良反应监测、中药药动学及治疗药物监测等服务内容方面相对于西药要更为复杂，不能完全照搬西药药学服务模式。并且中药药学服务是在中医药理论指导下开展，中医的"辨证施治"体现为专人专方，因此对每位患者的用药指导、用药监护等方面就会因人而异，从而导致中药药学服务的内容与服务方法相对于西药药学服务有所不同，也更为多样。

（3）人员要求更高　由于西医西药的影响和引入，目前国内的中医院多是中医为主，中西医并重，这对中医院药师的工作就提出了更高的要求。中药药学服务要求中药师不仅要具备扎实的中药专业知识，还要系统学习中医基础理论及相关学科的专业知识。除此之外，现代中药药学服务还要求中药师也要具备现代医药学（西医西药）相关的专业知识，以及中医药现代发展和演变相关的内容。只有系统学习以上内容，才能为患者提供更好的中药药学服务。

2. 中药药学服务存在的问题　目前中药药学服务已经逐步开展，广大医务人员认识到中药安全合理应用的重要性，中医药工作者的用药水平有了很大的提高，为中医药事业长足有效的发展提供了平台。但由于受到各种因素的制约，中药药学服务的质量仍不尽人意，还存在不少问题，主要有以下几点。

（1）中药安全性重视程度不够　近年来，中药品种越来越多，随之出现的不良反应也越来越多，中药注射剂的不良反应尤为突出。根据国家不良反应监测中心的报道，2003 年收到不良反应报告 36852 份，其中中药不良反应占 10%。同时，随着中药在国内外的广泛应用，国际上对中药不良反应关注日益增加，截至 2004 年 5 月，世界卫生组织（WHO）共收到有关中草药的可疑不良反应报告就达 11716 份。

长期以来，因为对中药安全性的片面认识及中药药品广告的夸大宣传，人们普遍认为"中药安全无毒"，从而忽视中药的不良反应，秉持着"有病治病，无病防身"的态度，长期、过量使用中药，进而引发中药安全性问题。除了普通民众对中药的安全性不够重视，中药相关工作人员、标准及产品说明书等对中药安全性描述也不够明确。例如《中国药典》中对中药药物的警戒阐述只有只言片语，即使有警戒阐述的药物也只是用"禁用""忌用""慎用"或"忌食油腻、辛辣食物"或"某病慎用"之类的词语一笔带过。这种过于简单的叙述极易使公众形成一种"中药安全无毒副作用"的认识。此外，目前市场上流通的中成药，大多数的药物说明书对药物不良反应都未注明，这也可能会给公众造成"中药无毒"的误解。

（2）中药质量参差不齐，调剂监管不到位　中药调剂是中药药学服务的重要组成部分，包括审方、调配、复核、发药四个环节，作为保障患者合理用药的重要一步，每个环节都对用药安全有着重要意义。当前市场上中药品种繁多，不法商贩为谋私利，以次充好、以假乱真的现象愈演愈烈，这就要求中药师熟练掌握各个中药特性，调剂时辨别真伪，保证中药疗效。然而长期以来，医院的中药师习惯了划价、取药，简单照方抓药的"买药卖药"模式，对中药调剂工作并不重视，调剂人员责任心不强，审查处方不认真，处方应付不规范。且当前医院中药师专业素质不够过硬，对中药用药剂量掌握不够牢固，不熟知中药配伍禁忌及联合用药禁忌，对特殊中药的处理方法不重视，中药调剂监管不到位，服务质量差，从而容易出现差错事故。此外，中药师在发放药物时对患者的用药交待工作也不到位，从而导致中药药学服务过程中存在诸多问题。

（3）中药药学信息更新不及时，用药咨询开展力度不够　目前，不少中医院都开展了中药药学信息服务，也取得了一定的成绩，如云南省楚雄州中医医院建立了情报资料收集室，及时反馈中药信息给医护人员，还开设了用药咨询窗口，包括电话、网上咨询等形式，为中药的正确使用提供服务。但是，仍有很多医院并未开展中药药学信息服务、提供用药咨询、对患者进行用药教育及用药指导。此外，中药药学信息浩如烟云，中药师也不能随时掌握药学信息动态，向医护人员和患者及时提供最新的用药信息，为用药安全提供保障。

（4）中医临床知识缺乏，临床参与程度不够，药师职能未完全转换　中药是在中医理论指导下使用的药物，要开展好中药药学服务，就必须要系统学习中医临床理论知识。当前医药分家，医院中药师在其大学课程中学习更多的是中药专业相关的理论及制剂等方面的知识，没有接受系统的中医理论学习，而且中医在治疗法则、配伍组方上缺乏统一的评判标准，对于中医的"同病异治""异病同治"情况，中药师与中医师存在认识上的分歧。所以，目前很多医院的中药师仍在从事抓药发药的传统药学工作，对于"以患者为中心，以合理用药为核心"的新型药学服务观念模糊，中医临床知识缺乏，没有机会走出药房、深入临床与医生进行沟通，药师职能未能真正转换，中药药学监护工作开展极少。

（5）缺乏质量评价体系　中药药学服务的改进和发展依赖质量评价体系的建立。早在20世纪90年代，美国临床药学协会（American College of Clinical Pharmacy，ACCP）就制定了评价临床药学服务质量的标准，基本囊括了临床药学服务的全部工作内容。中药质量控制复杂，影响质量的因素颇多，且药效相似的中药也很多，还存在"异病同治""同病异治"的情况，现代科学方法并不完全适用于中药的质量控制和疗效评估。而且临床上中药之间的配伍组方多变，炮制方法不同，煎服方法灵活，使得中药药学服务并不能沿用临床药学服务的质量评价标准。目前中药药学服务还没有自己的质量评价体系，从而导致中药药学服务的不规范化。

3.中药药学服务开展对策　针对以上中药药学服务所存在的问题，为使中药药学服务更好更快地开展，提出以下几点建议。

（1）摒弃"中药无毒"观念，重视中药安全性　中药的毒性很早以前在本草医籍中就有记载，如《神农本草经》中记载："乌头，味辛温，有毒，主中风，恶风……洗洗。""巴豆，味辛温，有毒，主伤寒，温疟，寒热，破癥瘕结聚……留饮。"近年来，龙胆泻肝丸事件、小柴胡事件、中药注射剂不良反应及中药肝毒性时有报道，所以，现在很多人的"中药安全无毒"观点是完全错误的。中药相对于西药来说疗程更长，更易发生不良反应，因此必须加强中药用药监护，规范中药合理用药。有人通过对院内中药不良反应报告收集、整理和分析，得出中药不良反应主要包括皮肤反应，表现为荨麻疹、皮肤瘙痒等；消化道反应，表现为恶心、呕吐、腹泻。还有人通过开展不良反应监测，及时发现2例患者服药后出现的锥体外系反应，经过处理，症状消失。笔者对引发中药安全性问题的原因做了总结，包括中药安全性意识缺乏、中药品种复杂、炮制不当、中成药本身的缺陷以及临床使用不规范等。由此可见通过建立中药不良反应监测组织，收集各种不良反应信息，进行归纳、总结、分析，开展中药不良反应监测，能有效实现早诊断、早控制，保障用药安全。此外，还可通过加强中药药动学、中药代谢组学、配伍禁忌、药物相互作用等中药临床方面的研究，为中药临床应用提供用药依据，促进中药安全合理使用。

（2）严抓中药质量控制，重视中药调剂工作　药品质量是用药安全、有效的保证。中药品种数量众多，质量受多种因素影响，且当前人类对自然资源过度开发利用，可用药用动植物资源日益减少，中药材以假乱真现象屡见不鲜。中药工作人员应利用所学中药鉴定学等相关知识，开展中药真伪、质量鉴定工作，只有选用质优的药材，疗效才有保障。同时还要记录药材品种的相关信息，建立中药饮片基源、产地、数量、储藏等信息档案，便于及时向临床提供相关的药品信息和用药建议。此外，中药调剂作为中药服务的重要工作，需高度重视。中药调剂是中药学的重要组成部分，中药调剂工作质量的好坏直接影响患者用药安全有效与否。中药调剂人员必须熟练掌握处方应付原则，包括区分生熟有别，中药的用法用量，理解处方脚注含义，即中药的特殊处理方法和品种，认真做好调剂的每一个环节，按医师意图准确调配，做到"理法方药"一致，保障用药安全有效。

（3）搞好中药临方炮制与煎煮工作，促进中药药学服务开展　中药药学服务的开展依赖于中医药理论，只有发挥中医药理论特色，才能保障中药药学服务开展的顺利进行。发挥中医药特色，就要重视中药炮制。有人认为开展中药临方炮制既能满足临床需要，让医生满意；又能适应当下医改需要，让患者满意。开展中药临方炮制工作的意义是既可以降低中药的毒性，又可以保存中药药性，以便发挥疗效。因此，开展中药临方炮制工作是中药减毒增效的特有方法，能使中药发挥治疗疾病的特殊疗效，体现中医辨证论治、个体化给药的特色。开展中药药学服务、传承中医中药还应重视中药煎煮、中药服药方法。目前大部分医院都提供了代煎服务，煎药人员尤其需要认真对待，除了常规中药煎煮的火候、时间等方面，还需牢记中药特殊煎法及品种，对于自己煎药的患者，中药工作人员需详细告知煎药的注意事项，另外还需交待服药方法，如服药温度，一般汤剂均宜温服，特殊情况可冷服或热服；服药时间，必须根据患者病情和药性的不同而具体确定；患者服药期间，对某些食物不宜同时进服，需"忌口"等。

（4）转变服务理念，调整工作重心，开展以合理用药为核心的中药药学服务　目前多数医院中药师还是在从事传统药学服务工作，究其原因是因为新的药学服务理念还不够深入，中药师缺乏中医方面的理论知识，没有机会深入临床与医护人员、患者进行沟通。因此中药师必须从观念上把各项工作转变到"以患者为中心"，以开展合理用药为核心的药学服务的主题上来。中药处方点评作为中药药学服务最易开展的工作，对中药师转换职能起着重要的作用。湖南省湘乡市人民医院通过开展处方分析工作总结出院内使用频率高的中药饮片，探讨临床用药特点，指导患者合理用药。梅新路等通过开展中药注射剂处方点评工作，中药注射剂合理用药的合格率从75%上升到95%。除加强中药处方点评工作以外，需加强中药师中医理论知识的学习，还要学习西医、西药相关理论，深入临床，开展查房与会诊工作，加强与医生的沟通，了解患者用药资料，参与用药的指导。

（5）收集中药药学信息，研发中药信息咨询系统　目前，部分医院已经开展了中药药学信息服务，包括用药咨询、用药教育、用药指导等方面，但实施力度仍不够大。门诊中药房发药交待及接受患者咨询作为提供中药药学信息服务的一种，应该受到重视。姚媛等通过开展中药咨询服务分析发现，进行用药咨询的主要患者人群为老年人，主要咨询内容包括中药的的煎煮方法、药物相互作用、配伍禁忌及注意事项。王冬梅等通过开展用药咨询，对患者进行用药指导，促进了中药的合理应用，保证了疗效；既提高了药师自身素质，又加深了患者对药师理解。因此各级医院可建立用药咨询窗口，患者可向专门的工作人员进行咨询，从事用药咨询的工作人员需广泛收集中药用药信息，耐心为患者进行用药指导，包括中药的煎煮方法、服药方法、配伍禁忌、饮食禁忌等方面的内容。此外，医院还应开设药物信息宣传栏，发放药物知识小册子，定期开办讲座，对医护人员进行用药宣教，增加患者用药依从性，促进药物合理应用。

（6）建立中药药学服务评价标准，开展优质中药药学服务　中药药学服务是在中医药理论指导下进行，由于中医药理论的独特性，中药药学服务的质量评价体系相对于西药来说更为复杂。金锐等对中药药学服务质量评价进行了初步探索，通过核实治疗用药的必要性、协助选择最佳治疗药物、评估和监督药物治疗方案、评估药物临床应用情况等内容，列出了当前中药药学服务质量评价所要面临的特殊问题。曾聪彦等建议国家相关部门及有关专家学者重视中药药学服务质量评价方法与标准研究，通过实践检验与改进，建立极具中医药特色的中药药学服务质量评价体系。因此，建立中药药学服务评价标准，对于开展优质中药药学服务是十分必要的。

4. 小结　当前医改形势下，实行新型中药药学服务是势在必行的。要开展中药药学服务就必须要认清自身特点和优势，转变服务观念，"以患者为中心，以合理用药为核心"，认真学习中医中药相关理论，提高自身素养，走出药房，深入临床，增加与患者的沟通，积极探索更广、更深的中药药学服务内容，为患者用药安全提供保障。

二、中药处方点评

世界卫生组织的一项调查表明，全球有1/3的患者死于不合理用药，而不是疾病本身。随着中药自身优势的凸显、大量的成方被应用、药物品种不断增加、新剂型不断推出及中西药联用的增多，中药的合理应用问题也日益突出。目前中药、中成药临床应用中存在的不合理应用问题与西药相比，有过之而无不及。处方点评作为对不合理用药进行的一种干预方法，对于确保药物的合理使用发挥了积极而重要的作用。但是由于处方点评制度是一项全新的制度，尚无国际经验借鉴，国内也缺乏必要的标准和经验，不同单位点评深度和水平参差不齐。中药处方点评更由于难度大、力量薄弱，且无科学化、系统化中药处方点评实施标准参考，目前真正开展的较少，水平也很低，与中药临床药学工作的要求以及西药处方点评工作都有较大距离。笔者作为《广东省处方点评实施规范（试行）》的起草专家，在如何开展中药处方点评上做了大量的探讨性工作，先后在深圳、广州、天津和南京等地做了多场"中药处方点评实施要点探讨"的专题学术报告，现结合原卫生部《医院处方点评管理规范（试行）》等有关规定，就建立中药处方点评的实施要点及对处方点评制度提出建议和探讨如下，以供同行参考。

（一）中药处方点评实施要点探讨

由于中医临床用药（特别是中药汤剂）很多时候是经验性的，中药处方点评工作开展难度较大，所以，我们认为中药处方点评要抓住要点，现就中药处方点评实施要点探讨如下。

1. 点评用药是否符合辨证施治的原则　辨证施治是中医认识疾病和治疗疾病的基本原则，是运用中医学理论辨析有关疾病的资料以确立证候，论证其治则治法方药并付诸实施的思维和实践过程。中药与西药用法上有所不同，中医学诊治疾病的着眼点是对证候的辨析和因证候而治。证同则治同，证异则治异，因此有同病异治及异病同治的情况。

中成药品种繁多，有些名称相似，而实际成分、功效却不同，主治病证也有很大的差异。我们必须在充分掌握中成药本身的组成、功效和适用病证特点的基础上才能在辨证的指导下做到对证下药，才能收到好的治疗效果。例如中医将感冒分为多种证型，其中最常见的是风寒感冒和风热感冒。风寒感冒宜选用风寒感冒颗粒、荆防颗粒、扑感片、伤风感冒颗粒等药性温热、具有疏风散寒作用的中成药，以热驱寒。风热感冒宜选用银翘解毒片、桑菊感冒片、风热感冒颗粒、银柴颗粒等药性寒凉、具有疏风清热作用的中成药，以寒制热。若是风寒感冒错用具有寒凉药性的银翘解毒片等，则是"雪上加霜"，而风热感冒错用具有温热药性的风寒感冒颗粒等，则是"火上加油"，这样不仅不能治疗病情，相反会加重病情。

此外，清开灵颗粒、胶囊或注射剂是治疗温病的有效药物，有很好的退热作用，只适用温邪入里、内陷心包所致的高热、烦躁、神昏谵语和小儿痰热、惊厥等。但在实际应用中有些医师忽视了辨证分析，只知晓清开灵的抗病毒及退热作用，对感冒、发热患者一律给予清开灵治疗，往往在风寒表证未解的状态下使用清开灵直接清解里热，这对于表证恶寒发热者不仅不能奏效，反可使风寒表邪不得外散而闭郁于体内，病情加重。因而对发热患者，首当辨其邪在表、在里，还是半表、半里。中医治疗外感发热证因其邪在肌表首先需采用解表法，兼有里热者才需配伍清解里热药物。盲目使用清开灵有可能带来严重后果，因清开灵注射液过敏反应而致死的病例是时有发生的。

出现不按辨证施治原则使用中成药的主要是西医，而在临床实践中，有超过70%的中成药是由西医师开出的。因此，中成药没有按辨证施治原则使用的情况还不少，中药处方点评工作应重点关注。

2. 点评是否超剂量用药　中药的剂量与临床疗效紧密相关。如果用药剂量不足，其药物中有效物质的生物利用度不能达到有效状态，就不能达到治疗效果。如果中药用药剂量过大，也可能对患者身体造成伤害。特别是有些中成药组方含有药性比较峻猛的药物，用量过大，可以克伐人体正气。所以，中药服用剂量应按规定服用。即使疗效不明显，需要调整剂量，也要在医嘱指导下服用，不可自行随意增减剂量，尤其对那些含有毒性或药性峻烈的药物更应如此。广州市某三甲医院一例胃出血住院患者，主治医师（西医）给予云南白药内服，每次1瓶（4g），一日三次，患者从中午12点开始到晚上10点共服大约11g，次日凌晨4点出现中毒危象，经抢救无效（未做任何云南白药中毒的急救措施）患者死亡。这是1例严重超剂量使用云南白药导致死亡的药物不良事件，医师不知道云南白药有毒，超剂量处方，药师没有审方而照量配发。这里的失误我个人认为，药师的责任大过医师，很明显这是一起没有开展认真审方和处方点评导致的严重药疗事故。

同时也要注意中药处方的隐形超量，有些成分及作用类似的药物出现在同一处方时，应注意隐形超量。例如"川乌、草乌各3g"，从表面上看，这时虽然每味药的用量没有超量，但由于川乌和草乌毒性成分一样，功效一样，因此从整张处方来看就存在药物隐形超量的问题了。

目前，临床上中成药超剂量使用的现象是比较常见的，所以，点评是否超剂量用药是中药处方点评工作中的重点。

3. 点评是否超时间用药　中医理论自古以来强调用药物治病应"中病即止"。《黄帝内经·素问》中说："大毒治病，十去其六；常毒治病，十去其七；小毒治病，十去其八；无毒治病，十去其九。"古人已清晰地告诉我们，即使是用无毒的药物治病，病好了九成，药物就要停止使用了，这说明古人早就对药物的蓄积性毒性有认识了。事实上很多中成药含有一些成分如砷、汞、铅等重金属及马兜铃酸等，并不产生急性中毒症状，而是通过长期用药后产生蓄积作用，当在体内蓄积到一定的剂量后就会对人体产生毒副作用，所以应用中成药应控制合理的疗程，不可长期服用。震惊中外的马兜铃酸事件就是长期用药造成的，国内外的药理研究也表明，导致肾衰的主要罪魁祸首是马兜铃酸，该成分在人体内具有蓄积毒性，只有在大量长期服用时才可引起肾功能衰竭及尿毒症的出现。比利时中毒的患者错服广防己平均时间长达12个月。国内临床有患者长年服用如龙胆泻肝丸（含关木通），最长20余年。

小柴胡汤是我国东汉名医张仲景的处方，在我国临床应用两千多年，都没有发现它有明显的不良反应。而它在日本曾经因为对肝炎的显著疗效使它风靡一时，出现百万肝病患者同服小柴胡汤（颗粒剂）的盛况。小柴胡汤成了肝病患者治疗首选药物，且贯穿治疗全程。例如，一患者连续三年服用，累积服用了7.5kg小柴胡汤制剂（其正常剂量是每天7.5g），可以看出该患者3年来几乎是每天都在服药。结果6年间日本共报道了因使用小柴胡汤（颗粒剂）导致188例间质性肺炎，其中22人死亡。很明显，这也是一个超长时间服药导致的药疗事件。因此，点评中药处方是否有超时应用，对于确保中药的安全合理使用具有重要意义。

4. 点评药物配伍联用是否合理　不合理配伍（配伍禁忌）主要是指某些药物在配伍中能产生毒性或较强的不良反应，或使药物疗效降低，而不能同时服用。主要包括中药与中成药、中成药与中成药的配伍禁忌，中成药与西药的配伍禁忌，含西药成分的中成药与西药的配伍禁忌等。目前有较多的药物不合理应用是配伍不当造成的，因此，开展中药处方点评工作应重视药物配伍问题。

（1）中药与中成药、中成药与中成药的配伍　中药与中成药、中成药与中成药的配伍禁忌应遵循"十八反"与"十九畏"的原则。为方便医务工作者迅速查询中成药之间的配伍禁忌，翟胜利教授等依据《中国药典》《北京市中药调剂规程》中不宜同用的品种及配伍禁忌的"十八反"与"十九畏"为准，以表格的形式编写了《中成药禁忌表》及软件，此书及软件清楚地介绍常见中成药的配伍禁忌情况，可供参考。

此外，临床也常见同类中成药重复开药现象，如一张处方是一种诊断并开5种同类药品，分别是通心络、诺迪康、心脑康胶囊、血塞通片、麝香保心丸等。如此用药不仅造成药物的浪费，而且会出现药物作用的叠加、抵消，甚至产生毒副作用。再如复方丹参滴丸和速效救心丸同属气滞血瘀型用药，临床有医生为增加疗效，将其并在一起开具给患者，其实，临床使用选择其中一种即可。

（2）中成药与西药的配伍　随着中西医结合工作的深入开展，中西药并用的概率也越来越高了。然而，中西药物科学合理地配伍应用能提高疗效，降低药物毒副反应，但长期的临床实践及药理研究表明，有些中西药配伍应用能使药物疗效降低，毒副反应增强。因此，中西药物联用也有配伍禁忌。笔者对常见不合理联用的中西药物配伍后出现的不正常现象、结果及配伍机理进行了总结，发现中西药物不合理的配伍后主要有：①导致药物毒副作用增加的：a. 二类药物毒性相似，合并用药后出现毒副作用的同类相加；b. 产生有毒的化合物；c. 中药能增加西药的毒副作用；d. 加重或诱发并发症，诱发药源性疾病及过敏反应；e. 改变体内某些介质成分含量或环境也能增加毒副作用。②导致药物疗效降低的：a. 出现中和、沉淀反应，导致药物失效；b. 生成新的络合物或螯合物，妨碍吸收；c. 改变体内酸、碱性环境而使药物分解或降低吸收；d. 药理作用拮抗的中西药合用会降低疗效。将上述情况列出了165组中西药配伍禁忌表，发表在《中国执业药师》杂志（2007年第3期第19～25页）上，可供临床用药或处方点评时参考。

（3）含西药成分的中成药与西药的配伍　在我国批准注册的中成药中，

有二百多种是中西药复方制剂，即含有化学药的中成药。此类药物在组方特点、适应证及使用注意事项等方面有其特别的地方，不能简单地按中成药或西药去应用，而这些中西药制剂的一些特殊注意事项在临床的实际使用中并没有得到很好的遵循，有些还因使用不当而引致不良反应的发生，如含有西药格列苯脲的降糖中成药消渴丸，只适合于 2 型糖尿病，很多人以为它是纯中药制剂，并不知道它含有西药，因而出现不按适应证用药、超量、配伍不当等问题。有人对其导致的 36 例严重低血糖反应病例进行统计与分析，发现其中严重低血糖反应 1 例，低血糖昏迷 28 例，严重低血糖导致死亡的 7 例。引起的原因主要是超剂量使用以及合用了其他西药降糖药等。消渴丸中含有格列苯脲，所有与格列苯脲有配伍禁忌的西药都不能与消渴丸配伍应用，而我们的临床医师很多时候没有注意到这一点。

还有治疗感冒的含西药成分中成药如三九感冒灵颗粒、扑感片、速感康胶囊、维 C 银翘片、感冒清、强力感冒片等绝大多数都含有对乙酰氨基酚，而常用的西药治疗感冒药如泰诺、泰诺林、白加黑片、日夜百服宁、银得菲、联邦伤风素、感叹号等也都含有对乙酰氨基酚。临床上有不少医师和患者在治疗感冒时为了追求速效都喜欢将中成药和西药同时使用，这就导致了对乙酰氨基酚的超量使用，出现肝肾损害及过敏反应，第 32 期《药品不良反应信息通报》公布的一个 8 岁的男孩因"发热、咽痛"口服维 C 银翘片和百服宁3 天后出现严重过敏反应，是一个典型的含西药成分中成药与西药不合理联用导致对乙酰氨基酚超量使用的不良反应。

近年来，含西药成分的中成药临床应用不良反应有逐年上升的趋势，因此，处方点评应关注中西药复方制剂的合理使用。

5. 点评是否超禁忌用药

（1）证候禁忌　每种中成药都有特定的功效和一定的适用范围、主治病症，临床应用时都有所禁忌，称证候禁忌。如安宫牛黄丸功能清热解毒，豁痰开窍，属于凉开宣窍、醒神救急之品，主治中风、热厥、小儿急惊风，用于心肝有热、风痰阻窍所致的高热烦躁、面赤气粗、舌绛脉数、两拳紧握、牙关紧闭的热闭神昏证。若见面青身凉，苔白脉迟，属于寒闭神昏者，则应禁用本药，应选用温通开窍的苏合香丸。再如半夏止咳糖浆、桂龙咳喘宁胶囊主治风寒感冒咳嗽，对于肺热咳嗽、痰黄黏稠者不宜应用；而蛇胆川贝胶囊、川贝枇杷露、复方枇杷膏主治风热或肺热咳嗽，对于寒证亦不适用。荆防颗粒、扑感片、伤风感冒颗粒用于风寒感冒，禁用于风热感冒；而银翘解毒片、三金感冒片、双黄连口服液适用于风热感冒，对于风寒感冒不适用。

违反证候禁忌用药，不仅会耽误治疗，更主要的是会加重病情，因此，证候禁忌也是处方点评的重点之一。

（2）妊娠禁忌　某些药物因损害胎儿或对孕妇有不良影响，属于妊娠禁忌范围，根据药物对孕妇不良反应程度不同而分为禁用、忌用、慎用。禁用为坚决不能用；忌用为原则上不能用；慎用则是必须谨慎使用，以不用为好，但若有必要，可根据具体病情酌情使用。目前临床上出现超妊娠禁忌用药的现象时有发生，2010年笔者曾作为医疗事故鉴定专家参加过一次鉴定：一位湖南来中山打工的孕妇，怀孕3个多月，因患妇科炎症到中山市某医院就诊，医生处以妇科千金片内服，高锰酸钾坐浴，服药3天，患者出现腹痛，第4天流产。妇科千金片说明书清楚地记载着：孕妇忌用。患者申请医疗事故鉴定，鉴定结果自然是要医院承担责任。出了这样的事故其实药师是有责任的，其处方点评（或者说审方）工作没有开展好。

最近笔者曾接受一位广东三甲中医医院的临床药师咨询：一位孕妇因肺肾阴虚咳嗽，医师给予百合固金汤（百合10g，地黄20g，麦冬15g，玄参8g，川贝母10g，当归10g，白芍10g，桔梗8g，甘草10g）汤剂服用，服药2天，孕妇流产，引发医疗纠纷。患者家属找到一本高校中医专业教材《中医妇科学》和一本《现代中药药理与临床应用手册》（梅全喜主编），前书中提到：百合固金汤在给孕妇服用时应将当归减量或去掉，后书中则明确记载：孕妇忌用。因此而认为是当归致使患者流产，要求追究医院的责任。本人给临床药师的解释是：虽然有少数专著提到孕妇不宜应用当归，但在《中国药典》当归项下并没有载明当归是孕妇禁忌药或慎用药，而在《中国药典》收载的百合固金丸也不是孕妇禁忌药或慎用药，所以，患者的主张是站不住脚的，即使患者申请医疗事故鉴定也得不到专家的支持。临床药师将本人观点转告给患者家属后，其家属最终放弃了原来的诉求。

因此，虽然有常见的禁用、忌用及慎用的中药及中成药在各种中药专著中的记载不一致的情况出现，但我们在开展处方点评时依据的是《中国药典》、"部颁标准"及各中成药的说明书，其他教科书、专著只是作为参考。但也建议临床药师将专著和教科书中关于当归应减量或去掉的信息反馈给临床医师，提示在下次给妊娠妇女使用该汤剂时应当注意，尽量避免引起不必要的纠纷。

6. 中药处方点评应关注特殊人群用药问题　在中药处方点评时也应关注老年人、婴幼儿及肝肾功能不全者的用药问题。

（1）点评老年人中药的合理使用　老年人因各脏器的组织结构和生理功能都有不同程度的退行性改变，老年人肝肾功能多有不同程度的减退或合并多器官严重疾病，因而影响了药物在体内的吸收、分布、代谢和排泄过程。因此，老年人使用某些中药要酌情减量。一般应从"最小剂量"开始，尤其对体质较弱、病情较重的患者切不可随意加量。特别是一些毒性药物，不可久服和多服。

（2）点评婴幼儿患者中药的合理使用　应围绕小儿用药的原则：①用药及时，用量宜轻；②宜用轻清之品：小儿脏气清灵，对大苦、大辛、大寒、大热、攻伐和药性猛烈的药物要慎用；③宜佐健脾和胃之品；④宜佐凉肝定惊之品；⑤不宜滥用滋补之品等进行处方点评。

（3）点评肾功能不全者中药的合理使用　肾功能不全时，药物代谢和排泄会受到影响。对于同一药物、相同剂量，肾功能正常患者使用可能是安全的，但对肾功能不全患者则可能会引起蓄积而加重肾脏损害。特别注意在品种和剂量上的选择应慎重，用药时要按肾功能损害程度递减药物剂量或延长给药间隔时间，及时监控肾功能。对于肾毒性较强的药物如雷公藤、草乌、益母草、蓖麻子、麻黄、北豆根、巴豆、土荆芥、苍耳子、斑蝥、蜈蚣、蜂毒、雄黄、朱砂以及含马兜铃酸的马兜铃、天仙藤、寻骨风等均应忌用。

（4）点评肝功能不全者中药的合理使用　肝脏是药物体内代谢的主要场所，肝功能不全者应谨慎用药，如因病情需要必须使用时，应适当减少药物剂量，密切监控肝功能，同时采取相应的保护措施。对已知有肝毒性的中药或中成药如黄药子、苍耳子、千里光、雷公藤、棉花子、艾叶、蓖麻子、苦杏仁、木薯、广豆根、北豆根、苦楝子、石榴皮、地榆、鱼胆、蟾酥、斑蝥、蜈蚣、朱砂、雄黄、密陀僧、铅丹等，应尽量避免使用。

7. 点评中药注射剂的使用是否合理　近年来中药注射剂严重不良反应和严重不良事件被频繁报道，其安全性问题也引起了社会各界的广泛关注，影响中药注射剂安全性的因素是多方面的，更多的则与其在临床是否合理使用有关。有数据统计显示，中药注射剂不良反应70%都是临床不合理使用造成的。为使临床安全合理使用中药注射剂，笔者通过查阅有关文献资料，结合临床工作实践，总结出临床使用不当致中药注射剂不良反应发生的影响因素，并提出安全合理使用中药注射剂独特的原则和规范。根据笔者对影响中药注射剂不良反应发生的因素总结，点评中药注射剂使用是否合理应包括以下几方面：①点评中药注射剂应用药证是否相符。中药注射液应严格按照药品说明书规定的功能主治使用，辨证施药，禁止超功能主治用药。②点评中药注射剂是否配伍应用。由于中药注射液的成分复杂，与输液及其他药物配伍不当，会产生一系列变化，包括溶液的pH改变、澄明度变化、絮状物或沉淀出现、颜色改变及药效的协同和拮抗作用，进而影响药效，甚至产生不良反应。因此，中药注射液应单独使用，严格混合配伍，谨慎联合用药。③点评中药注射剂是否超剂量使用。中药注射液应按照药品说明书推荐的剂量、疗程使用，不超剂量用药。目前，中药注射剂的超剂量使用问题较常见，特别是儿童用药时超剂量使用更为普遍，应引起重视。④点评中药注射剂选用溶媒是否合适。中药注射液对于稀释所用溶媒是有特定要求的，如丹参注射液等本身偏酸性，应选葡萄糖注射液（pH 值 3～5）稀释。而灯盏细辛注射液在酸性条件下，其酚酸类成分可能游离析出，故必须用 0.9% 氯化钠注射液（pH 值 7.0）作为溶媒稀释，而不能用偏酸性的葡萄糖注射液。若选错溶媒稀释后常会引起溶液的 pH 值改变，或发生氧化、聚合等化学反应而形成不溶性微粒，使不良反应的发生率升高，严重时易引起过敏性休克，甚至导致死亡。⑤点评注射剂应用滴速是否过快。如果输液的速度过快，使单位时间内进入人体的内毒素超过阈值，个体对细菌内毒素敏感的患者，就会发生输液反应。⑥点评注射剂应用是否改变输注方式。由于不同的输注方式对中药注射剂的质量要求不同，因此不能随意变更注射途径，切忌将肌注中药注射剂用作静注。⑦点评注射剂应用是否忽视特殊人群用药禁忌。过敏体质的患者，对中药注射剂含有的蛋白质、鞣质、树脂、淀粉等杂质易产生不良反应。老年人、体弱者、儿童或肝肾功能不全的患者，对药物代谢能力低，机体耐受力较差，也易发生中毒和过敏反应。因此，对于小孩和老年患者等特殊人群应慎用中药注射剂。

目前，全国各地各级医疗机构开展处方点评工作正如火如荼，收到了较好的效果，也得到了政府部门和专家的充分肯定，但这些处方点评工作是以西药特别是以抗菌药物为主的处方点评工作，原卫生部《医院处方点评管理规范（试行）》介绍的也是西药的处方点评规范。如何开展中药处方点评工作一直是困扰全国各级中医医院临床药学人员的一个棘手问题。笔者从以上 7 个方面探讨了中药处方点评的实施要点，也是中药处方点评的切入点，希望借此探讨并建立科学化、系统化且与中医药特点相适应的中药处方点评具体实施方法，使中药处方点评工作开展有据可行。

（二）处方点评制度浅议

2003 年中山市中医院为了控制"大处方"乱用药现象，成立了临床药学室，其主要任务就是进行处方抽查和不合理处方点评。笔者从近几年来处方点评工作的经历，谈谈自己的看法，供参考。

1. 处方点评符合当前医药领域的形势 当前，"看病贵，看病难"，医生开"大处方"及"开药提成""医药领域商业贿赂"等问题已经成为社会普遍关注的焦点，这其中除与我国当前的医疗制度等多方面因素有关外，还与当前医生处方缺乏有效监督有很大关系。我国当前的医疗模式由于受传统观念影响，医生是处方的主人，药师被简单理解为"抓药的"，而患者因缺乏相关的疾病和药物知识，也只能"照单服药"。这种医疗信息不对称和处方缺乏有效监督，很容易造成医生开"大处方"及"滥用药""收受药品回扣"等。这从客观上要求对医生处方进行有效监督。

处方点评是抽查处方、病历医嘱，对发现的不合理用药情况进行仔细分析、研究（有疑问可以查阅文献、请教专家，或与临床医学专家、医生一起讨论），得出结论后，通过多种形式给以点评的制度。这种制度虽然相对于临床药师直接参与制订药物方案来说，偏向于事后监督，但在当前我国临床药师严重缺乏、临床药学经验不足、医院药剂科业务量大、药学人员知识老化的情况下，正是因为偏向于事后监督，药师才有比较充裕的时间进行分析、研究，边学边点评。这使得临床药师比较容易开展工作，也有信心点评，相对于直接参与临床更容易推广和开展，更容易重点监控不合理处方、"大处方"，以及监督滥用药、乱用药。

2. 处方点评可提高临床药师的业务水平 随着医药卫生事业的发展，如何安全、有效、经济地用药已成为医务工作者及患者关注的问题。卫生部和国家中医药管理局于 2002 年 1 月 12 日颁布了《医疗机构药事管理暂行规定》，明确提出要逐步建立临床药师制，但时至今日，能真正胜任临床药学这项工作、满足医疗需求的药师少之又少，这就需要各医疗机构努力，培养自己的临床药师。而处方点评可使药师不断地实践和学习，不仅在药物学方面得到很大的提高，而且可以学习和充实临床基础知识，还可以培养药师阅读和理解病历、检验和检查报告的能力，以及与临床医生沟通的能力。因此，处方点评过程可以让临床药师不断提高业务技术能力。

3. 处方点评制度能有效提高合理用药水平，降低医药费用，防范医疗风险 众所周知，药学与医学尽管有关联，但二者并不是一回事。实行处方点评制度，医院授予药师考评权，对不合理用药的处方进行点评，定期公示，对不合理用药医嘱提出合理建议，这就从药学的角度为医生处方再把一道关，对处方中可能出现的不合理、不规范用药重新进行了"过滤"。既是为患者的生命安全、医药费用把关，也是为医院、医生的医疗信誉把关。下面以具体事例加以说明。

（1）中山市中医院从 2003 年实行处方点评、定期公示以来，医院药品收入占业务收入的比例大幅下降，2006 年平均门诊费用 94.94 元。作为经济较发达地区的三甲医院，该门诊费用明显低于 2005 年全国平均门诊费用 126.9 元，全院药品收入只占业务收入的 30.78%，各项指标能控制在全国平均水平以下，这很大程度得益于医院几年来持之以恒实行的"处方点评"制度，从合理用药角度总体把关，严格控制了医疗费用。

（2）中山市中医院通过处方点评，使一些"大包围"处方得以简化，重复用药现象得以纠正，不必要静脉滴注改为口服，无指征使用抗菌药物、滥用抗菌药物得到严格控制，不合理和无必要联合用药情况得到改正。如某头面部皮肤创伤或口腔创伤患者的处方，原先使用了瑞力芬胶囊 +TAT 针 + 灭滴灵漱口液 + 奈康（奈替米星）针 + 肿节风针 + 赐尔泰（甲苯磺酸妥舒沙星）

＋康美诺沙（克拉霉素）＋血美安等 8 种药物，这个处方经分析后的点评与建议为：该方为"西药合并中药处方"，严重滥用和乱用抗生素。对于一般皮肤创伤可行清创缝合、抗破伤风已足够，若伤口周围有蜂窝组织炎和／或全身症状，可用青霉素类或头孢菌类口服，口腔感染可加甲硝唑口服。该点评在全院通报后，引起了全院医生的批评和自我批评，使这种处方得到了很好控制。现在对一般小伤口经清创处理后已不用抗菌药物，若伤口污染也就口服 1～2 天第 1 代或第 2 代头孢菌素。

（3）中山市中医院实施处方点评制度以后，有效控制了大处方，降低了患者的医药费用，使中山市中医院得到了患者的信赖和认同，从而产生了良好的经济效益和社会效益。医院的业务总收入从 2002 年的 1.5 亿猛增到 2006 年的 3.1 亿多，病床数从 450 张猛增到实际住院床数超 1000 张，病床使用率 168%，门诊人次从 81.1 万人次增至 142.9 万人次。各项业务年递增超过 20%，而每床位费用却从 2002 年住院平均费用 8372 元降到现在的 8125.45 元。

4. 结语　如上所述，当今医药领域存在的一些引起社会普遍关注的焦点问题，从客观上要求药师参与到对患者的药物治疗工作中，但因我国现阶段普遍存在药师队伍技术力量薄弱、知识结构偏低等不利条件，因此实行"处方点评制度能对控制"大处方"、缓解"看病贵、看病难"起到良好作用，并且有利于临床药师的培养，提高临床合理用药水平，降低患者医药费用，防范医疗风险，从而使医院得到社会的认同和信赖，促进医院的经济效益和社会效益双丰收。

三、中药调剂工作

中药调剂工作是调剂中药饮片处方的最重要环节，是指中药调剂人员根据医师处方要求，按照配方程序和原则，及时、准确地将中药饮片调配成供患者使用的药剂的一项技术性工作。中医处方是通过辨证论治、组方遣药而发挥药效的，只有调剂符合医师处方意图和调配准确无误的处方药物，才能使中医的理、法、方、药取得一致，疗效得以充分发挥。因此，中药调剂工作质量的好坏直接关系到患者的临床疗效和用药的安全，同时也要求从事调剂的人员具有高尚的职业道德和高度责任心，需要严肃认真按照医师处方要求进行调剂。下文就中药调剂过程中常见的一些问题与应对措施以及规范中药调剂管理，做好中药调剂工作，与大家进行探讨。

（一）中药调剂常见问题及应对措施

1. 中药处方中常见的问题

（1）书写不规范　虽然中药手写处方已逐渐被电子处方取代，但一些老医生仍用手写处方开药，手写处方基本都有这样的通病——字迹潦草。固然熟手的配方药师已基本能认识开方医师的字迹，但也时有过于潦草而出现配方药师对处方中药味猜药的现象，这样很难保证配方的准确性，存在安全隐患，同时也极大地影响了药师的配药速度。也经常会有患者抱怨说处方中的字过于潦草不认识，导致患者心存疑虑，不敢放心使用。

（2）出现配伍禁忌　金元时期以来，医家已经认识到某些药物合用会产生剧烈的毒副作用或者降低和破坏药效，并总结概括出"十八反"和"十九畏"，如七情配伍关系中的"相反"和"相恶"，临床应用过程中应尽量避免这些药物的配伍使用。处方中中药与中药间出现配伍禁忌，一是临床医生一般都会自己组方过程中避免，二是如出现经配方药师、复核药师及发药药师三道程序审核，一般都会被审核出来。目前中药和西药都是分中药处方和西药处方，在中药房和西药房调配，所以中西药的配伍禁忌监控长期以来都是处于空白，开方医师对于中西药间的配伍禁忌缺乏足够的重视，中西药分处方和分药房配药也给中西药配伍禁忌的监控增加了难度。

（3）特殊类型人群用药禁忌　在孕妇处方中偶尔也会遇见含有妊娠期禁忌的药物，如川牛膝、丁公藤、附子等属剧毒或药性峻猛类药，除中断妊娠、引产需要外，应尽量避免使用；如枳壳、卷柏、片姜黄、西红花等属活血祛瘀、行气、攻下、温里类药，孕妇应慎用，开方医师应注意辨证准确，掌握好剂量与疗程，并选用恰当的炮制品和配伍药味，尽量减轻药物对妊娠的危害。

（4）用量禁忌　药物的剂量应按病情的轻重，因人、因时、因地来选择，不应随意加大临床用药剂量。现在很多医生认为大部分中药都是人工种植，其药效不如以前的野生药材，想通过增大用药剂量来达到预期效果，这样极可能增加不良反应出现的风险，特别是《中国药典》上注明有毒的药物，如附子、川乌、草乌等，剂量过大、药力过猛反助邪伤正气，甚至引发毒副反应事件发生。同时，药量过大药物在煎药过程中其成分不易完全煎出，造成浪费，加重患者的经济负担。

（5）使用方法不详或错误　中药可内服、外用，在处方中也应写明，但有时医师开电子处方时忘了在用法栏将内服改成外用，如笔者在审核骨科和风湿科的处方时经常碰见处方中含有多味大剂量的附子、川乌、草乌等有毒药味跟一些海风藤、伸筋草、络石藤等舒筋活络类药物搭配，而处方用法栏中却标内服，根据笔者经验认为该方应该为外用方，打电话询问开方医师，才确认为外用方。在《处方管理办法》（中华人民共和国卫生部令第53号）中明确规定，药物调剂、煎煮的特殊要求应注明在药品右上方，并加括号，如布包、先煎、后下、冲服等，如对乌头类药应强调"先煎、久煎"；海金沙、旋覆花等应"布包煎";薄荷、香薷等含挥发油多的药物应"后下"。但有些医师在开具处方时不注明，使得患者煎煮方法不当，影响疗效甚至导致毒副作用增加。

2. 调剂人员常见的问题

（1）药物误抓　药剂人员在调配处方时经常出现误抓的现象，这主要是由于调剂人员思想不集中，一味地想加快捡药速度，有时药斗加药错误也会造成误抓。如鳖甲与龟甲、乳香与没药、土茯苓与萆薢等外观近似，药斗又在临近的位置，容易误抓；桑螵蛸与海螵蛸、白芍与赤芍、川贝母与浙贝母、黄芪与黄芩、山茱萸与吴茱萸等药名相近，处方抓药时很容易看错。在小包装饮片调配时也时常出现10g和15g、10g和5g剂量误抓。

（2）药物漏抓　在调配处方时，有些调剂人员不按一定顺序抓取药物，或者在调配过程中被其他事分心，往往容易造成漏抓药物。处方中的每一味药物都具有其相应的作用，并且药物之间又有复杂的相互作用，在治疗疾病过程中是整药方共同起治疗作用，如漏抓势必影响药方的临床疗效，甚至导致失效。

（3）剂量问题　有些调剂人员工作态度不端正，有些一味地想加快工作量，在调配处方时，经常"以估代称"，根本达不到规定的每剂中药总重量误差≤5%的标准。甚至有些调剂人员为了省事，在调配蜈蚣时直观地认为一条蜈蚣为1g，一枚大枣为5g，生姜直接通过切薄片或厚片估为5g或10g，都不过秤，蜈蚣、大枣都有个体差异，如此调配肯定影响药效。

（4）不按处方"脚注"调配　中药处方"脚注"是医师对处方中某些药物提出的简单说明或要求，主要有先煎、后下、包煎、冲服等。有些调剂人员为了省事，在调剂过程中把处方"脚注"置之于外，注明"先煎""后下""冲服"的却不用相应的包装袋另装标示，如此调配，疗效肯定不佳，甚至可能引发医疗事故。

3. 应对措施

（1）规范处方书写　医院可通过开展处方书写知识培训，让每位医生充分认识到处方质量是医院基础质量的一个重要组成部分，规范书写处方是临床医师责无旁贷的责任，应自觉遵守执行。加强调剂人员与处方医师的沟通，遇到医师处方书写问题，调剂人员切不可主观臆断，凭猜测调剂，应及时与医师沟通。有条件的医院可利用医院信息化系统实施电子处方，信息直接通过网络传达药房，或打印纸质处方，可杜绝中药处方别字、字迹模糊现象，达到处方规范清晰的目的，有效避免调剂人员对药名的误认。并大力提倡使用《中国药典》饮片规范用名，处方中书写中药时每行四味药物，依次书写，每味中药的右下角必须写明用量，有特殊用法也必须在相应中药的右上角注明，处方的用法用量必须写清楚。

（2）建立完善各项规章制度及相应的工作流程 中药调配时，应按照处方上药品的先后顺序进行调配，避免漏抓、误抓。严格按照《麻醉药品管理办法》《毒性中药管理办法》规定进行管理和使用毒、麻、限、剧药品。明确各岗位或各个工作程序的责任，科学管理药品。坚持执行双人核对的发药制度、差错处方登记制度，严把调剂复核关，努力做到"四查十对"，保证患者用药安全、有效，防止调配错误和遗漏。

（3）提高调剂人员的业务水平和道德修养 中药调剂的质量与调剂人员专业业务水平息息相关，只有全面掌握各项专业理论知识，才能在调配过程中理解医师遣方、用药、加减变化的意图，做出精确调配，同时调剂人员应有高度的责任感和良好的职业道德，充分认识到中药调剂工作的重要性，做到制度化和规范化，才能确保调剂质量和患者用药安全、有效、合理。

上文总结探讨了中药调剂工作中中药处方和调剂人员常见的一些问题，结合工作实际，认为只有加强调剂业务管理，落实各项规章制度，提高调剂人员素质和业务水平，加强药师与医师间的沟通，始终以患者为中心，为患者提供高质量的服务，以解除患者疾病为目的，就能把中药调剂工作做得更好。

（二）规范中药调剂管理，做好中药调剂工作

中药调剂是一项具有多学科理论知识的专门技术。中药调剂工作除操作技能外，与中医、中药、炮制、方剂、制剂等学科有着密切的关系，是中医药各学科专业知识的综合体现。加强中药调剂业务的管理，对提高药品质量、保证临床用药安全有效有着重要意义。并且，中药调剂工作质量好坏，不仅直接关系到患者的身体健康，甚至涉及生命安危。因此，调剂人员要对调剂的药物品种和数量负责，对药品真伪优劣、炮制是否得法、毒剧药物剂量、医师处方有无配伍禁忌、煎煮法正确与否应负有监督检查的责任。然而，由于种种原因仍有许多不具备岗位证书的药工参与调剂，加之中药调剂工作繁重，调剂人员责任心不强等，导致目前调剂工作中存在一些问题。笔者根据工作实践，就如何搞好调剂工作有如下心得，现加以介绍。

1. 规范中药调剂业务，加强中药调剂管理 中药调剂具有临时调配方剂的特点，出现错误，就会造成疗效降低，甚至出现医疗事故。加强管理的核心目的，就是提高调剂工作的质量，确保调配的药剂安全、有效。

（1）建立健全各项规章制度，明确各岗位或各个工作程序的责任，科学地管理药品，严格按规定管理毒、麻、限、剧药品，保证调配的中药质量合格，药味组成和剂量准确，保证临床使用中药的安全有效。

（2）加强人员培训，提高业务素质，使调剂工作人员在必须掌握有关中医药基础理论知识的基础上，不断学习、了解、掌握中医药有关学科的新理论、新成果、新技术，并且不断地应用到中药调剂的实际工作中去。

（3）调剂室各工作环节有机地衔接起来，形成通畅的工作流程，以患者为中心，配合临床及时调剂，提高工作效率。调剂人员应具备能迅速调配，方便患者；正确理解医师处方的遣方、用药、加减变化的意图，做出精确调配；并能按照处方的药味、剂量、脚注等做出准确调配，不发生任何差错。也即做到"快、精、准"，确保中药调剂的质量。

（4）研究、调查各医疗科室的中药使用情况，向医疗科室介绍中药新品种的临床应用方法，做好中药不良反应的记录和报告工作。同时，通过中药调剂这个窗口向临床医师及患者宣传反馈各种中药的临床知识，指导临床合理用药。

（5）加强管理，促进中药调剂室规范化、标准化，加强调剂室建设，创造良好的工作环境和条件。制定相应措施，避免在调剂过程中出现各方面的漏洞，防止药品的非正常流失和浪费。积极总结传统管理经验，不断吸取现代科学管理的思想、方法、技术，探索切合中药调剂实际情况的各种具有特色的管理方法。

2. 中药调剂人员应切实履行相应的职责　中药调剂是一门学术性、技术性很强，负有法律责任的重要工作。必须充分重视，加强管理，确保质量，维护民众用药安全有效。其应切实履行如下工作职责：

（1）从事中药调剂工作的人员，首先要树立全心全意为人民服务的思想，必须具有认真严谨、对民众健康高度负责的精神，耐心、细心进行诸项工作。要熟练掌握中医药学基本理论知识和调剂业务技能，并且不断学习、了解、掌握中医药有关学科的新理论、新成果、新技术。能正确遵照有关法规制度进行操作，对用药者应负责解答有关用药咨询问题、主动提示有关注意事项。

（2）必须贯彻质量第一原则，调配处方要做到准确无误、药味齐全、剂量准确、清洁卫生。严格按照《中药饮片调剂规程》所列处方的药味应付进行调剂，严禁以伪充真、以次充好、生制不分、乱代乱用。要确保中药的调剂质量。

（3）按照医师处方要求，依据《中药饮片调剂规程》《中药炮制规范》《药品管理法》等有关规定，进行中药饮片和中成药的调剂。对于违反规定的处方，调剂人员有权拒绝调剂。

（4）调剂的处方中含有毒性和麻醉性中药，必须遵照《毒性、麻醉性药品管理办法》和有关法规进行特殊管理。

（5）根据医师处方要求，负责临时炮制加工。

（6）解答中成药、中药饮片的用法、用量、使用注意、功效、煎煮方法等用药咨询。

3. 端正工作态度，认真学习学科专业知识，提高个人专业素质 中药房是医院面向患者的重要窗口，调剂人员的态度，直接关系到患者用药的信心和医院的声誉。因此，调剂人员要不断加强政治学习，树立良好的医德、医风和全心全意为人民服务的思想，认真履行中药师的职责，遵守中药调剂工作制度，有高度的工作责任感，满腔热情地为患者服务。成为一名合格的调剂工作人员，调剂工作中要做到能准确调剂、对证付药，并能及时发现医生处方上的笔误和差错（如妊娠禁忌、配伍禁忌、重开品种、药证不符及含毒药物超量等），就必须认真学习并掌握中医药基础知识，要求能鉴别四五百种常用饮片或药材性状特征的区别，同时要求掌握各种药物性味、功效、用量用法及常用的配伍，懂得各种同名异物的药材和别名等；了解中药加工炮制对药物性味、功效的影响；掌握方剂学的知识，先煎、后下、包煎等的作用及煎药知识；了解中成药制备方法及剂型特点等。

4. 严格按照中药饮片调剂操作规程操作

（1）**认真审方** 审方是中药饮片调剂工作中第一道程序。从事调剂工作的人员既要对医师所开处方负责，更要对患者用药安全有效负责。因此要对处方上书写的内容逐字、逐项进行详细审阅。

①当接到患者处方后，认真审阅患者科别、姓名、性别、年龄、婚否、住址或工作单位、病历或门诊号、处方药味、剂量、用法、剂数、医师签字、日期等项目。注意处方日期，对超过日期处方，在未征得原处方医师同意或未重新签字的情况下，应拒绝调配。

②注重审阅处方中有无字迹不清、药名写法笼统模糊、药味配伍禁忌、妊娠忌服、超过规定剂量及有无重开药品及遗漏剂量等问题。如有问题，应及时设法直接与处方医师联系，研究解决办法。如处方医师认为确属病情需要，则要原处方医师重新签字，方可调剂，切不可主观猜测，草率行事。

③注重审阅处方中所列药味有无"脚注"，如"制""炒""先煎""后下""包煎"等，要遵照医嘱要求办理，调剂人员不得擅自涂改处方。如有需要用药者自备"药引"，如鲜姜、葱白等要向取药者说明情况。

④如遇处方中药味短缺，不能满足供应的品种，应及时与处方医师联系，更换疗效类似品种或告诉购药者自己外购，调剂人员无权擅自使用代替品。处方中如有属于自费的药味，要向患者交待清楚征得患者同意后再进行计价。或请处方医师改换其他药味，并应问清患者是否有代煎等要求，以便计价。

（2）**正确计价** 计算药价必须认真执行国家物价政策和规定，按照物价主管部门核定或认可的药价计算，不得任意改动或估价。每味药的价钱尾数每10g必须保留到厘，计价完毕，每张处方的药价可四舍五入保留到分。计价时要注意每味药的剂量、剂数，新调价要按有关规定办理。对所调剂药味如有不同规格、不同价格的，特别是属于贵重细料药及毒性、麻醉性中药，应在处方药味顶部注明单价（俗称顶码），以利调剂时准确取药。其中属于自费或部分自费一定要告知患者。药物需要代煎，应另加代煎费，不应将代煎费混入药费中一同计价（现在计价大多都是由计算机系统自动计价），并对代煎的汤药在计价后发给凭证号牌。按照处方医嘱将患者姓名、剂数、取药时间、经手人等逐项填写清楚，取药时，必须逐项核对无误后发给患者。药价计算完毕填入规定栏目后，审方计价人签字以示负责。

（3）谨慎调配　调配是调剂中药处方最重要的环节，要求从事调剂的人员具有高尚的职业道德和高度责任心，需要严肃认真按照医师处方要求进行调剂，并注意以下几个方面的问题。

①注重处方药味，不得擅自加减或代用：中药治疗，是根据中医辨证论治，选择恰当的药物，进行组方。不得随意加减处方中的药味。中药同一药的炮制品很多，如姜有生姜、干姜、炮姜、煨姜等，调剂过程中不能认为反正是姜，而随意互用，违反了用药意图，影响治疗。并且，中药有正名、别名及一药多名、一名多药等现象，应认真根据处方实际情况进行调配，工作中也应注意这方面知识的学习和积累。同时，应注意药味的药用部位是否为处方要求，同一植物，部位不同，药效各异，调配时应分清，绝不可混淆。

②注意炮制：在调配处方时，应理解医师用药意图，严格按照处方上的炮制要求调配。如地黄有生地黄和熟地黄之分，调配时应根据处方中用地黄的旨意调配，生地黄清热凉血、生津，熟地黄补血滋润，根据处方中地黄应发挥的药效而配以相应的炮制品。有时医师往往会根据治病需要，对某些药要求临时炮制，如红枣去核及砂仁、桃仁等入药捣碎，调配时均应按处方要求临时炮制。

③严格执行处方脚注：脚注是医生根据药物的质地或治疗的需要以简明的字样给调剂人员提示和要求，在处方某药品的右上方加以注释。主要有煎法、服法、临时修治、药拌等，如红枣去核、云茯神朱砂拌、包煎、另煎、后下等。炮制人员应按医生用药要求调配，从而保证药品更好地发挥疗效。特殊煎法和用法，必须向患者写清楚，说明白，以保证药物疗效和便于服用。

④严格按照处方剂量执行：中药的疗效体现在君臣佐使药的搭配和剂量上，不能凭感觉"抓药"，影响疗效。现在医院药房多为袋装药，每袋药的剂量都为5g、10g等称量好的，如遇处方中剂量范围不为袋中剂量时，应取相应散装药或拆包装称取相应剂量，切不可图方便而随意给一整袋药，而造成药味剂量不准确，影响药效。

（4）认真复核　中药调剂复核是指经过单位指定中药师职称以上人员进

行全面逐项复核无误签字，是调剂处方中最重要的质量把关环节。认真核对调配药品是否符合处方所开药味和剂数，有无多配、漏配、错配或掺混异物等现象；处方中有无配伍禁忌、妊娠禁忌和超剂量等；药品质量有无虫蛀、发霉、变质；有无以生代制、生制不分、应捣未捣等情况；是否已将先煎、后下、包煎、烊化、另煎、冲服、兑服和特殊要求等进行单包并注明用法；处方药味剂量与实际剂量是否相符；细料药品和毒性药品是否处理得当。如果不重视复核，把关不严，将对临床疗效和患者的生命安全产生难以估量的影响。处方调配完毕，核对无误后方可发药。

（5）注重付药　医嘱固然重要，但药师是医嘱的执行者。发药前的交代至关重要，是患者准确、安全、有效服用药物的保证。发药时应核对患者姓名、取药号和取药剂数，要特别注意防止姓名相同或相似药错发的事故发生。如果处方中有需特殊处理的药物，或需另加"药引"，以及煎法、用法、服法，需加以说明、交代清楚。一方多剂的鲜药，要提醒患者注意置于温度较低、通风干燥处，防止放置数天的药可能发霉变质。发药时应检查附带药品是否齐全，药品包装是否捆扎结实等。

5. 结语　中药调剂工作是一项专业技术性强且责任重大的工作，直接关系到临床用药的安全和有效，也关系到中医药的形象和信誉。中药调剂人员首先必须具备较高专业素养和对患者用药安全负责的使命感。其次，由于中药调剂与中医学基础、中药学、中药鉴定学、中药炮制学、方剂学等有着广泛而密切的联系，调剂人员除了解和熟悉上述专业知识外，还必须掌握中医处方常用术语，并在严格执行调剂工作制度与操作常规及毒麻药物调剂与管理制度下，做到仔细审方、计价、调配、复核，然后再发药。在调配药物中，注意把握以上五大环节，发药人必须认真核对，详细交代和耐心解释，只有这样才能避免中药调剂中出现差错，做到人性化服务，确保患者服药安全有效。

第二节　中药临床药学工作实例

自中药临床药学工作开展以来，从中药处方点评入手，逐步开展中药查房、中药药学监护、中药不良反应监测、中药药历书写等工作，成效斐然，中药临床药师在临床的接受程度也得到了很大的提升。

一、脑出血术后感染患者的中西药学监护

脑出血又称出血性脑卒中，致残、致死的风险较高。外科手术治疗需有严格的手术指征，且有一定手术风险，如存在开颅术后颅内高压、脑积液及

脑水肿等并发症，破坏脑组织正常的内环境，降低自我修复能力，可能会进一步加重病情。现代医学对其术后并发症以对症治疗为主，传统医学则以辨证论治为治疗思路，体现个体化治疗原则。本研究中观察了1例脑出血行开颅手术后感染患者的中西医联合治疗及药学监护的效果，探讨中药临床药师在其中的作用。现报道如下。

1. 病例概况 患者，男，68岁，因"突发头痛、头晕、反复呕吐7小时"于2018年10月28日入院，门诊头部CT报告提示：广泛蛛网膜下腔出血，左侧大脑中动脉M2段动脉瘤。患者既往有高血压病史，规律服药，入院时神志清，精神疲惫，头晕、头痛、恶心，暂无呕吐，纳差，眠一般，二便可，舌质淡红，苔薄白，脉滑。

中医诊断：出血性中风，风痰阻络；西医诊断：①大脑中动脉动脉瘤破裂的蛛网膜下腔出血；②高血压病。

2. 治疗经过

（1）脑出血手术及相关治疗经过 10月29日：入院复查CT颅内动脉造影结果提示：①左侧大脑中动脉M1段动脉瘤；②广泛蛛网膜下腔出血；③双侧基底节及放射冠区多发腔隙性脑梗塞；④脑萎缩。10月30日：根据CT报告结果，为防动脉瘤再次破裂出血，行颅内动脉瘤夹闭手术，术后予以控制血压、止血、脱水降颅压、营养脑神经、预防感染、癫痫、脑血管痉挛等对症支持治疗。术后第2日，患者突发言语不清，对答不能，急复查CT提示左额颞叶出血灶较前增大，增加诊断：左侧额颞叶脑出血，故于11月1日行开颅探查、血肿清除术、去骨瓣减压手术。该患者蛛网膜下腔出血、脑出血，短期内行二次开颅手术，脑损伤较严重且存在较大的感染风险。医生考虑术后抗菌药物预防需兼顾术口感染及颅内感染，且术后CT提示肺炎，需加强肺炎治疗，故予头孢曲松（2g，静脉滴注，每12小时1次）联合左氧氟沙星（0.5g，静脉滴注，每日1次）抗感染治疗。

术后患者神志浅，昏迷，刺痛可睁眼，不能言语及配合动作。中药治疗方面：清热活血，开窍醒脑，予中成药醒脑静注射液30mL，静脉滴注，每日1次；燥湿化痰，平肝息风，予中药汤剂半夏白术天麻汤鼻饲，每日1剂，分两次服用。中药处方：法半夏10g，天麻10g，茯苓10g，化橘红10g，白术10g，甘草5g，生姜10g，大枣10g。

（2）脑出血术后抗感染治疗经过

①11月2日：患者术后间断发热，最高达39℃，出现意识模糊，颈项强直。降钙素原0.17ng/mL，血常规白细胞计数14.24×10^9/L，中性粒细胞（%）82.7%。脑脊液常规及生化：红色，混浊，潘氏试验＋＋＋，白细胞0.742×10^9/L，葡萄糖2.36mmol/L，氯121.7mmol/L，蛋白181.04mg/L。医

生诊断中枢感染？中药临床药师建议复查降钙素、脑脊液培养、脑脊液涂片、生化、常规、肝功能、完善血培养及乳酸，同时密切关注患者意识，如果感染指标进一步上升或症状进展，抗菌药物治疗方案可考虑调整为美罗培南（2g，静脉滴注，每8小时1次）联合万古霉素（0.5g，静脉滴注，每12小时1次）抗感染治疗。医生未完全采纳，抗感染方案调整为美罗培南（2g，静脉滴注，每8小时1次）联合利奈唑胺（0.6g，静脉滴注，每12小时1次）。

②11月8日：患者发热无明显好转，体温最高达39.2℃，间有咳嗽，能从人工气道咳痰，痰多，气促，双肺呼吸音粗，可闻痰鸣音，肺部CT提示双肺炎症较前进展。降钙素原0.25ng/mL，血常规白细胞计数$19.36×10^9$/L，中性粒细胞（%）76.2%。痰培养提示：泛耐药大肠埃希菌感染，药敏结果为对替加环素和美满霉素敏感。脑脊液培养阴性。医生根据药敏结果，拟调整抗菌药物治疗方案为停美罗培南（2g，静脉滴注，每8小时1次）联合利奈唑胺（0.6g，静脉滴注，每12小时1次，已使用5天），改替加环素（0.5g，静脉滴注，每日1次）首剂加倍。结合患者情况及药物特性等方面，中药临床药师建议暂不停用美罗培南，推荐美罗培南（2g，静脉滴注，每8小时1次）联合替加环素（0.5g，静脉滴注，每日1次）首剂加倍进行抗感染治疗。医生接受临床药师建议并采纳。

③11月19日：患者体温逐渐恢复正常，病情稳定好转，CT提示颅脑情况、肺炎较前改善，血常规白细胞计数$7.66×10^9$/L，中性粒细胞（%）73.8%，说明抗感染治疗方案有效，医生停用抗感染药物。

（3）脑出血恢复期治疗

①11月26日：患者神清，呼叫可睁眼，简单示意动作，少许稀薄痰液，可自行咳出，无恶心、呕吐，小便可，大便略干结，舌质红，苔白腻，脉滑。中医治以健脾化痰、益气扶正，予中药汤剂温胆汤加减鼻饲，每日1剂，分两次服用。中药处方调整为：法半夏10g，竹茹10g，枳实10g，茯苓15g，陈皮10g，甘草5g，生姜10g，黄芪15g，白术10g，党参15g。

②12月2日：患者无发热、咳嗽、咳痰，颈项强直好转，脑脊液检查基本正常，血常规正常，痰培养提示：正常菌群，CT提示：颅脑情况较前改善，双肺炎症较前好转。转入康复科，继续行康复治疗。

3. 用药分析及药学监护

（1）西药抗感染药物调整及监护　在短期二次开颅手术后医生诊断怀疑中枢感染的情况下，根据我国神经外科重症患者感染诊治专家共识中经验性抗菌药物治疗，临床药师建议治疗方案为糖肽类药物万古霉素联合美罗培南。医生未完全采纳，而使用了该共识中的可选方案，对万古霉素耐药、不敏感、过敏或者不耐受情况下可选的利奈唑胺替代万古霉素。当高度怀疑或证实为耐万古霉素的革兰阳性球菌感染时，或因肾功能等原因不能耐受万古霉素毒性时，再考虑应用利奈唑胺，则更有利于临床治疗，同时临床药师加强治疗中对利奈唑胺不良反应的监护。

在患者脑脊液涂片、培养及血培养均无阳性结果，痰培养泛耐药大肠埃希菌，医生诊断中枢感染合并肺部感染的情况下，临床药师结合相关指南和文献思考如下：中枢神经系统感染中革兰染色阳性细菌为常见病原菌，其中耐甲氧西林金黄色葡萄球菌（MRSA）多见。但近年来，革兰染色阴性细菌尤其是鲍曼不动杆菌感染有增多趋势。泛耐药大肠埃希菌为常见的广泛耐药（XDR）肠杆菌科细菌，其致病性较强，定植概率相对较低。根据广泛耐药革兰阴性菌感染的中国专家共识推荐，广泛耐药革兰阴性菌（XDR-GNB）感染常需联合使用抗菌药物。替加环素组织分布广，血药浓度低，故不宜单药治疗血流感染等严重感染。临床上用于 XDR 肠杆菌细菌所致的呼吸道等感染时，常与头孢哌酮舒巴坦、碳青霉烯类、氨基糖苷类等联用。

结合患者目前情况，综合考虑上述因素，临床药师建议治疗方案可调整为替加环素联合碳青霉烯类美罗培南。并在用法用量方面提醒临床医生，替加环素首剂量加倍至 100mg 可提高其治疗重症感染的疗效。医生接受并采纳该建议。

（2）中药用药分析及监护　中医根据蛛网膜下腔出血、脑出血多数伴有昏迷、意识障碍等的临床表现，将其归属为"中风"范畴。中风发生的病机较复杂，但历代医家观点归纳起来不外乎风（肝风、外风）、火（肝火、心火）、痰（风痰、湿痰）、气（气逆）、血（血瘀）、虚（阴虚、气虚）等。肝气不舒，郁而化火，火盛灼津炼液为痰，痰郁互结，肝风内扰，风火痰热内盛，阻滞经络而发病。蛛网膜下腔出血、脑出血病位在脑，风邪上扰脑窍，痰蒙蔽神明，痰热痹阻经脉，证属风痰阻络。

出血性中风的中医治疗需根据不同病期，兼顾标本缓急论治。入院初急性期，西医开颅手术治疗，中医辅助以燥湿化痰、平息肝风为主，内闭外脱之证，还须兼用醒神开窍与扶正故脱。中药汤剂开具半夏白术天麻汤，方中法半夏燥湿化痰、降逆止呕，天麻平肝息风，两药合用为君，为治风痰眩晕头痛的要药。白术、茯苓为臣，健脾祛湿，可治生痰之源。佐以化橘红理气化痰，使以甘草调和诸药，同时生姜、大枣调和脾胃，全方风痰并治。考虑患者行西医开颅手术治疗，脑损伤严重，中药临床药师建议加用中成药醒脑静注射液，在息风、化痰治疗的基础上，加以清热、开窍醒脑，有利于患者术后清醒恢复。因醒脑静注射液主要成分含有麝香、郁金、冰片、栀子，使用过程中尤应加强监护。在具体用药过程中，中药临床药师密切关注患者注射部位是否出现红肿、皮疹等，提醒护士操作时滴注速度不可过快，以及根据患者病情关注使用疗程，避免长期连续用药。

脑出血恢复期多为虚实兼夹，治当扶正祛邪，标本兼顾。在息风、清热、化痰治法的基础上，也应适当固护正气，减少因祛邪而伤正所带来的不良后果。该阶段中医辅助治疗以健脾化痰、益气扶正为主。医生欲开具主治湿痰咳嗽的中药方剂二陈汤，中药临床药师在随医生查房过程中观察到，经过术后抗感染等系列治疗，患者目前咳嗽较前减少明显，仅少量稀薄痰液，舌象由前期淡红加深，苔由薄白转白腻，大便干结，出现热象表现，表明痰热内扰迹象较前明显，故向医生提议温胆汤是否较二陈汤更适宜。温胆汤由二陈汤加偏凉药性的枳实、竹茹而成，方中法半夏燥湿化痰、和胃为君；竹茹清热化痰，陈皮益气燥湿化痰，枳实消痰除痞为臣；佐以茯苓健脾渗湿，加生姜、大枣调和脾胃。全方益气健脾，化痰和胃。而且考虑患者经历手术过程中气血津液均有耗伤，且术后并发感染，病情急重，经过抗感染等西医系列治疗，目前术后恢复期尚有气虚的表现。中药临床药师还建议在温胆汤的基础上加黄芪、党参、白术等补气药，以益气扶正，临床医生接受并采纳建议。该中药方剂通过传统方剂温胆汤的加减，使得痰热消而肝胆和，益气健脾，更有利于脑出血术后患者的恢复。

4. 小结 本案例中，患者蛛网膜下腔出血、脑出血后连续两次开颅手术，且术后合并感染，病情危重紧急。经过西医抗感染等对症治疗，联合中医药辨证论治辅助治疗，结果术后感染得到控制，同时脑出血情况较前好转，最终病情转归。

中药临床药师跟随临床医生参与诊治过程中，对于西药中抗菌药物的合理使用及监护方面，积极查阅文献资料，综合病原学检查结果、药代动力学药物特点等多项因素深入分析思考，提出合理化用药建议；对于中药传统方剂及中成药用药监护方面，充分发挥自身中药相关专业优势，针对患者具体情况辨证论治，通过中药方剂的随证加减，协助医生实现个体化给药方案。同时关注药品可能引起的不良反应等，减少了不良反应的发生。

随着现代中医药的发展，临床上中西医联合治疗越来越普及，中西药联合用药问题也越来越值得关注。实现中西药药学监护并重，是临床药师药学监护实践中值得继续探索与解决的问题。中药临床药师应充分发挥中医药知识优势，为患者提供更加合理有效的综合药学监护，进一步促进临床安全、合理用药。

二、儿童肺炎的中药监护

儿童肺炎是儿童时期常见的感染性疾病，也是引起儿童死亡的主要疾病之一。据统计，发展中国家每年约400万＜5岁的儿童死于肺炎，占该年龄组儿童死亡总数的 30% 左右。而中医治疗儿童肺炎具有独到疗效，副作用小，治疗费用低，其独特优势很受患儿家属欢迎。但是，由于儿童独特的状况，影响患病儿童用药因素众多，其用药依从性较差。

有研究表明，药学监护能够明显提高儿童用药依从性，减少药物浪费，提高临床疗效。而建立中药药学监护，可为使用中医药治疗肺炎的患儿提供全方位的药学服务，也能大大提高药物治疗效果，减少药物不良反应。近年来，我国发展中药临床药学的呼声不断高涨，但是中药临床药学实践经验甚少，而中药药学监护用于儿童肺炎患儿的案例报道更是空白。现通过 1 例临床案例，了解临床药师如何为儿童肺炎患儿提供中药药学监护，监测其药学监护效果，为建立合适儿童肺炎患儿的中药药学监护模式提供参考思路。

1. 一般资料　患儿，男，4 岁，1 周前无明显诱因下出现发热，最高体温达 39.4℃，无伴咳嗽、咳痰。中山市中医院急诊科以"上呼吸道感染"予对症处理后（具体诊治不详），发热反复。5 天前患儿在无明显诱因下出现咳嗽，在中山市中医院急诊科就诊，予"羚羊角滴丸、镇咳宁胶囊、甘杏止咳合剂、穿心莲内酯胶囊、复方对乙酰氨基酚片"等对症处理后，热稍退但反复，次日又于中山市中医院急诊科以"发热待查"予喜炎平注射液静脉滴注，阿莫西林克拉维酸、蓝芩口服液、日夜百服宁、非那根糖浆口服，当日热退后患儿再次出现发热，遂再次到急诊科就诊。患儿家长要求医师停止给予化学药治疗，改用中药治疗。中医诊断：肺炎喘嗽，证型为痰热闭肺。

2. 中医治疗方案　患儿发热，有汗，痰黄稠，气急喘促，3 天未解大便，小便较黄，舌质黄。辨证：痰热闭肺。给予中药煎剂以清热涤痰、开肺定喘为法，方拟麻杏石甘汤加减。组方如下：麻黄 10g，苦杏仁 10g，生石膏 20g，甘草 5g，竹茹 10g，法半夏 5g，陈皮 5g，枳实 10g，厚朴 10g，黄芩 10g，栀子 10g，水牛角 10g，生地黄 5g。200mL 水煎取至 50mL，温服，每日 1 剂。外敷方：大黄 20g，玄明粉 5g，大蒜泥 20g，加适量水调成糊状，外敷在病变部位（胸背部）。

3. 中药监护过程

（1）用药治疗方案分析　治疗该患儿的基础中药方剂为麻杏石甘汤，方中麻黄既能宣肺平喘，又能辛散透邪；石膏清泄肺热，两药相合，一辛寒、一辛温，既能宣肺邪，又能清肺热，共为君药。苦杏仁降肺气、止咳喘，为臣药，与麻黄同用，一宣一降，平喘之力得以增强。法半夏、陈皮、枳实、厚朴化痰理气，竹茹降逆止呕，黄芩、栀子清热解毒，水牛角、生地黄清热凉血，诸药共为佐药。炙甘草益气和中，调和诸药，为使药。全方共奏清热涤痰、开肺定喘之效。

外敷用药采用大黄、玄明粉、大蒜泥。大黄为君药，味苦性寒，直降下行，具有清热泻火、化痰逐瘀之功；配以咸寒的玄明粉软坚散结；佐以辛温的大蒜共消胸膈壅盛之痰涎，内外合治以宣降透泄郁闭之肺气。

（2）患儿中药监护方案

第1天：家长告诉临床药师患儿不爱服用药物，家长必须采用强行灌药方法，所以患儿每次服用药物的反抗情绪及其行为十分强烈。临床药师首先与患儿进行沟通，发现患儿性格较为外向，具备良好表达能力。患儿告知临床药师，他害怕原因是每次家长都采用强灌方法，如果不就范，就会遭到家长批评。因曾有父母强迫其喝水被呛史，造成心理阴影，所以强烈反抗服用药物。

结合患儿个性特点与中药治疗方案，临床药师与家长探讨制定个性化中药药学监护方案：①进行中药饮片煎煮的用药教育：首先把中药饮片用4碗水浸泡0.5小时，然后采用武火煎煮，待沸腾后立即采用文火煎煮，剩余约1碗水时把药液滤出。然后再注入3碗水，以同样方法煎煮至剩1碗水。把2次剩余药液混合后，平分为2碗，分次服用。待家长表示明白后，临床药师要求家长重新复述中药煎煮的要点。②进行外用药物的用药教育：首先将外敷药物加入适量水，调成糊状，调好的药物均匀地平摊在纱布上（大约8cm长宽，厚度为0.3cm），患儿取俯卧位或侧卧位，暴露敷药部位，将摊好的膏药敷在胸部或者背部，外敷时间为10分钟。临床药师继续与患儿进行沟通，取得患儿信任，并与家长随时保持沟通。

第2天：电话回访。患儿告知：因为药物味道苦，不愿服用，而且父母都要求一次性喝完一碗药，但是患儿只能服用半碗。外敷中药时，有不适感，但是能坚持10分钟。临床药师对患儿的良好行为给予赞扬，患儿表示能坚持。针对患儿提出的问题，临床药师立即与患儿母亲进行沟通，提出部分改进建议：①药液中加入葡萄糖，改善药液味道，便于患儿接受；②把调好味道的药液放入患儿常用饮水瓶中，要求每次服用25mL，隔0.5小时服用1次，要求1小时内服用完毕；③给予患儿外敷药物时，可采用一些分散患儿注意力的措施，以减轻患儿不适感觉；④如果患儿能够完成上述要求，建议家长立即予口头表扬。

第3天：回院复诊。患儿体温平，精神状态较好，胃纳一般，仍有咳嗽，双肺听诊可闻及湿音，但较前好转。目前已有6天未解大便。患儿服用药液达40mL，较前有所增加，仍未服用完所有中药煎剂。外敷药物时，家长播放儿歌，转移患儿注意力，患儿不适感减轻。家长要求能否改进煎剂处方，改善药液口味。临床药师与医师探讨后改善了治疗方案：因麻杏石甘汤味苦涩，为改善煎剂口味，改陈皮为稻香陈皮（或九制陈皮）20g，加入罗汉果20g。稻香陈皮与罗汉果味甘，略甜，加入可改善煎剂口味；同时，罗汉果味甘，性凉，善清肺热、化痰饮，能进一步增强化痰作用。

患儿之所以出现便秘，系因小儿为"纯阳之体"，感邪之后易化热，肺与大肠相表里，肺热移于大肠，热结津伤则大便干结，邪热伤阴，则肠道干涩；肺主气，肺气肃降，则大肠通畅，出入有常，肺气上逆则阳明腑气不通，大肠传导失常，则见便秘腹胀。患儿为燥热便秘，故需加用润肠通便药物，且患儿可吞服胶囊。临床药师建议可加用麻仁软胶囊，胶囊剂型可掩盖苦味，易于患儿接受。

第4天：电话随访。患儿咳嗽减少，能咳痰，胃纳一般，尚未解大便。中药煎剂味道大有改善，患儿基本能够服用所有煎剂，但仍有少量苦涩味道。患儿能够顺利吞服胶囊，没有任何不适表现。外敷药物后，敷药部位出现过敏，无皮损，无溃烂。临床药师认为，家长用高温度水加入中药调成糊状后立即给患儿外敷，导致敷药处皮肤出现红肿。建议药物调成糊状后，室温放置10分钟，用手感觉温度合适方可外敷。临床药师向家长解释，麻仁软胶囊药性缓和，服用后2～3天，患儿便秘症状才明显改善，家长表示理解。

第7天：回院复诊。患儿无发热，痰减少，夜间偶咳，昨解大便1次，双肺听诊未闻及湿啰音，咽部稍红，胃纳好转。目前患儿病情好转，可停用麻杏石甘汤和中药外敷。患儿虽已治愈，但仍出现卫表不固、易感风邪之证。改用中成药玉屏风颗粒，以益气、固表、止汗，兼以祛风。用药教育：①待疾病治愈1周后，应接种相关疫苗，如肺炎链球菌疫苗等，这一类疫苗能够大幅度减少肺炎和下呼吸道感染发病概率；②注意避免过量使用辛辣食品，注意保暖防寒，防止外邪入侵。

4.讨论　中药药学监护是药学监护的重要分支，其最终目的是为患者提供最佳中药药学服务。中药是治疗儿童肺炎非常有效的手段，但由于中药的特殊性，在患儿中应用受到很大的限制，主要有以下原因：①大部分传统方剂味道苦涩，患儿难于接受；②传统中药煎剂的药液量大，患儿难以一次性服完，所以中药煎剂的浪费较为严重；③目前市场上缺少适合儿童使用的中成药，导致药物选择面较窄；④要求家长需要正确掌握中药饮片煎煮方法、喂养技巧，而部分家长难以做到这一点。

为儿童肺炎患儿提供中药药学监护的主要目的是提高患儿用药依从性，减少药物浪费，提高药物治疗效果。为达到这一目的，结合相关建议，笔者认为，儿童肺炎中药药学监护模式应该做到以下几点。

（1）儿童肺炎患儿是中药药学监护的重点。儿童肺炎的中药药学监护应关注几个方面：①为患儿开具中药煎剂处方时，在不影响疗效的情况下，应充分考虑每一味中药的口味，尽量包含口味甘甜的中药，减少苦涩口味；②尽量采用对煎煮技术要求不高的方剂，便于家长能够较易掌握中药饮片煎煮方法；③引导家长学会正确喂服。

（2）临床药师与家长、患儿保持良好沟通。与住院患儿不同，门诊患儿用药依从性明显差于住院患儿，为保证药学监护计划顺利实施，保持与患儿父母或者监护人的联系通畅非常关键。临床药师应能够随时了解患儿用药依从性和病情变化，并及时提出改进建议。

（3）充分调动患儿的积极性。由于患儿仍处于心理发育时期，临床药师制订中药药学监护计划时，需充分评估患儿性格特点、表达能力。同时，应把患儿看成一个具有部分能力的个体，而不是完全被动个体，所以需要患儿积极参与。这样不仅能提高患儿用药依从性，还能发挥患儿积极主动性，利于其身心发育。如果不能充分考虑患儿心理特点，采用不合理方式强迫患儿服用药物，将会给患儿留下心理阴影，甚至导致心理创伤。

本案例中，患儿具有良好的口头表达能力，能清晰表达自己的情绪和感觉。临床药师能充分与患儿沟通，对患儿完成治疗要求给予适当鼓励和奖励，激发了患儿的参与积极性，顺利解决了用药依从性问题。

（4）充分发挥临床药师主导地位。良好的中药药学监护模式应充分地调动医师、临床药师、家长和患儿各方面积极性，发挥各自角色功能，任何一方都不是被动参与者与接受者，这样才能使整个监护计划得以顺利实施。其中，临床药师是药学监护计划设计者、主导者和修正者，应充分发挥其主导地位，引领整个计划顺利完成。

三、对中成药及特殊人群医嘱干预效果分析

临床上应用医嘱点评，可有效对不合理用药情况加以干预，更有利于为合理用药提供临床保障，但是，在中药医嘱点评方面，存在着无系统化与科学化中药医嘱点评的实施参考要点的问题，而且这种点评力度较小、难度较大、点评水平相对较低，总体上的水平同西药医嘱点评及临床实际工作要求均具有较大差距。本次研究以《医院处方点评管理规范》（原卫生部颁发）作为参考标准，对中山市苏华赞医院 2013～2015 年上半年中成药住院医嘱共66678 条进行回顾性分析，主要内容是对特殊人群的不合理用药情况予以具体的探讨，并对中药医嘱点评模式进行初步总结。

1. 临床资料与方法

（1）一般资料　对中山市苏华赞医院在 2013～2015 年上半年期间所统计出的 66678 条中成药医嘱进行回顾性分析，其中所涉及的院内科室主要有眼科及妇科、内科、儿科、普外科、中医科、五官科等，并且所有进行分析的资料均为本院患者。

（2）方法　①根据《中国药典临床用药须知》中的中药卷作为参考标准，在说明书中寻找到注意事项的相应部分，以此为基础观察老年、儿童、孕产

妇的用药记录。将查找范围扩展至注意事项、禁忌、用药人群（孕妇及哺乳期妇女用药、老年人用药、儿童用药），了解特殊人群用药信息标注情况。②以《医院处方点评管理规范（试行）》为参考标准，明确其中的相关要求，对中成药医嘱的合理使用情况加以评估，同时对不合理医嘱进行明确，主要包括不规范医嘱、不适宜医嘱及超常医嘱，这其中的不适宜医嘱又包括药物间产生的不良作用、配伍禁忌等。③将用药频次最多的活血祛瘀药物选出，根据从多到少的顺序排列后进行 DDDs（用药强度）、DDD（限定日剂量）情况观察。以 2010 年版《中国药典》作为参考标准，对 DDD 进行设定。

（3）统计学方法　使用 SPSS 19.0 统计学软件，对本次研究中的具体数据进行详细的分析、处理，其中计量资料以百分比（%）表示，行 χ^2 检验，若 $P < 0.05$，代表其具有统计学意义。

2. 2013 ～ 2015 年上半年中成药医嘱点评综合结果

（1）2013 ～ 2015 年上半年全院中成药使用科室分布　统计中成药医嘱中，妇产科所占比例最高，占 42.49%；眼科占比最少，为 1.73%，差异显著，具有统计学意义（$P < 0.05$），详见表 2-1。对于使用比例高的科室，重点审核其医嘱合理性。

表 2-1　中成药的应用科室具体分布情况

科室序列	医院科室	医嘱数（条）	比率（%）
1	妇产科	28333	42.49
2	内科	15338	23[①]
3	外科	11995	17.99[①]
4	儿科	9851	14.78[①]
5	眼科	1151	1.73[①]

注：与妇产科相比，[①]$P < 0.05$。

（2）2013 ～ 2015 年上半年 DDDs 排序前 5 位的活血祛瘀中成药物及其 DDDs（表 2-2）

表 2-2　DDDs 排序前 5 位的活血祛瘀药物及其 DDDs

排序	药物名称	DDDs	DDD
1	注射用血栓通	845261	300mg
2	疏血通注射液	684522	6mL
3	舒血宁注射液	425813	20mL
4	骨愈灵胶囊	352179	6g
5	龙血竭片	274682	2.6g

（3）分析 2013 ～ 2015 年上半年中成药医嘱总体情况及应对举措　通过表 2-1、表 2-2 看出，住院患者医嘱中成药使用量较大，特别是活血化瘀类中成药，有的甚至几种联用。除了眼科，其他科室使用中成药较多，特别是妇科、外科。许多患者日平均费用中，中成药占比较高。中成药联用导致的不良反应较多。中成药医嘱不同于门诊处方，住院部药房调配时看不到诊断，不便于调剂前审核处方，因此，利用中成药医嘱软件事前干预很有必要。

为了进一步规范化管理中成药，医院药事委员会制订了中成药使用管理规定：①一个诊断只能使用一种中成药；②主要成分相同的两种中成药联用为不合理；③未经说明，不允许超剂量、超疗程、超禁忌证使用；④针剂必须严格按说明书规定溶媒，两组输液之间必须冲管；⑤对每季度 DDD 使用量大的中成药作出限量采购。2014 年 1 月医院引入美康合理用药软件，临床药师将药品说明书逐一审核匹配，并根据各种中成药的功效、成分、禁忌证在定义中标识。当医生开出医嘱时，如触及以上规定，软件会做出黄灯（级别轻）、红灯（级别较重）、黑灯（禁止）的提示。黄灯、红灯起提示作用，医生权衡利弊后可以不理会，黑灯则不能开出医嘱。

（4）2013 年与 2014 ～ 2015 年上半年中成药医嘱使用指标对比分析　2013 年与 2014 ～ 2015 年上半年各随机抽查 12000 条中成药医嘱，统计如表 2-3 所示（2014 年 1 月医院开始引入美康合理用药软件，故将 2013 年与 2014、2015 年上半年使用指标做对比分析）。

表 2-3　2013 年与 2014 ～ 2015 年上半年中成药医嘱指标统计

不合理医嘱项目		2013 年		2014 ～ 2015 年上半年	
		医嘱数	占比（%）	医嘱数	占比（%）
不规范医嘱	诊断书写不全	26	9.29	13	26.0
	用药频次	23	8.21	10	20.00
用药不适宜	未根据适应证选药	48	17.14	20	40.00
	重复给药情况	11	3.93	4	8.00
	用量、用法情况	7	2.50	0	0.00
超常医嘱	开具＞2 种功效类似药物	165	58.93	3	6.00
总计不合理医嘱数		280		50	
不合理占比（%）		2.33		0.42	

（5）2013 年与 2014 ～ 2015 年上半年特殊人群用药情况分析　特殊人群，包括孕妇、婴幼儿、儿童、年龄大于 60 岁老年人、肝肾功能受损严重的患者等。统计 2013 ～ 2015 年上半年 66678 份医嘱中，特殊人群用药所涉及的共

有 512 份，这其中 2013 年有 145 份并未实施医嘱干预，其不合理医嘱发生率 2.07%；2014～2015 年上半年有 367 份经临床医嘱干预，有 0.27% 的不合理医嘱干预发生率，比较差异具有统计学意义（$P < 0.05$），见表 2-4。

表 2-4　2013 年与 2014～2015 年上半年特殊人群医嘱干预情况对比

时间	特殊人群使用数	不适宜数	软件干预数	未成功拦截数	占比
2013 年	145	3	0	3	2.07%
2014～2015 年上半年	367	7	6	1	0.27%

3. 讨论　随着我国临床对中成药不断的接受，中成药已逐渐在临床妇产科、儿科以及骨科等的科室中被广泛应用起来，但与此同时，中成药的不合理使用问题也逐渐显现出来。所以，医院应对中药医嘱点评工作积极开展，对临床中药使用的规范化管理不断加强，让中成药医嘱的使用情况更加合理、有效。

（1）对活血化瘀类中成药的应用情况分析　活血化瘀类中成药在临床应用较为广泛，以内科较为常见，其次为妇产科和外科，其他科室用药频次相对较少。中山市苏华赞医院活血祛瘀类药物以 DDDs 排序来看，注射用血栓通的选择倾向性最大，应引起注意。活血祛瘀类中药在临床应用中普遍存在以下问题：①中成药主要由西医生开具，但西医缺乏中医辨证思想，可能出现用药不当的现象，不仅会延长病程，还可能引发多种不良反应。如脑出血急性期病情较为复杂，虽与瘀血有关，但中医辨证为邪气闭阻心窍有关，应先给予开窍醒脑药物治疗，待病情稳定后再给予活血祛瘀药物治疗，方可有效缓解病情。②忽视了长时间用药可能引发的不良反应，如丹红注射液长期应用易出现循环、呼吸系统并发症。③临床活血化瘀药常与化学药物联用，特别是抗血小板聚集药物，建议说明书应完善关于活血化瘀药物与抗凝药物在联合应用中的注意事项，从而提高用药安全性。

（2）中成药医嘱干预效果分析　从表 2-3 分析，各抽查 12000 条医嘱，2014～2015 年上半年较 2013 年使用更为规范化。2013 年不合理率为 2.33%，2014～2015 年上半年是 0.42%，特别是两种中成药功效类似、重复用药、适应证不适宜的比率大幅下降。经医嘱干预的不合理医嘱发生率要明显少于未经医嘱干预的。临床上不合理医嘱主要分成超常医嘱、不适宜医嘱及不规范医嘱三种类型。①不规范医嘱：临床上会有对患者医嘱诊断书写的欠规范，用药频次错误，如说明书一天服用 2 次，医嘱却开出一天 3 次。②不适宜医嘱：其主要内容为药物剂量和用法的不适宜、联合用药情况的不适宜、重复给药情况的不适宜、适应证的不适宜、用药途径不适宜等几种，其中适应证不适宜最为常见。如临床诊断为荨麻疹、便秘，医嘱用药为香砂养胃片；如患者临床诊断为软组织损伤，医嘱"血府逐瘀胶囊，口服，每次12粒，2次／天"，而说明书显示，6粒，2次／天，医嘱中用药剂量过大，严重不合理。益血生胶囊与阿胶胶囊的主要成分是阿胶，联用也是重复用药；常见中药针剂联用其他针剂中途没有冲管，容易导致不良反应，或选用说明书规定以外的溶媒皆为用法不适宜；银黄含化片、冠心丹参滴丸等滴丸需舌下含服的却开成口服，服用途径不对。③超常医嘱：中成药成分复杂，可能有多种药物成分组成相同，在同一中成药医嘱中时常会出现开具2种以上成分相同或是功效相类似的药物，这种行为并没有临床依据，属于一种临床超常医嘱行为。如复方雪莲胶囊和风湿骨痛胶囊联合应用，这两种药物中均含有草乌、川乌，联合应用时会造成毒性成分增加。用法、用药不适宜相对较为少见。因此，临床药师应认真解读药物说明书，了解药物的成分、用量、用药途径、禁忌证、注意事项、功能主治等。面对相关的药物调配环节时，药师应仔细对医嘱药物的合理性、有效性加以核对。医院方面，需将不合理、超出药物说明书使用情况进行严格的禁止，以不断提高药物使用的安全、合理性。另外，医院应对中成药临床用药的合理性、安全性进行不断的宣传教育，并建立中成药警示系统软件。

（3）特殊人群用药干预效果分析　临床上的特殊用药人群多指老年人和妇女儿童，其中，对孕产妇、哺乳期妇女进行用药情况相对更加复杂，需对产妇以及胎儿的健康、发育问题进行仔细的考虑再加以选择。根据《中国药典临床用药须知》中药卷中的内容显示，若在相关的药品说明书中有孕产妇、哺乳期妇女用药需注意的事项说明，则在实施临床研究时应对该情况进行详细的说明，以此为基础进行用药指导。多数临床研究结果均显示中成药中的毒副作用同化学药品相比明显较少，能够成为孕产期、哺乳期妇女的首选使用药物，但是，中成药的临床使用说明书中的信息相对较为简单，很有可能会对药物使用的合理性造成直接影响。由结果可看出，中成药说明书中对特殊人群用药说明还有待进一步完善。本组研究中，共512条医嘱同特殊用药人群有关，在这其中2013年未经干预的有3条，3条未拦截，其不合理医嘱发生率为2.07%；2014～2015年上半年经医嘱干预的7条医嘱有6条拦截，1条未拦截，不合理医嘱发生率为0.27%。

由此可见，为提高特殊人群用药安全性，建议：①开发智能化合理用药监测软件；②在中成药使用说明书的完善方面，相关药物的生产企业应进行严格的修改和完善，尤其是同特殊人群有关的药物，应更加仔细深入地研究和完善，将内容阐述完善，并进行更加具体的临床用药指导；③应对药师的临床参与作用加以重视，在对药物剂量的调整、药品种类的选择、药物之间相互作用、药物不良反应研究的环节上均要求药师进行积极的参与，以帮助特殊人群不合理用药情况得到解决，从而不断提高其用药安全性；④需对药物的具体功效以及成分等的内容进行详细的了解，特别是需要掌握与其他中成药进行联合使用的合理与否情况，应尽可能减少药物的使用剂量，防止出现超剂量或是重复用药情况的发生；⑤严格对《医院点评管理规范》所规定的具体原则加以遵守，尤其是针对特殊人群的中成药使用情况，严格进行点评。

综上，中山市苏华赞医院临床药学室通过借鉴西药、抗菌药的医嘱点评模式和做法，对2013年与2014～2015年上半年中成药使用情况做出回顾性点评分析，发现不合理用药趋势并及时干预；提出对特殊人群中成药医嘱的事前干预胜于事后干预，受到医生、护士的认同，同时提高药师查房效率，为推动中药临床药学的发展做出了有益的尝试和提供了借鉴经验。

四、药品说明书致医疗机构风险分析及对策

2006年3月15日，国家食品药品监督管理局颁布了《药品说明书和标签管理规定》，对药品说明书撰写作出详细要求。随着《药品说明书和标签管理规定》的深入执行以及国家不良反应监测体系的完善发展，督促了各生产厂家及时地为所生产的药品修改说明书，导致药品说明书状况出现了比较大的改变。近年来，各级医疗机构对说明书的利用和管理工作都十分重视，从而避免了不少医疗纠纷的发生，但也有医疗机构不重视说明书的管理和利用工作，临床医师不按说明书开处方，药房药师不按说明书交代患者注意事项，临床药师不按说明书来为患者提供用药咨询，结果导致不少问题出现。因此，加强对药品说明书的利用和管理，对于提高医院药学服务质量、减少用药差错、降低医疗风险和医患纠纷都具有重要的意义。下文对药品说明书致医疗机构风险进行了分析，并提出了应对措施。

1. 药品说明书现状分析

（1）药品说明书更改频繁　笔者于2011年3月随机收集了中山市中医院第一门诊使用的药品说明书25份，对其修改时间和次数进行统计分析（图2-1和图2-2）。

从图2-1中可见，25个样本品种在2009～2010年药品说明书发生过修改的有15种，超过样本总数的60%。而图2-2显示，这25个样本品种，修改过1次的共11种，占样本总数的44%；也有出现3次修改和4次修改的品种，而且调查结果显示这两个品种每次修改时间比较接近，且出现一年内修改2次；0次修改的药品共有6种，均为近5年才上市的新药。

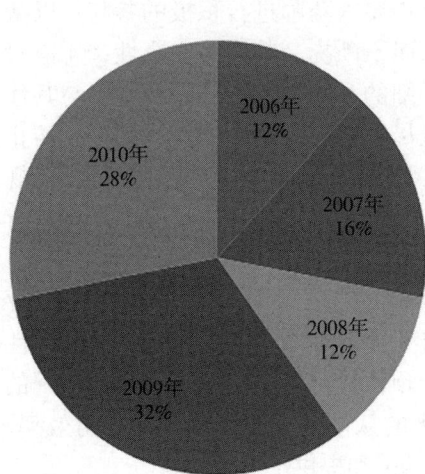

图 2-1　中山市中医院第一门诊药房 25 种
药品说明书最后修改年份统计

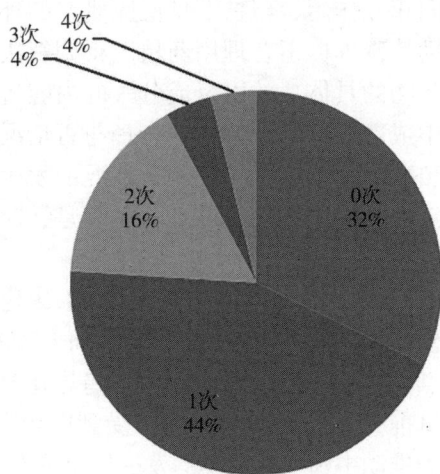

图 2-2　中山市中医院第一门诊药房 25 种
药品说明书修改次数统计

（2）不同厂家同品种药品的说明书存在差异　厂家修改药品说明书时，不同厂家同成分的说明书不太可能同步修改，这就导致这些相同成分药品说明书存在一定的差异。笔者于 2012 年 2 月对医院中心药房所使用的 30 组不同厂家相同成分的口服药品说明书，根据原国家食品药品监督管理局对药品说明书的规定，针对"适应证""禁忌""孕妇和哺乳期妇女""儿童"和"老年用药"等 5 项内容统计其差异情况，结果见图 2-3。

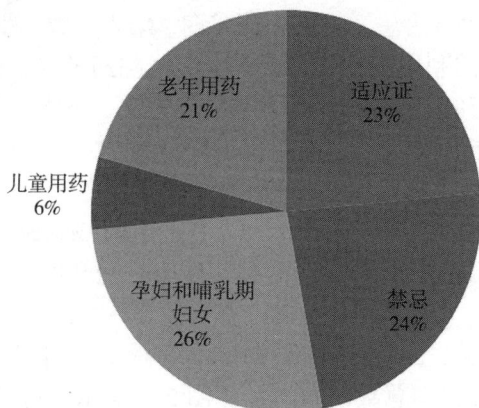

图 2-3　中山市中医院中心药房 30 种药品说明
书项目差异统计

样本中"适应证"有 8 组药品存在差异，例如，免疫调节药物来氟米特片，生产厂家为福建汇天生物药业，药品说明书标示的适应证为"成人类风湿关节炎"，美国欣凯的除了适用于"成人类风湿关节炎"，还适用于"狼疮性肾炎"；"禁忌"项的描述也有 8 组存在差异，例如，珠海丽珠集团生产的苯磺酸氨氯地平胶囊的"禁忌"描述为"对二氢吡啶类药物或本品中任何成分过敏的患者、严重低血压患者、重度主动脉瓣狭窄患者禁用"，而辉瑞公司生产的苯磺酸氨氯地平片剂则为"对二氢吡啶类药物或本品中任何成分过敏患者禁用"。类似的情况也在"孕妇和哺乳期妇女""儿童用药"和"老年用药"等项目中存在。

（3）药品说明书的仲裁地位　药品说明书的频繁更改，意味着药品说明书比现版教材、《中国药典临床用药须知》更新更具时效性；药品说明书必须经过国家药品监督管理部门审核，意味着其权威性；另外，笔者认为生产厂家有资格及责任对自己的产品进行个性描述。以上三方面因素，将赋予药品说明书在医疗纠纷仲裁中，比现版教材、《中国药典临床用药须知》有更重要的裁决地位及更重要的法律作用，而且存在一定的提升空间。

国家相关法规对药品说明书进行监控，国家不良反应机制促使说明书修改，促使药品说明书记载的信息频繁变化；药品经营企业在拟定自己产品的说明书时，能根据自己产品的性能特点制订符合产品特点的个性描述，而不再像以前那样完全照抄式地抄录。现时药品说明书的更改频繁、不同厂家描述存在差异等方面的改变，对于整个药品生产、销售行业来说，是一种值得欣喜的良性发展的信号。然而，如果医疗单位未能及时把握住药品说明书的变化，将会给医疗机构带来各种风险。

2. 医疗机构忽视药品说明书管理可导致的风险

（1）法律风险　医疗机构若不能及时掌握药品说明书的变化及经营品种之间的描述差异，容易导致超说明书使用药品。超药品说明书用法是指药品使用的适应证、给药方法或剂量不在国家批准的说明书之内的用法。超药品说明书用法在我国并无确切的定义，也少见相关领域的研究，但不按照药品说明书使用药品在门诊调剂工作中相当常见。由于现时我国对"超药品说明书用法"尚无明确立法，故"超药品说明书用法"在没有受到国家法律法规约束的同时，也没得到国家法律法规的保护。从严格的法律角度来看，"超药品说明书用法"对医疗机构来说只存在风险，不存在效益。

（2）治疗风险　目前我国化学药品说明书撰写依据主要是引用外国文献，是针对西方人种的生理数据和实验动物数据；中药注射剂的说明书主要是参考实验动物数据。这与实际使用人群存在相当大的差异，因此药品需要在上市后实施监控（厂家的监控、政府的监控）来继续确立药品的安全性，以此为依据进一步完善药品说明书，故一些上市时间较短的药品修改得比较频繁。

由于各种复杂的因素影响，医疗工作者一般倾向使用新药，导致其使用率大大提高。当相关的监控不理想时，药品的使用频率越高，所致的风险越大，加上可能出现的"超药品说明书用法"，将进一步加大医疗单位药物治疗风险。

（3）经济风险　越来越多医师意识到药品说明书在医疗纠纷中的地位，故药品说明书的修改信息往往导致相关药品滞销。以中医院使用的注射用头孢替安为例，引用中山市中医院第一门诊 2010 年 7 月～2011 年 1 月的销售数据，见图 2-4。

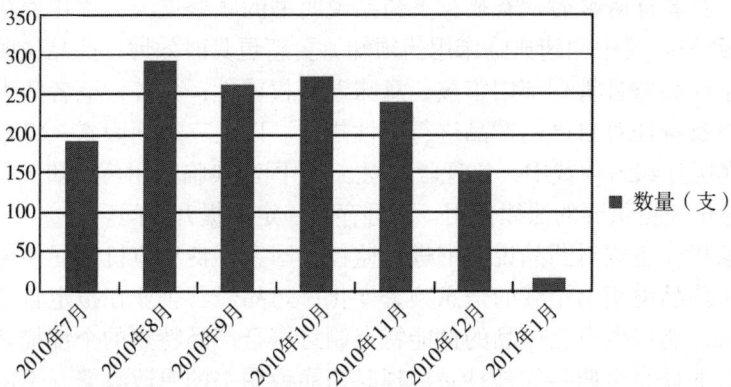

图 2-4　第一门诊头孢替安 2010 年 7 月～2011 年 1 月销售统计

第一门诊在 2010 年维持一定数量地使用注射用头孢替安，但是在 2010 年 12 月开始，该产品的使用量剧减。这归因于在 12 月 18 日医院根据该药的说明书发布了关于使用该品种前进行皮肤过敏试验的要求，以确保该药的使用安全。此要求在一定程度上向医师暗示该品种存在一定的使用风险，导致医师尽量避免使用该品种而使其用量剧减。在滞销状态下的该品种最后的处理办法，可能是待到期后全部报废，这将给药厂或医疗机构造成经济损失。

3. 建立药品说明书档案　医疗单位应针对药品说明书现况，以及时捕捉药品说明书变化、辨别同成分品种说明书间差异为目的，建立、健全以经营品种说明书建档管理为主要手段的管理方法，以规避说明书带来的风险。

（1）建立药品说明书归档管理制度及相应的管理办法

①为所有经营品种说明书建立档案：收集每个经营品种的药品说明书，对其进行详细审核，建立相应数据库，制订相应办法进行监控。

②建立药品说明书评价方法：药品说明书、药品的外包装等可以在一定程度上反映出生产厂家的综合素质。根据说明书的内容对厂家作出一定的评价。譬如，在药品说明书中出现错别字的厂家就可以初步断定其并不是很严

谨的企业，可以对其产品的质量作出一定的质疑。

③对收藏的说明书档案进行管理：对同一品种新旧厂家的说明书、同一品种不同厂家药品说明书、同一品种不同批次说明书都应该进行对比监控，将说明书各个项目进行比较，当禁忌证、不良反应、用法用量、注意事项等敏感项目出现异常者，及时上报医院相关主管部门。同时，对一些不寻常的项目修改应该提高警惕。譬如，当某个品种的药品说明书增加使用前皮试的要求或者建议时，应注意该品种其他厂家同成分品种是否相对存在较大的过敏概率。

④制定重点监控品种：对使用量大、交易金额大或者性能信息不够详细的高风险品种，都应该划为重点监控的品种，除了对这些品种的药品说明书进行归档、对比等工作外，还应该注意收集国家主管部门的相关医药情报及行政指令。例如 2012 年 3 月 26 日，国家食品药品监督管理局发布了第 45 期《药品不良反应信息通报》，提醒医务人员和患者关注香丹注射液引起严重不良反应的问题，而这样的情报很可能对医疗机构的香丹注射液使用出现不良反应甚至风险有一个提示作用，应该引起警觉。

⑤建立药品经销商评价方法：医疗机构可以要求药品经销商在最短时间内提供其供应品种说明书的修改情报。如上文所说，药品说明书、药品的外包装等可以在一定程度反映出生产厂家的综合素质，药品经销商对其经营品种信息的掌握也可以在一定程度上反映该药品经营企业的综合素质。我们可以根据药品经销商对于其经营品种药品说明书变化的掌握程度，从而对该经销商的业务水平作出一定程度的评价。

（2）建立药品说明书数据库及相关咨询功能模块　建档后的药品说明书信息，可以通过各种手段向医务人员进行发布，以便医务人员在了解药品说明书信息的同时，也可以掌握药品说明书信息的变化以及同成分药品说明书间的差异。

①在医疗机构局域网建立药品说明书数据库：药品说明书数据库应该包括药品说明书的"原文录入"及"原件扫描"两部分。"原文录入"是完全按照说明书原始内容为依据将信息重新整合，以类似于 WINDOW 系统"帮助"功能的菜单选项模式展示药品说明书信息。例如，当点击或者键入"盐酸氨溴索片"时，菜单上将出现"成分""适应证""用法用量"等选项，当点击"用法用量"时，将出现"口服，成人，一次 1～2 片，一日 3 次"等关键信息，再点击相关功能键时，再弹出"饭后服"等其他明细信息。"原件扫描"是将说明书原件的扫描文件以附件或链接的方式连接到相关的数据档案上，以便使用者需要时直接查看原件。

②设置针对性的咨询模块：可以根据对药物信息的需求差异，将药品说

明书信息组合，设置针对不同职业的咨询功能模块。例如针对护师，可以将"用法用量""配伍禁忌"等与护士工作较为密切、咨询频率较高的几项信息，设立为"护师模块"，为护士在工作中查找药物信息提供快捷方式。

③设定药品说明书信息警示：当收藏品种的说明书信息发生修改时，药品说明书数据库可以做出相应的变化及提示；同样，药品说明书数据库也应该提示相同成分不同厂家药品说明书的差异。

4. 结语　以药品说明书建档管理为主要手段的管理方法，并非以杜绝超药品说明书用法或者限制医师用药为主要目的。事实证明，超药品说明书用法往往是合理及难以避免的。药品说明书建档管理除了规避说明书带来的风险，还希望能为医师的用药行为提供最清晰的数据。当然，由于缺乏现成的执行办法、标准、技术支援及现成收益，医疗机构建立、健全药品说明书的管理方法、应对策略可能是一个较为漫长的过程。

第三节　我们开展的中药临床药学工作

全球经济一体化和人们崇尚回归自然的世界潮流中，中医药越来越受到全世界人民的接受和喜爱。然而，随着中医药在世界范围内的广泛应用，中药的不合理应用现象也在不断增加。如何合理使用中药，避免中药药害事件，减少中药不良反应的发生，保障患者用药安全，已成为社会各界关注的焦点。中药的不合理使用不仅危害了患者的健康、耽误了疾病的治疗，而且浪费了有限的卫生资源。而紧密结合中医临床开展的中药临床药学，其工作核心就是合理用药，中药临床药师和中医师合作，结合患者的病情，选择合适的治疗方案，使临床用药达到安全、有效、合理、经济的目的。因此，关注中药临床安全、合理使用，推动中药临床药学工作的开展是避免中药药害事件、减少中药不良反应的最有效措施之一，也是保障临床安全用药的有效手段。笔者现结合自身和团队多年来从事相关工作的经验，关注和探讨中药安全性问题，为促进中药安全性问题的研究、推动中药临床药学工作的开展提供参考。

一、关注和探讨中药安全性问题，促进安全合理使用

近年来，由于中药安全性事件频频发生，已将中药安全性问题推向社会舆论的风口浪尖，成为人们关注和讨论的热点话题。一向自称为"安全、有效"的中药究竟是真的安全无毒还是毒性严重呢？如何正确认识和对待中药安全性的问题？这已成为许多人十分关注的问题。为此，笔者一直关注中药

安全性问题，对国内外频繁发生的系列中药安全性事件进行了系统回顾、分析、探讨，提出了如何认识和应对中药安全性问题的观点，即对待中药安全性问题，既要做到充分认识，又要做到理性对待；既要加强研究，也要通过积极宣传促进合理应用，从而避免或减少中药安全性事件的发生。相关的中药安全性问题探讨内容已于国内多家专业学术期刊发表，并在中华中医药学会、广东省中医药学会、广东省执业药师培训中心、广东省药学会，以及安徽、江苏、天津、福建等省市医院主办的科普论坛、培训班、学习班及学术会议上就"中药（或中成药）安全性问题"做过40多场讲座或报告。笔者认为，导致中药安全性问题出现的因素很多，但最主要、最根本、最具普遍性的问题是使用者对中药的安全性认识不足，出现不重视合理使用中药现象。怎样合理应用中药是未来应该努力研究的方向。中药在临床的应用既要做到辨证处方、选药配伍、随证加减，也应注意用药禁忌和用量，更应"中病即止"，防止出现长期超量应用。而对于一些缺乏中医基本知识的西医师则应加强对中医药基础知识和中医药基本理论的培训，应在掌握一定中医药基本理论的基础上应用中药，以减少中药不合理应用。另外，在中西药配伍机制尚不清晰、无明确的中西药联用可增效减毒的指引情况下，应尽量避免联用。

二、积极开展中药注射剂不良反应研究工作，促进安全合理使用

近年来，随着"鱼腥草注射液紧急停用事件""刺五加注射液事件""茵栀黄注射液事件"等中药注射剂安全性事件的频繁发生，以及中药注射剂不良反应报道例数的急剧增多，其安全性问题也成为社会各界关注的焦点。目前，社会上普遍认为，中药注射剂安全性问题主要是由于注射剂本身的质量因素引起，甚至部分人就此否定中药注射剂。其实并非如此，笔者进行的统计研究表明，中药注射剂的不良反应更多的是与其在临床是否合理使用有关。有数据显示，中药注射剂不良反应中70%均是临床不合理使用造成。在2012年召开的"中药注射剂风险控制专题座谈会"上得出结论："过去中药注射剂不良反应中80%甚至90%均源于不合理使用。"对于这一观点，笔者于2009年7月举办"全国中药注射剂安全性学术研讨会"时便提出。临床不合理使用已成为目前中药注射剂不良事件频发的一个主要原因。因此，为促进中药注射剂临床合理使用，应积极开展中药注射剂不良反应分析与应对研究工作。笔者带领团队于2001年开始着手研究一些中药注射剂不良反应的一般规律和特点，10多年来一直开展中药注射剂不良反应文献分析研究，到目前为止，在各级医药期刊上发表有关中药注射剂不良反应的总结性论文40余篇，为临床医师、药师、护士安全合理使用中药注射剂提

供了参考。为使该项研究深入持续开展下去，2009年笔者团队以"常用中药注射剂不良反应文献分析与防治措施规范化研究"为题向广东省中山市科技局申请专项研究课题，该研究项目于2012年分别获得广东省中山市科技进步二等奖、广东省药学会医院药学科技二等奖。与此同时，笔者发起承办"全国中药注射剂安全性学术研讨会"，全国各地专家学者300余人出席研讨会，会上专家学者们从多方面深入探讨了中药注射剂安全性问题。为使我们的研究成果得到更广泛的推广应用，在总结有关课题研究成果的基础上，分别于2010年和2012年编写《中药注射剂的不良反应与应对》和《中药注射剂不良反应速查》两部专著，可为临床合理使用中药注射剂提供重要参考，以减少或避免中药注射剂不良反应的发生。

三、制订中药处方点评实施要点，推动中药处方点评工作开展

作为对不合理用药进行干预的一种方法，处方点评工作近几年来在全国各地医院如火如荼地开展，收到较好效果。但作为处方点评中重要组成部分的中药处方点评工作却开展得较少，国内目前仅少数中医医疗机构开展了对中药不合理用药进行点评和干预的工作。究其原因，除与中药处方点评本身难度大、中药专业技术力量薄弱有关外，还与目前各地制定的一些处方点评实施细则多以化学药处方点评特点制定有关。这些并不适合中药处方点评工作，致使中药临床药师着手开展中药处方点评难度大。因此，建立一套科学化、系统化且与中医药特点相适应的中药处方点评具体实施要点便成为当前开展中药处方点评工作迫在眉睫的首要任务。作为《广东省处方点评实施规范（试行）》的起草专家，笔者就如何开展中药处方点评做了大量的探讨性工作，提出了中药处方点评可以从点评中药辨证施治原则、药物配伍、用药剂量、用药时间、用药禁忌、中药注射剂的合理使用等方面展开为具体实施要点。并以"中药处方点评实施要点探讨"为题先后在广州、深圳、南京、合肥和天津等地做了多场的专题学术报告，希望借此推动中药处方点评工作逐步开展，促进中药临床药学的发展。

四、编撰中成药合理使用手册，为正确使用中成药提供参考

中成药是中医药学的重要组成部分，具有疗效显著、使用方便、副作用小等优点，长期为医家所乐用，且深受广大人民群众的欢迎，为防病治病、保障人民身体健康做出了重要贡献。但目前中成药的临床应用存在的问题较多，不合理应用情况发生的比例仅次于抗生素类药物，主要原因是越来越多的中成药处方是由西医师开具。据不完全统计，六七成的西医大夫在为患者

开具中成药。而其中大多数西医医师并没有系统学习过中医药的基础理论和中成药的相关知识，在应用中成药方面经验不足，又缺乏指导。虽然目前出版的中成药手册类书籍众多，如《中成药的合理使用》《常用中成药合理应用》《实用中成药手册》《中成药临床合理应用手册》等，但此类书籍多是按中医药理论的功能主治、辨证选药来编写的，在药物分类上将药物分为解表药、清热药、温里药、表里双解药等，西医师和普通老百姓难以理解，无法用作选用中成药的参考。为此，笔者于 2012 年精心编写了一本适合于西医师阅读的《新编中成药合理应用手册》。该书全部药物采用现代医学病证进行分类，全文内容均尽量避免中医专属的词汇，在适应证候描述方面一改以往中医描述风格，采用现代的疾病症状词汇进行细致描述，让西医师甚至普通读者轻松理解，进而正确合理选择药物。该书的问世为广大医师、药师、护士，甚至普通群众如何正确使用中成药提供了参考，特别是在安全使用中成药方面有着极为重要的现实意义。

五、规范中药临床药学定义，探讨中药临床药学开展模式

对于中药临床药学，以往一直存在不同的提法，其中"中药临床药学"和"临床中药学"两种提法最为常见。笔者认为，"中药临床药学"更侧重于合理用药，也更符合现代临床药学的核心内容，故赞成以中药临床药学为其正名，且中药临床药学不可称为"临床中药学"。在确定有关名称和提法后，规范中药临床药学的概念也是非常重要的，然而，关于中药临床药学的概念及定义目前仍未达成共识。有学者为中药临床药学定义为：中药临床药学是指在中医药理论指导下，以患者为对象，研究中药临床治疗的安全性、有效性、合理性的学科。另有学者认为：中药临床药学是在中医药理论指导下，以临床用药为核心，研究中医辨证用药基本理论及应用规律的一门学科。这两种定义均明确提出"中药临床药学是在中医药理论指导下"，阐明了中药临床药学的渊源，有别于以西医药理为基础的西药临床药学理论体系，且定义中都包含了临床药学核心即合理用药内容，具有一定科学性，但在中药临床药学的性能和具体研究范围的表述方面存在不足，缺乏依据和具体实际指导意义。为此，笔者将其定义为：中药临床药学是指在中医药理论指导下，以患者为对象，研究中药及其制剂与人体相互作用和合理、有效、安全用药及应用规律的一门综合性学科。此定义对中药临床药学的内涵外延都做了较为具体的描述，是对中药临床药学较为全面的概括。

以独特的中医药理论指导中药临床药学，决定了中药临床药学的开展模式必将不同于以西医理论为指导的西药临床药学模式，如何积极探索科学合理的中药临床药学开展模式是中药临床药学人员的任务。有关中药临床药

开展模式现有不少人展开了探讨，有不少人认为必须建立健全药理与毒理研究、药动学及药物监测研究、疗效观察研究等研究科室，才能有序地开展中药临床药学工作。笔者认为，中药临床药学工作的开展模式多种多样，如收集、整理、上报、反馈中药信息；安排临床中药师参加临床会诊与查房；开展中药处方点评；提供中药咨询服务等。各级医院应根据自身的状况和条件开展力所能及的中药临床药学工作，并非必需健全中药临床药学室、中药药理与药效学实验室等此类组织机构后才能开展，也并非开展治疗药物监测、中药药动学等难度较高的研究项目才算是开展了中药临床药学。然而，为更好地开展中药临床药学工作，建立相对合理的组织形式还是有必要的。因此，医院应设立专门的"临床药学室（西医院）"或"中药临床药学室（中医院）"基本组织机构，承担医院中药临床药学工作的开展，西医院的临床药学室应配备适当比例的中药临床药师，中医院的中药临床药学室应以中药临床药学专业人员为主组成，负责具体组织和指导全院中药临床药学工作的开展。这也是目前医院开展中药临床药学最基本的模式。

六、编撰《中药临床药学》专著，建立中药临床药学理论体系

目前，全国各级各类医院都相应成立了临床药学室，临床药学工作正在如火如荼地开展，正式出版的临床药学专著也越来越多，如《临床药学理论与实践》《临床药师工作指南》《临床药学导论》《实用临床药学》《临床药学与药物治疗学》《临床药学》等，为临床药师开展临床药学工作提供了重要的参考，使临床药师在规范临床药物治疗、促进合理用药、保障患者用药安全方面发挥了重要作用。但上述临床药学书籍均是以如何开展西药临床药学内容来编写，对指导中医药特点鲜明的中药临床药学开展意义不大，如何开展中药临床药学工作一直是困扰全国各级医疗机构中药临床药学人员的棘手问题。为了给各级各类医疗机构开展中药临床药学工作提供理论依据和参考资料，笔者牵头组织全国 16 家三甲中医院药剂科从事中药临床药学工作的科主任和中药专业技术人员编写了《中药临床药学》一书，并于 2013 年 11 月由人民卫生出版社出版。该书内容涉及中药的合理应用、特殊人群中药的使用、中药调剂的基本知识与操作技能、中药煎药及临方炮制、中药处方点评、中药不良反应、中药注射剂的安全性、中药药源性疾病、中药临床药动学、治疗药物监测与个体化给药方案、中药药物相互作用、中药药物经济学、中药循证药学、中医药文献与信息、中药药历书写规范、中药药学服务与咨询等章节，内容全面，资料翔实，涉及中药临床药学的各个方面，是我国正式出版的第一部关于中药临床药学的专著，系统地探讨了建立适合中医药特点的

中药临床药学开展模式，初步建立了中药临床药学的学科理论体系，为全面深入推动中药临床药学的开展打下了坚实基础、提供了技术支持。

七、召开学术研讨会，提出积极开展中药临床药学工作倡议

目前，全国各地召开了形式多样的临床药学学术会议，为临床药学学科建设和临床药学的发展起到了积极推动作用。但会议内容多为围绕开展西药临床药学进行研讨，极少涉及中药临床药学方面的内容。为了促进中药临床药学更好的发展，笔者于 2013 年 12 月 6～8 日组织承办了由中华中医药学会主办的首次"全国中药临床药学学术研讨会"暨国家级继续教育项目"全国中药临床药学学术研讨班"，来自国家中医药管理局、中华中医药学会的领导、嘉宾及全国各地的大中型中医院药学专家 300 多人出席本次大会，同期还邀请全国 6 所高校中药学院领导与 20 多所三甲中医院药学部（药剂科）主任共同举行了"中药临床药学工作座谈会"。研讨会上，全国各地的 14 位专家分别从中药不良反应、中药药源性疾病、中药药动学、中药循证药学、中药药学服务与咨询以及中药临床药学的现状与未来发展趋势等中药临床药学方面内容进行了讲座和交流，共有 80 余篇论文参与了交流，并编印出版了精美的大会论文集。本次大会还向全国发出了"关于积极开展中药临床药学工作的倡议"，呼吁各级医疗机构重视中药临床药学工作，加大硬件和软件投入，积极开展中药临床药学工作；中医药院校开设中药临床药学选修课程，并逐步争取开设中药临床药学专业；参考西药临床药师培养模式，启动中药临床药学培训基地的建设工作等。此后在 2016 年 11 月 26～27 日在中山市又组织承办了第二届"全国中药临床药学学术研讨会"暨国家级继续教育项目"全国中药临床药学学术研讨班"，来自全国各省市大型三甲中医院药学技术人员 500 多人参加会议。这两次会议的召开和积极开展中药临床药学工作倡议的提出对于促进中药合理使用，推动中药临床药学发展以及振兴祖国的中医药事业产生了重大而深远的影响。

八、关注人才培养问题，推动中药临床药学教材编写出版

中药临床药学的发展有赖于人才的培养，相比西方发达国家已普遍设立临床药师高等教育而言，我国已落后二三十年，直至 1989 年，国内第一个临床药学本科班才于原华西医科大学药学院设立。此后，原北京医科大学、上海医科大学、南京药学院等近 30 家高校相继开设临床药学专业，但国内高等中医药院校尚未设置中药临床药学专业，亦未见中药临床药学相关教材出版。另一方面，卫生部于 2006 年启动了临床药师培训试点工作，在全国遴选较好开展临床药学工作的大型综合性医院作为培训基地，对各级医疗

机构选送的药师进行为期一年的临床药学培训，期满考试合格后由卫生部颁发临床药师资格证书。截至 2014 年底，已有 200 家医院成为培训基地，4000 余名药师获得临床药师的资格证书，而中药临床药师的培训工作目前尚未启动。为此，笔者曾提出倡议：建议由国内中医药大学药学院与国内大型三甲中医院药学部联合成立"中药临床药学系列教材编辑指导委员会"，开展中药临床药学系列教材的编写工作；建议国家中医药管理局将中药临床药学工作开展较好的三甲中医院设为中药临床药师培训基地，由基层医院选拔中药临床药学人员到基地进行为期一年的培训，考试合格后颁发中药临床药师资格证书。这一倡议得到了中药临床药学专家们的积极响应和支持。

为进一步推动中药临床药学系列教材的编写工作，笔者邀请了时任全国中医药高等教育学会中药教育研究会理事长、安徽中医药大学副校长彭代银教授及安徽中医药大学附属一院副院长夏伦祝教授、药学部副主任汪永忠教授一行莅临中山市座谈，并专程到北京拜访了人民卫生出版社药学编辑部主任曹锦花编审及陈伟编辑，商议启动教材编写工作，得到一致支持。应彭代银理事长的邀请，笔者和曹锦花编审参加了 2014 年 10 月在南京召开的"2014 年全国中医药高等教育学会中药教育研究会年会"，笔者在大会上做了"中药临床药学的现状、存在问题及人才培养与教材建设的探讨"的学术报告，首次提出了编撰《中药临床药学导论》《中药药学服务》《中药处方点评》《中药信息检索与应用》《中药药源性疾病与不良反应》《中药药动学与治疗药物监测》《中西药配伍概论》《中药药物经济学》《临床中药治疗学》《中药临床药理学》等系列教材的设想，与会专家就中药临床药学专业人才培养与教材建设问题进行了研讨，全国 30 多所医药高校的中药学教育专家一致认为，在目前还没有设置"中药临床药学专业"的状况下，很有必要尽快组织有关人员编写一套"中药临床药学专业"创新教材，供有志于从事医院药学、临床药学及药学服务工作的大学本科生、研究生选修相关课程，以及供医院中药师选修自学所用。经多方努力，全国中医药高等教育学会中药教育研究会和人民卫生出版社于 2014 年 11 月正式发文启动成立"全国高等学校中药临床药学专业创新教材建设指导委员会"，并在全国范围内遴选全国高等学校中药临床药学专业创新教材主编、副主编和编者。至此，中药临床药学系列教材的编写工作正式启动。

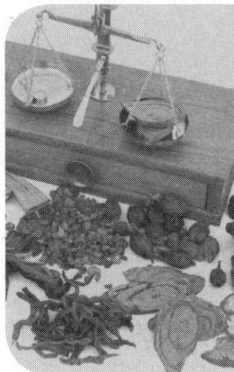

第三章
中药临床药学人才培养

中医药是我国特有的医疗资源，是医药卫生事业中不可替代的重要组成部分，具有鲜明的中国特色。中药临床药学是以研究中药临床合理应用为主要内容，评价临床用药安全性、有效性等的一门新型综合性学科，中药临床药师是执行中药临床药学工作的主体。近年来，以临床药学迅速发展为契机，在国家政策对传统中医药的支持不断加强的背景下，各大医院和患者对于中医药的需求持续增加，使各医疗机构对中药临床药师的需求不断扩大。因此，中药临床药学人才培养成为中药临床药学学科发展的关键。

第一节　中药临床药学人才培养的呼吁、现状及探讨

中药临床药学的发展有赖于中药临床药师的培养，中药临床药师的专业技术水平直接关系到中药临床药学工作的开展。目前西药临床药师培养已经取得了一定成果，相对而言，中药临床药师的培养工作仍是空白。对于我国中药临床药师人员不足、水平不高的现状，国内众多的医院药学管理者及中药专业人员已高度关注。笔者也一直认为促进中药临床合理应用，降低中药不良反应风险，必须尽快启动中药临床药学工作，中药临床药学人才培养已迫在眉睫。并在《中国中医药报》《中国药学杂志》《中国药业》等报刊杂志上发表文章呼吁、探讨中药临床药学人才培养，为推动这方面工作发挥积极作用。

一、呼吁：尽快启动中药临床药学人才培养

近年来，由于不合理用药导致的中药不良反应逐年上升，在原国家食品药品监督管理局发布的年度国家药品不良反应监测年度报告中，中药的不良反应报告病例占总报告病例的比例从 2009 年的 13.3% 上升至 2013 年的 17.3%，中药不良反应病例报告数一直是仅次于抗感染药物不良反应病例报告数而位居第二位。从这些数据来看，我国药品安全风险中中药占据较大的比重，如何合理地使用中药、避免中药药害事件及减少中药不良反应的发生已迫在眉睫。而紧密结合中医临床开展中药临床药学，促进中药的合理应用，是降低中药不良反应发生率的一个重要手段。

目前全国各地各级中医院都十分重视中药临床药学工作的开展，但从近期开展的中药临床药学工作调查结果来看，开展中药临床药学工作存在的最大问题就是中药临床药学人才奇缺，至今没有一个合格（持证）的中药临床药师。为此，呼吁必须尽快开展中药临床药学人才的培养工作，为医疗单位进行中药临床药学工作输送合格的中药临床药学专业人才。

1. 建议全国各地中医药大学开设中药临床药学课程 中药临床药学的发展有赖于人才的培养。没有人才，就不可能开展中药临床药学服务。西方发达国家均已普遍设立临床药师高等教育。相比之下，我国落后了近 20 年。20 世纪 80 年代初开始，原华西医科大学、上海医科大学、北京医科大学、南京药学院等先后开设临床药学班；1989 年华西医科大学药学院开设了第一个 5 年制临床药学本科专业。目前，国内已正式出版了临床药学系列教材，有许多高等医药院校也都逐渐开设了临床药学专业，但未见出版过中药临床药学系列教材，亦未见有相关高等院校设置中药临床药学专业（部分高校开设了临床中药学专业，但与中药临床药学专业是不同的专业方向）。

为加快中药临床药学专业人才的培养，建议由国内中医药大学药学院与国内大型三甲中医院药学部联合成立"中药临床药学系列教材编辑委员会"，开展中药临床药学系列教材的编写工作；建议国内中医药大学开设中药临床药学专业，科学设置中药临床药学课程，同时也建议各大医院尤其是各中医药大学的附属医院药学部的兼职硕士生导师在"中药学"学科之下招收以"中药临床药学"为研究方向的研究生。

2. 建议国家中医药管理局设中药临床药学培训基地 为适应医疗机构改革发展对临床药学人才的需要，推动临床药师培养工作的落实，卫生部于 2006 年启动了开展临床药师培训试点工作，在全国遴选开展临床药学工作较好的大型综合性医院作为培训基地，接受各级医疗机构选送的药师进行为期一年的临床药学培训，期满考试合格后颁发临床药师证，作为从事临床药学

工作的资格证书。目前西药临床药师培养工作正在全国各地如火如荼地开展，截至 2013 年底，已有 134 家医院成为培训基地，3000 多名药师获得临床药师资格证书，尚有 400 多名药师正在培训中，而中药临床药师的培训工作目前尚未启动。建议国家中医药管理局参考目前西药临床药学人员培养模式，把一些中药临床药学工作开展较好的三甲中医院设为中药临床药师培训基地，选拔一些基层医院的中药临床药学人员进行为期一年的培训，发给中药临床药师证书，以便为中药临床药学培养更多的技术人才。这也是中药临床药学人才培养的当务之急。

二、中药临床药师的现状与发展建议

近年来，临床药学得到了长足发展，其中西药临床药学得到了快速而有序的发展，但中药临床药学的发展较迟缓。国家中医药管理局在 2006 年提出的《中医药事业发展"十一五"规划》中明确要求"开展中药临床药师培养试点工作，设立若干个中药临床药师培训试点单位，培养一批中药临床药师"。但目前大部分中药联合用药，其临床使用的合理性和有效性并无科学、有力的证据，加上临床中药学人才匮乏，缺少能对临床用药进行合理分析的中药学专业人才，故对中药临床合理用药的探讨基本处于起步和探索阶段。笔者总结分析了现有中药临床药师发展现状，预测未来前景，旨在为将来建立规范化的中药临床药师工作模式、培养合格的中药临床药师，切实有效地解决中药临床合理用药问题奠定基础。

1. 发展现状

（1）数量偏少，尚未形成队伍和体系　据国家卫生和计划生育委员会公布的数据，截至 2014 年 9 月底，全国医疗卫生机构数达 98.2 万个，其中医院 2.5 万个，基层医疗卫生机构 92.1 万个。截至 2014 年 6 月 30 日，全国注册执业药师共 12.7 万人，药学类注册执业药师 8.03 万人，中药学类注册执业药师 4.5 万人，同时注册 2 种的执业药师 1464 人。国家对临床药师人数的规定为 8%，但许多综合医院远未达到。目前，医院药剂科人员数量少，与承担的工作内容及工作范围存在着矛盾冲突，故药剂科只能安排极少数量的中药师开展临床服务。且许多医院未设立中药临床药师岗位，即使在有中药临床药师部门的医院，中药临床药师也只能工作在重点科室，不能覆盖所有临床科室，很难形成中药临床药师队伍和体系。

（2）整体业务素质不高　中药临床药师不仅要熟练掌握中药学、中医基础理论、中医诊断学、方剂学等知识，以及分析中药处方的组成原则、配伍禁忌等，还要掌握相关化学药的功能主治、药理作用及临床基础医学、与医师患者沟通的技巧等。这对中药临床药师自身文化素质要求较高，但目前大多数医院中药学专业人员技术力量较薄弱，在医院工作的中药学专业人员的知识面较窄、结构偏低，专业知识掌握率不高、运用不熟练，单纯从事中药调剂、制药和管理药物等工作，导致中药临床药学的工作无法顺利开展。另外，高等教育资源与中药临床药师业务素质水平不匹配。中药学的教育多是单一的化学－药学型模式，偏重于理论化的专才培养，其课程包含了大量化学药物课程，临床药物治疗学、中医学、临床医学等知识相对薄弱，工作后的医学、药学继续教育及临床实践培训等工作也开展不够，这些都在一定程度上阻碍了中药临床药师人才的培养。有人对北京19家二、三级医疗卫生机构中药临床药学开展现状调查分析发现，中药师中100.0%缺乏临床实践经验，88.9%缺乏完善的工作模式，61.1%的药学专业知识储备不足；77.8%的医院未建立中药师培训规划；55.6%的医院无政策支持中药师发展。

（3）缺乏系统培养　中药临床药学的发展有赖于人才培养。无人才，就不可能开展中药临床药学服务。西方发达国家均已普遍设立临床药师高等教育，目前，我国也已正式出版了临床药学系列教材，许多高等医药院校也都逐渐开设了临床药学专业，但未见有相关高等院校设置中药临床药学专业（部分高校开设了临床中药学专业，但与中药临床药学专业是不同的专业方向）。目前西药临床药师的继续教育培养工作逐渐规范和系统化，而中药临床药师的培训工作尚未启动，如此下去，西药持证的临床药师在不断增加，而中药至今为止尚无经过系统培训的合格（持证）的中药临床药师。

（4）职业定位模糊　中药临床药师作为参与临床用药决策、监控给药过程、观测患者用药情况并建议必要调整、追踪药物使用最后结果的主要责任人，应在职业能力、分类、职责、角色、拓展等方面有准确的定位，以确保实现药学服务。目前，中药临床药师的编制、绩效考核、教育培养、薪资待遇等一系列配套措施均无明确规定，以致中药临床药师难以积极投入工作，体现自身价值。另外，中药临床药师多属于医院药剂科，虽然药剂科和临床科室是平等的，但临床是医疗机构的重要科室，其需要依据患者临床症状、各项化验检查结果、影像结果等多方面信息进行治疗，而药物治疗仅仅是临床治疗的一项内容。故中药临床药师在整个诊疗过程中的定位不清晰，开展合理用药工作时，很难与临床医师达成共识。

2. 发展建议　临床药师必须朝着专业化方向发展，才能更好地服务于患者的临床用药，让患者接受更专业、合理的药物治疗。我国的医疗系统制度也在借鉴发达国家经验的基础上逐步规范和完善，而中药临床药师是中医药事业发展的必然产物。根据目前各综合性医院中成药的使用调查表明，临床上80%～90%的中成药处方为西医师开具。而西医师大多未系统学习过中医基础理论，无法全面掌握中药使用的辨证论治，故全面培养中药临床药师，指导西医师辨证使用中成药，对患者进行用药指导有积极的作用。另外，中药临床药师可与临床医师共同探讨中成药有效性、安全性、药物相互作用等，以促进临床合理用药。为此，提出以下建议。

由国内中医药大学药学院与国内大型三甲中医院药学部联合成立"中药临床药学系列教材编辑委员会"，开展中药临床药学系列教材的编写工作，国内中医药大学开设中药临床药学专业，科学设置中药临床药学课程，同时医院药学部的兼职硕士生导师在"中药学"学科下招收以"中药临床药学"为研究方向的研究生，为医疗机构培养中药临床药学人才。

为加强和规范现有的中药临床药学人员培训，建议国家中医药管理局参考目前西药临床药学人员培养模式，把一些中药临床药学工作开展较好的三甲中医院设为中药临床药师培训基地，选拔一些基层医院的中药临床药学人员进行为期1年的培训，发给中药临床药师证书，以便为中药临床药学培养更多的技术人才。目前，我国的高等教育将人才培养的方向由先前的研究型逐渐转向职业技术技能型，以适应社会发展尤其是就业需求。但在中药学高等教育方面，目前培养的中药学人才都是中药药化、药剂、药理等面向小众群体的基础研究型人才，而面向大众群体的能解决实际问题的中药临床药学专业尚无中医药大学开设，具有职业技术素养的中药临床药学人才的培养目前还是一片空白。故教育部门应重视中药学高等教育的改革，各中医药大学应以此次教育改革为契机，联合各自三甲附属中医院，参考美国临床药师培养模式，研究开设中药临床药学专业，开展中药临床药学系列教材的编写工作，科学设置中药临床药学课程，培养高层次中药临床药学人才。江苏省中医院从2015年开始联合南京中医药大学药学院，在中药学硕士研究生课程中开设了以梅全喜教授主编的《中药临床药学》为基本教材的中药临床药学课程，为中药临床药学的教育教学和中药临床药学人才的培养做出有益的探索。

随着科技的进步，临床医学及临床药学也随着更新、发展，中药临床药师更要不断加强理论知识和临床实践能力的学习与培训，充分利用现代化的药学仪器与高新技术，为中药临床使用提供科学、有力的数据支撑，更加及时、准确、快速地为临床医师提供系统性的药学服务。后备人才的培养也是中药临床药师队伍战斗力保障的重要支撑，高等教育机构除保持现有的高水平理论学习外，还需加强临床实践的培训，全面提高中药学专业毕业生的理论和实践能力，更好地促进中药临床药学工作的开展。

据世界卫生组织（WHO）调查，全球1/3的患者死于不合理用药，而非疾病本身。2010年德国不合理用药死亡人数达146374例，我国因不合理用药死亡人数占用药患者的比例高达15%～35%。故临床合理用药对人类健康有重要影响。由于中药大多为复方，且作用机制较化学药品复杂，故中药的临床合理使用更重要。近年来，中药不合理应用极常见，由于不合理用药导致的中药不良反应逐年上升，而且我国药品安全风险中中药占据较大比重，如何合理使用中药，避免中药药害事件及减少中药不良反应的发生已迫在眉睫。而紧密结合中医临床开展中药临床药学，促进中药的合理应用，是降低中药不良反应的重要手段之一。

目前，全国各地各级中医院都十分重视中药临床药学工作的开展，但开展中药临床药学工作存在的最大问题是中药临床药学人才奇缺，至今无一位合格（持证）的中药临床药师，故有必要加强中药临床药师的培养。虽然我国的中药临床药师发展尚处于起步阶段，但未来的发展前景是广阔的，中药临床药师的培养与发展是医药发展和社会进步的必然需要。在政府、医院、高校、个人及整个社会的共同努力下，中药临床药师人才培养一定能取得更大成绩，中药临床药师也一定能为患者提供更全面、准确、优质的中药药学服务。

三、中药临床药学人才培养的探讨

2002 年的《医疗机构药事管理暂行规定》出台后，全国二级以上中医院也相继建立了临床药学室，配备了一定数量的临床药师（均为西药临床药师），但这几年中药临床药学的发展非常缓慢，真正开展中药临床药学工作的医院很少，水平也很低，中药临床药学的发展基本处于停滞状态。这里面原因很多，其中最主要的是中药临床药学人才匮乏。人才培养是学科发展的基础性工作，要发展一门学科，必须在人才建设上下功夫。中药临床药学作为一门年轻的学科，刚处于起步阶段，其发展更有赖于人才的培养。没有人才，就不可能开展中药临床药学工作。笔者就开展中药临床药学、培养中药临床药学人才的重要性，中药临床药学人才的培养现状以及中药临床药学人才未来的培养方向进行探讨。

1. 开展中药临床药学及培养中药临床药学人才的重要性

（1）传统中医中药不分家为中药临床药学的开展提供了有力依据 传统中医药学对中药临床药学早有认识，并有较为完整的理论体系。中医药重视"病""证""药"三者的结合，选药遵循"理法方药"，即在明辨病机后确定治疗原则，考虑选择合适的方剂及相应的药物进行治疗。组方时要考虑中药的性味归经、君臣佐使及中药的毒性等；服药时要根据病情确定给药时间等；此外，用药还要考虑证候禁忌、配伍禁忌、饮食禁忌等。这些都体现了中药临床药学的深厚根基，也为中药临床药学的开展提供了有力依据。

纵观医学、药学两大学科发展史，均曾经历"结合－分离－结合"的发展轨迹。中医学和中药学也是如此，古代，中医、中药不分家，"上山采药，下山行医"，古往今来，有不少医家善药，也有不少善医的药家，孙思邈、李时珍等先贤即为典范。随着社会的发展和行业分工的细化，医药逐渐分离，中医师只管辨证开方，中药师只管调配发药，两者各行其是，医不识药，药不懂医，中医和中药脱离的状况愈加严重。然而，中医药之所以历时数千载而不衰，正是由于中医药形成了一套完整的理论体系，中医、中药的紧密结合对认识中药、合理应用中药起着至关重要的作用。培养中药临床药学人才，开展中药临床药学工作，正是顺应医药学学科发展轨迹将中医学和中药学再次结合的必然。

（2）开展中药临床药学工作有助于解决现代中药不合理使用导致的诸多问题　中医药作为我国独具特色的卫生资源，是中国特色医药卫生事业不可或缺的重要组成部分，随着人民生活水平和健康意识不断增强，广大人民群众对中医药的需求日益增长，中医药在全民医疗保障中所占比重逐年提高，但随之而来的问题也越来越多，马兜铃酸肾病事件、鱼腥草注射液紧急停用事件、刺五加注射液事件等一系列中药药害事件使中药的安全性受到了质疑，但究其根源，并不是中药本身出现了问题，而是中药使用的合理性出现了问题。常见的中药不良反应多是因为用法用量控制不当、忽视患者药物过敏史、药物配伍不合理等不合理用药因素导致过敏性休克等严重不良反应的发生。药物的不合理使用不仅危害了患者的健康，而且浪费了有限的卫生资源，而紧密结合中医临床开展的中药临床药学，其工作核心就是合理用药，保证中药使用的安全、有效和经济。因此，开展中药临床药学工作对于改变目前这种中药不合理使用导致的不良反应发生率高居不下的现状是十分有必要的。

中医不像西医，在药物治疗上可以有各种指南和规范遵循，什么病用什么药物，用多少剂量，都是可以确定的和量化的。中医学诊治疾病的着眼点是对证候的辨析和因证候而治，即辨证论治，因此中药和西药在使用上有很大的不同。如同是感冒，证型不同则根据辨证论治后所选治法方药不同。若是风寒感冒错用具有寒凉药性的银翘解毒片等，则是"雪上加霜"，而风热感冒错用具有温热药性的风寒感冒颗粒等，则是"火上加油"，这样不仅不能治疗病情，相反会加重病情。临床医师要做到辨证论治，必须要经过系统的中医药理论学习和临床实践的摸索，而在临床实践中，有超过70%的中成药是由西医师开出的，他们在使用中药尤其是中成药时经常是望文生义或按病选药，从而导致药不对证，造成病情延误甚至病情加重。而普通的中药师缺乏中医临床知识，是无法为临床医师提供辨证用药咨询服务的，更无法对临床医师的用药处方进行点评工作。

2004年笔者曾作为医疗事故鉴定专家亲身经历一起云南白药中毒致死的医疗事故鉴定，总结这起医疗事故的原因，就是西医主治医师不了解云南白药含有毒性成分、未能掌握云南白药正确的用法用量，普通药师缺乏中药临床药学知识，导致审方时没有发现超量，在临床中又缺乏中药临床药师对药物不合理使用进行有效干预，在出现中毒后未做出正确的判断，没有按云南白药中毒进行抢救。如果在临床诊治过程中有中药临床药师的参与，这样的医疗事故就不会发生。

正是由于中药临床药师缺乏，中药临床药学工作开展不好，导致中药临床不合理应用情况经常发生，甚至出现严重的不良反应，因此，加强中药临床床药学人才培养是目前中药教育和医院药学工作的当务之急。

2. 中药临床药学人才的现状

（1）中药临床药学人才缺乏　中药临床药学虽然在20世纪80年代中期就提出了，但一直未见有高等中医药院校开设中药临床药学专业（部分高校开设了临床中药学专业，但与中药临床药学专业是不同的专业方向），亦未见有中药临床药学相关教材的出版。中药临床药学的高等教育尚处于空白阶段，高层次中药临床药学人才培养体系尚未建立。

在现有中药临床药学人才培养方面，从我们近期开展的全国中药临床药学工作调查结果来看，很多医院药学部门的临床药师都是药学部门调剂岗位的药师兼职从事临床药学工作，更多的是为了应付上级部门的检查。专职临床药师只有在各省较大一点的三甲综合性中医院有，然而他们其中的大部分都经过的是原卫生部临床药师培训基地的培训，取得的是西药临床药师的资格，所从事的工作也大多是抗菌药物管理、西药治疗药物监测等西药临床药学工作。虽然国内有几家中医院的中药师进行了开展中药临床药学工作的探索，但目前我国还没有建立一家中药临床药师培训基地，暂时还没有一位合格的中药临床药师真正从事中药临床药学工作。

（2）当前急需的中药临床药学人才有别于已有的临床中药学培养的人才临床中药学是目前已有的关于研究中药在临床合理应用的学科，从这个意义上讲，它与中药临床药学应该是一致的。近年来，国家中医药管理局分别在北京、成都、陕西、云南和广西等高等中医药院校建设了临床中药学重点学科，这些高等中医药院校也开设了临床中药学专业或中药学下的临床中药学方向。但是，已有的临床中药学专业或方向设置的课程和使用的教材与现有的中药学专业所设置的课程和所使用的教材差别不大。而中药临床药学所设置的课程和所使用的教材除了中医药基础和临床相关内容外，将创新性地把中药临床药学导论、中药的个体化药学服务、中药师查房与药历书写、中药处方点评、中药的药学信息检索与应用、中药药源性疾病与不良反应、中药药动学与治疗药物监测、中西药物配伍、中药药物经济学、临床中药药物诊疗学和中药临床药理学作为核心教材和课程。另外，从已有的专著看，几乎所有的《临床中药学》专著内容与笔者出版的国内第一本《中药临床药学》专著有很大的不同。中药临床药学明显弱化了当前已有的临床中药学专业或方向中的"化学内容"，强化了目前急需的能够解决临床实际问题的"临床内容"，既跳出了中药学的总框架，又不脱离中药学，丰富了中药学的内容。课程、教材和专著内容的不同必然导致教学内容的不同，教学内容的不同必然导致所培养学生的知识结构的不同，知识结构的不同必然导致他们以后所开展工作的不同。因此，已有的临床中药学培养的人才与当前急需的中药临床药学人才是有很大区别的。

3. 对中药临床药学人才未来培养方向的探讨

（1）开展中药临床药学，培养中药临床药学人才应重点把握临床实践的方向　中医药学是一门实践的科学，中医药学能得以长远发展的生命力正是在于临床实践，其能历经数千年而长盛不衰正是在于它的临床疗效。近些年来，国家在中医药事业上投入巨大，特别是20世纪90年代中期"中药现代化"概念的明确提出，整个中药大学科，尤其是中药产业和中药科研都得到了跨越式的发展。但是，这种跨越式的发展除了能创造巨大的经济效益，中药真正对人类健康"拿得出手"的贡献屈指可数。鱼腥草注射液，生产厂家曾经达到195家，年制剂产量6亿支，全国每年使用患者达2.8亿人次，最终逃脱不了被紧急停用的命运。国家大量投入支持中药药物研发，但中药来源药物迄今并未超越青蒿素和三氧化二砷所创造的对人类健康的价值，而这两项堪称中国过去一个世纪最重要的来自中药的药物发现却都是70年代的成果。中药学的发展正遭遇难以突破的瓶颈，究其原因，现代中药研究完全套用西药研究的理论和模式，一味强调中药有效成分的分离提取，作用机制研究一味强调指标的高精尖，这已背离了中医药的基本理论体系，脱离了中医药临床实践的依托，因而是无出路的。中药临床药学正是以中医药基本理论为指导，重视临床实践需要，使中药学重回临床实践的正轨，将中药学与中医学再次在临床实践层面结合的联结点。

在中药学人才培养方面，纵观全国各地中医药高等院校所设专业，本科阶段教育大多以中药、药物制剂、中药制药等培养药房调剂药师或药企制药工人为方向，调剂药师的工作离临床最近，但由于知识结构缺陷，往往不懂临床，所从事的工作只能是"照方抓药"。中药学硕士或博士阶段教育培养的都是中药药化、药剂、药理等面向小众群体的基础研究型人才，只注重基础研究，与临床完全脱节。当前，我国的高等教育正进行大刀阔斧的改革，主要是将人才培养的方向由先前的研究型向职业技术技能型转变，以适应社会发展尤其是就业的需要。培养中药临床药学人才，就是要使中药学人才培养方向重新回归临床，培养具有临床实践职业技术素养，能够解决临床实际问题的面向大众群体的中药临床药师。

（2）借鉴国内临床药学发展模式开展中药临床药学，培养实用型中药临床药师　为了解决国内长期存在的不合理用药问题，2002年《医疗机构药事管理暂行规定》中明确规定要"逐步建立临床药师制"，以期发挥临床药师在促进合理用药方面的作用。由于当时临床药学高等教育尚未全面开展，临床药学高等教育体系也尚未成熟，高层次临床药学人才紧缺。因此，卫生部于2006年启动了临床药师培训工作，先后在全国百余家三级甲等综合性医院建立了临床药师培训基地，以岗位培训模式为全国各级医院培养临床药师。经过这么多年的发展，国内的临床药师体系已初步建立，临床药师已形成了庞大的群体，他们在促进合理用药，减少药物不良反应，尤其是对抗菌药物的合理应用，甚至是在减少细菌对抗菌药物耐药性方面发挥了重要作用。

而与之相比，由于管理体制的不同，全国各大中医院的中药临床药学工作一直未启动，中药师的工作一直停留在"照方抓药"的初级阶段。与此同时，这些年中药、中成药尤其是中药注射剂的用量逐年大幅攀升，中成药尤其是中药注射剂引发的不良反应一直居高不下，而且大部分不良反应是由于不合理用药造成的，中药师在促进中药合理用药方面的作用没有得到体现。因此，在此呼吁国家中医药管理局借鉴国内临床药师培养模式，尽快启动中药临床药师培养工作，遴选一些中药临床药学工作开展较好的三级甲等中医院作为中药临床药师培训基地，将普通的中药师培训成能够胜任中药临床药学工作、促进中药合理应用的中药临床药师。

（3）参考国外临床药学高等教育模式，培养高层次中药临床药学人才　美国的临床药学经过近半个世纪的发展，已经建立了成熟的临床药学服务体系，临床药师作为临床治疗团队的一员，在保证药物使用的安全、有效和经济方面发挥着重要作用。美国临床药师的培养采用的是6年制的药学博士（doctor of pharmacy，Pharm.D）教育加2年的住院药师培训模式，Pharm.D毕业后通过药师资格考试即相当于国内的普通药师，再经过2年的住院药师培训才能成为临床药师。美国的Pharm.D更注重药学实践，尤其是临床上的药学实践，再加上2年的临床培训，毕业后完全能胜任临床药师工作。我国的临床药学从1989年华西医科大学率先设立5年制临床药学本科专业开始到现在，全国已有多所高等院校开设本科、硕士和博士临床药学专业，培养临床药学人才。但是，我国的药学高等教育仍以化学模式为主，即使是临床药学专业的毕业生也缺乏足够的医学知识，再加上临床实习时间偏短，临床实践能力明显不足。5年制临床药学专业毕业后，仍需要参加原卫生部临床药师培训才能完全胜任临床药师工作。相比而言，目前还没有一个中医药高等院校开设中药临床药学专业，中药临床药学人才的培养还是一片空白。一方面，我们呼吁教育部门应重视中药学高等教育的改革，尽快开设中药临床药学专业。另一方面，开设中药临床药学专业，应参考国内5年制临床药学最好是美国6年制 Pharm.D 高等教育模式，汲取它们的经验和教训、优点和缺点，取长补短，发展具有中医药特色的中药临床药学教育，逐步建立能真正满足社会发展需求的中药临床药学教育教学体系，培养真正能够胜任中药临床药学工作的高层次中药临床药学人才。

（4）编撰中药临床药学系列创新教材，设置中药临床药学的选修课程

建立完善的中药临床药学教育体系，设置科学合理的中药临床药学专业课程，是高等教育部门培养高质量中药临床药学人才的保证。无论是中医药学还是临床药学都是实践的科学，中药临床药学的课程设置更应以临床课程为重。一方面，中药临床药学应弱化目前中药高等教育中的"化学模式"，缩减化学方面的课程内容，强化"临床模式"，增加中医学尤其是中医临床课程的比重，加固学生的中医学基础，培养他们的中医临床思维。另一方面，中药临床药学应增加临床实践课程，增加临床实习期，中医药高等院校应联合各自附属三甲综合性中医院，为学生创造深入医院临床科室的条件，在医院中药临床药师和中医师的指导下，参与临床查房、处方分析、病例讨论等具体工作，将理论知识运用到中药临床药学服务中。在目前阶段暂时还无法设置"中药临床药学"专业的情况下，各高校根据具体情况开设中药临床药学选修课程，是目前最好的一个中药临床药学人才培养方法和途径。

教材是培养人才的知识载体，是进行教学的基本工具。在当前中药临床药学专业尚未设置之前，高等教育部门应组织中医药院校及附属中医院，尽快启动中药临床药学系列教材的编写工作。系列教材应以临床中药药物治疗学为主线，将基础理论和临床内容结合起来，突出中药临床药学专业特色，建议系列教材应包括《中药临床药学导论》《中药的个体化药学服务》《中药师查房、处方点评与药历书写》《中药的药学信息检索与应用》《中药的药源性疾病与不良反应》《中药药动学与治疗药物监测》《中西药物的配伍》《中药药物经济学》《临床中药药物治疗学》《中药临床药理学》等十余部。这些教材编撰出版后，既可以给在校中药专业的本科生提供一个选修课程的参考，也可以给在医院工作的中药师提供一套完整的学习中药临床药学知识与技能的参考。

4. 结语　目前中药学科发展正遭遇无法突破的瓶颈，中药临床药学将中医中药重新联结，将中药学重新拉回临床的正轨，势必将成为今后中药学发展的重点。尽快开展中药临床药学工作，对解决当前中药不合理应用问题具

有重要作用，尽快启动中药临床药学人才培养，对中药临床药学事业的可持续发展具有重要意义。

第二节　建立中药临床药学培训基地的探讨

近年来，由于不合理用药导致的中药不良反应逐年上升，在国家食品药品监督管理总局发布的 2014 年国家药品不良反应监测年度报告中，中药的不良反应病例报告占总报告数的比例从 2009 年的 13.3% 上升至 2014 年的 17.3%，而化学药品的不良反应病例报告所占比例则由 2009 年的 86.7% 下降至 2014 年的 81.2%，抗感染药的不良反应病例报告占化学药报告数的比例也由 2009 年的 55.2% 下降至 2014 年的 46.2%。化学药品特别是抗感染药不良反应病例报告比重的逐年下降与当前广泛开展西药临床药学工作密切相关，而由于中药临床药学开展不全面，对临床不合理使用中药没有及时干预，导致中药不良反应病例报告比重逐年增加。因此，积极开展以合理用药为核心的中药临床药学工作对促进临床安全合理地使用中药、最大限度发挥中药疗效、避免中药药害事件及降低中药不良反应风险具有重要意义。

因中药自身的独特性和复杂性，中医临床应用的随机性和经验性，加之中西药不合理配伍日渐增多，中药特别是中药注射剂引发的不良反应尤为突出。如何保证临床用药安全、有效，防止和最大限度减少中药不良反应，促进临床合理用药，保障患者用药安全，是今后医院中药学领域的工作重点，也是备受社会关注的焦点。为解决国内长期不合理用药问题，2002 年《医疗机构药事管理暂行规定》中明确规定要"逐步建立临床药师制"，4 年后，原卫生部启动了临床药师培训工作，先后在全国百余家三甲医院建立了临床药师培训基地，为全国各级医院培养临床药师。经过近 10 年的发展，临床药师体系已初步形成，基地培养的临床药师在促进合理用药，减少药品不良反应，尤其是对抗感染药的合理应用等方面发挥了重要作用。

而与之相比，由于中西医管理模式的不同，全国中医院的中药临床药学工作一直停滞不前，中药临床药学工作已远远落后于西药临床药学工作。虽然一些医疗机构陆续开展了中药临床药学工作，对其进行了积极的探索，如积极开展中药处方点评、参与临床查房等，得到了一定发展，但随着医疗改革的不断深入，人民群众的医疗需求不断提高，现行中药临床药学的发展现状与预期目标尚存在差距，其主要原因是中药临床药学人才缺乏，因此，很有必要像西药临床药学那样建立中药临床药师培训基地。

一、建立培训基地的紧迫性和重要意义

1. 提高中药用药的安全性和合理性需要专业的中药临床药学人才队伍　随着社会的飞速发展，特别是 20 世纪 90 年代"中药现代化"的提出，中药品种、产量和临床用量呈几何式增长，随之而来的药品不良反应也成倍增加，究其原因，大部分中药不良反应是因为中药尤其是中成药的不合理使用造成的。如何合理使用中药，避免中药药害事件，减少中药不良反应的发生，已成为当前临床药学工作迫在眉睫的任务。紧密结合中医临床开展中药临床药学服务，促进中药的合理应用，是降低中药不良反应风险的重要手段。虽然全国部分二、三甲医院已经重视并开展中药临床药学工作，但从目前来看，中药临床药学工作还存在很多问题，其中最突出的问题就是国家没有建立规范的中药临床药学培养基地，尚未形成完善的理论体系和培养模式。因此，建立中药临床药学培训基地，以基地为平台探索性地践行中药临床药学培养模式十分必要。

2. 现行中药临床药学人员缺乏中医临床实践，专业知识不足　中药临床药学的发展有赖于中药临床药师的临床实践经验和综合全面的专业知识，中药临床药师的专业技术水平直接关系到中药临床药学工作的开展。由于没有中药临床药学培训基地，中药临床药师的培养工作仍是空白，到现在为止既没有一家高校开设正规的中药临床药学专业，也没有一套中药临床药学的专业教材。国家中医药管理局在北京、成都、云南等高校开展了临床中药学重点学科建设，开设了临床中药学专业或中药学下的临床中药学方向。但是，相关专业课程和学习教材，与中药临床药学工作的具体工作内容有很大的差距。现行从事中药临床药学工作的药师多数是中药学相关专业的毕业生，在西医院的临床药师培训基地培训后进行临床药学服务，中医理论特别是实践经验缺乏，中药多学科知识储备相对不足，这也是现行中药师面临的直接问题。结合中医药特殊的学科特点与特色，这就需要开展与西医临床药学不同理论体系的培养模式，中药临床药学培训基地就是要承此重任。

3. 现行中药临床药师的工作模式不规范，具有盲目性　中药临床药学是以独特的中医药理论为指导，如何积极探索科学合理的中药临床药学开展模式是当前急切需要探索并实践的任务。有专家提出中药临床药学比西药更复杂抽象，更需紧密联系中医临床，其工作须由多部门协作，提出中药临床药学部门下设方剂及剂型研究室、疗效观察室、中药药理室、中药质控室等，各室协调工作，围绕临床药学开展综合工作模式。也有专家提出，要全面地开展中药临床药学工作，医院必须设立中药临床药学研究室，还要设立药品

质量监控、药物动力学等实验室和药物信息咨询研究室等，只有建立起合理配套的内部机构，才能有序地开展中药临床药学工作。

的确，现行中药临床药学工作的开展模式因各地各级医院发展程度、工作模式等差异，暂时没有一种可行固定的模式，这就需要通过建立中药临床药学培训基地，规范中药临床药师的职责和工作内容，建立并完善工作模式和方式，比如安排药师进入临床参加会诊与查房，收集、整理、上报、反馈药物安全信息，参与中药处方点评，开展中药注射剂不良反应监测，提供药物咨询服务等，甚至有条件的地方可以开展药动学、生物利用度监测等层次较深的研究和开展中药临床试验与评价等研究。

4. 建立中药临床药学培训基地是国家全面深化医药改革、完善中医药发展政策和机制的需要　党的十八大以来，国家越来越重视中医药事业，全面深化改革的总体部署中对中医药事业提出了建设性纲领。《中共中央关于全面深化改革若干重大问题的决定》将中医药事业发展放在党和国家事业发展全局的战略高度部署，将"完善中医药事业发展政策和机制"写入文件中，是中医药事业发展的里程碑，直指中医药发展问题的关键和要害。

国家全面深化医药改革给中医药事业迎来了前所未有的机遇，药学工作要紧跟改革的潮流，敢于创新、敢于突破、敢于实践。中药临床药学立足于临床，服务于患者，是未来药学的发展趋势和潮流。建立中药临床药学培训基地，培养专业的中药临床药师，指导临床合理用药，提高中医临床疗效是顺应时代潮流，合乎医改需要，关乎人民群众身体健康的重要工程。

5. 建立中药临床药学培训基地是指导合理用药、提高中医医疗质量的重要保障　世界卫生组织调查表明，全球的死亡患者中有 1/3 直接或间接死于不合理用药，而不是疾病本身，我国不合理用药占用药者的 10% ～ 30%。中医临床用药不合理的现象较为突出，其不合理用药形式主要有无明确用药指征、违反禁忌证与慎用证、剂量过大、疗程过长、剂型不恰当等，其中选药不当、用药品种过多、中西药配伍禁忌等最为突出。中药临床药师在服务过程中可以根据用药情况及时提醒，进行药品疗效评价，减少不良反应，推动中医临床合理用药。

中医药个体化给药需要全面的药学知识，而且有资料表明，越来越多的中成药处方是由西医医生开出。据不完全统计，约六七成的西医医生为患者开中成药，而其中大多数并没有系统学习过中医药的基础理论和中成药的相关知识，在应用中成药方面经验不足，又缺乏指导。因此，仅凭临床医师的用药经验和药品说明书是远远不够的，这就需要专业的中药临床药师参与用药指导。而专业的中药临床药师队伍需要国家建立全面、专业、规范的中药临床药学培训基地，建立和不断完善培养模式和培训规范，培养具有中医临床实践经验和全面药学知识的中药临床药师。经临床药师和临床医师双重把关，才能确保用药的安全性与有效性，真正保障中医临床的用药安全、有效、科学。

6. 建立中药临床药学培训基地是中医药和中药临床药学学科自身发展的需要　中药临床药学是医院中药学发展的必然产物，是中药学的一门重要分支，它既是应用学科，还是涉及多学科的综合性学科。其研究是一项极其艰巨和复杂的工作，需要从多方面入手，多部门联合，协调一致才能取得成效。中药临床药学的发展，离不开中医临床各科的发展，也离不开中药其他分支学科和基础学科如药理、药化、制剂等的发展。

中药临床药学与西药临床药学从内涵上既有区别又有联系，其共同之处都是以确保临床用药的安全与有效为核心，以提高临床疗效、减少不良反应为目的，研究手段也有相通之处。不同之处在于中药临床药学以传统中药为研究对象，以传统中医药理论为指导，科学地阐述中药基本理论及中医辨证用药规律。目前，西药临床药学已经建立培训基地，培训模式比较规范，而中药临床药学工作刚刚起步，还未完全展开，在许多医院也只是停留在提供处方点评、参与查房、药学咨询服务上，至于药学监护、血药浓度监测、药历书写、临床药学科研等药学服务开展较少。中药临床药学的学科发展需要一批高水平的中药临床药师深入临床，将中医药理论和临床实践密切结合起来，研究药物的安全、有效、经济、合理使用，不断丰富和拓展中药临床药学理论，使之更具有生命力。建立能够培训专业中药临床药师的培训基地，可通过不断探索与实践临床药师培训模式，规范培训内容，安排培训课程，评价培训结果，规范中药临床药师工作内容和模式，是中药临床药学学科发展的重要载体，必将完善和弥补现行中医药学科发展的不足，作沟通中医和中药的纽带桥梁，为中医药学科的发展提供强大的正能量。

二、建立培训基地的建议

西药的临床药学在我国自20世纪80年代初开始发展，21世纪初开始建立培养基地，至今已有200多家医院成为培训基地，4000多名药师通过培训获得临床药师的资格证书。相对而言，中药临床药师的培养到目前为止没有一家中药临床药师培训基地，也没有相关培训教材和培训模式。大多中药临床药师的培训只是医院自己开展的学习班、讲座，更没有专业的中药临床药师培训带教老师，目前我国还没有一位真正合格的持证上岗的中药临床药师。鉴于现在面临的形势和存在的问题，建议国家参考西药临床药学人员培养模式，把一些中药临床药学工作基础好的三甲中医院设为中药临床药学培训基地，建立中药临床药师培养基地，培养全面专业的中药临床药学人才，这是当前迫在眉睫的首要任务。通过建立中药临床药学培训基地探讨培养模式，在目前看来，至少可以通过专业规范化的培训使中药师有义务、有责任、有机会深入病房，参与中医用药方案的制订和临床用药的监督，将药学研究成果及合理用药知识普及到临床工作中去，纠正不合理的用药习惯，提高处方书写质量，使医、药、护等相互沟通，密切协作，共同更好地为中医药医疗服务。因此，尝试性、探索性、开创性的建立中药临床药学培训基地是当务之急。

　　西药的临床培训基地是中国医院协会在原卫生部科技教育司的支持下启动的，中华中医药学会医院药学专业委员会是我国中医院系统药学部门的最高学术组织，有义务为中药临床药学人员的培养做出努力。为此，我们建议中华中医药学会医院药学专业委员会应积极争取国家中医药管理局相关部门的支持，参照西药临床药师培养模式，遴选一些中药临床药学工作开展较好的三甲中医院设为中药临床药师培训基地（对基地进行必要的建设和验收），开展中药临床药师培训发证工作，为中药临床药学工作培养输送人才。

　　当然，建立中药临床药学培训基地是系统、复杂、专业的大工程、大课题，为此，也急切地呼吁所有中医药和相关专业的全体同仁共同协作，急切地呼吁各级中医药主管部门和卫生教育主管部门积极推动支持，为把我们一直以来呼吁的中药临床药师培训基地这一梦想付诸实践而努力。

第三节　中药临床药学教材的编写

　　2016 年 11 月 26 日，由全国高等学校中药临床药学专业教材建设指导委员会倾力打造、全国 50 余家高等院校和医疗机构的专家学者共同参与、人民卫生出版社隆重出版的国内首套全国中药临床药学专业创新教材在广东省中山市举行首发仪式，来自全国 26 个省市中医药专家共 500 多人共同见证了这一中医药界的盛事。该套教材的诞生可为国内中医药高等院校设置中药临床药学专业，开展中药临床药学课程教学打下良好基础，对加快中药临床药学专业人才的培养也将起到积极、深远的影响。有关该套教材缘起及成形过程是怎样的？编写与出版又经历哪些事？曾聪彦主任中药师和戴卫波主管中药师为该套教材编写的参与者与亲历者，对有关该套教材诞生过程有些了解，他们将有关其诞生过程叙述如下。

一、教材编写缘起

说起中药临床药学专业创新教材的起源，就不得不提起中山市中医院的梅全喜教授及其带领的团队对中药安全性问题的研究。自 21 世纪初以来，梅全喜教授就带领其团队（包括钟希文教授、彭伟文教授、邱雄泉教授、曾聪彦教授、高玉桥主任中药师、吴惠妃主任中药师等一批专家团队）开始关注中药安全性合理使用问题，他们从"马兜铃酸事件"到"日本小柴胡汤事件"和"含汞、砷中药事件"，再从梅教授亲历参与医疗事故鉴定的"云南白药中毒致死事件"到"鱼腥草注射剂被停用事件"等一系列中药安全性问题事件入手，深入探讨分析中药安全性问题。撰写的《对中药安全性问题的探讨》《如何对待中药安全性问题》《普及中药安全性知识，提高医患对中药安全性的认识》等相关论文在国内多家专业学术期刊发表，并在中华中医药学会、广东省中医药学会、广东省药学会、广东省执业药师培训中心及部分医院主办的科普论坛、培训班、学习班及学术会议上就"中药（或中成药）安全性问题"这个讲题做过近 50 场讲座或报告。通过对一系列中药安全性事件进行分析、探讨研究，认为出现中药安全性问题的原因很多，但导致中药安全性事件发生的最主要、最根本、最具普遍性的一个问题就是中药的不合理使用。如"马兜铃酸事件""日本小柴胡汤事件"和"含汞、砷中药事件"等，主要与长期超量服用、品种误用以及中西药不合理联用等不合理用药有关。那么如何合理使用中药，避免中药药害事件，减少中药不良反应的发生，保障患者用药安全，就成为社会各界关注的焦点。梅全喜教授及其团队根据社会各界关注的中药安全合理使用问题开展了以下几方面的具体工作。

为了加强对毒性中药的应用管理，促进毒性中药的安全合理应用，梅全喜教授团队于 2011 年 12 月 3 日在广东省中山市主办了"全国毒性中药饮片学术研讨会"暨国家级继续教育项目"毒性中药饮片研究现状与使用管理培训班"，邀请了全国知名专家就毒性中药饮片现状、使用管理、质量控制方法等相关领域问题与参会代表进行了广泛的交流。本次大会的召开对于进一步提高人们对毒性中药饮片的安全性认识，提高毒性中药饮片管理水平，推动毒性药品的生产使用管理及质量控制工作，促进毒性中药饮片的安全合理规范使用发挥了积极而重要的作用。

为加强中药注射剂安全、合理使用，梅全喜教授团队自从 2002 年发表首篇有关中药注射剂不良反应文献分析研究文章以来，10 多年来一直潜心连续开展中药注射剂不良反应文献分析研究，到目前为止，共撰写了 40 余篇有关中药注射剂不良反应的总结性论文发表在各级杂志上，为临床医生、药师、护士提供了参考和指导。与此同时，他们还开展了"常用中药注射剂不良反应文献分析与防治措施规范化研究"的课题，该科研课题于2012年还分别获得广东省中山市科技进步二等奖和广东省药学会医院药学科技二等奖。此外，他们还于2009年7月发起承办了"全国中药注射剂安全性学术研讨会"，会上来自全国各地的有关领导、专家学者共聚一堂，从多方面深入探讨中药注射剂安全性，进一步深度剖析影响中药注射剂安全性因素。在这次会上，梅全喜团队率先提出中药注射剂不良反应主要是因临床使用不当造成的，并提出了一些解决办法。为更好将研究成果推广应用，也为了使药品监督和卫生行政管理人员及药品生产、流通、使用人员对中药注射剂的不良反应有一个更全面的认识和了解，特别是对每一种中药注射剂不良反应一般规律和特点及其个性化的使用原则和规范化防治措施的认识和了解，使得中药注射剂更好地起到防病治病的作用，他们在总结有关课题成果基础上还编写出版了《中药注射剂的不良反应与应对》《中药注射剂不良反应速查》和《中药注射剂安全应用案例分析》，这三本书分别于2010年、2012年和2015年由人民卫生出版社和人民军医出版社公开出版发行。

针对目前中成药类参考书籍多为按中医药理论的功能主治、辨证选药来编写的，西医和普通老百姓难以读懂，导致中成药不合理使用普遍的现状。为了提高临床西医医生应用中成药的水平，保证广大人民群众合理用药，在广泛而深入调研的基础上，梅全喜教授组织具有丰富临床和用药经验的专家，精心编写了一本适合于西医临床医师阅读的《新编中成药合理应用手册》，并于2012年3月由人民卫生出版社出版。该书采用现代医学病证进行分类，全文内容均尽量避免中医专属的词汇，在适用证候描述方面一改以往的中医描述风格，采用现代的症状词汇进行细致描述，同时把现代医学比较关注的药理作用、不良反应、中西药配伍禁忌及使用注意等重点做了详细介绍，让西医医师甚至普通读者也能不费力地了解到药物的特点及应注意的问题，对药物进行正确合理的选择应用。

以上梅全喜教授团队种种对中药安全性研究的成果，为充分认识、理性对待中药安全性问题以及合理使用中药提供了参考，可促进中药的安全合理使用，达到减少甚至避免中药不良反应发生的目的。而紧密结合中医临床开展的中药临床药学，其工作核心就是合理用药，中药临床药师的工作就是和临床中医师一道，结合患者的病情，选择合适的治疗方案，达到用药安全、有效、合理的目的。因此，梅全喜教授及其团队初期开展的中药安全性研究就是中药临床药学工作的重要组成部分，这些研究成果为后来推动中药临床药学工作特别是中药临床药学教材编写工作打下了坚实的基础。

二、教材编写的孕育

除早些年发生了一系列中药安全性事件外，近年来不合理用药导致的中药不良反应也有逐年上升的趋势，近七八年来的国家药品不良反应监测年度报告显示，中药不良反应报告的比例已由 2009 年的 13.3% 上升至 2015 年的 17.3%，西药抗生素的不良反应发生率则已出现连续多年降低的状况，这与近年来西药临床药学广泛而深入开展是有密切关系的。如何合理地使用中药，避免中药药害事件及减少中药不良反应的发生已成为当前医院临床药学工作者迫在眉睫的任务。梅全喜教授及其团队早在 10 年前就认识到了开展中药临床药学工作的重要性，并积极推动该项工作。他们自 2008 年在《中国药房》发表《中药临床药学的现状与发展思考》首篇有关中药临床药学文章以来，近年来一直潜心连续开展中药临床药学研究，从中药临床药学定义、开展模式、人才培养等多方面进行探讨分析，到目前为止，共撰写了10 多篇有关中药临床药学的文章发表在各级杂志或报纸等媒体上。2014 年，梅全喜教授与《中国药师》编辑部合作，在该杂志上设置"中药临床药学专栏"，先后发表了中药临床药学专家撰写的与中药临床药学有关的文章 20 多篇。2015 年，还在万方网上设置了"中药临床药学专题"，邀请国内知名的中药专家 12 人撰写中药临床药学文章，供国内从事中药临床药学工作的专业技术人员参考。与此同时，针对西药临床药学参考书籍众多，而无一本中药临床药学参考书籍的状况，梅全喜教授于 2012 年底提出了按西药临床药学的模式编写一本《中药临床药学》专著的想法，并得到中华中医药学会医院药学分会主任委员、北京中医药大学东直门医院药学部主任曹俊岭教授和人民卫生出版社药学出版中心曹锦花主任的积极支持，也得到中华中医药学会医院药学分会副主任委员及常务委员们（均为国内大型三甲中医院的药学部主任）的积极响应，他们均表示编写本书意义重大，非常愿意参加编写工作。在中华中医药学会及人民卫生出版社的大力支持下，梅全喜和曹俊岭二位教授决定联合领衔主编，并邀请全国 16 家大型三甲中医院药剂科从事中药临床药学的专业技术人员参与该书的编写工作。同时，报送给人民卫生出版社的选题也得到出版社方面的肯定，认为该书选题新颖，并于 2013 年 4月 12 日正式同意选题。经一年多的编写、审稿、修改、定稿以及出版社的审核、排版、印刷等紧张工作，国内首部中药临床药学专著《中药临床药学》正式于 2013 年 11 月由人民卫生出版社出版发行。本专著的问世开创了我国系统论述中药临床药学的先河，它系统地探讨了建立适合中医药特点的中药临床药学开展模式，初步建立了中药临床药学理论体系，为全面深入推动中药临床药学的工作打下了坚实基础，为中药临床药学工作的开展提供了技术支持。

为探讨中药临床药学现状与未来发展趋势以及探索科学合理有效的中药临床药学开展模式，为处于困境中的中药临床药学发展献计献策，推动中药临床药学的向前发展，梅全喜教授团队还于 2013 年 12 月 6 日至 8 日组织承办了由中华中医药学会主办的首次"全国中药临床药学学术研讨会"暨国家级继续教育项目"全国中药临床药学学术研讨班"，邀请到 14 位来自全国各地专家分别从全国中药临床药学的现状与未来发展趋势、中药不良反应、中药药源性疾病、中药循证药学、中药药代动力学、中药药学服务与咨询及临床药师的培养等中药临床药学方面内容与参会代表进行了精彩演讲与广泛交流。同期还举行了《中药临床药学》专著首发及"中药临床药学工作座谈会"，在"中药临床药学工作座谈会"上包括广州中医药大学、湖北中医药大学、安徽中医药大学、广东药学院（现广东药科大学）、暨南大学药学院等 6 所高校领导与国内多家三甲中医院药学部负责人一起探讨了中药临床药学专业设置及人才培养问题，这也是首次组织有关高校及医疗机构探讨中药临床药学人才培养问题。为进一步推动中药临床药学工作的开展，本次大会还向全国的医疗管理、教学及临床机构首次发出了"关于积极开展中药临床药学工作的倡议"，得到国内各中医医疗机构中药专业技术人员的积极响应。

在 2013 年全国中药临床药学学术会议及《中药临床药学》专著出版之后，全国各地各级医院特别是中医院都十分重视中药临床药学工作的开展，但从开展的中药临床药学工作情况来看，存在的最大问题就是中药临床药学人才奇缺，至今没有一个合格（持证）的中药临床药师。为了推动中药临床药学人才培养，梅全喜教授曾在《中国中医药报》上发表了呼吁性的文章《尽快启动中药临床药学人才培养》，建议"全国各地中医药大学开设中药临床药学课程，建议国家中医药管理局设立中药临床药师培训基地"，这个呼吁得到了国内大型三甲中医院药学部主任的响应，江苏省中医院药学部姚毅主任等随即也在《中国中医药报》上发表了《中药临床药学人员培养迫在眉睫》文章支持我们的建议。梅全喜教授从 2014 年开始将他的研究生招生方向由原来的地产药材研究更改为中药学专业下的中药临床药学方向，并于 2015 年正式招收中药临床药学的硕士研究生。同时，江苏、上海等地也在积极筹办地方的中药临床药师培训工作。虽然尽快开展中药临床药学人才的培养教育工作是目前许多医疗机构和高等医药院校的共识，但作为教学基本工具的中药临床药学教材缺乏却严重阻碍了中药临床药学人才的培养教育工作。为此，梅全喜教授在《中药临床药学》专著出版之后就开始酝酿编写中药临床药学专业教材工作，并参考西药临床药学教材编写内容及《中药临床药学》专著内容，融合中医药理论特点，初步拟定编写《中药临床药学导论》《中药药源性疾病与不良反应》《中药药动学与治疗药物监测》《中药的个体化药学服务》《中药的药学信息与药学服务》《中西药物的配伍》《中药药物经济学》《中药师查房、处方点评与药历书写》《中药临床药理学》等 10 本中药临床药学专业教材，形成了中药临床药学系列教材的雏形。

三、教材编写的启动

在拟定编写中药临床药学专业教材后，梅全喜教授立即启动围绕该教材编写的各项工作，主动与全国中医药高等教育学会中药教育研究会彭代银理事长和中华中医药学会医院药学分会曹俊岭主任委员联系、沟通和汇报，积极推动和参与中药临床药学系列创新教材的编写工作。经过多次邀请，2014年8月24日，在安徽省中医院夏伦祝副院长及药学部汪永忠主任的陪同下，全国中医药高等教育学会中药教育研究会理事长、安徽中医药大学副校长彭代银教授等一行终于来到广东中山商议启动中药临床药学教材的编写工作，彭校长在听完梅全喜教授的汇报后，立即表态支持推动高校中药临床药学相关课程的设置及教材的编写工作，并当即邀请梅全喜教授参加即将召开的"2014年全国中医药高等教育学会中药教育研究会十一次年会"，建议梅全喜教授在这次大会上做一个学术报告，让全国各中医药高校的中药教育专家充分了解建立中药临床药学学科、编撰中药临床药学教材的重要性和紧迫性。这次中山会议对于推动教材的编写具有重要意义，不仅坚定了梅全喜教授信心，而且为他推动教材编写提供了一个非常有力的平台。梅全喜教授曾私下对我们开玩笑地说过："这次会议对于这套教材编写工作的重要性相当于推动中国革命取得成功的遵义会议！"

2014年9月16日，梅全喜教授借到北京参加会议之机，在蟹岛度假村专门向人民卫生出版社的曹锦花主任和陈伟编辑做了专题汇报，得到了人民卫生出版社的明确支持。

2014年10月24日，中药教育研究会十一次年会在南京召开，为使教材建设跟上教育改革与行业发展的步伐，更好满足当前中药临床药学专业的教学需求，彭代银理事长将"中药临床药学教材建设"主题列入了这次会议讨论的主题中，梅全喜教授和人民卫生出版社曹锦花主任应邀参加会议，梅全喜教授在大会做"中药临床药学的现状、存在问题及人才培养和教材建设的探讨"学术报告，提出的编撰中药临床药学系列教材的设想，得到了与会者（全国中医药院校的校长和中药学院的院长）们的一致肯定和支持。相关会议情况经与中华中医药学会医院药学分会曹俊岭主任委员沟通后，大家一致同意启动这套教材的编写工作。

2015 年 1 月 17 日，曹俊岭主任委员召集医院药学分会的副主任委员、常务委员和部分高校中药学院的院长等在北京昌平大宅门商务酒店召开"中华中医药学会医院药学分会 2015 年第一次工作会议暨中药临床药学系列教材编写讨论会议"，国家中医药管理局医政司邝媛媛处长、中华中医药学会曹正逵副会长兼秘书长和学术部刘平主任、人民卫生出版社曹锦花主任等参会，主题就是讨论落实中药临床药学系列教材编写事宜，在会上梅全喜教授把发起编写这套教材的缘由、起因、过程及现状等做了详细介绍，各高校和医院主任分别进行了发言，大家一致认为这套教材的编写有重要意义，并就如何编写、各本教材的名称进行了讨论，并正式将该套教材由最初的 10 本扩充至 15 本，分别为《中药临床药学导论》《中药处方点评》《中药药动学与治疗药物监测》《临床常用中药饮片鉴别技能》《中药临床药理学》《临床中药药物治疗学》《中药药性导论》《中药药学服务》《中成药与西药的相互作用》《中药的药源性疾病与不良反应》《中药药物经济学》《中药临床药学基本技能与实践》《常用方剂临床使用》等，会后，人民卫生出版社即开始向全国征集各本教材的主编、副主编及编委人选。

两个月后的 2015 年 3 月 24 日，"全国高等学校中药临床药学专业教材建设指导委员会成立会议暨全国高等学校中药临床药学专业创新教材主编人会议"在北京人卫饭店召开，会上正式宣布成立教材建设指导委员会，并颁发聘书，彭代银、彭成、曹俊岭和梅全喜共同担任主任委员，林羽、李范珠、林瑞超、马世平、谢明、夏伦祝、姚毅、赵奎君、唐洪梅、徐德生任副主任委员，委员 58 人遍布全国各中医药高校和三甲中医院，并同时宣布《中药临床药学导论》等 15 本教材的主编、副主编人选，并颁发聘书，正式启动这套教材的编写工作。

在教材编写启动当日，新任教材建设委员会副主任委员的夏伦祝院长提出，这套教材中缺少一本介绍中药循证药学内容的教材，建议增加。当即与几位主任委员及人民卫生出版社曹锦花主任沟通协商，同意增加一本《循证中药学》教材的编写，具体编写工作由夏伦祝院长负责牵头组织，从而正式确定了这套教材 16 本的格局。

四、教材的编写与出版

在教材正式启动编写后，各教材主编立即召集教材编写者召开各自主编教材编写启动会，邀请人民卫生出版社编辑讲解有关中药临床药学教材编写原则和要求，并将具体编写内容分工至各编写者。

梅全喜教授团队中除了他本人与彭代银校长联合担纲主编这套教材中的第一本《中药临床药学导论》外，还有邱雄泉教授参与《中药处方点评》的编写并担任副主编，钟希文教授参与《中药临床药理学》，彭伟文教授参与《中成药与西药的相互作用》，曾聪彦教授参与《中药药源性疾病与防范》，吴惠妃主任中药师参与《中药临床方剂学》，戴卫波主管中药师参与《循证中药学》等的编写工作，并均担任各本教材的编委。

历经1年多时间的紧张编写，10多本教材陆续完成初步编写工作，并相继召开定稿会，对各章节内容逐一讨论、审核，确保了教材以高质量交付出版社。经定稿后的编写内容上交至人民卫生出版社审核，出版社给该套教材加快审稿，很快就将审核修改的书稿返回给各教材编写者，各教材编写负责人又立即组织编写人员对出版社返修稿件适当再次审核修改。至2016年11月底，大部分教材已形成正式出版稿件发回出版社排版印刷，已有《中药临床药学导论》《临床中药药物治疗学》《中成药与西药的相互作用》《中药药物经济学》《中药临床药学基本技能与实践》《常用方剂临床使用》6本教材正式出版，并于2016年11月26日在广东中山举办的"2016全国中药临床药学学术研讨会"上举行了首发式。剩余《中药处方点评》《中药药动学与治疗药物监测》《临床常用中药饮片鉴别技能》《中药临床药理学》《中药药性导论》《中药药学服务》《中药的药源性疾病与不良反应》《循证中药学》等10本教材相继在2016年底至2019年初全部出版发行。

五、教材出版意义

本套中药临床药学创新教材以中医药理论为指导，以临床中药药物治疗实践为主线，将基础理论和临床实践有机结合起来，突出中药临床药学专业特色，参与编写的人员由院校教师和临床一线的药师、医生共同组成，能确保一线工作岗位的实践技能和实际案例写入教材，保证教材内容充分符合实际岗位要求，实现院校教育与继续教育实践有机衔接，使教材不仅为高等院校中药临床药学专业教材，还能作为医疗机构中药临床药师培训教材使用。目前已有河北中医学院中药学院使用该套教材开设"中药临床药学实验班"，还有不少中医药大学的中药学专业正在把该套教材中的几本列为选修课程。我们相信该套教材的问世，在中医药发展史上是具有里程碑的意义，它填补了我国中药临床药学专业教材的空白，开启了中药临床药学专业人才培养的新篇章，无专业中药临床药学人才的现状也很快将成为历史，有了人才培养的基础，中药临床药学学科的发展也必将步入快车道。

这套教材的问世可以说是倾注了梅全喜教授的大量心血，我们知道他是处在位置不高、平台不大的基层医疗单位，以他的位置要推动一件事就要比其他人付出的更多，正是由于他的执着、坚持和不懈努力，才有了这套教材的出版；这套教材的问世也是得到了彭代银校长、曹俊岭主任、曹锦花主任等众多专家的参与和支持才能完成。有以彭代银校长为代表的全国中医药高校中药专业的支持和参与，才有可能启动这套教材的编写；有以曹俊岭主任为代表的全国大型三甲中医院药学部的主任们的参与和支持，才有了编写这套教材的基础和动力；有以曹锦花主任为代表的人民卫生出版社的参与和支持，才使这套教材的编写出版能落到实处。作为这套教材从酝酿、筹备、启动，到编写、出版整个过程的参与者，我们感到很高兴，也很荣幸。为了保留这段药学史料，特撰写这篇文章，以作纪念。

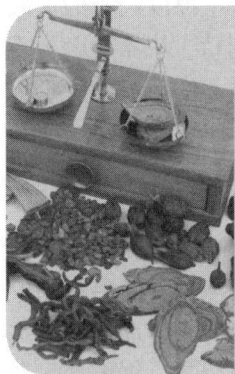

第四章
中药注射剂的不良反应分析及合理应用

药品不良反应（adverse drug reactions，ADR）是指合格药品在正常用法用量下出现的与用药目的无关的有害反应。而药品不良事件（adverse drug event，ADE）是指药物治疗过程中所发生的任何不幸的医疗卫生事件，这种事件不一定与药物治疗有因果关系，它包括药品标准缺陷、药品质量问题、药品不良反应、用药失误及药品滥用等导致的人体损害事件。中药注射剂是从中药、天然药物的单方或者复方中提取的有效物质制成的可供注入体内使用的灭菌制剂，是传统医药理论与现代生产工艺相结合的产物。中药注射剂成分复杂，临床不合理应用会导致药品相关不良反应增多，威胁患者的健康和生命。实际上，很多的中药注射剂不良反应是属于临床使用不当造成的不良事件，因此，中药注射剂的合理使用是医院药事管理的重点工作之一。

第一节　中药注射剂不良反应产生的根源及影响因素

2006 年 6 月，国内许多媒体纷纷报道了鱼腥草注射液因存在不良反应而被国家食品药品监督管理局紧急暂停使用的事件，在民众中引起了强烈的反响。霎时间，对于中药注射剂"毒副作用"问题如"黑云压城城欲摧"，大有谈中药注射剂色变之势。尽管国家食品药品监督管理局在事发 3 个月后（即 2006 年 9 月）发布了部分鱼腥草注射剂（肌注类）解禁的通知，但该事件给我们留下的教训是深刻的，也给中药注射剂带来一定负面影响，值得深刻反思。鱼腥草注射液事件的发生，虽然给医药工作者或患者中掉以轻心的人敲响了警钟，但也不能"谈虎色变"，应当正确认识、理性对待，决不能轻易否定或封杀中药注射剂。为此，我们从中药注射剂研发过程、生产过程到临床应用等方面存在问题作一探讨与分析，旨在找寻导致中药注射剂不良反应发生的各种因素，为有效控制中药注射剂不良反应提供参考。

一、不良反应产生的根源

1. 中药注射剂研发时处方药物选择的误区　中药注射剂是我国特有的中药新剂型，现已成为业界人士关注的热点。当前，我国中药注射剂研制中突出的 2 种现象是复方制剂多、非药典法定品种作为原料使用多。据统计，我国列入国家标准的中药注射剂有 109 种，属于复方制剂的有 50 种。中药注射剂的原料药味数越多，制备工艺难度就越大。而大量非药典法定品种原料的使用，其质量标准、化学成分、毒性大小等少有参考资料和标准可依，这就直接威胁着中药注射剂的质量稳定性和使用安全性，增加了中药注射剂不良反应的发生机会。

中医学辨证论治的特点是中医用药具有高度的针对性和灵活性，处方可随证加减。但是这种特点很难在中药注射剂上得到体现，这主要是由于中药注射剂的产业化决定了其组成必须是固定的，难以随证加减。此外，在新药研发中，通常少有完全保留原方药味的。这主要有以下两方面的原因：第一，现在的中医临床多用古代的小方、精方加几味药使用或者几个方剂复合使用，有些疾病病机复杂，因此很可能导致功能近似的药被重复选用。所以为了控制中药注射剂的质量，研发人员就务必要简化原方。第二，在实际操作中，为了适应工业化大生产，优化制备工艺和控制质量都难免造成原方药味的加减。但值得注意的是，目前在中药注射剂产业化生产中，组方确定的全过程少有与原方进行药效及安全性对比的探讨。这种中药注射剂在组方、研发过程与原处方产生了不少偏差，而这种偏差是否会对中成药的安全性带来影响也无从考究。所以，建议应加强中药注射剂研发源头上组方的研究，从而为开发出安全、有效的中药注射剂打下坚实的基础。

2. 中药注射剂上市前临床试验的局限　在我国，中药注射剂上市前的临床试验存在较大局限性，主要表现为临床试验病例数较少、试验过程短，使得观察期相应较短、受试者的选择面窄、用药条件控制相对严格等，这些都使得许多药品发生的不良反应难以被察觉；即使发现了，对其了解程度也远不够深入。国家食品药品监督管理部门也承认我国中药新药上市前试验研究不足，如我国药品上市前的临床过敏试验仅 500 例，而一些发达国家做到 4000～5000 例，是我们的 10 倍左右。

在中药注射剂上市之后，面对的是用药病例数增加、患者和疾病呈多样化等情况，一些隐藏着的不良反应将会因不可控因素（如年龄差异、性别差异、体质差异、用药方法和用药剂量的因素、药物间相互作用的因素等）的影响骤然增加而逐渐显现。因此，笔者呼吁应切实加强中药注射剂上市前临床试验研究，增加试验病例数，以真正达到通过上市前临床试验研究筛选出安全、有效的中药注射剂的目的。

3. 中药注射剂质量标准偏低　目前中药注射剂基本上还是采用所谓的指标成分或认为的个别有效成分作为质量控制标准，不能完整对中药注射剂中其他成分进行质量控制。如现在执行的鱼腥草注射液的质量标准是 1998 年修订后的质量标准，只能对一个成分进行控制，而鱼腥草注射液中含有多个成分，因此不能更好地控制该产品的质量。纵观其他中药注射液的质量标准，除止喘灵注射液和双黄连针（冻干）、清开灵注射液、注射用灯盏花素 4 种中药注射液被 2015 年版《中国药典》收载外，其余少数被卫生部药品标准收载，绝大部分还只是停留在一些地方省市药品标准，且相当一部分中药注射液对反映其产品内在质量的重要指标主要有效成分的含量也未作规定，其水平还停留在 20 世纪 70 年代。

在质量标准尚不能完全控制其内在诸多成分的条件下，质量标准中的安全性药理试验就应当担当起为不良反应把关的重任，但是，现行中药注射剂质量标准的安全性药理试验中的热原、溶血、异常毒性，均不能反映致敏原。所以，对于免皮试的、处方复杂的中药注射剂，将动物致敏试验列入质量标准是十分必要的。另外，政府有关部门应该对已有不良反应报告的品种进行调查，组织力量复核有关实验，澄清事实，对确实存在问题的应从速采取相应措施。如果致敏原属于纯度不够带进的杂质，或是降解、聚合产物，必须从生产工艺上保证除去已知致敏物质，从质量标准上对已知致敏物质做限量检查，并考核该药物的稳定性与已知致敏物质的关系。

4. 中药注射剂生产工艺落后　制造工艺落后也是导致中药注射剂产生不良反应的因素之一。从中药注射剂制备工艺调查中发现，我国目前中药注射剂的制备工艺大约不到 10 类，这些工艺主要有提取有效成分单体、提取有效部位、水煎醇沉法、醇提水沉法、水蒸气蒸馏法、综合法等。当前中药注射剂的制备工艺大部分都停留在 20 世纪 70 年代的水煎醇沉法水平，由于此方法存在许多不完善的地方，如对药材水煎煮时间、次数及醇沉时乙醇浓度等研究不够，常影响成品的内在质量。

老工艺的普遍应用，直接带来的是注射剂中的杂质残留、微粒过大，进而影响中药注射剂的质量稳定和使用安全。而微孔滤膜技术、超滤等现代先进的技术如果能在中药注射剂生产中推广，将能解决注射剂中的杂质残留、微粒过大问题，从而大大提高中药注射剂的质量和安全性。但按照国家的有关规定，生产厂家要进行工艺改进，就必须重新申报，中药注射剂的药理、毒理、临床试验等相关研究就要重新进行，而在销售价格上国家缺乏鼓励政策。于是生产厂家为了节约成本，就不愿意对其制备工艺进行改进，还是按照几十年前的工艺进行生产，形成恶性循环。笔者建议，国家应该制定相应的措施鼓励生产厂家进行制备工艺研究和技术改进，只有这样，中药注射剂的安全性才能迈上一个新台阶。

5. 中药注射剂临床使用不规范　作为中药注射剂，在临床应用时不能离开中医诊疗的基本原则——辨证论治，只有对患者疾病做出正确的中医辨证后，才能安全合理地使用该药，并使其药效得到完全发挥，毒副作用降至最低限度。然而在临床上，"发烧用清开灵针，感染用双黄连粉针，心血管病用香丹针（复方丹参注射液）"，这是医生包括中医和西医圈内形成的不成文的法则。西医医师往往是依据药品说明书使用中药注射剂，而说明书上陈述的多为实验研究及药理学研究内容，功能主治或适应证内容也几乎都是西医病名，缺乏中医病证的描述。这样的状况让那些想要坚持辨证论治思想的中医师们一筹莫展，只能是凭借对组方药物的了解与经验来用药。

正确使用中药注射剂，应认真区分中医药学与西医药学上的一些概念：一要严格区别中医药学中的功能与西药的药理作用的概念，有人将中医的热证与西医的感染性炎症等同而论，但在临床上，这个等号并不完全成立，套用化学药研究模式的中药药理作用与客观层次的中药功能是有区别的。二是要严格区分中医药学中"主治"与西药适应证的概念，混淆概念将直接导致临床用药失误。

此外，部分医务人员受经济利益的诱惑，存在对中药注射剂滥用的情况。中药注射剂的价格普遍比同类口服中成药价格高，利润空间较大，加之每个品种的生产厂家多，受经济利益的驱使，采取不正当竞争行为来促销产品。这种做法在一定程度上助长了中药注射剂的滥用，一些不该用的中药注射剂也用到了患者身上。同时，有的医务人员为对付医疗纠纷举证倒置，采用"西药打头阵、中药作陪衬"中西药全用的做法，也给不良反应埋下了祸根。

除了"中药西用"和"利益驱使"因素之外，还存在临床使用中的其他一些影响因素，如药物配伍不当、超大剂量使用、滴注速度不当、加药方法不当、患者的过敏体质因素等，这些临床用药因素也可导致不良反应的发生。由于中药注射剂的成分复杂，与其他药物的配伍研究尚不够全面，如与其他药物（包括输液）配伍不当，会产生一系列变化，包括溶液的 pH 改变、澄明度变化、絮状物或沉淀出现、颜色改变及药效的协同和拮抗作用，进而影响药效，甚至产生不良反应。如复方丹参注射液与氧氟沙星、环丙沙星、甲磺酸培氟沙星、氟哌酸等喹诺酮类药物配伍时，会立即出现浑浊，有时有絮状沉淀，有时析出结晶等；而复方丹参注射液与右旋糖酐 –40 葡萄糖注射液配伍，虽然在 6 小时内溶液的 pH 值、颜色、澄明度以及原儿茶醛和右旋糖酐 –40 的含量无明显变化，且配伍后溶液的微粒数也都在药典规定的范围内；但由于低分子右旋糖酐为血容量扩充剂，具有轻度抗凝作用，而丹参也具有活血化瘀作用，可使组织细胞和肥大细胞增加，两者合用，组织中细胞外液的水分引入血管内，肥大细胞释放了组织胺、5– 羟色胺等化学递质，这些递质均可致平滑肌痉挛，血管通透性增加，进而导致复方丹参注射液配伍低分子右旋糖酐引起过敏反应的报道时有发生。因此，临床应用中药注射剂时应尽量单独使用，不宜与其他药物在同一容器中混合使用。同时应严格遵守说明书的规定剂量来使用，特别是那些对该药耐受力差的老年人及小孩，建议其用量应逐渐由小剂量开始慢慢增加，切不可首次就大剂量使用。医护人员还应关注滴注速度、加药方法等因素，落实中药注射剂中的每一个环节，真正做到辨证论治、对症下药、规范用药，避免或减少不良反应发生。

6. 中药注射剂上市后安全性再评价不足　同其他药品一样，中药注射剂上市前所做的动物实验和临床试验，限于动物种属、受试人群、观察病种、用药情况等因素，很难准确预测日后大量用于临床的安全性，因此需要对其上市后的安全性进行再评价。只有再评价，才可及时找出产生问题的环节并修正问题，这样，引起质量问题和不良反应的不确定因素就可减少。

近几年来，随着中药注射剂在临床广泛应用，其不良反应也在数量上增幅较大、品种也较多，国家药品不良反应监测中心就曾先后通报了清开灵、双黄连、葛根素、穿琥宁、参麦、鱼腥草、莲必治等注射剂的不良反应，并对葛根素注射剂的说明书作了修订。特别是"鱼腥草注射液事件"发生之后，有关企业立即配合原国家食品药品监督管理局积极参与鱼腥草注射液的安全性鉴定和再评价工作，经有关专家对其药效学研究、药理毒理研究、临床研究、生产控制进行认真分析评价后，原国家食品药品监督管理局终于在事发后 3 个月，宣布鱼腥草注射剂的部分品种可重新恢复使用，并对其说明书作了修订。在此次事件中有关各方反应之迅速，决定之快，是前所未有的，表明我国药品上市后的再评价工作正逐步走向成熟。

但由于我国的药品不良反应监测起步晚、基础薄弱，药品上市后再评价工作在我国只能算是初级阶段，还存在许多不规范和不完善的地方。由于宣传、培训不普及和不到位，药品生产和经营企业、医疗与预防保健机构的人员还没有充分认识到不良反应的危害及监测的必要性，一些医务人员常常将不良反应误认为是医疗事故或个体差异而不愿意主动报告，一些药品生产和经营企业也将不良反应误认为药品质量事故而不愿意主动报告。作为药品不良反应报告主体的制药企业，还没有认识到监测药品不良反应的重要作用而未尽到应尽的义务。因此，建议生产、经营、使用中药注射剂的企业、医疗机构应该严格按照国家有关部门制定的药品不良反应监测的要求，及时、准确地反映中药注射剂在使用过程中出现的不良反应情况，以便给有关部门对药品进行再评价提供参考。

二、影响中药注射剂安全的因素

1. 人们对中药注射剂安全性认识的误区

（1）对中药注射剂安全性认识不足　长期以来，在人们的心目中一直认为中药是安全有效、无毒的。有些药品广告也往往片面或夸大宣传疗效，而对其毒副作用及可能发生的不良反应避而不提或避重就轻，且常以"本品系纯天然药物，无毒副作用"误导人们；在人们的思想意识中也认为"中药安全无毒"，中药注射液是"纯天然药物制品，无毒副作用"，导致用药时忽视中药注射剂的用法用量及其毒性，形成了认识的误区。正是由于人们对中药注射剂安全性问题存在片面认识，中药注射剂的毒副作用往往容易被忽视，长期过量或者不恰当使用情况时有发生，必然会引发中药注射剂安全性问题。

不仅普通民众没有安全使用中药的意识，代表国家水平的《中国药典》对中药注射剂药物警戒表述也是少之又少。据统计，《中国药典》2005年版一部收载的中药注射剂有4种，无"不良反应"表述的就有3种，其中灯盏细辛注射液连"注意事项"表述都没有。即便是药物警戒表述最详细的清开灵注射液，其内容也不及香港产的中药（如京都念慈庵蜜炼川贝枇杷膏，其注意事项有11条）内容丰富。这种过于简单的表述，很容易给公众造成"中药没有不良反应"或"中药无毒"的印象。另外，一些国内中药企业由于担心如果在药物说明书上标注药物不良反应或警戒性语言，患者就会将之与不合格药品或问题药品挂钩，从而影响药品的销售。因此，许多中药注射液说明书往往不标注药品的不良反应及毒副作用，也可能给人们造成"中药无毒副作用"的误解。

（2）过度夸大中药注射剂的毒副作用　近年来，随着中药注射剂安全性事件接二连三发生，社会上部分不明真相的人开始从"中药安全无毒"的思想认识走向"中药是毒药"的另一极端，不少人撰写文章，大谈中药注射液毒副作用怎样，中药注射剂如何不安全，报刊上、网络上、广播电视中有关《中药注射剂警钟再响》《夺命中药注射剂再惹祸》之类的文章、报道铺天盖地。人们从一两个具体问题出发，一下子就泛化开来，几乎株连到所有的中药注射液，甚至所有中药。这些过度夸大中药注射剂毒副作用的偏激报道不仅不利于中药注射剂安全性问题的解决，还把一些本来不是中药注射剂的安全性问题也归咎于此，如"刺五加注射液事件"就明显不是刺五加注射液本身有问题，而完全是一起由人为因素引起药品污染的严重不良事件。然而在未查明事件真相前，有关媒体已开始了过度夸大其毒副作用的报道，给人们正确认识中药注射剂安全性带来了极大偏差，一定程度上影响了人们对中药注射剂的安全性认识。

2. 中药注射剂本身的影响因素

（1）生产中药注射剂原料药材质量的差异　众所周知，药用动植物的不同产地、不同环境生态、不同栽培养殖技术以及不同的采收加工方法、不同的储存运输条件都会影响其质量。如复方丹参注射液中使用的药材丹参，其分布很广，有很多地区种植丹参，但是经调查发现，目前种植的丹参存在种子种苗不断退化的情况，严重影响了其内在质量，使不同产地的丹参药材质量存在很大差异。研究显示，不同地区的丹参含丹参酮ⅡA 的含量差别较大，有的相差达 16 倍；同一地区野生品种含量普遍高于栽培品种。这种原料药材质量的差异必然导致中药注射剂成品质量的不同，进而影响中药注射剂的安全性和有效性。

（2）中药注射剂生产工艺不完善，质量标准低　我国目前中药注射液的制备工艺相对比较陈旧、老化，影响中药注射剂的质量稳定和使用安全。在注射剂生产过程中为提高有效成分的溶解度、稳定性而加入助溶剂、稳定剂等添加剂，这些也是引发中药注射剂安全性因素之一。如 2006 年鱼腥草注射液事件，后经有关专家研究证实，其生产过程中添加的助溶剂吐温 –80 为导致此次事件的元凶。

同时中药注射剂的质量标准偏低，所建立的质量标准尚不能完全控制其内在的诸多成分，这是影响中药注射剂安全性的重要因素。从单味中药注射剂的不良反应分析中，我们不难看出中药注射剂所致 ADR 发生率最高的多为过敏反应，其中过敏性休克为最严重且能致命。因此笔者建议，中药注射剂质量标准的安全性药理试验，对于一些免皮试的、处方较为复杂的中药注射剂，还应将动物致敏试验列入质量标准。

3. 中药注射剂临床使用的因素

（1）中药西用，配伍不合理　我们在前面已经谈论过，中药注射剂虽然不像中药处方一样具有随证加减的灵活性，但每种中药注射剂都有其针对性较强的功能主治，决不可滥用。据有关部门统计，在大型综合性医院，中药注射剂由西医医师处方使用的占 95%，也就是说绝大部分都是由不太懂中医药的西医医师开处方的。这些对中医药理论知识缺乏的临床医生在应用中药注射液时，必然在适应证的选择上就少了辨证论治，而多了望文生义，从而在临床上滥用中药注射液，直接导致其不良反应的增加。

此外，由于中药注射液的成分复杂，与其他药物的配伍研究尚不够多，如与其他药物（包括输液）配伍不当，会产生一系列变化，甚至产生不良反应。因此，临床应用中药注射液时应尽量单独使用，不宜与其他药物在同一容器中混合使用。2006年发生的鱼腥草注射剂事件中报道的222例严重不良反应病例中，就有绝大部分病例有与其他药物在同一容器中混合应用史。而双黄连注射液事件就是医生未按双黄连注射液说明书的要求，违规与禁忌联用的西药（数种）联用所致。

（2）超剂量使用　受"中药安全无毒副作用"思想的影响，临床中常出现随意加大中药注射液用量的情况。我们曾对41例黄芪注射液所致不良反应进行分析，发现其中有19例的临床一次使用量超出说明书规定的最高剂量，近占总病例数一半。中药注射剂的使用也有其安全范围，这种随意加大剂量的做法，必将增加不良反应的发生。据报道，中药注射剂浓度与微粒成正比，微粒数随药物浓度而变化。另有研究表明，临床给药过程中药品浓度过大或给药速度过快，均可能导致头晕、疼痛、刺激性皮炎等不良反应的发生。因此，建议临床使用中药注射剂时应严格按说明书推荐剂量使用，切不可随意加大剂量。

（3）其他临床使用中的影响因素　临床使用中的其他一些影响因素，如溶媒选用不当、改变输注方式、滴注速度过快和配药操作不规范等，也可导致安全性问题的发生。据有关资料报道，参麦注射液、丹参注射液等中药注射剂的pH值为4～6.5，与0.9%的氯化钠注射液配伍后可能会产生大量的不溶性微粒，增加不良反应的发生机率，一般应用5%或10%的葡萄糖注射液稀释后静滴。而临床上许多医生喜欢用0.9%的氯化钠注射液来作溶媒稀释丹参注射液等静滴，其理由是丹参注射液大多是应用于老年心血管病患者，这些患者中又大多都有高血脂、高血糖之类疾病，不宜用5%或10%的葡萄糖注射液作溶媒稀释，如此选用中药注射剂的稀释溶媒虽然照顾到高血脂、高血糖患者的用药禁忌，但却增加了不良反应的发生率，是得不偿失的。

除以上重点提到的选用溶媒不当因素外，其他如滴注速度、输注方式不当及配药操作不规范等因素也是目前临床用药时急需研究和规范的工作。此外，剂型的差别、给药途径的不同甚至滤器的差别都对中药注射剂的安全性有影响。有人对双黄连注射剂引起的不良反应文献进行分析，发现双黄连粉针剂引起的不良反应多于水针剂；另中药注射剂静脉给药的不良反应发生率高于肌内注射给药，数据显示，静脉注射不良反应发生率是非静脉注射的9.2倍；此外，有研究发现输液器管路的终端滤器作用差异较大，即使同一批次的输液器，对大于2μm的微粒其终端过滤作用也有显著不同，有的对10μm的微粒也无截留作用，使中药注射剂与输液配伍后产生的微粒不能被输液器终端滤器截留而进入体内引发不良反应。

4. 患者个体差异的因素 不同的个体，在性别、年龄、生理、病理状态，尤其是在遗传、新陈代谢、体内代谢酶及免疫系统、酶系统及个人习惯等方面存在差异，对药物不良反应的敏感性是不同的；机体的吸收、分布、代谢、排泄水平受到年龄、性别及病理生理状态的影响。因此，同一剂量、同一药物大多数患者能耐受，少数则会出现不良反应，过敏体质的不良反应的发生率则远高于常人。另外，年老、体弱、婴幼儿及肝肾疾病患者，因其药物耐受性较差，也极易发生不良反应。

例如在 81 例含三七总皂苷类注射剂所致不良反应的文献中，有 60 例为 50 岁以上的老年患者，占 74.07%；而在 27 例喜炎平注射液致不良反应中有 18 例为 10 岁以下的儿童，占 66.7%。2008 年的茵栀黄注射液事件的受害者均为儿童或幼儿，这说明老年人、儿童等特殊人群在中药注射剂不良反应中比例较高，需重点关注。由于儿童处在身体生长发育初期，体内许多脏器发育不完全；老年患者则多存在不同程度的脏器功能减退，因而他们的药效阈值均变窄，对药物的敏感性和耐受性不同于青壮年，从而易发生药物蓄积而引起不良反应。

第二节　中药注射剂安全性问题的解决措施及临床合理应用

一、中药注射剂安全性问题

1. 近年来国内中药注射剂安全性问题事件回顾 2006 年 6 月，根据国家药品不良反应监测中心的监测，鱼腥草注射液等 7 个注射剂在临床应用中可出现过敏性休克、全身过敏反应、胸闷、心悸、呼吸困难和重症药疹等严重不良反应，甚至有引起死亡病例报告。于是国家食品药品监督管理局做出决定，暂停使用鱼腥草注射液等 7 个注射剂，暂停受理和审批鱼腥草注射液等 7 个注射剂的各类注册申请。国家食品药品监督管理局在事发 3 个月后（即 2006 年 9 月）又发布了部分鱼腥草注射剂（肌注类）解禁的通知。

2008 年 10 月 6 日，国家食品药品监督管理局接到报告，云南省红河州 6 名患者使用完达山制药厂生产的两批刺五加注射液出现严重不良反应，其中有 3 例死亡。原卫生部、国家食品药品监督管理局立即联合发出紧急通知，叫停标示为黑龙江省完达山制药厂生产的刺五加注射液。国家食品药品监督管理局在事发 1 个月后（即 2008 年 11 月 6 日）通报了刺五加注射液严重不良事件的阶段性结论，认为这不是药品的不良反应，而是一起由药品污染导致的严重不良事件。2008年10月19日，卫生部紧急召开电视电话会议，通报陕西省延安市志丹县人民医院使用山西太行药业股份有限公司生产的茵栀黄注射液后，有四名新生儿发生不良反应，其中1名出生9天的新生儿死亡，卫生部要求各地立即停止该批号茵栀黄注射液的临床使用。

2009年2月11日，卫生部、国家食品药品监督管理局接到青海省报告，青海省大通县3名患者使用标识为黑龙江乌苏里江制药有限公司佳木斯分公司生产的双黄连注射液发生不良事件，并有死亡病例报告。为确保临床用药安全，卫生部、国家食品药品监督管理局于2月12日发出紧急通知，要求各级各类医疗机构和药品经营企业立即暂停使用、销售并封存黑龙江乌苏里江制药有限公司佳木斯分公司生产的双黄连注射液。此后，有媒体报道，此次不良事件的发生与医生没有仔细阅读说明书提示、混乱用药有关。2月20日，国家食品药品监管局公布对此次事件调查结果，称黑龙江乌苏里江制药有限公司佳木斯分公司生产的多批号双黄连注射液与此次青海省所发生的不良事件呈高度相关性。

2009年3月24日，卫生部接到广东省卫生厅报告，3月19日广东省中山市13名患者在使用浙江天瑞药业有限公司生产的香丹注射液（批号为080524，规格为10mL/支）后，出现寒战、发热等临床表现。当晚卫生部下发紧急通知，要求各级各类医疗机构立即停止使用并封存天瑞药业生产的该批号的香丹注射液，并做好相关记录。后经广东省药品检验所检验，天瑞药业生产的该批号香丹注射液热原项目不合格。

2. 我国中药注射剂安全性现状 近年来，除上述一系列"中药注射剂安全性问题事件"的频繁发生外，中药注射剂不良反应/事件报告数量也有明显增多的迹象。从2001年11月以来，国家药品不良反应监测中心为保证临床用药安全，在《药品不良反应信息通报》中就通报了清开灵注射液、双黄连注射剂、葛根素注射液、穿琥宁注射液、参脉注射液、鱼腥草注射液、莪术油注射液、莲必治注射液8个中药注射剂存在严重不良反应，可发生剥脱性皮炎、呼吸困难、过敏性哮喘、急性喉头水肿、过敏性间质肾炎及过敏性休克等不良反应，应注意单独使用，掌握疗程、剂量及适应证，控制滴速。葛根素注射液因发生急性血管内溶血等严重不良反应，原国家药品监督管理局也要求对其药品说明书进行修订，增加"偶见急性血管内溶血"，同时暂停对其注册报批。近期有人对有关中药引起的392例不良反应病例报告分析，注射剂就有302例，占77.04%；内服中成药有81例，占20.66%；内服草药7例，占1.79%；外用2例，占0.51%。另有学者对我国1990～1999年发生的1291例次中药不良反应的文献分析发现，注射剂有718例次，占55.62%。

可见中药注射剂致不良反应的比例还是比较高的。

二、解决中药注射剂安全性问题的措施

1. 应加大中药注射剂安全性知识宣传 针对目前人们对中药注射剂安全性认识的不足，甚至是片面认识，我们应进一步加强宣传，使广大公众全面客观地看待中药注射剂安全性问题，大众媒体要正确认识中药注射剂的安全性和有效性，做好中药注射剂不良反应的科普工作，进行科学宣传，防止误导。既要禁止违反科学原则、夸大疗效、隐瞒毒性及不良反应的错误宣传，也要防止片面夸大中药注射剂不良反应的情况。教育群众改变"中药安全无毒"的观念，正确认识中药注射剂的治疗作用与不良反应的并存。提倡在医师、药师的指导下，正确使用中药注射剂，避免不辨证使用中药注射剂、超量使用中药注射剂、随意延长疗程等现象的出现。

2. 应加强中药注射剂安全性基础研究 当前，中药注射剂安全性问题事件的频频发生，不仅与中药注射剂在储存、运输及临床使用等过程中的一些不规范的人为因素有关，还与中药注射剂本身安全性研究不尽完善有关，如前文提及中药注射剂的药物来源、组方、工艺及质量标准方面研究的不足，常给中药注射剂的安全性留下隐患。因此，加强中药注射剂安全性基础研究迫在眉睫。

首先，应加强中药注射剂研发时处方药物选择与组方研究，谨慎选用作为中药注射剂的原料药材，并对注射剂组方进行安全性研究。建议突破传统中药注射液落后的配伍原则，开创"依证随方确认提取有效成分"的先进理念，根据注射剂适应证有效组分而配伍。在此基础上，选择有效成分已研究清楚的中药进行配伍，从而为开发出安全、有效的中药注射剂打下坚实的基础。

其次，应加强中药材种植、养殖、炮制（制剂）的研究，从源头上解决中药原料的质量问题，从而避免中药注射剂不良反应的发生。具体说来，应加快推进中药 GAP 的步伐，建立 GAP 中药材种植、养殖基地，同时规范中药炮制（制剂）工艺，提高炮制（制剂）水平。针对目前药材来源的不稳定可能导致中药注射剂产品质量不稳定的情况，建议采用 GAP 基地药材或固定药材产地的方式从源头上控制产品质量。同时，对处方中各药材采用指纹图谱控制技术，保证原料的质量稳定。

最后，还应加强中药注射剂生产工艺与质量标准研究。在生产工艺方面，为确保有效成分活性不在规模生产过程中受损害，应充分考虑药物有效成分的物理和化学特性，制定有针对性的提取技术，保障产品疗效和安全性。在明确中药注射剂中的有效成分后，应用新技术对其有效成分进行提取、精制、分离，减少无效成分和杂质，以提高中药注射剂的安全性；对于增溶剂等辅

料的使用应慎重，并应进行相应的研究以减少由于该类物质的加入而引发不良反应的风险；应根据 GMP 的要求进行生产，严格执行工艺规程，减少外来异物污染制剂的机会。在质量标准方面，应不断完善中药注射剂中各有效成分的质量标准，并将溶血与凝血、血管刺激性、异常毒性等检查纳入质量标准，以防止不同批次药品因制备过程中的操作不慎引发不良反应。应将指纹图谱控制技术引入质量标准中，以控制各批成品质量的稳定性和均一性，以保证临床疗效稳定、使用安全。

3. 应规范中药注射剂的临床使用　针对目前中药注射剂在临床使用中存在的问题，必须规范中药注射剂在中医药理论指导下使用。中医理论认为疾病有寒热虚实之分，中药有寒热温凉之性，治病投药必须按照中医理论和辨证论治的原则，具体用药要因人、因时、因地、因病而异，辨证选药。同时要注意用药禁忌和用量，对于中药注射剂的使用要"中病即止"，切勿随意超剂量或长期使用。对于一些对中医不甚了解的西医医师和国外医师应加强他们中医药基础理论的培训，使他们掌握一定中医药基础理论，以减少其滥用中药注射剂事件的发生。

另外，由于目前对于中西药配伍研究尚不够深入，在没有明确的中西药联用可增强疗效、减少毒副作用的指引下，应尽量避免中西药联用，建议临床上尽量单独使用中药注射剂。此外，对于中药注射剂在临床使用过程中发生的溶媒选用不当、滴速过快、输注方式改变、注射剂剂型选择和配药操作不规范等问题，也应引起高度重视。

为规范中药注射剂在临床中使用，2008 年 12 月，卫生部、国家食品药品监督管理局、国家中医药管理局联合下发了《关于进一步加强中药注射剂生产和临床使用管理的通知》，要求医疗机构严格按照公布的《中药注射剂临床使用基本原则》使用中药注射剂，以确保用药安全。2009 年 8 月 4 日，国家中医药管理局发布了《中成药临床应用指导原则（意见征求稿）》，旨在进一步规范包括中药注射剂在内的中成药合理使用，提高中医药临床疗效，减少中药不良反应发生率，确保患者用药安全。以上一系列技术准则或措施的出台是非常有必要的，这为规范中药注射剂在临床中的使用将起到非常重要的作用。

4. 应重视患者个体差异　针对中药注射剂不同使用人群，应重视患者的不同个体差异，区别对待。总的来说，对使用中药注射剂的患者要慎重用药，医护人员应加强对患者的用药观察，加大巡查力度；对过敏体质的患者，在用药前仔细询问患者家族过敏史及既往不良反应史等，并密切观察患者在用药过程中的反应；对高敏体质者，用药前还应做过敏试验；对于儿童、老人等特殊人群和初次使用中药注射剂的患者也要慎重用药，由于该类人群对药物耐受力差，建议其用量应逐渐由小剂量开始慢慢增加，切不可首次就大剂量使用。

5. 加强中药注射剂的安全性评价研究　近年来，我国国家和地方药品不良反应监测机构根据《药品不良反应信息通报》公告的不良反应信息及近年来发生的几起中药注射剂不良反应事件，组织实施了"双黄连注射剂的安全性研究""葛根素注射液安全性评价"和"鱼腥草注射液安全性评价"等中药注射剂安全性再评价研究。但从总体来看，我国中药注射剂安全性的再评价与研究尚处于初级阶段，病例报告和文献综述较多，科学评述和深入的流行病学研究很少，缺少针对中医药特点的中药注射剂不良反应研究，没有真正符合中国国情的不良反应评价方法，未能就中药不良反应的发生原因、发病机制、临床表现、防治措施等做出系统的整理和研究，这与中药学源远流长的发展史、中药临床应用的广泛性及其在防治疾病中的重要地位极不相称。因此，深入加强中药注射剂的安全性再评价研究迫在眉睫。

为改变目前我国药品上市前临床试验存在的局限，我们呼吁应切实加强中药注射剂上市前临床试验研究，增加试验病例数，以真正做到通过上市前临床试验研究筛选出安全、有效的中药注射剂。众所周知，上市前安全性评价是药物安全性评价的重要组成部分，也是保证患者用药安全的第一道屏障，故中药注射剂研制中应严格执行 GLP 和 GCP，按《新药审批办法》及其补充规定申报一般药理学、急性毒性、长期毒性、制剂安全性等试验资料。除此以外，还应根据中药注射剂不良反应中过敏反应比例高的特点，进行全身主动过敏试验和被动皮肤过敏试验，并根据具体药物的作用特点选择适宜的过敏试验方法。

针对近年来频发的中药注射剂安全性问题事件，国家食品药品监督管理局于 2007 年 12 月 6 日发布了《中药、天然药物注射剂基本技术要求》，对中药注射剂的成分、原料、制备工艺等各项指标进行了严格的限制，为中药注射剂再评价提供了依据。为进一步提高中药注射剂安全性和质量可控性，2009 年 1 月 13 日，国家食品药品监督管理局又发布了《关于开展中药注射剂安全性再评价工作的通知》，公布了《中药注射剂安全性再评价工作方案》，以上一系列技术准则或措施的出台，为中药注射剂安全性再评价指明了方向，为促使生产、经营、使用中药注射剂的企业、医院严格按照国家有关部门制定的药品不良反应监测的要求，及时、准确地反映中药注射剂在使用过程中出现的不良反应情况起到重要作用。

三、中药注射剂临床合理应用

1. 必须树立正确的输液观念　无论是患者还是医护人员都应当认识到，

125

中药并非安全无毒，中药注射剂在给药途径、药物疗效、安全性等方面已不同于传统制剂，它取自中药但不是传统意义上的中药，一旦静脉给药，同样存在无须经过胃肠屏障、可蓄积中毒等问题，应重视它是"注射液"，它也容易出现注射液的不良反应。

要预防输液引起的中药注射剂不良反应，最有效的办法就是树立正确的输液观念。患者在接受治疗时，应严格按照原卫生部等三部委下发的《中药注射剂临床使用基本原则》规定"能口服给药的，不选用注射给药；能肌内注射给药的，不选用静脉注射或滴注给药"。另外在临床准备及添加药物等操作步骤中，环境污染和人员操作不当，都可能造成灰尘、细菌、唾液等微粒进入药液，更何况中药注射液的制造技术参差不齐，差别很大。

2. 必须重视患者个体差异　不同个体由于遗传基因、体内代谢酶、免疫系统及健康状况等差异，对药物反应也不尽相同。如过敏体质者使用中药注射剂时易发生各种过敏反应，用药时空腹、饥饿、精神紧张、过度疲倦也易发生不良反应。

中药注射剂是从植物、动物和矿物等药材中提取而成的，含有蛋白质、鞣质、树脂、淀粉等杂质，对过敏体质的患者易产生不良反应，用药前应仔细询问过敏史。由于儿童处在身体生长发育初期，体内许多脏器发育还不完善，老年患者则多存在不同程度的脏器功能减退，对药物的敏感性和耐受性不同于青壮年，易发生药物蓄积而引起不良反应。因此，对于小孩和老年患者等特殊人群应慎用中药注射剂，确需使用时应密切监护。另外，许多中药注射剂对特殊人群有禁忌证，临床用药时要严格把握。

3. 必须辨证使用中药注射剂　中药注射剂的绝大部分仍具有其原药的寒、热、温、凉、补、泻的药性，同一种病有不同的"证"，不同的病在其发生、发展过程中又可以出现相同的"证"。辨证论治是中医治疗疾病的特点，也是中医的灵魂。据有关部门统计，目前大部分大型综合性医院，中药注射剂由西医处方使用的占到95%，不太熟悉中医理论的西医医生使用中药注射剂因缺乏中医辨证施治的治疗原则，就容易发生对病不对证的情况，药不对证就会由此而发生用药不良反应。

比如，若对虽有体温升高但属中医风寒束表或风寒束肺的患者，使用鱼腥草等清热解毒类注射液治疗，可使患者卫阳闭束、表寒不解，反而出现寒战、发热、体温上升的情况。若对素体阳虚或脾胃虚寒的患者使用药性寒凉的注射液，则可致寒凝经脉气血，阳气受损，脾胃气机升降失调而出现腰痛、腹痛、呕吐等症。若对无体虚的患者使用补益类如参麦、黄芪等注射液则会出现心悸、眩晕、血压升高等不良反应。这些都是中医辨证不明、查证不清所导致的，中药注射剂不良事件的发生也常源于此。

4. 必须正确选择中药注射剂的溶媒　在中药注射剂应用过程中，选择合适的溶媒是相当重要的。中药注射剂是从中药饮片中提取的，成分比较复杂，且有些蛋白质等大分子物质难于剔除，残留在药液中作为抗原在输注时易引起过敏反应。由于中药注射剂多选用大输液作为溶媒配伍使用，一旦溶媒选择不当，就可能产生一系列变化，包括溶液的改变、澄明度变化、出现絮状物或沉淀、颜色改变及药效的协同和拮抗作用，进而影响药效，甚至产生不良反应。

我们在前面提到过，参麦注射液、丹参注射液等中药注射剂的 pH 值为 4 ~ 6.5，与 0.9% 氯化钠注射液配伍后可能会产生大量的不溶性微粒，增加不良反应的发生机会，故这类中药注射剂要求应用 5% 或 10% 的葡萄糖注射液稀释后静滴。而临床上许多医生喜欢用 0.9% 的氯化钠注射液来作溶媒稀释丹参注射液等静滴，如此选用溶媒虽然能照顾到高血脂、高血糖患者的用药禁忌，但却增加了不良反应的发生率。再如灯盏细辛注射液在酸性条件下，其酚酸类成分可能游离析出，故必须用氯化钠注射液作为溶媒稀释，而不能用偏酸性的葡萄糖注射液。临床已有用葡萄糖注射液为溶媒稀释灯盏细辛注射液静滴出现不良反应的报道。因此，我们必须依据中药注射剂本身的酸碱性等特点来选择适宜的溶媒，严格选用药品说明书中推荐的溶媒。

5. 必须单独输注中药注射剂　目前，临床上常将中药注射剂与其他药物如西药配伍应用，以达到中西药联用的协同增效作用，但如果配伍不当则容易引起注射液的改变，导致药物疗效的降低或不良反应的发生。

临床统计表明，复方丹参注射液加入低分子右旋糖酐注射液中静脉滴注，较易引起过敏反应。2006 年发生的"鱼腥草注射剂事件"中报道的严重不良反应中，就有绝大部分病例有与其他药物在同一容器中混合应用史。"双黄连注射液事件"也是医生未按双黄连注射液说明书的要求，违规与禁忌联用的西药数种联用所致。因此，对临床中西药的配伍，特别是注射用药时需谨慎，《中药注射剂临床使用基本原则》就规定中药注射剂应单独使用，禁忌与其他药品混合配伍使用。

6. 必须严格按照说明书规定的给药途径和剂量使用中药注射剂　中药注射剂在使用上还要注意给药途径和剂量问题，由于不同的给药方式对中药注射剂的质量要求不同，因此不能随意变更注射途径。临床上有少数医师擅自将肌内注射的针剂加到输液中静滴，这是严格禁止的。曾有报道将肌注的柴胡注射液用于一岁患儿静脉滴注给药，造成患儿出现过敏性休克、抢救无效死亡的严重不良后果。

此外，受"中药安全无毒副作用"思想的影响，临床中常出现随意加大中药注射液用量的情况。如有学者曾统计分析了3414例中药注射剂不良反应患者，其中超剂量用药者730例，占总数的21.35%，说明不良反应与超剂量相关性较大。据报道，中药注射剂浓度与微粒成正比，微粒数随药物浓度而变化。另有研究表明，临床给药过程中药品浓度过大或给药速度过快，均可能导致头晕、疼痛、刺激性皮炎等不良反应的发生。因此，建议临床使用中药注射剂时应严格按说明书推荐剂量使用，切不可随意加大剂量。

7. 必须规范配药操作 受医院硬件设施条件的限制及无菌操作意识不强的影响，一些医务人员特别是基层医疗机构医务人员常在非洁净条件下进行中药注射剂的配药，增加了输液配制过程中产生的二次污染，导致不良反应发生。另外，配药操作时，如患者需要连续输入多组液体，有些医务人员常忽视在输液组与组间使用中性液体隔离后续滴，导致多组液体混合产生反应，影响疗效，甚至发生不良反应。

因此，为确保注射剂的稳定性，保证用药安全，避免不良反应的发生，在临床应用中应规范中药注射剂的配药操作。首先，配药操作应在洁净条件（局部100级）下进行，有条件的医院可在静脉输液配制中心配制。其次，如患者需要连续输入多组液体，输液组与组间应使用中性液体间隔续滴。此外，有些粉针剂需首先用灭菌注射用水溶解后再用适宜溶媒稀释使用，如双黄连等粉针剂，临床上有的直接用稀释剂溶解，导致溶解不充分而使微粒数增加，最后导致不良反应发生。

8. 必须加强用药监护 在用药过程中，应密切观察患者用药反应，对老人、儿童、肝肾功能异常患者等特殊人群和初次使用中药注射剂的患者应慎重使用，加强监测。中药注射剂主要表现为速发型过敏反应，在静滴该药前应备齐常用抗过敏性药物和设备，如肾上腺素、地塞米松、氧气等。使用过程中，应加强对首次使用的患者在开始给药30分钟内的观察、巡查。此外，给药时应注意控制给药速度，一些心脑血管药物，如葛根素、苦碟子等注射液在使用时应尽量减慢输液速度，最好控制在30滴/分。有些药物还应根据不同年龄对给药速度做相应调整规定，如清开灵注射液儿童以20～40滴/分为宜，成年人以40～60滴/分为宜。另外，气温较冷时，冷液可刺激血管而出现寒战，要适当采取保暖措施。

9. 必须重视中药注射剂的储存 某些中药注射剂由于制造工艺水平不高，光线、温度、湿度等因素对其质量稳定性影响较大。因此，中药注射剂验收入库后至患者使用前，均应严格按照该注射剂的贮存条件要求进行贮存，如遮光、温度适宜等，以保证中药注射剂的质量。

第三节　中药注射剂主要不良反应类型及救治方法

中药注射剂是指从药材中提取有效物质制成的，可通过肌内注射、静脉注射或滴注等方式进入人体内的制剂。中药注射剂是传统医药理论与现代生产工艺相结合的产物，是我国特有的中药新剂型，也是中药现代化的重要标志。相对于传统中药剂型，中药注射剂具有起效快、生物利用度高和给药方便等优势，然而随着中药注射剂在临床上的广泛应用，其药品不良反应（ADR）报道也屡见不鲜。2018 年 4 月，国家药品监督管理局发布的 2017 年《国家药品不良反应监测年度报告》中，中药注射剂不良反应 / 事件报告为 13.81 万例次，严重不良反应 / 事件报告 1.45 万例次，与 2016 年相比，中药注射剂报告数量增长 2.6%，严重报告数量增长近 2 倍，其中过敏反应发生率最高。为探讨中药注射剂主要 ADR 类型及现时救治方法的合理性，本研究通过文献检索，对使用频率较高的丹红注射液等 10 个常用中药注射剂所致 ADR 与急救措施进行总结分析，旨在为临床合理用药与规范急救提供参考。

一、不良反应类型

采用中国医院知识仓库（CHKD）期刊全文库、中国期刊全文数据库（CNKI）、万方数据知识服务平台及中文科技期刊数据库（VIP）进行检索，并查阅相关原始文献，对 2007 年 1 月至 2018 年 1 月国内公开发行的医药期刊上报道的 4 个活血化瘀类（丹红注射液、红花注射液、血塞通注射液及脉络宁注射液）、4 个清热类（痰热清注射液、清开灵注射液、喜炎平注射液及双黄连注射液）、2 个补益类（参附注射液、参麦注射液）共 10 个常用中药注射剂所致 ADR 进行统计，剔除同一病例在不同期刊内重复报道、综述性文献及回顾性分析文献后，共纳入相关文献 86 篇，共 101 例。

采用回顾性研究方法，对 101 例 ADR 的类型与急救情况进行统计与分析。ADR 的类型主要按系统和症状表现分类，包括皮肤过敏反应、过敏性休克、呼吸系统反应、神经系统反应、循环系统反应、消化系统反应、药物热及其他。

结果 ADR 的类型如下：

在所收集到的 101 例 ADR 病例中，主要包括皮肤过敏反应、过敏性休克、循环系统反应、消化系统反应、呼吸系统反应、神经系统反应、药物热及其他 8 个类型。其中，过敏性休克为 40 例，占比最高，为 39.6%，后面依次为皮肤过敏反应、呼吸系统反应，分别为 27、16 例。10 个常用中药注射剂中，参麦注射液的 ADR 病例数最多，为 21 例；痰热清注射液居第 2 位，为 14 例；红花及参附注射液并列第 3 位，均为 12 例，见表 4-1。事实上，很多划分到呼吸系统、循环系统及神经系统的 ADR 都是过敏反应，如划为呼吸系统的 ADR 喉头水肿、呼吸困难及哮喘等实际上就是严重过敏反应的具体表现。由此可见，中药注射剂的 ADR 主要是以过敏反应为主，尤其是皮肤过敏反应和过敏性休克居多。101 例不同类型 ADR 所占比例见图 4-1。

表 4-1　ADR 的类型及涉及药物

ADR 类型	临床表现	涉及中药注射液	病例数	占 ADR 总病例数比例
皮肤过敏反应	皮肤潮红瘙痒、红肿、红斑、荨麻疹、丘疹、水疱及皮疹等	参附注射液（9 例）；血塞通注射液（5 例）；清开灵注射液（3 例）；丹红注射液、红花注射液、喜炎平注射液、痰热清注射液及双黄连注射液（各 2 例）	27	26.73%
过敏性休克	出冷汗、面色苍白、发绀、意识不清或完全丧失、血压迅速下降或测不到及心搏骤停等	参麦注射液（9 例）；痰热清注射液（8 例）；红花注射液（6 例）；喜炎平注射液（4 例）；参附注射液、清开灵注射液及血塞通注射液（各 3 例）；双黄连注射液（2 例）；丹红注射液、脉络宁注射液（各 1 例）	40	39.6%
循环系统反应	胸闷、心悸、心律失常、心绞痛及血压异常等	参麦注射液（3 例）；红花注射液（2 例）；血塞通注射液、脉络宁注射液（各 1 例）	7	6.93%
神经系统反应	头痛、头晕、抽搐、唇舌麻木及大小便失禁等	参麦注射液（2 例）；痰热清注射液、红花注射液、清开灵注射液及丹红注射液（各 1 例）	6	5.94%
呼吸系统反应	喉头水肿、呼吸困难、哮喘及咳嗽不止等	参麦注射液（5 例）；痰热清注射液、清开灵注射液（各 3 例）；双黄连注射液（2 例）；丹红注射液、红花注射液及脉络宁注射液（各 1 例）	16	15.84%
消化系统反应	恶心呕吐、腹痛腹泻、食欲不振及消化道出血等	参麦注射液、双黄连注射液（各 1 例）	2	1.98%
药物热	恶寒、发热及寒战等症状	参麦注射液、喜炎平注射液（各 1 例）	2	1.98%
其他	血尿、低血钾、黄疸及肌肉痛等症状	清开灵注射液（1 例）	1	0.99%

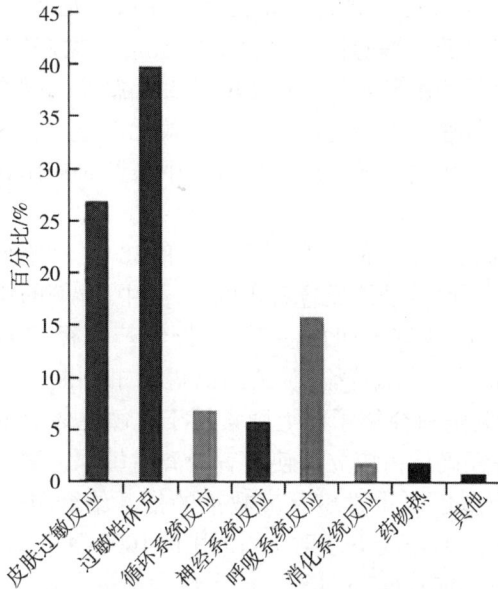

图 4-1　101 例中药注射剂所致 ADR 的不同类型分布

二、不良反应的救治措施

经统计，101 例 ADR 的救治药物主要为糖皮质激素、肾上腺素及盐酸异丙嗪等，给药途径包括静脉注射、静脉滴注、皮下注射及肌内注射等。10 种中药注射剂引发 101 例 ADR 的主要救治药物见表 4-2 和表 4-3。本研究仔细分析上述 101 例中药注射剂 ADR 的救治药物，发现除 67 例过敏反应及过敏性休克所用药物为抗过敏治疗和对症治疗外，其余 34 例 ADR 中，有 28 例采用抗过敏治疗和对症治疗；但是，对于急性严重过敏反应的救治还是存在不少问题，特别是肾上腺素的合理使用问题值得探讨。

40 例过敏性休克病例救治中，31 例使用了糖皮质激素，占 77.50%；27 例使用了肾上腺素，占 67.5%；9 例使用了盐酸异丙嗪，占 22.50%，未首选使用肾上腺素为 13 例，占 32.5%。可见，在急性严重过敏反应中能首选使用肾上腺素的病例仅约 2/3。而急性严重过敏反应救治的首选药物就是肾上腺素，没有及时使用肾上腺素救治过敏性休克很可能会使患者失去最佳的救治机会，导致患者死亡。如 1 例清开灵注射液致过敏的病例，为 2 岁男性患儿，体重 10kg，因感冒、发热给予 0.9% 氯化钠注射液 250mL+ 头孢噻肟钠 0.5g、5% 葡萄糖注射液 100mL+ 炎琥宁注射液 80mg 和 5% 葡萄糖注射液 250mL+ 清开灵注射液 10mL 静脉滴注。在静脉滴注清开灵注射液

30 分钟（约 80mL 时）后，患儿出现畏寒、寒战、面色苍白、四肢痉挛和神志不清。遂立即停药，静脉注射地塞米松 5mg 未见好转，转送上级医院。到达上级医院时距开始用药时间已达 140 分钟，患儿出现全身抽搐、口唇发绀、面色青紫，随即呼吸、心跳停止，经抢救无效死亡。这是 1 例典型的在中药注射剂出现急性严重过敏反应后的救治中未及时应用肾上腺素而导致患儿死亡的案例。

101 例 ADR 的救治中，使用肾上腺素的有 30 例（过敏性休克 27 例，循环系统、呼吸系统和神经系统反应各 1 例），其中 20 例的给药途径为皮下注射，6 例为静脉注射，3 例为肌内注射，1 例给药途径不明。此外，使用肾上腺素的 30 例病例中，根据肾上腺素药品说明书判断，有 6 例剂量应用不当，占 20.0%。相关资料介绍了肾上腺素用于过敏性休克的用法与用量，并指出过敏性休克一经确诊，应立即使患者脱离过敏原，第一时间注射肾上腺素。肾上腺素用于急性严重过敏反应救治的推荐给药方式是在大腿中外侧行肌内注射（注意：不是皮下注射）。使用 1：1000 肾上腺素注射液（规格：1mL：1mg）；剂量按 0.01mg/kg 计算，成人最大剂量为 0.5mL（0.5mg）。儿童按年龄确定剂量：< 6 个月,50μg(0.05mL);6 个月～< 6 岁,120μg(0.12mL)；6 ～ 12 岁，250μg（0.25mL）。肾上腺素可以重复应用，但要至少间隔 5 分钟，可一直应用至患者状况稳定。对于呼吸、心搏骤停的患者，间隔 3 ～ 5 分钟即可。需要特别注意的是，对于极危重患者，如收缩压为 0 ～ 40mmHg（1mmHg=0.133kPa），或有严重喉头水肿征象的患者，应静脉给予肾上腺素。静脉应用肾上腺素的患者需要全程监控心电图、血压和脉氧，以防发生高血压危象及严重心律不齐。

表 4-2　101 例中药注射剂 ADR 的主要救治药物

ADR 类型	总病例数	糖皮质激素		肾上腺素		盐酸异丙嗪	
		病例数	使用率 /%	病例数	使用率 /%	病例数	使用率 /%
皮肤过敏反应	27	21	77.78	0	0	10	37.04
过敏性休克	40	31	77.50	27	67.50	9	22.50
循环系统反应	7	6	85.71	1	14.29	2	28.57
神经系统反应	6	3	50.00	1	16.67	3	50.00
呼吸系统反应	16	14	87.50	1	6.25	7	43.75
消化系统反应	2	2	100.00	0	0	0	0
药物热	2	2	100.00	0	0	0	0
其他	1	0	0	0	0	0	0

表 4-3　10 个中药注射剂过敏性休克的救治用药情况

药品	病例数	急救措施
参附注射液	1	停药，予吸氧 3L/min，静脉注射地塞米松 10mg，未完全好转，肌内注射盐酸异丙嗪 50mg，静脉注射地塞米松 5mg
	1	停药，予吸氧 4L/min，静脉注射地塞米松 5mg，静脉滴注甲泼尼龙 40mg
	1	抢救无效死亡
参麦注射液	1	停药，予静脉注射地塞米松 5mg，静脉滴注复方氯化钠 500mL，吸入氧气 2L/min
	1	停药，予肌内注射苯海拉明注射液 20mg
	1	停药，予注射用地塞米松磷酸钠 5mg+0.9% 氯化钠注射液 100mL，缓慢静脉滴注
	1	停药，静脉滴注平衡液 500mL，静脉注射地塞米松 5mg
	1	停药，间断低流量吸氧，静脉滴注地塞米松注射液 10mg
	1	静脉注射地塞米松 5mg，静脉滴注乳酸钠林格注射液
	1	静脉滴注 0.9% 氯化钠注射液，吸氧 6L/min，并使用面罩加简易呼吸器辅助呼吸，静脉注射地塞米松 5mg，尼可刹米 375mg，洛贝林 3mg 及盐酸肾上腺素 1mg，静脉注射心三联（盐酸肾上腺素 1mg、阿托品 1mg 及利多卡因 5mL），行胸外心脏按压
	1	停药，予吸氧，静脉注射地塞米松注射液 10mg，静脉滴注 5% 葡萄糖注射液 500mL+ 维生素 C 注射液 1g
	1	皮下注射盐酸肾上腺素、多巴胺、地塞米松
丹红注射液	1	停药，平卧，吸氧，皮下注射 0.1% 肾上腺素 0.5mL，静脉滴注多巴胺 100mg+0.9% 氯化钠注射液 250 mL，地塞米松 5mg 加入莫菲管静脉滴注
红花注射液（注射用红花）	1	停药，吸入高流量氧气，心电生命监护，皮下注射 0.1% 肾上腺素 1mL，肌内注射地塞米松 10mg，静脉滴注 0.9% 氯化钠注射液 100mL+ 多巴胺 20mg
	1	停药，吸氧，心电生命监护，静脉滴注地塞米松 10mg+0.9% 氯化钠注射液 250mL，肌内注射异丙嗪 25mg，皮下注射肾上腺素 1mg
	1	吸氧，肌内注射苯海拉明 20mg，安痛定 3mL，静脉滴注 0.9% 氯化钠注射液 250mL+ 维生素 C 3.0g+ 地塞米松 10mg
	1	停药，予吸氧，皮下注射盐酸肾上腺素 0.5mg，静脉注射地塞米松注射液 10mg，肌内注射盐酸异丙嗪 25mg，静脉滴注地塞米松注射液 5mg+0.9% 氯化钠注射液 100mL
	1	皮下注射肾上腺素注射液 1mg，肌内注射盐酸异丙嗪 25mg
	1	停药，平卧，吸氧，心电监护，皮下注射 0.1% 肾上腺素 0.5mg，静脉注射地塞米松 10mg，静脉滴注 5% 葡萄糖注射液 250mL+ 多巴胺 60mg

续表

药品	病例数	急救措施
脉络宁注射液	1	予更换液体，静脉注射地塞米松 10mg，皮下注射肾上腺素 0.5mg，吸氧 3L/min，静脉滴注多巴胺 60mg、阿拉明 40mg
清开灵注射液	1	停药，静脉注射地塞米松、肾上腺素、阿托品及多巴胺，并予持续胸外心脏按压，行气管插管接呼吸机，开放气道见喉头水肿，声门裂隙变窄，遂使用小口径气管插管并接呼吸机辅助通气
	1	停药，皮下注射肾上腺素 1mg
	1	停药，静脉滴注地塞米松 5mg，肌内注射异丙嗪 25mg
双黄连注射液	2	停药，皮下注射肾上腺素 1mg，静脉注射地塞米松 10mg，皮下注射异丙嗪 25mg，补液扩容等处理，多巴胺维持血压
痰热清注射液	1	停药，皮下注射肾上腺素 0.5mg，微量泵持续静脉注射 0.9% 氯化钠注射液 24mL+ 多巴胺 160mg
	1	停药，皮下注射盐酸肾上腺素 1mg，静脉滴注 0.9% 氯化钠注射液 200mL+ 盐酸多巴胺 120mg，静脉注射地塞米松 5mg，心电监护
	1	停药，皮下注射肾上腺素注射液 0.5mg，静脉注射地塞米松注射液 10mg
	1	停药，予肾上腺素、地塞米松注射液及钙剂等抗休克治疗
	1	停药，静脉注射地塞米松磷酸钠注射液 10mg，肌内注射异丙嗪 20mg，静脉滴注复方氯化钠注射液 500mL
	1	停药，予吸氧、地塞米松注射液
	1	停药，吸氧，静脉注射肾上腺素注射液 1mg+ 地塞米松注射液 10mg，肌内注射异丙嗪注射液 25mg
	1	停药，予吸氧，肌内注射肾上腺素 0.5mg、异丙嗪 25mg，静脉注射地塞米松 5mg、二羟丙茶碱 0.25g，静脉滴注 5% 葡萄糖注射液 500mL
喜炎平注射液	1	停药，反复注射 0.9% 氯化钠注射液 20mL/kg，消旋山莨菪碱，静脉注射去甲肾上腺素，纠酸，补液抢救后，患者处于植物人状态
	1	停药，予吸氧，静脉注射地塞米松磷酸钠注射液 5mg，盐酸肾上腺素注射液 0.6mg，静脉滴注醋酸氢化可的松注射液 100mg+5% 葡萄糖注射液 200mL
	1	停药，吸氧，皮下注射肾上腺素 1mg，静脉滴注地塞米松 10mg+0.9% 氯化钠注射液 100 mL
	1	吸氧，皮下注射肾上腺素注射液 1mg，肌内注射非那根注射液 25mg，静脉注射地塞米松注射液 10mg 以及补液等
血塞通注射液	3	停药，皮下注射肾上腺素 1mg，肌内注射地塞米松 10mg，静脉滴注 0.9% 氯化钠注射液 250mL+ 盐酸多巴胺注射液 20mg、维生素 C 注射液 2.5g

三、讨论与建议

中药注射剂的 ADR 类型以过敏反应为主，且以急性严重过敏反应居多。从上述 101 例中药注射剂的 ADR 统计可知，中药注射剂的 ADR 表现类型多样，但仍以过敏反应为主，又以严重的过敏反应如过敏性休克居多。而当前 ADR 的分类仍存在一定争议，如循环系统中的胸闷、心悸及心律失常症状，神经系统中的唇舌麻木等症状，呼吸系统中的喉头水肿、呼吸困难及哮喘等症状均可能为患者过敏反应的症状，而且这些划归于不同系统的 ADR 在临床救治中也均应用了抗过敏药，也佐证了这些归属于其他系统的 ADR 可能是过敏反应。

急性严重过敏反应的救治用药极不规范。针对过敏反应的救治，临床多采用停药，使用地塞米松等糖皮质激素类药物、抗组胺药及其他对症治疗；部分选用了肾上腺素救治严重的过敏反应，但还有部分未首选肾上腺素救治过敏性休克患者；有的虽然选择了肾上腺素，但给药途径不正确，如大多数为皮下注射给药；甚至还有的用量也不恰当，存在救治极不规范的现象。这种不规范的救治常使患者错失良机，使病情加重甚至导致患者死亡。从给药途径看，绝大多数患者均采用皮下注射的给药途径，然而肾上腺素皮下注射吸收较慢，6 ～ 15 分钟后才起效。国外在救治过敏性休克时也已不再采用皮下注射给药，故在救治急性严重过敏反应患者时不宜进行皮下注射给药，正确的给药方式是在大腿中外侧行肌内注射。本研究在临床走访了一些急诊科医师，问到为什么急性过敏性休克的救治中肾上腺素多是使用皮下注射，其答案一致，即按药品说明书使用。查阅肾上腺素药品说明书的确有这样的描述："临床应用于：1. 抢救过敏性休克：……皮下注射或肌注 0.5 ～ 1mg。"由此可见，急性严重过敏反应的救治在国内临床上是极不规范的，这与目前尚无可供参考的"急性严重过敏反应救治指南"有密切关系，所以，制订我国规范的"急性严重过敏反应救治指南"是当务之急。做好"规范使用、规范救治"是中药注射剂应用过程中必须重视的 2 个方面。作为临床治病救人的有力"武器"，中药注射剂的临床疗效不容置疑，目前在临床上得到广泛使用。然而近年来，无论媒体、医院领导还是医师、药师，对中药注射剂的 ADR 都表现出过度敏感，将中药注射剂的 ADR 归咎于中药注射剂本身，其实大多数（70%）中药注射剂的 ADR 是临床使用不当造成的。主要包括药证不符、配伍不合理、超剂量使用、溶剂选择不当、滴速过快、给药途径不当及忽视特殊人群用药禁忌证等方面。通过严格按照药品说明书给药、合理选用溶剂、辨证应用及加强用药监护等操作，可以极大地降低中药注射剂的 ADR 发生率。而真正属于中药注射剂本身导致 ADR 主要是过敏反应，特别是急性严重过敏性反应，规范的救治可以避免或减少患者受到伤害。

原国家食品药品监督管理总局对中药注射剂进行大力整改，双黄连注射液、柴胡注射液和丹参注射液的药品说明书均被要求修订，主要是针对安全性方面，以规范临床使用。3个中药注射剂的药品说明书均要求增加警示语，其内容主要为过敏性休克的诊断和救治。同时规定，这3个中药注射剂须在有抢救条件的医疗机构使用，使用者须接受过相关抢救培训，当过敏性休克发生时，医师须立即诊断并进行救治。由此可见，过敏性休克的诊断和治疗是临床上极其重要的一种技能。然而，我国目前尚没有针对急性严重过敏反应的临床诊疗规范，仍有部分医师在诊断和治疗上处理得不够合理。希望能通过对中药注射剂致过敏反应特别是过敏性休克等严重 ADR 及救治方法的回顾性分析，完善过敏反应的概念及分类，找出救治方法中存在的问题，以推动制订规范的急性严重过敏反应救治指南，促进中药注射剂的规范使用和 ADR 的规范救治，保证患者用药安全，推动中药注射剂的健康发展。

第四节　中药注射剂临床不良反应可控可防

梅全喜教授应邀于 2017 年 6 月 26 日下午在北京西藏大厦参加国家药品监督管理局原副局长任德权教授主持召开的科学认识中药注射剂座谈会，在会上，光明网总监沈阳先生介绍中药注射剂不良反应现状及社会舆论关注的情况，他从中国知网查到截至 2017 年 6 月发表中药注射剂不良反应研究论文最多的三个单位是北京中医药大学、中国中医科学院中医临床基础医学研究所和广州中医药大学附属中山医院（梅全喜教授带领的团队），并针对社会上的一些攻击中药注射剂的观点提出了 30 项反驳抹黑中药注射剂建议。多位知名的中医药专家发言支持中药注射剂，梅全喜教授在会上也做了重要发言，他根据自己研究中药注射剂不良反应近 20 年的经验和体会，提出了中药注射剂不良反应可控可防的观点。参加会议的光明网记者伍月明随即采访了梅全喜教授，并在光明网（2017 年 6 月 29 日）上发表一篇题为《梅全喜教授：中药注射剂临床不良反应可控可防》的通讯报道稿件，该篇通讯稿被国内 20 多家媒体转载，产生了较大的社会影响。

2019 年 5 月，又有人根据国家不良反应监测中心发布的 2018 年度国家不良反应报告公布的数据发文攻击中药注射剂，记者沈阳先生马上致信梅全喜教授再次谈到社会舆论对中药注射剂不良反应的关注。5 月 10 日，梅全喜教授回复了他自己坚持的观点，并就 2017 年光明网记者采访他所写的《梅全喜教授：中药注射剂临床不良反应可控可防》一文做了补充说明。沈阳先生随即在腾讯网腾讯内容开放平台（sz1961sy2019-05-11）上以"西药注射剂不良反应发生率是中药注射剂的 4.38 倍之高 @ 王志安"为题发布了梅全喜教授的回复内容。

两篇通讯报道稿件原文如下：

一、《梅全喜教授：中药注射剂临床不良反应可控可防》

光明网讯（记者 伍月明）中药注射剂的不良反应历年来饱受争议。近日，国家食品药品监督管理局（CFDA）局长毕井泉在国务院新闻发布会上表示，2017 年"要启动中药注射剂药品安全性、有效性的再评价工作"。不少业内人士透露，这对于中药注射剂来说是件好事。

中药注射剂本身是否安全？为何频频发生中药注射剂不良反应事件，又该如何客观认识中药注射剂的作用？广州中医药大学附属中山医院科教科科长、药学部中药临床药学重点学科带头人梅全喜教授在接受记者采访时表示："不应该对中药注射剂感到过度恐慌，70% 的中药注射剂不良反应都是由于临床不合理使用造成的。如果操作得当，可以做到预防和避免中药注射剂不良反应的出现。"

（一）中药注射剂有不良反应为正常现象

药物不良反应 (ADR) 是指质量合格的药物在正常的用法和用量下出现的与用药目的无关的或意外的有害反应。即应用药物期间由于不同的人体特质会产生的一些不良反应，说明书上都会有详尽的应用说明。主要包括副作用、毒性反应、依赖性、特异性反应、变态反应、继发反应、三致作用（致畸、致癌、致突变）等。

"社会各界不该对中药注射剂有恐慌心理。"梅全喜教授向光明网记者表示，作为一种药物，必然会发生不良反应，中药注射剂也不例外。与西药相比，中药注射剂不良反应的发生率相对较低。

以已停用的中药注射剂中的鱼腥草注射液为例，国家药品不良反应监测中心的统计数据显示，鱼腥草类注射剂从 1988 年～ 2006 年 4 月 13 日发生的不良反应有 5000 余例（不排除有未上报病例），其中严重不良反应 222 例，按此计算鱼腥草注射液不良反应大致发生率为 1/50000，严重不良反应大致发生率不到 1/10000000，严重不良反应占整个不良反应事件的 4.44%。

与西药中的青霉素类抗菌药物不良反应发生率进行对比，根据统计显示，青霉素 G 的过敏反应发生率为 1%～ 10%，严重不良反应发生率也达 4/10000，各地因青霉素过敏而致死的情况屡有发生。再如阿奇霉素，其不良反应率高达 12%，而其严重不良反应 (过敏性休克) 占其不良反应的

22.2%。

梅全喜教授分析，通过对比可以看出，鱼腥草注射液不良反应发生率属于正常数值范畴。青霉素类抗菌药物虽然在临床使用时已增加了皮试等干预性措施，但其不良反应的发生率还是远远高于鱼腥草注射液。此外，记者发现国内有大量文献报道，目前药品不良反应仍然以抗菌药物居首位，不乏有许多严重甚至导致死亡的不良反应发生，但未见该类抗菌药物叫停。

可见，不管是中药还是西药都会在治疗疾病过程中产生治疗作用，也会给患者带来毒副作用，这也是药物双重性作用基本规律之一。在梅全喜教授看来，"中药注射剂在临床应用的疗效值得肯定，特别是在临床危急重症的救治方面都可以发挥很好的效果，已经得到临床医生的认可。"

（二）中药注射剂的不良反应可控可防

对于社会上普遍认为中药注射剂安全问题主要是由于注射剂本身质量原因引起的，梅全喜教授并不认同。他认为，影响中药注射剂安全的因素是多方面的，不仅与人们对中药安全性的认知度以及中药注射剂研发、生产等环节有关，更多的还是在于临床是否能得到合理使用。

根据数据显示，临床不合理使用已成为目前中药注射剂不良反应事件频发的主要原因，其中药证不符、配伍不合理、超剂量使用、选用溶媒不当、滴速过快、改变注射剂的输注方式及忽视特殊人群用药禁忌等为临床不合理用药的主要表现。

对于中药注射剂的安全问题，早在 2001 年梅全喜教授就带领团队密切关注，撰写发表了 40 余篇中药注射剂不良反应文献分析论文，并出版了 3 本关于中药注射剂不良反应的专著《中药注射剂不良反应与应对》《中药注射剂不良反应速查》《中药注射剂安全应用案例分析》，公布了 10 年来对常用中药注射剂品种不良反应研究得出的一般规律和特点，以及个性化的使用原则和规范化的防治措施等研究成果，以便药品监督和卫生行政管理人员及药品生产、流通、使用人员对中药注射剂的不良反应有更为全面的认识和了解，使得中药注射剂能够更好地起到防病治病的作用。

通过 10 多年来的观察，梅全喜教授非常认可中药注射剂在临床上的应用。从中药注射剂的发展过程来看，它本身就是在中医理论基础的指导下，采用现代的科学方法，提取有效物质，配制成可供注射给药的剂型。"这是一种非常有前景的注射给药剂型。"梅全喜教授表示。

（三）梅全喜教授部分采访问答

光明网：梅教授您好，有幸拜读您的大作，想请教您为何会选择在2010、2012、2015 年出版《中药注射剂不良反应与应对》《中药注射剂不良反应速查》《中药注射剂安全应用案例分析》三本著作，是出于怎样的初衷，书籍之间存在怎样的关联?

梅全喜: 我们编写这三本书的目的是为了给临床使用中药注射剂的医生和临床药师提供参考资料。通过对公开报道的中药注射剂不良反应资料及全部中药注射剂不良反应事件的统计, 我们发现, 绝大部分中药注射剂的不良反应是由于临床使用不当造成的, 觉得很有必要给中药注射剂不良反应做具体的分析。由于很多医生并不知道这些资料, 我们将研究的资料汇总在一起, 编写成专著出版, 希望让临床使用中药注射剂的医生和临床药师能够更规范更合理地使用, 可以避免或者减少中药注射剂不良反应的发生。

光明网: 您在书中提到, 早在 2001 年就开始密切关注中药注射剂, 着手研究常见的中药注射剂不良反应的一般规律和特点。至今已经过了 16 年, 能不能跟我们分享一下这些年您对于中药注射剂认知的变化?

梅全喜: 我们从 2001 年就开始关注中药注射剂的不良反应, 在中药注射剂不良反应方面做了些工作, 撰写发表了 40 余篇论文, 出版了 3 本专著。我们在研究过程中发现, 中药注射剂不良反应有一定的规律可循, 大部分表现为过敏反应, 有些对于肝、肾、心血管造成些许影响。这些不良反应都可以通过规范性操作做到预防和避免。

光明网: 中药注射剂作为中医药创新取得的科技成果, 在中药产业和临床防病治病中发挥着重要作用, 但是随着中药注射剂品种的不断发展和使用, 安全性的问题也为社会高度关注。一方面得到应用, 一方面又处在风口浪尖上被批判。想请教您, 目前中药注射剂正处于怎样一个发展阶段?

梅全喜: 中药注射剂有不良反应是正常的现象, 不必要大惊小怪。中药注射剂不良反应的发生率相对西药来说较低, 完全可以通过规范操作, 减少或者消除不良反应发生, 没有必要过多地惊慌。另外, 中药注射剂在临床利用的疗效是肯定的, 特别是在临床危急重症的救治方面都可以发挥很好的效果, 这已经得到了临床医生的认可。

二、《〈梅全喜教授: 中药注射剂临床不良反应可控可防〉补充说明》

近几天我这篇两年前的访谈文章又被朋友们发出来了, 原来是又有人在攻击中药注射剂。在这里我想针对那些攻击的观点做出几点解答和说明:

1. 中药不良反应中主要是中药注射剂, 不良反应那么多为什么还要保留?

答: 近几年的国家不良反应报告显示, 中药的不良反应占总的 17%, 其中中药注射剂的不良反应占中药不良反应的 54% (即中药注射剂占总的 9.18%); 西药的不良反应占总的 83%, 其中西药注射剂不良反应占西药不良反应的 65%（即西药注射剂占总的 53.59%）。从这个数据可以看出，西药注射剂不良反应发生率是中药注射剂的 4.38 倍之高。若按那些人的意见：因为存在中药注射剂不良反应就要取消中药注射剂的话，那就应该先取消西药注射剂！可是那些人往往只公布中药的数据，却隐瞒西药数据，断章取义误导老百姓。

2. 中医以前就不用注射剂，为什么现在要用注射剂？

答：中医是有几千年的历史，但中医并不排斥现代科学，也能做到与时俱进，其实西医也不是一生来就用注射剂的，西医的历史有四百年，而注射剂的历史只有一百多年，从这个时间看，也可以说西医也是从来就不用注射剂的，为什么后来要用注射剂？

3. 如何评价发文质疑中药注射剂安全性的人？

答：发文质疑中药注射剂安全性的人大多是从关心出发，本意是好的，但也有少数人的目的是通过攻击中药注射剂攻击中医药，甚至要取消中医药。这些人与前段时间质疑（甚至攻击）名贵中药，发表冬虫夏草是骗局（本人为此已在 2018 年 4 月 11 日的《中国中医药报》上撰文《冬虫夏草是本世纪最大谎言？非也！冬虫夏草临床疗效确切》回应）、阿胶不值钱等谬论观点的人一样都是西方利益集团的代表，他们对中医药一窍不通，公然质疑"阿胶就是驴皮煮水凭什么卖那么贵？"按照他们的思路和观点，在这里我不禁想弱弱地问一句："钻石不就是碳吗？你们凭什么卖那么贵？"

最后我还是坚持自己的观点：①中药注射剂有不良反应是正常的；②中药注射剂的不良反应比西药要低得多；③通过这些年的规范使用，中药注射剂的不良反应发生率已明显降低；④中药注射剂不良反应是可控可防的！

还要补充两点：第一，本人坚决反对药企为了经济利益胡乱促销中药注射剂！第二，大部分中药注射剂的疗效是确切的。

本人坚信未来中药注射剂一定会走向世界，为全球人类的健康事业做出更大的贡献！以上只是个人观点，不当之处欢迎批评！（梅全喜 2019 年 5 月 10 日写于深圳）

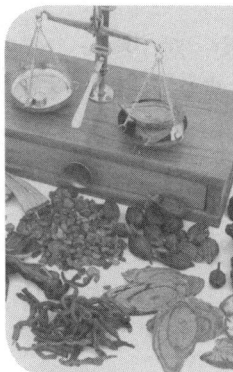

第五章
中药注射剂不良反应文献分析案例

当前，众多的中药注射剂不良反应资料散见于各种医药杂志和综合性医药书籍。为方便医务人员及时了解具体中药注射剂不良反应发生的一般规律和特点，我们对有关文献报道的一些常用中药注射剂不良反应案例进行统计分析，并根据具体中药注射剂不良反应的一般规律和特点制定其相应的使用原则和规范化防治措施。

一、鱼腥草注射液

鱼腥草注射液是由中药鱼腥草经现代科技精制而成的无菌中药制剂，具有清热、解毒、利湿之功，临床上常用于肺脓疡、痰热咳嗽、白带、尿路感染、痈疖等治疗。随着临床应用范围的扩大，以及人们对中药不良反应重视程度的提高，近年来，有关鱼腥草注射液致不良反应（ADR）的报道日渐增多。2003年8月国家药品不良反应监测中心就通报了鱼腥草注射液的272例ADR，并将其列入第四期《药品不良反应信息通报》。3年后（即2006年6月），国家食品药品监督管理局根据国家药品不良反应监测中心对鱼腥草类注射剂不良反应监测的数据发布通告，在全国范围内暂停使用鱼腥草注射液等7个注射剂，3个月后（即2006年9月）又发布了部分鱼腥草注射剂（肌注类）解禁的通知。通过以上系列事件，促使人们空前关注鱼腥草注射液的安全性，其ADR报道也常见于国内各种医药期刊，也不乏一些严重的ADR报告。为研究鱼腥草注射液致过敏性休克的规律和特点，本文通过文献检索，对其致过敏性休克进行调查与分析，以供临床参考。

1. 资料来源与方法

（1）资料来源　通过文献检索和人工查找相结合的方法，对 1994 ～ 2007 年国内主要中文医药期刊上有关鱼腥草注射液致过敏性休克病例报道进行统计，有 44 种医药期刊等报道 57 篇文献，计 62 例，其中文献报道数量最多的为《药物流行病学杂志》《中国中药杂志》，各有 4 篇，《医药导报》有 3 篇，《中国医院药学杂志》《中国现代应用药学杂志》等 5 种期刊各有 2 篇，余 36 篇分布于其他 36 种不同期刊上。

（2）方法　利用文献计量学方法对 62 例的年龄、性别、过敏性休克出现时间、原患疾病、过敏史、给药途径等进行统计分析。

2. 结果

（1）年龄与性别分布　在 62 例病例中，除 2 例性别、年龄不详外，其余男性 25 例，女性 35 例，其中年龄最小者为 9 个月，最大为 75 岁。其各年龄组病例数分布情况见表 5-1。

表 5-1　鱼腥草注射液致过敏性休克年龄与性别分布［例（%）］

性别	年龄（岁）				合计
	＜ 18	18 ～ 40	41 ～ 60	＞ 60	
男	7	8	8	2	25（41.67）
女	4	27	3	1	35（58.33）
合计	11（18.33）	35（58.33）	11（18.33）	3（5）	60（100）

（2）原患疾病及过敏史情况　原患疾病中以上呼吸道感染最多，共 29 例，占总数的 46.77%，见表 5-2。有 14 例（22.58%）过去曾有食物或药物过敏史，23 例（37.10%）无过敏史，25 例（40.32%）过敏史不详（但并不意味着无过敏史）。

表 5-2　鱼腥草注射液致过敏性休克的原发病分布

原发病	病例数 /n	比例 /%	原发病	病例数 /n	比例 /%
上呼吸道感染	29	46.77	咽炎	2	3.23
支气管炎	10	16.13	盆腔炎	2	3.23
肺炎	8	12.90	阴道炎	1	1.61
扁桃体炎	3	4.84	结核性腹膜炎	1	1.61
泌尿道感染	3	4.84	双眼急性传染性结膜炎	1	1.61
肠胃炎	3	4.84	合计	62	100

（3）过敏性休克出现时间分布　62 例调查病例中，过敏性休克多发生在

给药 10 分钟以内，时间最短为首次静滴不到 10 秒，最长为连续静滴至第 4 次（首次用药第 4 天）完毕后 35 分钟出现。输液过程中发生过敏性休克 59 例，2 例发生在肌注以后，1 例发生在输液完毕以后，有 1 例发生在第 3 次输液过程中，详见表 5-3。

表 5-3　鱼腥草注射液致 ADR 发生时间分布 [例（%）]

	时间（min）				合计
	< 5	5 ~ 10	11 ~ 30	> 30	
用药中	28	22	9	0	59（95.16）
用药后	1	1	0	1	3（4.84）
合计	29（46.77）	23（37.10）	9（14.52）	1（1.61）	62（100）

（4）给药途径及剂量　62 例中，肌注 2 例，余 60 例均为静脉滴注，其中加入 5% 葡萄糖注射液中静滴有 32 例（51.61%），加入 10% 葡萄糖注射液中静滴有 3 例（4.84%），加入 5% 葡萄糖氯化钠注射液有 2 例（3.23%），余 25 例（40.32%）不详。用药剂量统计显示，2 例肌注患者每次用量均为 2mL，余 53 例静脉滴注用量在 10 ~ 100mL 不等，7 例用量不详。

（5）抢救措施及预后　过敏性休克发生后，应立即停用鱼腥草注射液，撤换鱼腥草注射液及输液管，平卧，吸氧，同时给予肾上腺素、强的松、地塞米松、异丙嗪等；对伴有血压急剧下降的过敏性休克患者，使用多巴胺、阿拉明等升压药物治疗。抢救时还应严密监测血压、脉搏、呼吸、尿量，观察神志、瞳孔、皮肤、黏膜情况，并做好患者的心理护理工作，多数患者经及时抢救治疗 30 分钟后即可恢复正常，除 1 例抢救无效死亡外，其余预后良好。

3. 讨论

（1）过敏性休克与性别、年龄的关系　62 例病例中，过敏性休克在各年龄组呈正态分布，与自然人群分布一致，青壮年（18 ~ 40 岁）有 35 例，占 58.33%，与该年龄段人口多，用药机会大有关。由表 5-1 可以看出，男性病例和女性病例在各自年龄段也基本呈正态分布。这表明鱼腥草致过敏性休克无年龄选择性。性别分布情况，男 41.67%，女 58.33%，女性明显多于男性，似乎女性患者使用该药更容易发生过敏性休克，但由于收集的文献数据有限，不能比较客观地反映问题，有待临床进一步观察、研究和验证。

（2）过敏性休克与原患疾病的关系　从患者的原发病统计结果（表 5-2）可以看出，上呼吸道感染患者应用鱼腥草注射液出现过敏性休克病例数最多，占 46.77%，这可能与鱼腥草注射液在此病中应用较多有直接关系。至于上呼吸道感染患者应用鱼腥草注射液是否更易发生过敏性休克，还需进一步的前瞻性研究来确认。

（3）过敏性休克与发生时间的关系 鱼腥草注射液致过敏性休克主要发生在给药后 10 分钟内，共 52 例，达到 83.87%，而在输液过程中发生过敏性休克的比例更是达到 95.16%，共 59 例。因此，静脉滴注鱼腥草注射液的过程中尤其是用药后 10 分钟以内，应密切观察患者有无异常表现，并应做好急救准备工作，一旦发生过敏反应，应立即采取相应抢救措施。

（4）过敏性休克与给药途径、给药剂量、所用溶媒的关系 62 例鱼腥草注射液致过敏性休克中，静脉途径给药有 60 例，占 96.77%，这可能与临床上静脉滴注应用较多有关，同时也与静脉给药时抗体的大量产生及抗原抗体结合的倾向性、结合程度比其他给药途径严重有关，提示静脉给药可能更容易引起过敏性休克，这也是当前国家对鱼腥草注射液静脉给药暂未开禁的主要原因之一。在用量方面，62 例鱼腥草注射液致过敏性休克患者中，最小给药剂量为 2mL，最大为 100mL，均在正常用药剂量范围之内，故笔者认为过敏性休克的发生与给药剂量无关。统计显示，临床静脉滴注复方丹参注射液所用溶媒主要为 5% 葡萄糖注射液，这可能是基于临床用药习惯，与过敏性休克发生频率无关。有文献报道鱼腥草注射液分别与加入 5% 葡萄糖注射液、10% 葡萄糖注射液、0.9% 氯化钠注射液、5% 葡萄糖氯化钠注射液配伍后 8 小时内外观及 pH 无明显变化，含量基本稳定，8 小时内微粒符合《中国药典》规定，紫外吸收光谱亦无显著变化，在临床上静脉滴注可配伍使用。

（5）鱼腥草注射液致过敏性休克发生机制分析 鱼腥草注射液引起过敏性休克主要表现为胸闷，心慌，呼吸困难，面色苍白，口唇发绀，四肢冰冷，血压下降，甚至呼吸、心搏骤停。部分患者还伴有皮肤瘙痒、皮疹、恶心、呕吐等表现。其发生的机制可能与过敏体质、有效成分、中药制剂中残留的大分子、中西药配伍改变药物溶解性等有关。①与患者过敏体质有关：过敏体质患者用药后，体内产生特异性抗体或致敏淋巴细胞，当再次用该药时，即发生特异性免疫反应。统计显示，过敏性体质患者发生过敏性休克的倾向性大。本文 62 例中有 14 例有药物或食物过敏史；无过敏史 23 例；余 25 例过敏史不详（但并不表示无过敏史），说明医护人员并未充分重视过敏史或病例报道质量有待提高。②与药物中大分子杂质有关：鱼腥草注射液是由中药鱼腥草经提取制成的中药制剂，成分较为复杂。原材料质量的好坏、制备工艺先进与否及质量标准水平高低都将对其内在质量有重大影响。由于当前中药注射剂的提纯工艺尚有待提高，提取制备过程中可能存留某些大分子杂质，如蛋白质、淀粉、鞣质、色素等，这些物质进入机体后，可成为抗原或半抗原，刺激机体产生相应抗体，从而引起过敏反应。③与药物配伍有关：

有文献报道，鱼腥草注射液与青霉素、氨苄青霉素、庆大霉素、丁胺卡那霉素、头孢唑啉、红霉素、克林霉素配伍后 4 小时内，吸收度变化明显，均大于 10%，说明以上药物配伍后稳定性欠佳，不宜协同使用。另鱼腥草注射液与维生素 C、哌拉西林、氯化钾配伍，pH 有所变化，微粒都有所增加，其中与氯化钾、头孢拉定、头孢噻肟、利巴韦林等配伍，其中的不溶性微粒数在 0～3 小时内都超过了《中国药典》对输液所要求的范围。本文所涉及的过敏性休克案例中也有与抗生素等联合应用的情况。因此，笔者认为，这种不合理的药物联用也是导致该注射液发生过敏性休克的另一重要因素。

（6）预防措施

①增强预防意识：长期以来，人们普遍认为中药药性平和，使用安全，不良反应发生率低。然而，通过临床实践发现，鱼腥草、双黄连等中药注射液的确能引起许多过敏反应，有时出现和青霉素等西药一样来势凶猛，难以防范。为预防过敏反应的发生，临床医护人员应在用药前详细询问患者过敏史，了解患者是否为过敏体质及是否有药物过敏史。对有过敏史或过敏体质患者应慎用该药，对于首次使用该药患者，用药前宜做药物过敏试验。

②提高质量标准：现在执行的鱼腥草注射液的质量标准是 1998 年修订后的质量标准，只能对一个成分进行控制，而鱼腥草注射液中含有多个成分，因此不能更全面地控制该产品的质量。在质量标准不高的情况下，国内众多生产鱼腥草注射液的厂家目前也尚无统一的内在质量控制标准，因此，不同生产厂家生产的产品在有效成分、杂质含量等方面差异较大，存在一定用药安全问题。如湖南正清制药采用鱼腥草注射液指纹图谱方法对生产过程进行内控，他们的产品从 2003 年 10 月至 2006 年 6 月 2 日止，严重 ADR 发生比率仅为亿分之七（不排除有未上报病例统计在内）；2005 年 8 月以来，未出现一例 ADR 病例报告。因此，提高药品质量控制标准，并统一该质量标准，可大大减少 ADR 的发生率。

③控制用药剂量：虽然理论上过敏反应的发生与给药剂量关系不大，但药物引起的抗体滴度变化、内生致热源释放、血细胞破坏等，仍与血液中药物浓度密切相关。因此，剂量过大可能是鱼腥草注射液引起 ADR 的原因之一，医护人员应严格按药品说明书剂量使用，切勿超剂量使用。对于儿童和体虚的中老年患者，更应从小剂量、低浓度、慢滴速开始，待机体"适应"后再慢慢开始增加剂量，以防不测。

④密切观察用药过程：由表 5-3 可知，绝大多数过敏性休克都发生在用药过程中的前 10 分钟以内，因此临床使用该药时，应重点观察用药过程前 10 分钟的临床反应，一旦出现异常反应应立即停止输液，积极对症处理。

⑤备齐必要的抢救设施：在静滴该药前应备齐一些常用抗过敏性休克药物和设备，如肾上腺素、地塞米松、多巴胺及氧气等。

二、黄芪注射液

黄芪注射液是黄芪经提取有效成分并精制而成的中药注射剂，具有益气养元、扶正祛邪、养心通脉、健脾利湿之功效，主要用于心气虚损、血脉瘀阻之病毒性心肌炎、心功能不全及脾虚湿困之肝炎的治疗。随着该药在临床上的广泛应用，有关其不良反应（ADR）的报道日趋增多，有些还较为严重。为研究其ADR的规律和特点，笔者通过检索文献，对其ADR进行了调查分析。

1. 资料与方法

（1）资料来源　检索中国生物医学光盘数据库，并查阅原文献，对1988～2003年国内公开发行的主要医药学期刊报道的有关黄芪注射液的ADR进行统计，经剔除同一病例在不同期刊内重复报道及报道过于简单的文献后，共查阅到符合原卫生部ADR诊断标准的文献37篇，共计41例；《药物不良反应杂志》报道最多，共6篇；其次《医药导报》《新中医》《中国临床药学杂志》《实用中医内科杂志》《齐鲁护理杂志》各3篇，余16篇分布在其他16种期刊内。

（2）方法　利用文献计量学方法进行分析，按世界卫生组织（WHO）ADR监测中心规定的方法进行分类，统计分析其年龄、性别、过敏史、原患疾病、用法用量、ADR出现时间及ADR临床表现。

2. 结果

（1）年龄与性别分布　出现ADR的患者中，除2例性别不详外，余39例中男性24例，女性15例；年龄最小5岁，最大78岁，详见表5-4。

表5-4　黄芪注射液发生ADR者的年龄与性别统计

性别	年龄（岁）					合计（例，%）
	< 20	20～29	30～59	≥ 60	不详	
男	0	2	8	12	2	24（61.54）
女	2	0	10	3	0	15（38.46）
合计（%）	2（5.13）	2（5.13）	18（46.15）	15（38.46）	2（5.13）	39（100）

（2）原患疾病分布　在41例ADR病例中，患冠心病、高血压、心肌梗死等心血管系统疾病者最多，有16例，占39.02%；其次还有患呼吸系统、消化系统、泌尿系统、神经系统疾病的患者，具体分布情况详见表5-5。

表 5-5   黄芪注射液发生 ADR 者的原发病统计

涉及系统	例	百分率（%）	原发病（例）
心血管系统	16	39.02	冠心病（5）、高血压（4）、心肌梗死（2）、心悸（2）、心肌炎（1）、心脏病（1）、窦性心律不齐（1）
呼吸系统	8	19.51	支气管炎（4）、支气管肺炎（4）、喉癌（1）、上呼吸道感染（1）、支气管哮喘（1）
消化系统	8	19.51	肝炎（2）、肝硬化（1）、糖尿病（1）、胃窦癌（1）、黄疸（1）、食道癌（1）、上消化道出血（1）
泌尿系统	4	9.76	肾功能不全（3）、肾病综合征（1）
神经系统	3	7.32	植物神经功能紊乱（1）、中风（1）、耳鸣（1）
其他	2	4.88	低热（1）、风湿（1）

（3）出现 ADR 的时间分布   在 41 例 ADR 病例中，用药中发生 ADR 的有 32 例，占 78.05%；用药后发生 ADR 的有 9 例，占 21.95%。首次用药发生 ADR 的有 24 例，占 58.54%；连续用药 2 次以上才发生 ADR 的有 17 例，占 41.46%。发生 ADR 最快为首次应用黄芪注射液 2 分钟，最迟为连续用药至 30 天后才发生，具体分布情况详见表 5-6。

表 5-6   黄芪注射液 ADR 发生时间统计

用药过程	时间（min）					合计（例，%）
	≤ 10	11～30	31～60	≥ 60	不详	
用药中	9	15	4	0	4	32（78.05）
用药后	1	0	1	2	5	9（21.95）
合计（%）	10（24.39）	15（36.59）	5（12.20）	2（4.88）	9（21.95）	41（100）

（4）用法用量   41 例 ADR 病例中，静脉滴注有 39 例，穴位注射与肌肉注射各 1 例。在静脉滴注的 39 例中，黄芪注射液加入 5% 或 10% 葡萄糖注射液中静脉滴注有 28 例，占 71.79%；加入生理盐水中静脉滴注有 6 例，占 15.38%；加入葡萄糖氯化钠注射液中静脉滴注有 2 例，占 5.13%；不详 3 例。使用葡萄糖注射液静脉滴注的 28 例中，有 3 例分别与复方丹参注射液、胰岛素及先锋必和奥复星配伍；另有 2 例在生理盐水静脉滴注中与 10% 氯化钾溶液配伍。在用量方面，除 1 例不详外，用量在 10mL 以下有 8 例（19.51%），用量为 20、30、40、60mL 的分别有 14 例（34.15%）、10 例（24.39%）、5 例（12.20%）、3 例（7.32%），有 1 例用量达 100mL。

（5）ADR 类型及临床分布   41 例 ADR 发生者所出现的 ADR 为 42 次，其具体分布情况详见表 5-7。

表 5-7　黄芪注射液 ADR 的临床表现症状统计

涉及系统	例/次	百分率（%）	不良反应（例/次）
过敏反应	27	64.29	过敏性休克（9）、皮疹（7）、荨麻疹（5）、药物热（5）、药物疹（1）
消化系统	4	9.52	胃肠道反应（3）、急性肝损害（1）
呼吸系统	3	7.14	速发性哮喘（2）、喉头水肿（1）
心血管系统	3	7.14	溶血性贫血（1）、心悸（1）、静脉炎（1）
泌尿系统	2	4.76	急性肾损害（1）、少尿（1）
其他	3	7.14	头痛（1）、皮肤染绿（1）、肱骨低毒性感染（1）

3.讨论

（1）ADR 与患者性别、年龄的关系　由表 5-4 可知，在黄芪注射液所致 ADR 病例中，男女比例无显著性差异。ADR 病例主要集中在 30 岁以上的中老年组，似乎这一年龄组患者对其致敏原的敏感性高，而事实上是由于该药的主要适应证为中老年人易患的各种气虚型疾患，故该年龄段患者用药频率高，出现 ADR 概率也相应较多。

（2）ADR 与患者原发病的关系　由表 5-5 可知，黄芪注射液所致 ADR 的原患疾病主要为冠心病、高血压等心血管疾病，这可能与其主要适应证为上述疾病有关。在非黄芪注射液的主要适应证中，支气管炎、支气管肺炎等呼吸系统疾病发生 ADR 占多数，曾有 2 例支气管炎患者在应用该药治疗时出现速发性哮喘。因此，对患呼吸系统疾病者应慎用。此外，笔者在对其原患疾病的统计中发现，只有 2 例对原疾病有中医诊断，而绝大部分的病例缺乏中医诊断，没有按中医诊疗的基本原则——辨证论治给药。因此，临床上只有对原患病做出正确中医诊断后，才能对证给药，否则，只会增加 ADR 发生率。

（3）ADR 与出现时间的关系　由表 5-6 可知，用药过程中发生 ADR 占绝大多数（78.05%），且主要集中在用药过程中的前 30 分钟内。因此，临床上应重点观察用药过程中的前 30 分钟内的临床反应。此外，统计显示，连续用药 2 次以上才发生 ADR 的有 17 例，与首次用药即发生 ADR 的 24 例相差不多，且有 1 例男性患者在连续静脉滴注黄芪注射液 30 天后才发生过敏性休克，表明 ADR 有一定的潜伏期。因此，临床医护人员应对患者首次或已连续多次用药的过程进行密切观察。

（4）ADR 与用药的关系　对用药方法进行统计显示，绝大多数采用静脉滴注，其中黄芪注射液加入葡萄糖注射液中静脉滴注的占 71.79%。据报道，黄芪注射液与葡萄糖注射液配伍后其微粒数有明显增多现象，且比与氯化钠注射液、葡萄糖氯化钠注射液配伍后的微粒数高出许多，提示应慎重选用溶媒种类。此外，有 5 例分别合并应用复方丹参注射液、先锋必、氯化钾等，与其说明书规定"该药不宜在同一容器中与其他药物混用"的要求不符。提示，临床上对联合用药应引起足够重视。在用量方面，超出说明书规定的每次 20mL 以内的有 19 例，占近总病例数一半，说明临床应用该药时常随意增大剂量。剂量的增加是否会增加 ADR 发生率尚待研究，但已有实验表明，黄芪注射液剂量与输液配伍后的微粒数成正比关系。

（5）ADR 的临床表现及相关原因分析　由表 5-7 可知，黄芪注射液所致 ADR 的临床表现主要为过敏反应。其致过敏反应的机理可能与以下两个方面有关：①与黄芪注射液制剂本身有关。因该药为纯中药制剂，成分较为复杂，常含酶、皂苷、蛋白质等未提纯大分子，部分大分子可作为抗原或半抗原直接进入血液，引起过敏反应。②与患者特异性过敏体质有关。因黄芪为常用补益类中药，在日常饮食中可能被食用，在体内预先产生特异性抗体，当静脉滴注黄芪注射液时，作为致敏原激活细胞内的酶，释放出像组织胺样的活性物质，从而引起过敏反应。在抽查病例中，既往有药物或食物过敏史者 4 例，既往无过敏史者 10 例，过敏史不详者 27 例（但并不表示无过敏史），说明临床医护人员对过敏史未予充分重视或者 ADR 报道质量有待提高。

综上分析，要预防其不良反应的发生，医药界应提高警惕性，加强防患意识。对于药物生产厂家，应不断改进工艺，提高其纯度，降低成品中的微粒数；对临床使用者，应严格掌握用药指征，按照中医诊断原则来辨证施治，切不可盲目滥用，且用药前应详细询问患者的既往过敏史，注意用法用量，对用药过程进行监控，如出现 ADR 应立即停药并对症处理。

三、红花注射液

红花注射液是由中药红花经提取而成的黄色至棕红色的灭菌水溶液，含有红花苷类、红花多糖等物质，具有活血化瘀、消肿止痛之功效，临床上主要用于闭塞性脑血管病、冠心病、脉管炎等疾病的治疗。随着临床上的广泛应用，其不良反应报道也日趋增多，有些反应还较为严重。为研究其不良反应的规律和特点，以指导临床合理用药，笔者通过文献检索，对其不良反应进行了统计、分析。

1. 资料与方法

（1）资料来源　检索中国生物医学光盘数据库，并查阅原文献，对 1994 年 1 月～ 2005 年 12 月国内公开发行的主要医药期刊报道的有关红花注射液的不良反应进行统计。经剔除同一病例不同期刊重复报道及病例报道过于简单的文献后，共查阅文献 26 篇，计 34 例，其中《药物不良反应杂志》报道最多，有 3 篇，其次《医药导报》《中国现代应用药学杂志》《药物流行病学杂志》

《实用心脑肺血管病杂志》各2篇，其余15篇分布在其他15种期刊上。

（2）方法 采用文献计量学方法进行分析，并按世界卫生组织（WHO）药品不良反应监测中心的规定进行分类，统计、分析其年龄、性别、过敏史、不良反应出现时间、用药情况、不良反应类型及主要临床表现。

2. 结果

（1）年龄与性别分布 在34例不良反应中，男性15例，女性19例，年龄最小23岁，最大76岁，具体性别与年龄分布情况详见表5-8。

表5-8 红花注射液所致不良反应性别与年龄分布

| 性别 | 年龄（岁） | | | | | | 合计 |
	< 30	30～40	41～50	51～60	61～70	> 70	（例，%）
男	1	3	2	4	4	1	15（44.12）
女	1	1	2	5	5	5	19（55.88）
合计（%）	2（5.88）	4（11.76）	4（11.76）	9（26.47）	9（26.47）	6（17.65）	34（100）

（2）出现不良反应的时间分布 在34例不良反应中，用药过程中出现不良反应的有28例，用药后出现不良反应的有3例，另有3例无法判断。首次用药即出现不良反应的有22例（64.71%），连续用药2次以上才出现反应的有12例（35.29%）。出现不良反应最快为首次使用1分钟时即出现，最迟为连续用药至17天后才出现，具体分布情况详见表5-9。

表5-9 红花注射液不良反应时间分布

| 用药过程 | 时间（min） | | | | | | 合计 |
	≤ 10	11～30	31～60	61～120	> 120	不详	（例，%）
用药中	10	12	4	1	0	1	28（90.32）
用药后	1	1	0	0	1	0	3（9.68）
合计（%）	11（35.48）	13（41.94）	4（12.90）	1（3.23）	1（3.23）	1（3.23）	31（100）

（3）既往过敏史 34例不良反应中，3例有既往过敏史（2例对青霉素过敏，1例对红花过敏）；9例无过敏史；22例不详（但并不表示无过敏史）。

（4）用药情况 34例不良反应的给药方式均为静脉滴注。除1例不详外，红花注射液加入5%葡萄糖注射液中静脉滴注的有21例（61.76%），加入10%葡萄糖注射液中静脉滴注的有5例（14.71%），加入生理盐水中静脉滴注的有6例（17.65%），加入丹参注射液中静脉滴注的有1例（2.94%）。在用量方面，每次用量10mL的有2例（5.88%），用量为15、20、25、40mL的分别有4例（11.76%）、24例（70.59%）、1例（2.94%）、3例（8.82%）。

在药物来源方面，有 14 例（41.18%）注明了该药的生产厂家与批号，1 例
（2.94%）注明了批号而无生产厂家，其余 19 例（55.88%）既未注明生产厂家
也无批号。

（5）不良反应类型及主要临床表现　34 例不良反应发生的类型、涉及系
统及主要临床表现详见表 5-10。

由表 5-10 可知，不良反应涉及系统及类型中，变态反应居首位，其次分
别为五官、神经、循环、泌尿等系统。

表 5-10　红花注射液不良反应类型、涉及系统及主要临床表现

涉及系统或类型	例数	百分比（%）	主要临床表现
变态反应	23	67.65	
过敏性休克	7	20.59	面色苍白、心慌、胸闷、气急、口唇紫绀、血压骤降、意识丧失
过敏反应	5	14.71	胸闷、急促、气喘、心跳加快、烦躁、出汗、出现皮疹点
药疹	5	14.71	全身出现大小不等红色斑丘疹，常伴瘙痒
发热	3	8.82	发热、颤抖、畏寒
细菌内毒素样症状	3	8.82	发冷、寒战、心跳加快、口唇发紫
五官系统	4	11.76	
眼部症状	2	5.88	眼睑有红斑，睫膜充血、水肿，伴有分泌物
急性闭角型青光眼	1	2.94	眼睛胀痛、视力下降、眼压升高
鼻出血	1	2.94	血腔出血不止
神经系统	3	8.82	
头痛	3	8.82	头晕、头痛剧烈，常伴有恶心呕吐等症状
循环系统	2	5.88	
房室传导阻滞并休克	1	2.94	面色苍白、出冷汗、呼吸急促、意识丧失、心率减慢、心律不齐、房颤节律
左束支传导阻滞	1	2.94	心电图示窦性心律，类似完全性左束支传导阻滞
泌尿系统	1	2.94	
急性肾衰综合征	1	2.94	剧烈腰痛、呕吐、腹泻、尿量减少、尿素氮升高、尿酸升高、肌酐升高
其他	1	2.94	
多脏器损伤	1	2.94	呼吸困难、两肺感染、丙氨酸氨基转移酶升高、尿蛋白升高
合计	34	100	

3. 讨论　由表 5-8 可知，红花注射液所致不良反应与性别无显著关系，男、女比例几乎相等。从年龄分布来看，多数病例集中于 50 岁以上的老年组患者，共有 24 例（70.59%），与文献报道的其他中药注射液如黄芪注射液、藻酸双酯钠注射液等致不良反应的年龄分布有相同之处，这可能与红花注射液的主要适应证和老年人自身生理特点有关。首先，红花注射液的主要适应证为老年人易患的各种心脑血管系统疾患，故该年龄段患者使用该药频率增大，出现不良反应概率相应增加；其次，老年患者多存在不同程度的脏器功能减退，对药物剂量的个体差异大，药效阈值变窄，对药物的敏感性和耐受性不同于青壮年，因而易发生药物蓄积而引起不良反应，提示临床应重点观察该类人群在应用该药时的反应。

由表 5-9 可知，红花注射液所致不良反应发生在用药过程中的有 28 例（90.32%），且有 22 例是在用药过程中的前 30 分钟内发生，最快可在 1 分钟内出现。表明红花注射液所致不良反应多在短期内发生，提示临床医护人员应重点观察用药过程中前 30 分钟内的临床反应，及早发现并及时处理，防止严重不良反应的发生。另外，统计还显示，连续用药 2 次以上才出现不良反应的有 12 例（35.29%），且有人报道 1 例女性患者在静脉滴注红花注射液 17 天后才发生过敏性休克，表明其不良反应有一定的潜伏期，因而临床医护人员不仅要对患者首次使用该药的用药过程进行密切观察，对于已连续多次使用该药后的用药过程也应密切注意。

对红花注射液致不良反应用药情况统计显示，34 例中绝大部分都能按红花注射液说明书规定的用法用量来使用，其不良反应的发生率与使用剂量无显著关联。在使用量为 20mL 出现反应者最多，有 24 例，占 70.59%，这可能与该剂量临床使用频率高有关。据红花注射液说明书可知，采用静脉滴注时，红花注射液可加入 5% 或 10% 葡萄糖注射液中静脉滴注，但上述统计显示红花注射液与 5% 葡萄糖注射液配伍静脉滴注出现不良反应的病例数多，有 21 例，占 61.76%，这是否与医师习惯将其与 5% 葡萄糖注射液配伍有关，还是红花注射液与 5% 葡萄糖注射液配伍易致患者出现不良反应，值得进一步观察与研究。此外，从药物来源方面来看，有 55.88% 的病例未注明该药的生产厂家与批号，而生产该药的厂家可有多个，即使同一厂家不同批号的产品质量也可能有差别，因此较难全面合理地评价一个品种在临床使用的实际情况。建议以后的不良反应报道应更加规范。

由表 5-10 可知，红花注射液所致不良反应涉及人体多个系统，临床反应复杂多样，其中变态反应居首位。其为外来性抗原物质在体内抗体间所发生的一种非正常免疫反应，其机制可能与红花注射液本身及患者特异性过敏体质有关。因红花注射液为纯中药制剂，成分较复杂，溶液中含有红花黄色素和红花苷等大分子，部分大分子可作为抗原或半抗原直接进入血液，易引起变态反应；另外，因存在特异性过敏体质的患者对药物致敏原敏感性高，故更易引起变态反应。此外，有些患者以前使用过红花，进而可能预先在机体内产生特异性抗体，当再次静脉滴注红花注射液时，作为致敏原激活了细胞内的酶，释放出像组织胺样的活性物质引起变态反应。红花注射液诱发急性闭角型青光眼的机制可能与药物本身的功能有关。红花注射液为活血功能较强的药物，可引起毛细血管扩张，使血管渗透性增强，睫状体充血水肿，向前移位而阻塞房角，还可使房水生成增多，从而诱发急性闭角型青光眼急性发作。此外，脉络膜血管扩张也可使玻璃体和晶体向前移位，虹膜与晶体贴紧而产生瞳孔阻滞，后房压力升高而致青光眼。笔者认为，对有青光眼家族史、前房较浅、房角窄的患者应慎用该药。鼻出血产生的原因可能与患者年龄大、血管弹性差、脆性大，以及红花注射液有扩张血管、抑制血小板聚集的作用有关。诱发头痛的机制则与红花注射液有显著扩张血管作用，导致颅内压升高有关。此外，红花注射液可能作用于希氏束以下的传导系统，或可能由患者的心肌炎致左束支传导受损而被该药诱发。

临床医师用药前应详细询问过敏史，有过敏史及过敏体质者应慎用该药，对于首次使用该药的患者，用药前宜做药物过敏试验。笔者建议，各生产厂家应不断改进工艺，尽可能除去多余的杂质和微粒，提高药物纯度，并统一药品质量标准。此外，红花注射液除了可与适宜的输液（如 5% 葡萄糖注射液等）配伍外，一般不宜与其他药物配伍使用（如有红花注射液与丹参注射液联用诱发多脏器损伤文献报道）。首次使用红花注射液时，宜选用最小剂量，缓慢滴注，开始滴速控制在 20 ~ 30 滴 / 分，如无不良反应才可将滴速调至 40 ~ 60 滴 / 分。在静脉滴注该药前应备齐一些常用抗过敏及预防其他可能出现的不良反应的药物和设备，如肾上腺素、地塞米松、氧气等。

四、香菇多糖注射液

香菇多糖是从伞菌科真菌香菇（Lentinus edodes）的子实体中分离到的一种 β-1,3- 葡聚糖，20 世纪 60 年代日本科学家首先证明其具有显著的免疫调节活性和抗肿瘤活性。香菇多糖注射剂目前有注射液和粉针剂两种，粉针剂又名天地欣，该注射剂临床广泛应用于急慢性白血病、胃癌、肺癌、乳腺癌等肿瘤的辅助治疗，能提高患者的免疫功能，减少放射治疗和化学治疗的副作用，尚用于乙型病毒性肝炎。随着临床应用范围的扩大，以及人们对中药引起的药品不良反应（ADR）重视程度的提高，近年来，有关香菇多糖注射剂致 ADR 的报道日渐增多。为探讨其 ADR 发生的一般规律和特点，本文通过检索文献，对其 ADR 进行了调查分析，旨在为临床合理用药提供参考。

1. 资料来源与方法

（1）资料来源　利用中国知网（CNKI）以及万方数据，以"香菇多糖""天地欣""过敏""不良反应"等主题词进行检索，并查阅相关原始文献，对 1994 年 1 月～2011 年 12 月间国内公开发行的医药期刊上有关香菇多糖注射剂所致 ADR 进行统计，经剔除同一病例在不同期刊内重复报道和综述性的文献后，共查阅到相关文献 17 篇，共计 21 例。

（2）方法　采用回顾性研究方法，对以上 21 例 ADR 病例文献报道按所涉及的患者情况、用药情况、ADR 发生情况等进行统计与分析。

2. 结果

（1）年龄与性别分布　在所收集到的 21 例 ADR 病例中，男性 16 例（76.19%），女性 5 例（23.81%）。年龄最小者 36 岁，最大者 82 岁。各年龄组病例数及构成比见表 5-11。

表 5-11　香菇多糖注射液致 ADR 各年龄组病例数及构成比

年龄（岁）	例数	构成比（%）
0～	0	0
30～	1	4.76
40～	1	4.76
50～	13	61.91
70～	6	28.57
合计	21	100.00

（2）原患疾病及药物过敏史　原患疾病分布情况见表 5-12。

表 5-12　香菇多糖注射液致 ADR 原患疾病分布

原患疾病	例数	构成比（%）
消化系统癌变［胃癌、食道癌、结肠癌、肝占位（癌）］	11	52.38
生殖泌尿系统癌变（子宫癌、卵巢癌、乳腺癌、前列腺癌、膀胱癌）	5	23.81
肺部感染（癌）	2	9.52
骨髓异常增生综合征	1	4.76
咽癌	1	4.76
其他	1	4.76
合计	21	100.00

21 例 ADR 病例报道中，提及既往无药物或食物过敏史者有 10 例（占

47.61%），有过敏史者有 2 例（占 9.52%），文中未提及过敏史或过敏史不详者则达 9 例（占 42.86%）。

（3）用药方法与剂量及合并用药情况　21 例报道中，静脉滴注的有 18 例，静脉推注 3 例，其中有 8 例以葡萄糖注射液为稀释剂，13 例以氯化钠注射液为稀释剂。在用量方面，每次用量为 2mg 的有 17 例，每次用量为 1mg 的有 4 例。

（4）ADR 发生的时间及预后　在 21 例 ADR 中，用药中出现 ADR 有 18 例（85.71%），用药后出现 3 例（14.29%）；而首次用药即出现反应的有 18 例（85.71%），连续用药 2 次以上才出现反应的有 3 例（14.29%）。静脉滴注给药出现 ADR 最快为首次使用的 3 分钟即出现，最迟为连续用药至第 5 天后才发生 ADR。具体分布情况见表 5-13。

表 5-13　香菇多糖注射剂致 ADR 时间分布［例（%）］

| 时间（min） | ADR 例数 | | 合计 | 构成比（%） |
	用药中	用药后		
0 ～	4	3	7	33.33
10 ～	9	0	9	42.86
30 ～	1	0	1	4.76
60 ～	3	0	3	14.26
不详	1	0	1	4.76
合计	18	3	21	100
构成比（%）	85.71	14.29	100	100

（5）ADR 类型及临床分布　香菇多糖注射剂所致 ADR 涉及系统、类型与临床表现较为简单，主要表现为变态反应和对骨骼肌肉系统损伤，具体见表 5-14。

表 5-14　香菇多糖注射剂致 ADR 类型及临床分布

涉及系统	例数	构成比（%）	ADR 临床表现（例数）
变态反应	13	61.91	一般过敏反应（10）、过敏性休克（2）、皮疹（1）
骨骼肌肉系统	6	28.57	关节酸痛（2）、背部疼痛（2）、腰椎疼痛（1）、骶尾椎骨胀痛（1）
其他	2	9.52	急性哮喘（1）、心搏骤停（1）
合计	21	100.00	

（6）典型案例

①变态反应：患者，男，76岁，因发现右侧颈部肿块1月余为行放疗入院。查体：体温37.0℃，血压118/78mmHg，呼吸20/min，心率82/min，右侧颈部可触及2cm×3cm肿块，质硬，边界不清，固定，无压痛。诊断为咽癌。给予生理盐水250mL加香菇多糖注射液2mg静脉输注（40gtt/min）。输入10分钟时患者出现颜面潮红、胸闷，呼吸急促达32/min。当时测血压150/90mmHg，心率130/min。考虑为香菇多糖注射液引起的变态反应，立即停止输液，并及时给予吸氧、静脉注射地塞米松10mg、异丙嗪25mg肌注抗过敏等治疗。20分钟后生命体征恢复平稳，不适症状基本消失。

②对肌肉骨骼系统损害：患者，男，81岁，因肺部感染、心力衰竭住院治疗，入院前未使用过香菇多糖，入院后遵医嘱给予生理盐水50mL加注射用磷酸肌酸钠2g静滴，在上组输液完毕，医嘱给予10%葡萄糖20mL加注射用香菇多糖（天地欣）1mg静脉注射，约3分钟时，患者突然感觉腰椎及骶尾部像灌进一种液体，有发热感，腰椎部疼痛难忍，并出现下肢有节律的抽搐，患者痛苦和恐惧面容，全身肌紧张，双下肢不自主弯曲，立即停止静脉注射，给予吸氧，上述症状持续时间6～8分钟。事后检查已注射入患者体内的药量为5mL左右。考虑为两组药物的配伍禁忌，第二天医嘱停止磷酸肌酸钠组液静滴，继续给予香菇多糖静脉注射。在静脉注射约2分钟后，患者再次出现腰椎部疼痛，以下肢抽搐为主要表现，双下肢不自主弯曲，立即停止静脉给药，予甲基强的松龙20mg静脉注射，5分钟后，症状较前减轻，8～9分钟后恢复正常。

③心搏骤停：患者，男，82岁。因反复上腹饱胀不适1年，诊断为胃腺癌全身多处转移，失去手术机会，卧床休息，精神差，既往无心脏疾病，心功能好。用香菇多糖2mg+0.9%氯化钠注射液20mL静脉推注无不适，第9天继续静脉推注香菇多糖（天地欣）2mg+氯化钠注射液10mL，推注速度偏快，2～3分钟后，患者突然意识丧失，呼之不应，颈动脉无搏动。立即给予心前区叩击，胸外心脏按压约1分钟，其心跳、意识恢复。抢救成功后行心电监护，为窦性心动过速，102次/分，偶有房性早搏及室性早搏。考虑为心室纤颤所致。2周后用日本味之素有限公司生产的香菇多糖2mg加入250mL葡萄糖静脉滴注，无不适。

3. 讨论

（1）ADR与患者性别、年龄的关系　从目前所收集资料来看，香菇多糖注射剂所致ADR病例中男性患者是女性患者的三倍多，明显多于女性患者，这与有关文献报道的其他中药注射液如灯盏花素注射剂、注射用炎琥宁等致ADR的男女比例有相当大差别，这似乎表明男性患者比女性患者对香菇多糖注射剂更敏感，但由于收集的数据有限，此关系有待进一步探讨。从年龄分布来看，香菇多糖注射剂所致 ADR 的构成比在 50 岁以上中老年组中偏高，共 19 例（90.48%），这与有关文献报道的其他中药注射液如三七总皂苷类注射剂、藻酸双酯钠注射剂等致 ADR 主要发生在 40 岁以上中老年组基本一致，出现中老年患者比例数多可能与中老年患者使用香菇多糖注射剂概率大和老年人自身存在不同程度的脏器功能减退有关，提示临床应重点观察该类人群在应用该药时的反应。

（2）ADR 与原患疾病及过敏史的关系　21 例病例中绝大部分原发病为胃癌、食道癌、肝癌、肺癌、咽癌、前列腺癌、子宫内膜癌、卵巢癌、肠癌、膀胱癌等各种癌症，这与香菇多糖注射剂主要适应证为急慢性白血病、胃癌、肺癌、乳腺癌等肿瘤的辅助治疗等有关，故该类患者用药频次较高，发生 ADR 的概率也偏高。香菇多糖注射液所致 ADR 主要表现为变态反应，而有过敏性疾病和药物过敏史的患者更易发生药物变态反应。本文所收集的 21 例中既往有药物或食物过敏史者 2 例，无药物过敏史者 10 例，而文中未提及者达 9 例（但并不表示无过敏史）。说明临床医护人员可能没有充分重视患者过敏史或 ADR 报道质量有待提高。

（3）ADR 与给药方案的关系　对香菇多糖注射剂致 ADR 用药情况统计显示，21 例患者除 3 例静脉推注外，其余均为静脉滴注，其中绝大部分能按说明书的要求选择葡萄糖注射液或 0.9% 氯化钠注射液作为稀释介质予单独静脉滴注或以 5% 葡萄糖注射液作为稀释介质静脉推注，但也有 1 例选择与 0.9% 氯化钠注射液稀释后静脉推注，使用非说明书推荐稀释溶媒是否会增加 ADR 的发生有待考察，但本品与其他药物同瓶混合使用则应禁止，有文献就报道注射用香菇多糖在葡萄糖注射液中稀释后与头孢他啶混合后即刻出现混浊。在用量方面，每次用量为 2mg 有 17 例，每次用量为 1mg 有 4 例。按本品说明书要求静脉滴注每次用量为 1mg，静脉推注每次用量可达 2mg，本次统计显示，18 例静脉滴注病例中有 15 例用量为 2mg，超说明书使用量的 1 倍，说明临床应用该药时常会随意增大剂量。这种随意增加剂量的做法是不可取的，特别是对该药耐受力差的老年人易致不良反应，建议其用量应逐渐由小剂量开始慢慢增加，切不可首次就大剂量使用。

（4）ADR 与发生时间的关系　21 例 ADR 中，有 18 例为首次用药即出现反应（85.71%），且有 13 例是在用药过程中的前 30 分钟内发生，最快可在 3 分钟之内出现。说明香菇多糖注射剂所致 ADR 多在短期内发生，主要为速发型，提示临床医护人员应重点观察用药过程中前 30 分钟内的临床反应，及早发现、及时处理，防止严重 ADR 的发生。另外，统计显示，连续用药两次以上才出现反应的有 3 例（14.29%），表明其 ADR 也可存在一定的潜伏期，因而临床医护人员不仅要对患者首次使用该药的用药过程密切观察，对于已连续多次使用该药后的用药过程也应密切注意。

（5）ADR 的临床表现特点、典型案例分析及发生机制　由表 5-14 可知，香菇多糖注射剂引起的 ADR 涉及系统、类型与临床表现以目前文献资料来看较为简单，主要涉及变态反应和对骨骼肌肉系统损害两大类，分别有 13 例（61.91%）和 6 例（28.58%），该两类共有 19 例，占 90.48%。

①变态反应：变态反应为香菇多糖注射剂最主要 ADR，有 13 例，占 61.91%，包括一般过敏反应、过敏性休克、皮疹三类型，其中又以一般过敏反应最多，过敏性休克次之，皮疹最少。一般过敏反应、皮疹症状一般较轻，对机体损害较小，大多数经对症处理或仅仅停药后，在数十分钟至数天内即可恢复。而过敏性休克为香菇多糖注射剂严重 ADR，因其反应急、来势凶，在临床上应注意及时进行抢救，以减少意外的发生。变态反应典型案例显示，该例患者静脉输注香菇多糖注射液 10 分钟后即出现变态反应症状，反应迅速，且出现较严重的不适反应，故应密切观察静滴后前段时间患者情况，一旦发现变态反应症状，应立即停药，并对症处理。另由于变态反应发生比较突然，患者易出现紧张、恐惧情绪。医务人员在积极进行抢救的同时，还应注意患者的心理疏导，主动向其做好解释、安慰工作，及时与患者沟通，了解其想法，减轻其心理负担，使其保持镇静，树立治疗信心，积极配合抢救，从而利于抢救工作的进行。香菇多糖注射剂致过敏反应原因可能与该制剂本身成分有关，本制剂主含多糖类物质，进入人体后与大分子物质共价键结合而具有完全抗原性，在 IgE 的介导下释放致敏活性物质，引起过敏反应；还可能与制剂生产工艺有关，在提取过程中所含杂质未被完全除尽，可能成为致敏原，引起多种类型的 ADR。

②肌肉骨骼系统损害：肌肉骨骼系统损害所占比例仅次于变态反应，占 28.57%，常表现为关节酸痛、背部疼痛、腰椎疼痛、骶尾椎骨胀痛等，常伴有肩部酸痛，不能翻身。对肌肉骨骼系统损害典型案例显示，该患者入院前未使用过此类药品，注射香菇多糖时连续两次出现不良反应，且两次不良反应均为静脉注射 2 ~ 4 分钟发生，为速发型不良反应。统计也显示，其他香菇多糖致肌肉骨骼系统损害病例也多于用药后的前 30 分钟内发生，这与其他中药注射剂如猪苓多糖注射液、肝炎灵注射液致肌肉骨骼系统损害常发生于连续用药数次或数天有相当大区别，表明香菇多糖注射剂所致肌肉骨骼系统损害多为速发型，应重点观察首次用药后前 30 分钟内对肌肉骨骼系统损害，对原先存在关节不利患者应慎用该药，以免加剧对患者各关节的损害。

③其他系统损害：统计还显示，香菇多糖注射剂还能致急性哮喘和心

搏骤停，各有 1 例。虽然它们报道例数少，但如果不引起重视同样可导致较严重系统器官损害。本文搜集到的这例心搏骤停典型案例即为严重不良反应，该患者遵医嘱使用香菇多糖注射剂 2mg+ 氯化钠注射液静脉推注连续 9 天，且在第 9 天静脉推注该药偏快，于用药 2 ～ 3 分钟后出现意识丧失，呼之不应，颈动脉无搏动，心搏骤停严重 ADR，故同样应引起同行注意。该典型案例显示，患者的用法用量均超出药品说明书使用范围，连续超药品说明书用法用量时间长，且患者为老年人，对超剂量用药更为敏感，提示医务人员应严格按说明书规定用法用量来使用本品，以减少或避免 ADR 的发生。

（6）ADR 防治措施　按目前文献资料显示，香菇多糖注射剂所致 ADR 涉及系统、类型和临床表现较为简单，主要表现为变态反应和对肌肉骨骼系统损害，对系统和器官损害较为严重。为减少香菇多糖注射剂的临床 ADR，应采取以下防治措施：①首次使用本品，必须详细询问患者是否有药物过敏史，过敏体质者慎用，必要时更换同类药物。②静脉滴注（或注射）时药液浓度不能过高，静脉滴注（或注射）速度不宜过快，建议静脉输注香菇多糖给药速度开始 15 滴 / 分，30 分钟后无不良反应，给药速度控制在 50 滴 / 分左右。③输液过程中护士应加强巡视，主动询问其有无不适感，密切观察病情变化，一旦发现过敏症状，立即停药，同时报告医生。④备好急救用药品及物品，随时做好发生变态反应的急救准备，确保用药安全。

五、细辛脑注射液

细辛脑注射液别名 α- 细辛脑注射液，商品名培美他尼，主要成分是天南星科植物石菖蒲的提取物。石菖蒲，性辛温，味苦。中医学认为可化痰开窍，镇静解痉。现代药理研究认为细辛脑能解除组胺、乙酰胆碱引起的支气管平滑肌的收缩作用，还可通过增强气管微纤毛运动，减少纤毛与黏痰之间的黏合吸附，降低痰液黏稠，达到祛痰的目的。临床上主要用于止咳祛痰、解痉平喘、抗菌消炎及抗癫痫。随着细辛脑注射液应用日渐广泛，其不良反应相应增加，轻者头晕、恶心，重者引起过敏性休克、癫痫抽搐等。因此，必须引起临床医务工作者的重视。现就近 15 年来细辛脑注射液出现不良反应的有关文献进行统计分析，探讨其致不良反应发生的时间分布、用药量及与性别、年龄、原患疾病的关系，以及临床表现、解救措施等，为临床合理用药提供参考。

1. 资料来源与方法　利用清华同方期刊题录和全文数据库，检索 1994 ～ 2009 年国内公开发行的 24 种医药期刊，收集细辛脑注射液致不良反应（ADR）报道 28 篇，合计 129 例，其中 2 篇文献报道资料不全，予以删除，最终资料为 ADR 报道 26 篇，共 87 例。根据患者年龄、性别、既往过敏史、原患疾病、给药方法及剂量、不良反应发生时间等进行分类统计、分析。

2. 结果和讨论

（1）性别与年龄分布　87 例病例中男性 50 例，女性 37 例；年龄最小 6 个月，最大 76 岁，详见表 5-15。

表 5-15　细辛脑注射液致不良反应患者性别与年龄分布

性别	年龄 / 岁							合计（%）
	≤ 10	11 ~ 20	21 ~ 30	31 ~ 40	41 ~ 50	≥ 51	不详	
男	44	3	0	0	0	3	0	50（57.47）
女	30	3	1	0	0	2	1	37（42.53）
合计	74	6	1	0	0	5	1	87
构成比 /%	85	7	1	0	0	6	1	100

在细辛脑注射液所致 87 例不良反应病例中，男性 50 例（57.47%），女性 37 例（42.53%），男性患者略多于女性，由于统计资料中另有 42 例性别不详，予以剔除，所以不良反应发生与性别是否有关联，仍需进一步统计观察。从年龄分布来看，细辛脑注射液所致不良反应几乎都发生在 0 ~ 10 岁儿童（85%），11 ~ 20 岁仅 6 例（7%），21 ~ 50 岁仅 1 例，50 岁以上的中老年人也有 5 例（6%）。这可能与细辛脑注射液主要适应证为肺炎、支气管哮喘、慢性阻塞性肺疾病伴肺部急性炎症等多类呼吸系统类疾病有关，而儿童为这类疾病的高发人群，所以细辛脑注射液在儿科使用较多，加之儿童特殊的生理特点，因而发生不良反应的概率较高。

（2）不良反应发生时间分布（表 5-16）　统计显示，细辛脑注射液不良反应均发生在注射过程中，83 例（95.40%）为用药开始 30 分钟内发生不良反应，最快为 1 分钟，提示其不良反应为速发型，使用时应加强对患者 30 分钟内时间段的观察；1 例为连续用药 2 天而发生不良反应；而在剔除的 42 例中 20 例发生不良反应时间段为 0.5 ~ 5 小时，提示用药 5 小时内的时间段也应引起注意。

表 5-16　细辛脑注射液出现不良反应的时间分布

时间		例数	比例（%）
注射过程中	≤ 5min	20	22.99
	5 ~ 10min	32	36.78
	10 ~ 15min	23	26.44

续表

时间	例数	比例（%）
15～30min	8	9.20
≥30min	0	0
不详	3	3.45
连用2d	1	1.15
合计	--	87	100

（3）用药情况（表5-17） 细辛脑注射液有2mL/支和8mg/支两种规格。说明书标示有静脉推注和滴注两种给药方式，其中静脉滴注给药量为：成人1次16～24mg，儿童1次0.5mg/kg，用5%葡萄糖注射液或10%葡萄糖注射液稀释成0.01%～0.02%的细辛脑溶液，1日2次。数据统计结果显示，所发生不良反应的报道中细辛脑注射液用法及用量均符合说明书规定。提示即使在说明书规定范围内使用，也应注意不良反应的发生。细辛脑注射液致过敏性休克均是通过静脉给药，有研究证实中药注射液致过敏性休克与给药途径有关，与给药剂量无关（90%的过敏性休克发生在用药开始的30分钟内）。细辛脑注射液的主要成分是挥发油，内含有α、β、γ细辛脑及其他多种成分，药物成分比较复杂。进入机体后与体内的大分子蛋白、多糖或氨基酸结合，吸附在组织细胞表面，形成完全抗原而致机体产生过敏反应。有9例滴速较快，建议减慢滴速或减少剂量，滴速低于20滴/分为好。2例分别合用了注射用头孢哌酮舒巴坦和利巴韦林注射液，发生了较为严重的过敏性休克，应引起临床高度警惕。

表5-17 细辛脑注射液的用量和用法

细辛脑注射液用量	与其混合的注射液种类和用量	用药方法	例数/例	百分比/%
2mL	5%葡萄糖注射液100mL	静滴	1	1.15
16mL	不详	静滴	1	1.15
5mg	5%葡萄糖注射液100mL	静滴	31	35.6 3
6mg	5%葡萄糖注射液100mL	静滴	2	2.30
8mg	5%葡萄糖注射液100mL	静滴	6	6.90
8mg	5%葡萄糖注射液250mL	静滴	3	3.45
8mg	10%葡萄糖注射液100mL	静滴	4	4.60
8mg	不详	静滴	18	20.69
10mg	5%葡萄糖注射液250mL	静滴	1	1.15

续表

细辛脑注射液用量	与其混合的注射液种类和用量	用药方法	例数 / 例	百分比 /%
10mg	10% 葡萄糖注射液 100mL	静滴	1	1.15
16mg	5% 葡萄糖注射液 250mL	静滴	5	5.75
不详	不详	静滴	14	16.09
合计	--	--	87	100

（4）既往过敏史 细辛脑注射液所致不良反应主要表现为过敏反应，而有过敏性疾病和药物过敏史或家族过敏史的患者更易发生药物变态反应。本文所收集的 87 例中既往有药物或食物过敏史、家族过敏史的患者 14 例，无药物或食物过敏史者 47 例，而文中未提及者达 26 例（但并不表示无过敏史）。说明临床医护人员可能未充分重视患者过敏史，或有关不良反应报道质量有待提高。

（5）原患疾病（表5–18） 细辛脑注射液主要成分为 α–细辛脑，是中药石菖蒲的主要有效成分，是中药单体合成抗炎、止咳、平喘药。本品可对抗组胺、乙酰胆碱，缓解支气管痉挛，对咳嗽中枢具有较强的抑制作用，可使气道分泌物增加，使痰液变稀易于咳出，而发挥止咳平喘祛痰作用。临床应用于肺炎、支气管哮喘、慢性阻塞性肺疾病伴肺部急性炎症等的治疗。而统计结果显示，发生不良反应的原患疾病均为呼吸系统类疾病，符合细辛脑注射液适应证范围。

表 5–18 使用细辛脑注射液患者的原患疾病

原患疾病	例数	百分比（%）
咳嗽、咳痰、气喘	3	3.45
急性、慢性支气管炎	33	37.93
支气管哮喘	9	10.34
支气管肺炎	17	19.54
肺部感染	2	2.30
支原体肺炎	5	5.75
衣原体肺炎	2	2.30
毛细支气管炎	1	1.15
上呼吸道感染	3	3.45
肺炎	2	2.30
不详	10	11.49
合计	87	100

（6）不良反应临床表现特点　细辛脑注射液所致不良反应主要表现为过敏反应，共计48例（55.17%），其中一般性过敏反应14例，过敏性休克21例，甚有导致全身过敏、过敏性哮喘、失视、心律失常、心跳呼吸骤停及严重变态反应等。消化系统反应24例（27.59%），主要表现为恶心、呕吐等胃肠道反应。心血管系统5例（5.75%），主要表现为心率减慢等反应。皮肤及其附件损害8例（9.20%），以皮肤黏膜损害为主，主要表现为皮疹、荨麻疹、斑丘疹、风团样红疹、皮肤瘙痒等。另有药物热1例、癫痫样抽搐1例。

3. 小结　细辛脑注射液虽然是中药提取物，但提取主要成分为2,4,5-三甲氧基-1-丙烯基苯，所以批准文号为国药准字H45021202，为化学药品。从以上资料分析，该药所引起的不良反应多为速发型变态反应，如果不良反应发生后及时停药并得到有效治疗，其预后良好；这一点与大多数中药注射液一样，主要不良反应是过敏反应，这也是大部分中药注射剂所面临的共性问题。虽然该药注册为化学药品，但其有效成分为挥发油，内含α、β、γ细辛脑及多种成分，所以，从药物本身角度考虑，其不良反应与药材质量、成分和制备工艺都有关。另外，从药物的使用方面考虑，其不良反应与配伍、给药方式及机体的个体差异都有显著关系。因此，临床应用细辛脑注射液时应注意以下问题：①详细询问患者及其家族的食物或药物过敏史，如有过敏史者应禁用或慎用该药，在使用过程中应密切观察患者变化，尤其是在给幼儿用药时，因其不能很好主诉，全靠护士和家长的观察，特别是在用药开始的几分钟，应密切关注患者的反应。②静脉给药方式发生不良反应的概率高于其他给药途径。③备好急救药品（如肾上腺素、地塞米松、异丙嗪等），确保及时救治过敏性休克。④严格控制剂量和滴速，一般用量为每次0.5～1mg/kg，开始滴速约为10滴/分，观察5～10分钟，若无不良反应，则转入正常滴速。⑤如发现不适立即停药，不良反应症状即会减轻，5～10分钟会消失。如出现休克表现即予吸氧、静脉注射地塞米松和肌注肾上腺素等对症处理。总之，临床医护人员应合理使用细辛脑注射液，避免发生严重的不良反应，确保患者用药安全。

六、灯盏细辛注射液

灯盏细辛又名灯盏花，为我国云南特有的中草药，主要有祛风散寒、活血通络止痛的功能。由灯盏细辛单味药制成的注射剂从20世纪70年代开始应用，至今已开发灯盏花注射液、灯盏细辛注射液等，其中灯盏花注射液、灯盏细辛注射液均为灯盏细辛经提取制成的灭菌水溶液，两种注射液所含有效成分基本相同。它们都具有活血祛瘀、通络止痛之功效。现代药理研究证实，它们有明显的血管扩张作用，并能抑制血小板、红细胞聚集，促进纤溶酶活性，具有良好的溶栓防栓作用。临床上主要用于瘀血阻滞、中风偏瘫、肢体麻木、胸痹心痛及缺血性中风、冠心病、心绞痛见上述证候者。随着该类注射液在临床上的广泛应用，其不良反应（ADR）报道也日趋增多，有些反应还较为严重。为研究其 ADR 的规律和特点，提醒同行注意，笔者通过文献检索，对其 ADR 进行调查分析。

1. 资料来源与方法

（1）资料来源　利用中国医院数字图书馆期刊全文库进行检索，对在 1994 年 1 月～ 2007 年 12 月间国内公开发行的主要医药期刊上有关灯盏花注射液、灯盏细辛注射液的 ADR 进行统计，经剔除同一病例不同期刊重复报道及病例报道过于简单的文献后，共查阅到符合原卫生部 ADR 诊断标准的文献 25 篇，共计 43 例，其中《药物不良反应杂志》报道最多，有 4 篇，其次《药物流行病学杂志》《新疆中医药》《中国药业》各有 2 篇，余 15 篇分布在其他 15 种期刊上。

（2）方法　利用文献计量学方法进行分析，按 WHO 药品不良反应监测中心规定的不良反应进行分类，统计分析其年龄、性别、原患疾病、过敏史、用药情况、ADR 出现时间及 ADR 临床表现。

2. 结果

（1）年龄与性别分布　在所收集的 43 例由该两种灯盏细辛注射液所致 ADR 中，男性 25 例，占 58.14%，女性 18 例，占 41.86%；年龄最小 17 岁，年龄最大 81 岁。具体性别与年龄分布情况见表 5-19。

表 5-19　两种灯盏细辛注射液所致 ADR 性别与年龄分布 [例（%）]

品种	性别	年龄 / 岁				合计
		< 18	18 ～ 40	41 ～ 60	> 60	
灯盏花注射液	男	0	1	4	6	11（25.58）
	女	0	0	3	7	10（23.26）
灯盏细辛注射液	男	0	0	4	10	14（32.56）
	女	1	0	3	4	8（18.60）
合计		1（2.33）	1（2.33）	14（32.56）	27（62.79）	43（100）

（2）原患疾病分布及既往过敏史　43 例 ADR 病例中，冠心病、脑梗塞、脑缺血等心脑血管系统疾病最多，二者共有 34 例，占 79.07%，其次还有血液系统、呼吸系统和肌肉骨骼系统疾病等患者。其具体分布情况见表 5-20。43 例 ADR 中，5 例有既往过敏史叙述（包括对青霉素过敏等药物、食物过

敏）；5 例无既往过敏史；余 33 例不详（但并不表示无既往过敏史）。

表 5-20　两种灯盏细辛注射液致 ADR 的原发病分布

涉及系统	例	百分率（%）	原发病（例）
脑血管系统	19	44.19	脑梗塞（8）、缺血性脑血管病（3）、脑出血（2）、椎–基动脉供血不足（2）、脑萎缩（2）、脑动脉硬化（1）、其他脑血管病（1）
心血管系统	15	34.88	冠心病（12）、心肌梗塞（1）、心功能不全（1）、高血压（1）
血液系统	2	4.65	高脂血症（1）、高黏血症（1）
呼吸系统	2	4.65	肺心病（1）、肺气肿（1）
肌肉骨骼系统	2	4.65	软组织损伤（1）、骨关节病变（1）
其他	3	6.98	椎间盘突出（1）、突发性耳聋（1）、中风后遗症（1）

（3）出现 ADR 的时间分布　在 43 例 ADR 中，首次用药即出现反应的有 18 例（41.86%）；连续用药 2 次（天）以上才出现反应的有 25 例（58.14%）。静脉滴注过程中出现反应的有 26 例（60.47%）；静脉滴注后或肌注后出现反应的有 8 例（18.60%）；余 9 例不详。出现 ADR 最快为首次使用 5 分钟即出现，最迟为连续用药至第 11 天后才发生 ADR。具体发生时间分布情况见表 5-21。

表 5-21　两种灯盏细辛注射液致 ADR 发生时间分布

	时间（min）							合计
	< 10	10～30	31～60	61～1d	2d～5d	> 5d	不详	
例数（n）	3	8	4	2	10	15	1	43
构成比（%）	6.98	18.60	9.30	4.65	23.26	34.88	2.33	100

（4）用药情况　43 例报道中，除 1 例为肌注外，其余 42 例均为静脉滴注，其中以 5% 葡萄糖注射液为稀释介质的有 16 例；以 0.9% 氯化钠注射液为稀释介质的有 9 例；以 10% 葡萄糖注射液为稀释介质的有 7 例；以低分子右旋糖酐、脉通液为稀释介质的各有 1 例；余 8 例不详。在用量方面，除 1 例不详外，每次用量为 20mL 的有 20 例（46.51%），用量为 30mL、40mL、100mL 的分别有 12 例（27.91%）、6 例（13.95%）、2 例（4.65%），而用量为 4mL、10mL 分别只有 1 例（2.33%）。

（5）ADR 类型及主要临床表现　43 例 ADR 发生的类型、涉及系统及主要临床表现见表 5-22。从表 5-22 中可知，变态反应居 ADR 的首位，其次分别为消化、心血管等系统 ADR。

表 5–22　两种灯盏细辛注射液致 ADR 类型、涉及系统及主要临床表现

涉及系统或类型	例数	所占比例 /%	主要临床表现
变态反应	31	72.09	
过敏反应	16	37.21	发热，寒战，腰背疼痛，周身不适，有的伴有恶心、呕吐，还有伴双手发胀、关节肿
过敏性休克	9	20.93	面色苍白，心慌，胸闷，口唇紫绀，头痛头晕，尿失禁，血压骤降，意识丧失，有的还伴有恶心、呕吐
皮疹	6	13.95	全身出现大小不等红色斑丘疹、丘疹，常伴瘙痒
消化系统	8	18.60	
肝功能异常	4	9.30	ALT、AST、GGT 等肝功能显著升高
腹泻	2	4.65	大便次数增多，出现频繁腹泻，并伴胃部不适、腹胀
呕吐	2	4.65	恶心、呕吐
心血管系统	2	4.65	
快速房颤	1	2.33	心慌，气短，呼吸急促，心律不齐，心音强弱不等，心电图显示心房纤颤
频发房性早搏	1	2.33	心悸，呼吸困难，心电图显示窦性心律不齐，频发房性早搏
呼吸系统	1	2.33	
哮喘	1	2.33	憋气，呼吸困难，双肺闻有哮鸣音
其他	1	2.33	
多器官功能损害	1	2.33	出现肾功能、肝功能损害，同时有心力衰竭、肺水肿等症状

（6）治疗方法及预后情况　对于应用该两种灯盏细辛注射液出现 ADR，首先应立即停止给药，如出现变态反应，特别是过敏性休克，应在停药后立即吸氧、保暖，给予地塞米松、肾上腺素、异丙嗪或苯海拉明等，必要时给予多巴胺、西地兰、胃复安、来比林等。如出现肝功能损害，应在停药后给予肝泰乐、维生素 C 等对症治疗。如出现腹泻，则仅仅采用停药或停药后给予硫酸妥布霉素等对症治疗。如出现快速房颤和频发房性早搏，则应分别采用停药后给予地塞米松、速尿、西地兰对症治疗或仅仅采用停药即可。对于 1 例出现多器官功能损害，则给予护肝、营养心肌、强心、利尿、透析及营养支持治疗。本文报道的 43 例患者经停药或停药后按上述等方法治疗后均获痊愈，无一例死亡。

3. 讨论

（1）ADR 与患者性别、年龄的关系　由表 5-19 知，两种灯盏细辛注射

液所致ADR病例中男性明显多于女性，特别是灯盏细辛注射液所致ADR病例中男女比例接近2∶1，似乎男性患者使用该药更容易发生ADR，但由于收集的文献数据有限，不能比较客观地反映问题，有待临床进一步观察、研究和验证。从年龄分布来看，多数病例集中于40岁以上的中老年组患者，共有41例（占95.35%），这与有关文献报道的其他活血祛瘀类中药注射液如藻酸双酯钠注射液、红花注射液等致ADR的年龄分布有相同之处，这可能与这两种灯盏细辛注射液的主要适应证和老年人自身生理特点两方面有关。首先，灯盏细辛注射液的主要适应证候为老年人易患的各种心脑血管系统疾患，故该年龄段患者使用该药频率增大，出现ADR概率相应增多；其次，老年患者多存在不同程度的脏器功能减退，对药物剂量的个体差异大，药效阈值变窄，对药物的敏感性和耐受性不同于青壮年，因而易发生药物蓄积而引起ADR，提示临床应重点观察该类人群在应用该药时的反应。

（2）ADR与原患疾病的关系　从患者的原发病统计结果（表5-20）可以看出，心、脑血管系统疾病患者应用这类灯盏细辛注射液出现ADR病例数最多，占79.07%，这可能与灯盏细辛注射液在此类疾病中应用频繁有直接关系，至于心、脑血管系统疾病患者应用灯盏细辛注射液是否更易发生ADR，还需进一步的前瞻性研究来确认。

（3）ADR与出现时间的关系　从ADR出现时间来看，连续用药2次（天）以上出现反应的病例略多于首次用药即出现的病例数，说明这类灯盏细辛注射液所致ADR存在一定的潜伏期，且潜伏期长短不一，有只有1天的，也有11天的，但大部分集中在2天以上，提示临床医护人员对于连续用药2天以上的患者应重点观察其临床反应。另外，在18例首次用药即出现ADR的病例中最快可在用药5分钟之内出现。说明灯盏细辛注射液所致ADR也存在速发型，这主要包括过敏性休克等严重ADR，提示临床医护人员对首次用药过程中的临床反应也应认真观察，以便及早发现及时处理，防止严重ADR的发生。

（4）ADR与用药情况的关系　43例两种灯盏细辛注射液致ADR中，静脉途径给药有42例，占97.67%，这可能与临床上静脉滴注应用较多有关，同时也与静脉给药时抗体的大量产生及抗原抗体结合的倾向性、结合程度比其他给药途径严重有关，提示静脉给药可能更容易引起ADR。统计显示，临床静脉滴注此类灯盏细辛注射液所用稀释剂主要为5%或10%的葡萄糖注射液，但有实验显示灯盏细辛注射液与葡萄糖注射液配伍后其微粒数有明显增多现象，且比与氯化钠注射液配伍后的微粒数高出许多，故临床医师应慎重选用溶媒种类。此外，本次调查发现，还有2例以低分子右旋糖酐、脉通液作为稀释剂，由于低分子右旋糖酐、脉通液都具有抗凝作用，而灯盏细辛注射液也具有活血化瘀作用，都可使组织细胞和肥大细胞增加，上述药物与之合用，则可能使组织中细胞外液的水分引入血管内，肥大细胞释放组胺、5-羟色胺等化学介质。这些介质均可致平滑肌痉挛，血管通透性增加，进而能导致ADR发生。在用量方面，43例中大部分都能按此类灯盏细辛注射液说明书规定的用量来使用，其ADR的发生率与使用剂量无显著关联。但统计也发现，部分病例存在未按该类药物说明书来使用，如有2例使用灯盏细辛注射液的一次用量就达100mL，超出规定用量的一倍多，这是不可取的，特别是那些对该药耐受力差的老年人易致ADR，建议其用量应逐渐由小剂量开始慢慢增加，切不可首次就大剂量使用。

（5）ADR的临床表现及相关原因分析　由表5-21可知，两种灯盏细辛注射液所致ADR以变态反应为最常见，涉及机体多个器官系统损伤。变态反应是外来性抗原物质与体内抗体间所发生的一种非正常免疫反应，其机制可能与此类灯盏细辛注射液本身及患者特异性过敏体质有关。因两种灯盏细辛注射液均为纯中药制剂，其成分较为复杂，溶液中部分大分子可作为抗原或半抗原直接进入血液中，易引起变态反应；因存在特异性过敏体质的患者对药物致敏原敏感性高，故更易引起变态反应。本文所报道的43例ADR中，5例有既往过敏史叙述（包括对青霉素过敏等药物、食物过敏）；5例无既往过敏史；余33例不详（但并不表示无既往过敏史），说明医护人员对患者的过敏史未充分重视或ADR报道质量有待提高。除以上涉及的变态反应外，此类灯盏细辛注射液致ADR其次为对消化系统的损害，主要表现为恶心、呕吐、腹泻，严重的有肝功能异常。出现恶心、呕吐等一般消化道症状的时间多为15分钟左右，而腹泻、肝功能损害时间出现在2～8天，但经抢救治疗后均能恢复正常。因此，有消化系统疾病患者应慎用此类灯盏细辛注射液，以免加重胃肠道或肝功能的损害。对心血管、呼吸等系统的损伤报道例数虽然少，但同样可导致较严重系统器官损害。如有1例椎间盘突出患者连续8天静脉滴注灯盏细辛注射液后，最后导致患者肝、肾、心、肺等多器官功能损害的文献报道，故同样应引起同行注意。

从两种灯盏细辛注射液的ADR报告看，灯盏细辛注射液所引起的ADR范围更广，对机体损害程度更重，如严重的ADR——过敏性休克就有7例（总共9例），且还有1例为非常严重的多器官功能损害；而灯盏花注射液的ADR则相对范围较窄、症状轻，也容易观察。灯盏细辛注射液作为近年使用的新一代灯盏花注射液，由于制作工艺的改进，本应该安全范围更大，但从灯盏细辛注射液和灯盏花注射液现阶段文献报道的ADR例数来看，两者也是几乎相当，分别为22例和21例。由此可见，有限的ADR报告并不能全面反映某个药物的 ADR 情况，同时也说明了我国医药工作者提高了对 ADR 的认识，加强了对 ADR 的监测。

七、β – 七叶皂苷钠注射剂

β – 七叶皂苷钠注射剂是由娑罗子的成熟果实提取并经冷冻干燥制成，具有抗渗出、化瘀血、消肿胀、清除自由基、控制炎症的功能，常用于脑出血、脑外伤引起的颅内水肿、脑功能失调、骨折、烧烫伤、脊椎骨关节病、静脉血回流障碍类疾病，以及各种创伤和手术后水肿、血肿。由于其疗效确定，在临床上被广泛应用。近年来由于其在临床上广泛的应用所引起的不良反应时有报道。本文通过文献检索系统收集了国内自 1998 ～ 2008 年 11 年来各类医学期刊上公开发表的 β – 七叶皂苷钠注射剂的不良反应报道，加以整理、统计、分析，为临床安全合理使用 β – 七叶皂苷钠注射剂提供参考。

1. 资料和方法

（1）文献收集方法及入选标准　以"β – 七叶皂苷钠注射剂""不良反应"等相关词汇为关键词，利用清华同方期刊题录和全文数据库，对 1998 ～ 2008 年国内公开发行的医药期刊目录进行检索，查阅原始资料，收集患者性别、年龄、用药过程记录完整及符合原卫生部 ADR 诊断标准病例，剔除同一病例在不同期刊内重复报道及报道过于简单的文献。

（2）方法　查阅上述文献全文，统计分析 ADR 所涉及的性别、年龄、过敏史、原患疾病、ADR 出现时间、ADR 所累及的器官系统及临床表现、抢救措施以及转归等有效信息进行统计分析。

2. 结果

（1）资料与方法　通过对 β – 七叶皂苷钠注射剂 11 年来国内不良反应报道的检索，共检出符合条件的文献 23 篇，共计 33 例，所收集文献分布于《中国新药杂志》《药物不良反应杂志》等 15 种期刊。

（2）年龄及性别分布（表 5–23）

表 5–23　β – 七叶皂苷钠注射剂致 ADR 各年龄组不同病例数及性别构成比

性别	年龄（岁）						合计（构成比%）
	< 30	31 ～ 40	41 ～ 50	51 ～ 60	61 ～ 70	> 71	
男	8	5	7	2	5	0	27（81.8）
女	2	0	1	1	1	1	6（18.2）
合计（构成比%）	10（30.3）	5（15.2）	8（24.2）	3（9.1）	6（18.2）	1（3.0）	33（100）

（3）出现 ADR 的时间分布（表 5-24）

表 5-24　β-七叶皂苷钠注射剂出现 ADR 的时间分布

用药过程	时间（min）							合计
	5	6～15	20～30	31～60	61～120	1～3d	＞4d	（构成比%）
用药中	1	2	1	2	4	8	13	31（93.9）
用药后	0	0	0	0	0	1	1	2（6.1）
合计（构成比%）	1（3.0）	2（6.1）	1（3.0）	2（6.1）	4（12.1）	9（27.3）	14（42.4）	33（100）

（4）既往过敏史　在 33 例 ADR 患者中，均无既往用药过敏史。

（5）原患疾病　在 33 例 ADR 中，脊椎骨关节病 6 例，占总人数的 18.2%。其中，椎间盘突出 4 例，腰椎椎体破裂 1 例，腰骨突出 1 例。脑外伤 7 例，占总人数的 21.2%。脑血管疾病 7 例，占总人数的 21.2%，其中脑梗死 5 例，脑出血 2 例。四肢骨折及软组织挫伤 7 例，占总人数的 21.2%。手术后 3 例，占总人数的 9.1%。其他疾病 3 例，占总人数的 9.1%。

（6）用药剂量及联合用药情况　33 例不良反应文献中，β-七叶皂苷钠注射剂用量为 5mg 的 1 例（3.0%）；用量为 10mg 的 10 例（30.3%）；用量为 15mg 的 2 例（6.1%）；用量 20mg 的 12 例（36.4%）；用量为 25mg 的 3 例（9.1%）；用量为 30mg 的 5 例（15.2%）。所用溶媒包括 5% 或 10% 葡萄糖注射液、5% 葡萄糖氯化钠注射液、0.9% 生理盐水、低分子右旋糖酐注射液等。其中有 12 例为联合用药，用 β-七叶皂苷钠注射剂的同时，合并其他药品如甲钴胺片、环丙沙星、复方丹参注射液、吡拉西坦（脑复康）注射液、哌拉西林/他唑巴坦钠、西米索星等使用，其余 21 例均为单独使用。

（7）ADR 的类型与临床表现（表 5-25）

表 5-25　β-七叶皂苷钠注射剂致 ADR 的类型与临床表现

ADR 类型	n	%	临床表现
过敏性休克	1	3.0	呼吸困难，血压为零，面色苍白，四肢湿冷，神志不清
皮肤系统反应	19	57.6	注射局部出现疼痛，红色斑丘疹，水样疱疹，瘙痒，颜色发红，硬肿，触压痛，条索感，皮下坏死
肝肾功能损害	7	21.2	血尿，少尿，腹胀，厌食，呕吐黄绿色水样物，倦怠，嗜睡，发热，恶心欲吐，乏力纳差，巩膜及全身发黄，右上腹压痛，双肾区叩击痛
心血管系统反应	3	9.1	窦性心动过缓
呼吸系统反应	2	6.1	喉头水肿，皮肤及口唇紫绀，呼吸急促，脉搏血压正常
横纹肌溶解	1	3.0	四肢肌肉剧烈疼痛，逐渐加重，肌肉僵硬至不能行走，肉眼血尿，肾功能正常

（8）ADR 的处理及转归　在 ADR 的处理过程中，均采用立即停药，对症治疗。如对出现皮肤系统反应的病例，局部使用 50% 硫酸镁湿敷、炉甘石洗剂外用、红外线理疗、减慢静滴速度、更换注射部位。对于有药液渗出的病例，立即采用普鲁卡因或透明质酸酶局部封闭。对于出现过敏症状患者，立即停药，给予吸氧，使用肾上腺素注射液、地塞米松注射液、苯海拉明肌注、扑尔敏口服等抗过敏药物。对于出现肝损害的病例，立即停药，给予保肝退黄等对症治疗。对于出现肾功能衰竭的病例，立即停药，并予以利尿、纠正酸碱平衡及电解质紊乱，限制液体输入量，防止水中毒和抗生素预防感染等对症治疗。经治疗，所有患者均痊愈并无后遗症。

3. 讨论

（1）与性别、年龄的关系　由以上分析可知，就性别而言男性 ADR 发生率高于女性，这与有关文献报道的其他化学成分类中药注射液如长春新碱注射剂、含三七总皂苷类注射剂等致 ADR 的女性患者明显多于男性有较大差别，这可能与男性人群罹患外伤性疾病机会较多，导致该药的用药频率也较高有关。从年龄分布来看，多数病例集中于 20 ～ 50 岁年龄组，但不同年龄组对 β - 七叶皂苷钠注射剂致敏原的敏感性是否存在性别差异而致 ADR 发生率不同，还有待进一步研究。

（2）与给药时间的关系　ADR 发生的时间短则为首次用药 5 分钟后，长则为连续用药超过 10 天后发生，可发生在用药后 5 分钟～ 10 天的各个时间段，但多发生在用药 1 天以上，这与有关文献报道的其他中药注射液如黄芪注射液、红花注射液等致 ADR 的发生时间主要集中在用药过程中的前 30 分钟有很大差别。说明 β - 七叶皂苷钠注射剂所致 ADR 多为迟发型，提示临床医务人员应重点观察患者连续用药 1 天以后的各个时间段的临床反应。另统计发现，33 例 ADR 患者均为既往无用药过敏史，提示既往无药物过敏史的患者均有出现 ADR 的可能，应引起足够重视。

（3）与给药方案的关系　在不同的给药方案中，不同的给药剂量、不同的给药方法均有出现 ADR 的可能。因此，β - 七叶皂苷钠注射剂所致 ADR 与给药剂量及给药速度无显著关联，与合并使用肝肾毒性药物有显著关系。

（4）引起 ADR 的可能机制　注射用七叶皂苷钠主要含有七叶皂苷钠 A、B、C 和 D，此外还含有少量的糖元、苷元、脱酰基的降解产物和其他杂质。静脉给药对血管刺激大，药物本身的刺激性和药物中的微粒可能是引致静脉炎的原因，严重时可直接影响治疗的正常进行。药品说明书明示禁用于肾损伤、肾衰竭、肾功能不全的患者，肾毒性较大的药物不宜与之配伍，用药前后注意检查肾功能。儿童超量使用 β - 七叶皂苷钠可致急性肾功能衰竭。老年人肾脏排泄功能减退，又联合应用肾毒性较大的 β–七叶皂苷钠，二者的协同作用可增加对肾脏的损害。过敏反应是随药物直接输入过敏原，或是所输入物质在机体内形成的代谢产物抑或药物制剂中存在其他杂质所致，值得认真探讨，以避免过敏反应发生。植物药中的某些成分就是抗原或半抗原（致敏原）物质，如果提取工艺不规范（或不合理），很难除尽植物药中的过敏原，一旦过敏原随着药物输入机体，刺激 B 淋巴细胞，使其转化增殖为浆细胞，由浆细胞产生免疫球蛋白 E。这种免疫球蛋白 E 是一种亲细胞抗体，可以牢固地吸附在肥大细胞和嗜碱性粒细胞表面。当机体再次接触与免疫球蛋白 E 相应的过敏原时，则过敏原与附着在细胞上的免疫球蛋白 E 相结合，随即激活细胞内酯酶，使肥大细胞和嗜碱粒细胞内的颗粒脱出至胞外，并由颗粒内释放出组胺等生物活性物质。组胺等物质可作用于皮肤血管，使血管扩张，血管壁通透性增强，于是发生皮疹及周围红晕等皮损，同时刺激感觉神经末梢而产生皮肤瘙痒。

（5）ADR 的防治措施　β–七叶皂苷钠注射剂所致 ADR 一般比较轻微，治疗预后良好，皮肤损害尤其过敏性药疹仍然是其引发的主要 ADR 之一，这可能由于其主要含成分较为复杂的总皂苷，杂质可能仍然较多，这对其质量标准提出更高要求，需要厂家进一步对其生产工艺过程进行更严格的规定和控制，保证产品纯度。静脉炎也是出现较多的 ADR，临床使用中应注意：要选择合适的配液浓度；宜选用较粗的静脉，避免使用血循环较差的部位，防止药液泄漏；输液速度要慢；输液中应密切观察，尽量争取早发现；输液中或输液后局部热敷进行预防。临床使用七叶皂苷静脉输注时，注意观察七叶皂苷过敏反应的发生。在使用之前，应详细询问患者有无药物过敏史，对患者家族间有药物过敏反应史者，也要十分谨慎。从输入之时起，一定要严密观察，一旦出现胸闷、皮肤瘙痒、皮疹等异常反应，应立即停药，迅速给予抗过敏治疗。该药主要从胆汁和肾脏排泄，故须慎用于肾衰竭、肾功能不全、肝损伤的患者及妊娠妇女、幼儿、老年人。特别应注意联合用药时，药物的协同作用或相互作用所致的 ADR 反应，并在用药前后应注意定期检查肝、肾功能，以防止严重 ADR 发生。

八、葛根素注射液

葛根素注射液是由从豆科植物野葛及甘葛藤的干燥根中提取的有效成分而制成的注射剂，为血管扩张药，具有舒张冠状动脉及脑血管平滑肌、降低血管阻力及心肌耗氧量、改善心肌收缩力及微循环的功能，也可抗血小板聚集。常用于辅助治疗冠状动脉粥样硬化性心脏病（冠心病）、心绞痛、心肌梗死、视网膜动静脉阻塞、突发性耳聋等。近年来，随着葛根素注射液在临床上的广泛应用，有关其不良反应的报道也越来越多，尤其是葛根素的严重不良反应，引起医药界广泛关注，国家药品不良反应监测中心曾在 2003 年 1 月第 3 期不良反应信息通报 6 中通报了葛根素注射液的不良反应。为探讨葛根素注射液 ADR 的一般规律和特点，本文通过文献检索对其所致 ADR 进行调查分析，为临床用药提供参考。

1. 资料来源与方法

（1）资料来源　通过检索中国医院数字图书馆期刊全文库 1994 年 1 月至 2008 年 12 月收载的葛根素注射液不良反应文献资料，并经剔除同一病例不同期刊重复报道及病例报道过于简单的文献后，共查阅到符合原卫生部 ADR 诊断标准的文献 57 篇，共计 85 例，其中《药物不良反应杂志》报道最多，有 10 篇，其次《药物流行病学杂志》《中国医院药学杂志》各有 4 篇，《西北药学杂志》有 2 篇，余 37 篇分布在其他 37 种期刊上。

（2）方法　利用文献计量学方法进行分析，按世界卫生组织（WHO）ADR 监测中心规定的 ADR 进行分类，统计分析其年龄、性别、ADR 出现时间、原患疾病、用药情况及 ADR 临床表现。

2. 结果

（1）年龄与性别分布　85 例病例中，年龄最小 9 岁，年龄最大 84 岁，其中男性 62 例，女性 23 例。具体性别与年龄分布情况见表 5-26。

表 5-26　葛根素注射液所致 ADR 性别与年龄分布

性别	年龄（岁）						合计
	< 20	20 ～ 30	31 ～ 40	41 ～ 50	51 ～ 60	> 60	（例，%）
男	1	0	0	4	16	41	62（72.94）
女	1	0	0	3	7	12	23（27.06）
合计（%）	2（2.35）	0（0）	0（0）	7（8.23）	23（27.05）	53（62.35）	85（100）

（2）ADR 出现的时间及分布　85 例病例中，发生时间最短为首次用药后 1 分钟，发生时间最长者为用药 42 天后；其中 ADR 发生在注射后 0.5 小时内者有 19 例，注射后 10 天以上发生者有 16 例。发生 ADR 的时间分布见表 5-27。

表 5-27　葛根素注射液致 ADR 的时间分布

时间	例数 /n	合计（%）
≤ 0.5 h	19	22.35
0.5 ～ 24 h	16	18.82
1 ～ 5 d	17	20.00

时间	例数 /n	合计（%）
5～10 d	15	17.65
>10 d	16	18.82
不详	2	2.35
合计	85	100

（3）原患疾病分布　85 例 ADR 病例中，原发疾病为高血压、冠心病、心绞痛、糖尿病、脑梗死、颈椎病等。

（4）用药情况　85 例 ADR 病例中，全部为静脉注射。在用量方面，除 8 例不详外，每次用量 ≥ 600mg 的有 6 例（9.41%），用量达 500mg 的有 22 例（25.88%），用量为 400mg 的有 35 例（41.18%），用量为 300mg 的有 8 例（9.41%），用量为 250mg 的有 2 例（2.35%），用量为 200mg 的有 4 例（4.7%）。

（5）ADR 类型及临床分布　85 例 ADR 发生的类型及主要临床分布见表 5-28。

表 5-28　葛根素注射液致 ADR 类型及临床分布

涉及系统	例数	百分率（%）	临床表现（例）
免疫系统	37	43.53	一般过敏反应（28）、药物性皮炎（6）、过敏性休克（1）、喉头水肿（1）、变态反应（1）
血液系统	13	15.29	溶血反应
发热	13	15.29	发热（5）、寒战高热（4）、药物热（3）、高热（1）
多器官损伤	7	8.24	急性血管内溶血肾功能衰竭（3），急性溶血性贫血合并肝、肾功能损害（2），急性血管内溶血、冠心病、陈旧性脑梗死（1），急性血管内溶血伴肝损害（1）
心血管系统	6	7.06	窦房结抑制（2）、严重的窦性心动过缓伴 Q-T 间期延长（1）、室上性心动过速（1）、心源性休克（1）、静脉炎（1）
水肿	3	3.53	面部水肿（2）、血管神经性水肿（1）
其他	6	7.06	阵颤（1）、腹泻（1）、全身频发抖动（1）、腰痛（1）、黄疸（1）、不详（1）
合计	85	100	

3. 讨论

（1）ADR 与患者性别、年龄的关系　在葛根素注射液所致 85 例不良反应病例中，男性患者占 62 例，是女性患者（23 例）的近 3 倍，明显多于女性患者，这可能与男性对该类药较敏感有关。也有报道认为，男性患者发生率明显高于女性的原因，可能是由于男性本身前列腺素的含量高于女性所致。从年龄分布来看，多数病例集中于 > 60 岁年龄组，共有 52 例（占 61.62%），这与有关文献报道的其他中药注射液如藻酸双酯钠注射液、川芎嗪注射液等致 ADR 的年龄分布有相同之处，可能与老年人自身生理特点和葛根素注射液的主要适应证两方面有关。首先，老年患者多存在不同程度的脏器功能减退，对药物剂量的个体差异大，药效阈值变窄，对药物的敏感性和耐受性不同于青壮年，因而易发生药物蓄积而引起 ADR；其次，葛根素注射液的主要适应证候为老年人易患的各种心脑血管系统疾患，故该年龄段患者使用该药频率增大，出现 ADR 概率相应增多，提示临床应重点观察该类人群在应用该药时的反应。

（2）ADR 与出现时间的关系　由表 5-27 可知，除 2 例 ADR 发生时间不详外，其余 83 例葛根素注射液所致 ADR 在用药后 1 分钟～ 42 天的各个时间段呈均匀分布状态，无明显差异，这与有关文献报道的其他中药注射液如喜炎平注射液、黄芪注射液等致 ADR 的发生时间主要集中在用药过程中的前 30 分钟有很大差别。说明葛根素注射液所致 ADR 的发生并无用药时间的选择，提示临床医务人员应全程注意观察患者用药后的各个时间段的临床反应。其中，在用药后短时间内即发生的 ADR 主要临床表现为过敏反应，这包括过敏性休克、喉头水肿等严重 ADR。提示葛根素注射液所致 ADR 存在速发型，临床医护人员应对用药后短时间内的临床反应认真观察，以便及早发现、及时处理，防止严重 ADR 的发生。此外，在用药数天后发生的 ADR 主要临床表现为急性溶血，肝、肾损害和过敏性药疹等，提示葛根素注射液所致 ADR 也存在迟发型，故临床应用该药时不仅要密切观察用药后短时间内患者临床反应，还应注意连续多次多天用药后患者的反应，切不可麻痹大意。

（3）ADR 与原患疾病的关系　统计显示 85 例原发病均为高血压、冠心病等各种心血管病及糖尿病患者，这与葛根素注射液主要适应证为上述病证有关，故该类患者用药频次较高，发生不良反应的概率也高。

（4）ADR 与用药情况的关系　对葛根素注射液所致 ADR 用药情况统计显示，85 例中大部分都能按含葛根素注射液说明书规定的用法用量来使用，其 ADR 的发生率与用药情况无显著关联。

（5）ADR 的临床表现及相关原因分析　由表 5-28 可知，葛根素注射液所致 ADR 以对免疫系统损害最为常见，主要表现为一般过敏反应，占 34.12%。过敏反应是外来性抗原物质与体内抗体间所发生的一种非正常免疫反应，临床主要表现为患者在应用本品后 1 分钟～ 7 天时患者面部出现红片、瘙痒、肿胀，继而发展至头皮、颈部，色鲜红，压之褪色，头痛、发热、心慌、恶心症状，口唇面部肿胀，双眼睑肿胀难睁。因葛根素注射液中的鞣质是一种多元酚化合物，其水溶液放置后，会发生氧化聚合作用生成沉淀，影响注射液的稳定性且能与组织蛋白结合，从而引起过敏反应。血液系统的损害仅次于一般过敏反应，占 15.29%，主要表现为溶血反应。葛根素引起的溶血反应已证实是属于免疫性溶血，药物所产生的抗体在血浆中与药物结合成免疫复合物，并激活补体导致红细胞破裂，首次用药或再次使用都有可能发生。另外，发热和多器官损伤也占有比较大比例，葛根素所致发热不良反应的机制不明，葛根素所致多器官损伤的严重不良反应主要是由于急性血管内溶血，其不良反应与其个人体质有关，属 II 型变态反应。除以上提及的 ADR 外，葛根素注射液所致 ADR 还有震颤、喉头水肿、静脉炎、变态反应、腹泻、全身频发抖动、腰痛、黄疸等报道。

综上所述，葛根素注射液所致 ADR 有一定的特点和规律，ADR 多发生于男性及老年患者身上，可发生在用药后的各时间段，并可累及机体多个器官系统损伤，临床表现亦复杂多样，主要表现为对免疫系统的损害，其次为溶血反应。为减少葛根素注射液的 ADR，临床应用该注射液时应注意以下几点：①针对葛根素注射液所致 ADR 主要为过敏反应，在使用葛根素前一定要详细询问药物过敏史，在葛根素输注过程中要密切观察病情变化，注意葛根素的配伍用药。②针对葛根素注射液可导致严重的溶血反应，应密切监测血、尿常规及肝肾功能，如有肌痛、腹痛、茶色尿、尿潜血阳性、贫血等情况发生，需引起警惕。③针对本品所致 ADR 对患者性别、年龄及 ADR 出现时间均有一定选择性，首先应重视受用人群，重点关注男性和老年人等特殊人群；其次，应重视连续用药数天后患者的临床反应，全程观察用药后不同时间段的临床反应。

九、莪术油注射液

莪术油是从姜科植物蓬莪术、温郁金、广西莪术中提取的挥发油，其主要成分为多种倍半萜类，含有莪术醇、莪术酮、莪术双酮、β–谷甾醇等多种成分，具有抗肿瘤、抗炎、抗病原体及免疫增强作用，该药最初只作为抗肿瘤药用于临床，现在临床广泛用于呼吸道疾病、病毒性肺炎、病毒性脑炎、病毒性肠炎、流行性腮腺炎、甲型病毒性肝炎等疾病的治疗。随着临床应用范围的扩大，以及人们对中药不良反应重视程度的提高，近年来，有关莪术油注射液致不良反应（ADR）的报道日渐增多。2004 年 12 月国家药品不良反应监测中心就通报了莪术油注射液的 221 例 ADR，并将其列入第七期《药品不良反应信息通报》，有关其 ADR 报道也常见诸国内各种医药期刊上，也不乏一些严重的 ADR 报告。为探讨其 ADR 发生的一般规律和特点，本文通过检索文献，对其 ADR 进行了调查分析，旨在为临床合理用药提供参考。

1. 资料来源与方法

（1）资料来源　利用中国医院知识仓库（CHKD）期刊全文库进行检索，并查阅相关原始文献，对 1994 年 1 月～ 2009 年 12 月国内公开发行的医药期刊上有关莪术油注射液所致 ADR 进行统计，经剔除同一病例在不同期刊内重复报道和综述性的文献后，共查阅到相关文献 57 篇，共计 82 例。

（2）方法　采用回顾性研究方法，对以上 82 例 ADR 病例文献报道按所涉及的患者情况、用药情况、不良反应发生情况等进行统计与分析。

2. 结果

（1）年龄与性别分析　在所收集到的 82 例 ADR 病例中，男性 41 例（占 50%），女性 41 例（占 50%）。年龄最小者仅 10 个月，最大者 57 岁。各年龄组病例数及构成比见表 5–29。

表 5–29　莪术油注射液致 ADR 各年龄组病例数及构成比

年龄（岁）	例数	构成比（%）
≤ 10	44	53.66
11 ～ 20	14	17.07
21 ～ 30	11	13.41
31 ～ 40	8	9.76
> 40	5	6.10
合计	82	100

（2）原患疾病及药物过敏史　82 例 ADR 病例中，患普通感冒、急性扁桃体炎、急性咽炎、肺炎、急性支气管炎等上呼吸道感染最多，共有 72 例，占 87.80%，其次还有急性胃肠炎 7 例，腮腺炎、宫颈癌、周围性面神经炎各 1 例。报道中提及既往无药物或食物过敏史者有 29 例（占 35.37%），有过敏史者有 6 例（占 7.32%），文中未提及过敏史或过敏史不详者则达 47 例（占 57.32%）。

（3）用药方法与剂量及合并用药情况　82 例患者除 1 例为肌注外，其余 81 例均为静脉滴注，其中 62 例为莪术油葡萄糖注射液制剂或加入葡萄糖注射液中单独静脉滴注，有 4 例为加入氯化钠注射液中单独使用，其余 15 例均与其他药物配伍混合后同瓶静脉滴注，配伍的药物多为抗菌药物（青霉素类、头孢菌素类等）和抗病毒药物（利巴韦林）。在用量方面，除 1 例不详外，有 15 例 12 岁以下患儿用量大于 0.1g，其余 66 例均在药品说明书规定的正常用量范围之内。

（4）ADR发生的时间及预后　在82例ADR中，有75例（占91.46%）为首次用药即出现反应，有7例在连续用药数次或数天后出现反应。在75例首次用药即出现反应病例中，有41例（占50%）为用药后5分钟内发生，有18例（占21.95%）为5～10分钟发生，有11例（占13.41%）为10～30分钟发生，有5例为当天用药30分钟以后发生。另外，82例ADR病例中，除2例（占2.44%）因抢救无效而死亡，其余均经立即停药、对症处理或经相应治疗后均恢复正常。

（5）ADR类型及临床分布　莪术油注射液所致ADR类型与临床分布见表5-30。从表5-30中可知，变态反应居ADR的首位，其次分别为对心血管、消化、五官、神经等系统的损伤。

表5-30　莪术油注射液致ADR类型及临床分布

涉及系统	例次	百分率（%）	不良反应（例次）
变态反应	71	86.59	过敏性休克（33）、一般过敏反应（27）、药疹（6）、高热（2）、过敏死亡（1）、剥脱性皮炎（1）、过敏性紫癜（1）
心血管系统	4	4.88	静脉炎（3）、血管性水肿（1）
消化系统	2	2.44	腹痛（1）、呕吐（1）
五官系统	2	2.44	结膜充血（1）、鼻出血（1）
神经系统	1	1.22	谵语（1）
其他	2	2.44	全身疼痛（1）、呼吸合并心功能衰竭死亡（1）
合计	82	100	

3. 讨论

（1）ADR与患者性别、年龄的关系　莪术油注射液所致ADR与性别没有显著关系，男女比例相等，这与有关文献报道的其他中药注射剂如红花注射液、川芎嗪注射液等致ADR的男女比例相当基本一致。从年龄分布来看，莪术油注射液所致ADR的发生率在10岁以下儿童组中偏高，共有44例（占53.66%），这与有关文献报道的其他中药注射液如三七总皂苷类注射液、藻酸双酯钠注射液等致ADR的主要发生在40岁以上中老年组不同，而与喜炎平注射液所致ADR的年龄分布则非常相似，这可能与这两类注射液的主要适应证和儿童自身生理特点两方面有关。首先，莪术油注射液和喜炎平注射液的主要适应证均为儿童易患的感冒等各种上呼吸道系统疾患，故该年龄段患者使用此类药频率增大，出现ADR概率相应增多；其次，因儿童处在身体生长发育初期，体内许多脏器发育还不完全，对药物剂量的个体差异大，药效阈值变窄，对药物的敏感性和耐受性不同于青壮年，因而易发生药物蓄积而引起ADR，提示临床应重点观察该类人群在应用该药时的反应。

（2）ADR与原患疾病及既往过敏史的关系 82例病例中大部分为患普通感冒、急性扁桃体炎、急性咽炎、肺炎、急性支气管炎等上呼吸道感染的患者，这与莪术油注射液主要适应证为呼吸道疾病、病毒性肺炎、病毒性脑炎、病毒性肠炎、流行性腮腺炎、甲型病毒性肝炎等疾病有关，故该类患者用药频次较高，发生ADR的概率也高。莪术油注射液所致ADR主要表现为变态反应，而有过敏性疾病和药物过敏史的患者更易发生药物变态反应。本文所收集的82例中既往有药物或食物过敏史者6例，无药物过敏史者29例，而文中未提及者达47例（但并不表示无过敏史），说明临床医护人员可能没有充分重视患者过敏史或ADR报道质量有待提高。

（3）ADR与给药方案的关系 对莪术油注射液致ADR用药情况统计显示，82例患者除1例为肌注外，其余均为静脉滴注，其中绝大部分能按说明书的要求选择葡萄糖注射液或0.9%氯化钠注射液作为稀释介质稀释或采用莪术油葡萄糖注射液制剂单独静脉滴注，但也有少部分选择与抗菌药物（青霉素类、头孢菌素类等）和抗病毒药物（利巴韦林）等其他药物配伍混合后同瓶静脉滴注，其中有一例为莪术油注射液与利巴韦林、头孢唑林钠混合静滴，最后导致患者多器官衰竭死亡的发生。有实验也证实莪术油葡萄糖注射液与头孢哌酮钠、头孢曲松钠、头孢拉定等配伍后颜色变化明显，含量下降较多；也有资料显示莪术油为乳浊液型注射液，与其他药品联用会导致乳滴合并聚集而发生"破乳"现象，从而引发不良反应。这些提示临床使用莪术油注射液时不宜随意在同一容器中与其他药物混用，因而对上述联合用药应引起足够重视。在用量方面，虽然大部分病例均能严格按其说明书要求使用，但也有15例12岁以下患儿用量大于0.1g，用量偏大，提示临床在对儿童等特殊人群使用该药时应注意剂量，因儿童脏器发育不完全、对药物耐受力差，使用时应严格掌握剂量，建议12岁以下患儿应减量，滴速宜慢。

（4）ADR与发生时间的关系 统计显示，82例ADR中，有75例为首次用药即出现反应，占91.46%，且有59例是在用药过程中的前10分钟内发生，最快可在数秒之内出现。说明莪术油注射液所致ADR多在短期内发生，主要为速发型，提示临床医护人员应重点观察用药过程前10分钟内的临床反应，及早发现、及时处理，防止严重ADR的发生。另外，统计还显示，连续用药两次以上才出现反应的有7例，占8.54%，表明其ADR也可存在一定的潜伏期，因而临床医护人员不仅要对患者首次使用该药的用药过程密切观察，对于已连续多次使用该药后的用药过程也应密切注意。

（5）ADR的临床表现特点及发生机制 由表5-30可知，莪术油注射液所致ADR涉及人体多个器官、系统，临床反应复杂多样，主要涉及变态反应和对心血管及消化等系统的损伤，其中，以变态反应最常见，有 71 例（占 86.59%），临床表现多为过敏性休克、一般过敏反应及药疹等。其致敏机制认为：莪术油注射液可作为半抗原进入机体与体内蛋白质结合为全抗原，刺激体内的肥大细胞和嗜酸性粒细胞产生大量的生物活性介质（如 LTS、PG、激肽），使平滑肌收缩，毛细血管扩张，腺体分泌增加等。莪术油注射液其他的 ADR（如对心血管、消化、五官、神经等系统的反应）报道例数虽然少，但如果不引起重视同样可导致较严重系统器官损害。目前，对于莪术油注射液所致的心血管、消化、神经等系统的 ADR 机制尚不清楚，有待进一步研究，而对莪术油注射液可引起鼻腔大出血的机制，有人则认为莪术油注射液辛散苦泄，温通行滞，既能破血去瘀，又能行气止痛，它破瘀之功以破气为主，对于贫血体虚患儿，易致鼻腔出血、皮肤黏膜出血等症，而对于无明显瘀血积滞患儿，易致腹痛。因此，用于抗病毒治疗时，对贫血及无明显积滞症患儿应慎用。

综上所述，莪术油注射液所致 ADR 可累及机体多个器官系统，临床表现亦复杂多样，主要表现为变态反应，其中以过敏性休克最为常见。为减少莪术油注射液的临床 ADR，笔者认为无论是生产厂家还是临床使用者都应给予高度重视。对生产厂家来说，首先应加强对此产品的上市后监测，并进一步完善工艺与质量标准，尽可能提高药物纯度。对临床使用者来说，应掌握该药的用药指征，加强临床用药监护，用药前 10 分钟内静滴速度应控制在 15～20 滴/分内，待 10 分钟后，无任何不良反应时再调至 30～40 滴/分；同时应密切观察病情变化，如出现 ADR 应立即停药并对症处理。

十、三七总皂苷类注射液

三七总皂苷是由名贵中药材三七中提取的一类物质，主要包含人参皂苷 Rb_1、Rg_1 及三七皂苷 R_1。目前，市场上含三七总皂苷类注射液主要有血栓通、血塞通注射液及路路通注射液三种，它们都具有活血祛瘀、通脉活络之功效。临床上主要用于治疗动脉粥状硬化性脑梗死、脑栓塞、脑出血后遗症及视网膜中心静脉阻塞、中心性视网膜炎、眼前房、球结膜及玻璃体积血等疾病。随着该类注射剂在临床上的广泛应用，其不良反应（ADR）报道也日趋增多，有些反应还较为严重。为研究其 ADR 的规律和特点，提醒同行注意，笔者通过文献检索，对其 ADR 进行调查分析。

1. 资料来源与方法

（1）资料来源 利用中国医院数字图书馆期刊全文库进行检索，对在 1994 年 1 月～2006 年 12 月国内公开发行的主要医药期刊上有关含三七总皂苷类注射液的 ADR 进行统计，经剔除同一病例不同期刊重复报道及病例报道过于简单的文献后，共查阅到符合原卫生部 ADR 诊断标准的文献 67 篇，共计 81 例，其中《中国现代应用药学杂志》报道最多，有 4 篇，其次《天津药学》《中国新药杂志》各有 3 篇，《药物流行病学杂志》《中国药事》等 10 种期刊各有 2 篇，余 37 篇分布在其他 37 种期刊上。

（2）方法　利用文献计量学方法进行分析，按 WHO 药品不良反应监测中心规定的不良反应进行分类，统计分析其年龄、性别、过敏史、用药情况、ADR 出现时间及 ADR 临床表现。

2. 结果

（1）年龄与性别分布　在所收集的 81 例由含三七总皂苷类注射液所致 ADR 中，男性 34 例，女性 47 例，年龄最小 23 岁，年龄最大 80 岁。具体性别与年龄分布情况见表 5–31。

表 5–31　三七总皂苷类注射液所致 ADR 性别与年龄分布 [例（%）]

性别	年龄 / 岁						合计
	< 30	30～40	41～50	51～60	61～70	> 70	
男	2	5	3	8	4	10	32（39.51）
女	0	4	7	17	12	9	49（60.49）
合计	2（2.47）	9（11.11）	10（12.35）	25（30.86）	16（19.75）	19（23.46）	81（100）

（2）出现 ADR 的时间分布　在 81 例 ADR 中，首次用药即出现反应有 35 例（43.21%），其具体分布情况见表 5–32；连续用药 2 次（天）以上才出现反应的有 46 例（56.79%），其中连续用药 2～3 次（天）出现反应的有 17 例；4～5 次（天）有 12 例；6～7 次（天）及 8～9 次（天）各有 6 例；10 次（天）（包括 10 次）以上有 5 例。出现 ADR 最快为首次使用 5 分钟即出现，最迟为连续用药至第 15 天后才发生 ADR。

表 5–32　三七总皂苷类注射液首次用药致 ADR 时间分布 [例（%）]

用药过程	时间 /min					合计
	≤ 10	11～30	31～60	> 60	不详	
用药中	10	12	4	3	0	29（78.38）
用药后	1	1	0	3	1	6（21.62）
合计	11（31.43）	13（37.14）	4（11.42）	6（17.14）	1（2.86）	35（100）

（3）既往过敏史　81 例 ADR 中，9 例有既往过敏史叙述（包括对青霉素过敏和对其他中药及食物过敏）；31 例无既往过敏史；41 例不详（但并不表示无既往过敏史）。

（4）用药情况　81例报道中，除1例为静脉推注外，其余80例均为静脉滴注，其中以5%葡萄糖注射液为稀释、溶解介质的有45例；以0.9%氯化钠注射液为稀释、溶解介质的有21例；以10%葡萄糖注射液为稀释、溶解介质的有4例；以低分子右旋糖酐为稀释、溶解介质的有2例；以丹参注射液、木糖醇注射液、蝮蛇抗栓酶针、20%氯化钠注射液、5%葡萄糖氯化钠注射液为稀释、溶解介质的各有1例；余3例不详。在用量方面，除4例不详外，每次用量≤0.4g的有54例（66.67%），用量为0.5g、0.6g、0.75g、1.0g分别有17例（20.99%）、2例（2.47%）、3例（3.7%）、1例（1.23%）。在药物来源方面，81例中有27例（33.33%）注明了该药的生产厂家与批号，12例（14.81%）注明了批号而无厂家，余42例（51.85%）既无注明厂家也无批号。

（5）ADR类型及主要临床表现　81例ADR发生的类型、涉及系统及主要临床表现见表5-33。从表5-33中可知，变态反应居ADR的首位，其次分别为心血管、神经、肌肉骨骼等系统。

表5-33　三七总皂苷类注射液致ADR类型、涉及系统及主要临床表现

涉及系统或类型	例数	所占比例/%	主要临床表现
变态反应	65	80.25	
皮疹	42	51.85	全身出现大小不等红色斑丘疹、丘疹，常伴瘙痒，主要有荨麻疹、大疱性表皮松解型药疹、剥落性皮炎等
过敏性休克	11	13.58	面色苍白，心慌、胸闷，气急，口唇紫绀，血压骤降，意识丧失
过敏反应	4	4.94	胸闷，气促、气喘，心跳加快，烦躁，出汗，出现皮疹点
输液反应	4	4.94	全身寒战、发热
皮肤瘙痒	2	2.47	皮肤瘙痒不止，但无明显丘疹出现
喉头水肿	1	1.23	胸闷，憋气，喉头有阻塞感
过敏性紫癜	1	1.23	颈、躯干、四肢可见弥漫性充血性斑块
心血管系统	3	3.7	
静脉红线	1	1.23	沿静脉滴注走向出现枝杈状红线
多浆膜腔出血	1	1.23	有"心源性休克"症状，心包胸腔有暗红色不凝液体积液
弥漫性血管内凝血	1	1.23	皮下散在紫斑，呕血、尿血、鼻孔出血，血小板骤降，产生全身性弥漫性血管内凝血
神经系统	3	3.7	
头痛	3	3.7	头晕，头痛剧烈，常伴有大汗、心慌等症状

续表

涉及系统或类型	例数	所占比例/%	主要临床表现
肌肉骨骼系统	3	3.7	
肌肉痛	2	2.47	全身肌肉疼痛，发冷，发热
关节痛	1	1.23	膝、腕、肘等多处关节隐痛，继续用药则疼痛加剧
消化系统	2	2.47	
腹痛	1	1.23	恶心，腹痛难忍，全身不适
呕吐	1	1.23	恶心，呕吐，胃绞痛
泌尿系统	1	1.23	
血尿	1	1.23	血尿，镜下 RBC 满视野
其他	4	4.94	
局部炎症反应	3	3.7	穿刺点局部出现红、肿、热、痒
一过性运动失语	1	1.23	咽喉刺痒，呼吸困难，想出声叫不出来
合计	81	100	

（6）治疗方法及预后情况　对于应用含三七总皂苷类注射液出现 ADR，首先应立即停止给药，如出现过敏性休克，应在停药后，立即注射地塞米松、肾上腺素或苯海拉明、多巴胺及吸氧等抗过敏、升血压的方法处理。如出现皮疹，应在停药后给予强的松、维生素、地塞米松等药口服或注射，有合并感染者则应口服抗感染药，并外用炉甘石洗剂等。如有药液外渗造成局部炎症反应则用纱布 6 ～ 8 层，在 50% 硫酸镁溶液浸透后取出，稍加拧挤至不滴水为度，覆盖于患处即可；也可以采用对患处立即外敷生马铃薯片的方法治疗。81 例 ADR 中有 80 例经停药或停药后经上述等方法治疗后痊愈，只有 1 例因抢救无效死亡。

3. 讨论

（1）ADR 与患者性别、年龄的关系　由表 5–31 可知，含三七总皂苷类注射液所致 ADR 病例中女性明显多于男性，这与有关文献报道的其他中药注射液如刺五加注射液、参麦注射液等致 ADR 的男女比例相当有差别，这可能与女性对该类药较敏感、耐受性较差有关。从年龄分布来看，多数病例集中于 50 岁以上的老年组患者，共有 60 例（占 74.07%），这与有关文献报道的其他中药注射液如藻酸双酯钠注射液、红花注射液等致 ADR 的年龄分布有相同之处，这可能与含三七总皂苷类注射液的主要适应证和老年人自身生理特点两方面有关。首先，含三七总皂苷类注射液的主要适应证为老年人易患的各种心脑血管系统疾患，故该年龄段患者使用该药频率增大，出现 ADR 概率相应增多；其次，老年患者多存在不同程度的脏器功能减退，对药物剂量的个体差异大，药效阈值变窄，对药物的敏感性和耐受性不同于青壮年，因而易发生药物蓄积而引起 ADR，提示临床应重点观察该类人群在应用该药时的反应。

（2）ADR 与出现时间的关系　从 ADR 出现时间来看，连续用药 2 次（天）以上出现反应的病例略多于首次用药即出现的病例数，主要临床表现为皮疹等较轻 ADR，说明含三七总皂苷类注射液所致 ADR 存在一定的潜伏期，且潜伏期长短不一，有只有 1 天的，也有 15 天的，但大部分集中在 2～5 天，提示临床医护人员应重点观察连续用药前 5 天的临床反应。另外，由表 5-32 可知，在 35 例首次用药即出现 ADR 的病例发生在用药过程中就有 29 例，占 78.38%，且有 22 例是在用药过程中的前 30 分钟内发生，最快可在 5 分钟之内出现。说明含三七总皂苷类注射液所致 ADR 也存在速发型，这主要包括过敏性休克等严重 ADR，提示临床医护人员对首次用药过程中的前 30 分钟的临床反应应认真观察，以便及早发现及时处理，防止严重 ADR 的发生。

（3）ADR 与用药情况的关系　对含三七总皂苷类注射液致 ADR 用药情况统计显示，81 例中大部分都能按含三七总皂苷类注射液说明书规定的用法用量来使用，其 ADR 的发生率与使用剂量无显著关联。但统计也发现，部分病例存在未按该类药物说明书来使用的，如有 1 例使用路路通注射液的一次用量就达 1.0g，超出规定用量的一倍多；另外，还有 7 例分别合并应用了低分子右旋糖酐、复方丹参针、蝮蛇抗栓酶针等，由于低分子右旋糖酐、复方丹参针、蝮蛇抗栓酶针都具有抗凝作用，而三七总皂苷类注射液也具有活血化瘀作用，都可使组织细胞和肥大细胞增加，上述药物与之合用，则可能使组织中细胞外液的水分引入血管内，肥大细胞释放组胺、5- 羟色胺等化学介质。这些介质均可致平滑肌痉挛，血管通透性增加，进而能导致 ADR 发生。此外，三七总皂苷类注射液说明书也规定该类药宜与 5% 或 10% 葡萄糖注射液配伍静滴，只有糖尿病患者可用 0.9% 氯化钠注射液替代葡萄糖注射液稀释后使用。因而对上述超剂量和不规范联合用药应引起足够重视。此外，从药物来源方面看，有 51.85% 的病例未注明该药的生产厂家与批号，而生产该类药的厂家有多个，如在有标明生产厂家的病例中报道血栓通注射剂生产厂家有 4 家；而报道生产血塞通注射剂的厂家则有 6 家之多，即使同一厂家不同批号的产品质量也可能有差别，因此较难全面合理地去评价一个品种在临床使用的实际情况。建议以后的 ADR 报道应更加规范。

（4）ADR 的临床表现及相关原因分析　由表 5-33 可知，含三七总皂苷类注射液所致 ADR 以变态反应为最常见，涉及机体多个器官系统损伤，主要是对皮肤及其附件的损伤。变态反应是外来性抗原物质与体内抗体间所发生的一种非正常免疫反应，其机制可能与含三七总皂苷类注射液本身及患者特异性过敏体质有关。因含三七总皂苷类注射液为纯中药制剂，其成分较为复杂，溶液中含有人参皂苷 Rb_1、Rg_1 及三七皂苷 R_1 等大分子，部分大分子可作为抗原或半抗原直接进入血液中，易引起变态反应；因存在特异性过敏体质的患者对药物致敏原敏感性高，故更易引起变态反应。此外，患者可能曾口服过人参或三七制剂药物，机体内产生了相应特异性抗体，当再次使用含三七总皂苷类注射液时，作为致敏原激活了细胞内的酶，释放组胺等活性物质，引起变态反应。本文所报道的 81 例中 9 例有既往过敏史叙述（包括对青霉素过敏和对其他中药及食物过敏）；31 例无既往过敏史；余 41 例不详（但并不表示无既往过敏史），说明医护人员对患者的过敏史未充分重视或 ADR 报道质量有待提高。除以上涉及的变态反应外，含三七总皂苷类注射液致 ADR 中还有对心血管、神经、肌肉骨骼等系统的损伤报道，虽然它们报道例数少，但同样可导致较严重系统器官损害。如有 1 例血塞通注射液与蝮蛇抗栓酶针联用出现弥漫性血管内凝血，最后导致患者死亡的文献报道，故同样应引起同行注意。

综上所述，含三七总皂苷类注射液所致 ADR 可累及机体多个器官系统，临床表现亦复杂多样，主要表现为变态反应，其中以皮肤及附件损伤最为常见。为减少含三七总皂苷类注射液的临床 ADR，笔者认为无论是生产厂家还是临床使用者都应给予高度重视。对生产厂家来说，应不断改进工艺，尽可能除去多余的杂质和微粒，提高药物纯度，并统一药品质量标准；对临床使用者来说，应掌握该类药的用药指征，辨证论治，切不可滥用，在使用前详细询问患者既往过敏史，对于首次使用该类药患者，用药前宜做药物过敏试验；同时注意该类药的用法用量，对用药过程密切观察，如出现 ADR 应立即停药并对症处理。

十一、长春新碱注射剂

长春新碱是从夹竹桃科植物长春花中提取的一种生物碱，长春新碱注射剂为长春新碱经现代科技精制而成的无菌中药制剂，为常用植物抗肿瘤药。现代药理实验研究证实，长春新碱注射剂抗肿瘤作用靶点是微管，主要抑制微管蛋白的聚合而影响纺锤体微管的形成，使有丝分裂停止于中期。临床上主要用于白血病、恶性淋巴瘤、肺癌、乳腺癌等癌症治疗，也常作为免疫抑制剂治疗血小板减少性紫癜。随着该注射剂在临床上的广泛应用，其不良反应（ADR）报道也日趋增多，有些反应还较为严重。为研究其 ADR 的规律和特点，提醒同行注意，笔者通过文献检索，对其 ADR 进行调查分析。

1. 资料来源与方法

（1）资料来源　利用中国医院数字图书馆期刊全文库进行检索，对在 1994 年 1 月～2006 年 12 月国内公开发行的主要医药期刊上有关长春新碱注射剂的 ADR 进行统计，经剔除同一病例不同期刊重复报道及病例报道过于简单的文献后，共查阅到符合卫生部 ADR 诊断标准的文献 32 篇，共计 39 例，其中《新医学》《肿瘤防治杂志》《军医进修学院学报》《中华血液学杂志》4 种期刊各有 2 篇，余 24 篇分布在其他 24 种期刊上。

（2）方法　利用文献计量学方法进行分析，按世界卫生组织（WHO）药品不良反应监测中心规定的不良反应进行分类，统计分析其年龄、性别、ADR 出现时间、原患疾病、用药情况及 ADR 临床表现。

2. 结果

（1）年龄与性别分布　在所收集的 39 例由长春新碱注射剂所致 ADR 中，男性 14 例，女性 25 例，年龄最小 4 岁，年龄最大 73 岁。具体性别与年龄分布情况见表 5–34。

表 5–34　长春新碱注射剂所致 ADR 性别与年龄分布

性别	年龄（岁）						合计
	< 20	20 ～ 30	31 ～ 40	41 ～ 50	51 ～ 60	> 60	
男	1	1	1	3	1	7	14（35.9%）
女	10	2	2	1	3	7	25（64.1%）
合计	11（28.21%）	3（7.69%）	3（7.69%）	4（10.26%）	4（10.26%）	14（35.9%）	39（100%）

（2）出现 ADR 的时间分布　调查病例中，ADR 发生在注射后 0.5 小时内者 11 例，发生时间最短为注射后 2 分钟，注射后 10 天以上发生的有 8 例，发生时间最长者达 44 天。发生时间分布情况详见表 5–35。

表 5–35　长春新碱注射剂致 ADR 发生时间分布

	时间						合计
	≤ 0.5h	0.5 ～ 24h	24h ～ 5d	5 ～ 10d	> 10d	不详	
例数（n）	11	4	11	4	8	1	39
构成比（%）	28.21	10.26	28.21	10.26	20.51	2.56	100

（3）原患疾病分布　39 例 ADR 病例中，原发疾病为白血病、淋巴癌各有 8 例，肺癌有 6 例，血小板减少性紫癜有 5 例，卵巢癌有 4 例，骨髓瘤有 3 例，而胃癌、纤维瘤、纵隔瘤、淋巴结肿大、尿毒症各有 1 例。

（4）用药情况　39 例报道中，有 31 例为静脉注射，肌注 1 例，余 7 例不详；其中 31 例静脉注射中又有 6 例为药液在注射时渗漏血管外而致 ADR。在用量方面，除 11 例不详外，每次用量≤ 1mg 的有 6 例（15.38%），用量为 2mg 的有 13 例（33.33%），用量达 3、8、20mg 各有 1 例（2.56%）。

（5）ADR 类型及临床分布　39 例 ADR 发生的类型及主要临床分布见表 5-36。从表 5-36 中可知，消化系统中的麻痹性肠梗阻居 ADR 的首位，其次为对免疫系统和皮肤系统的损伤。

表 5-36　长春新碱注射剂致 ADR 类型及临床分布

涉及系统	例数	构成比 /%	不良反应 / 例
消化系统	14	35.90	麻痹性肠梗阻（14）
免疫系统	8	20.51	一般过敏反应（2）、过敏性休克（2）、发热（2）、过敏性哮喘（1）、皮疹（1）
皮肤系统	4	10.26	表皮局部组织坏死（4）
心血管系统	3	7.69	静脉炎（2）、高血压（1）
五官系统	3	7.69	声带麻痹（2）、口腔溃疡（1）
神经系统	2	5.13	继发性癫痫（1）、精神异常（1）
其他	5	12.82	综合中毒反应（3）、多饮（1）、抗利尿激素不适当分泌综合征（1）
合计	39	100	

3.讨论

（1）ADR 与患者性别、年龄的关系　由表 5-34 可知，长春新碱注射剂所致 ADR 病例中女性明显多于男性，这与有关文献报道的其他中药注射液如刺五加注射液、红花注射液等致 ADR 的男女比例有相当差别，这可能与女性对该类药较敏感、耐受性较差有关。从年龄分布来看，多数病例集中于＜ 20 岁和＞ 60 岁年龄组患者，共有 29 例（占 74.36%），这可能与＜ 20 岁和＞ 60 岁年龄组患者自身生理特点有关。＜ 20 岁年龄组患者多为未成年人，其身体处于生长发育阶段，其肝肾功能及一些酶系统尚未完全发育成熟，机体对药物的分解、排泄和解毒功能都较差，因而对药物的敏感性较高；另外，＞ 60 岁的老年患者多存在不同程度的器官、系统功能减退，对药物的代谢与耐受力降低，药效阈值变窄，对药物的敏感性和耐受性不同于青壮年，也易发生药物蓄积而引起 ADR，提示临床应重点观察这两类特殊人群使用该药时的临床反应。

（2）ADR 与出现时间的关系　从 ADR 出现时间来看，长春新碱注射剂所致 ADR 可发生在用药后 2 分钟～ 44 天的各个时间段，而且各时间段发生率也无明显差异，这与有关文献报道的其他中药注射液如黄芪注射液、红花注射液等致 ADR 的发生时间主要集中在用药过程中的前 30 分钟有很大差别。说明长春新碱注射剂所致 ADR 的发生并无用药时间的选择，提示临床医务人员应全程注意观察患者用药后的各个时间段的临床反应。其中，在用药后短时间内即发生的 ADR 主要临床表现为过敏反应，这包括过敏性休克和严重中毒反应等严重 ADR，提示长春新碱注射剂所致 ADR 存在速发型，临床医护人员应对用药后短时间内的临床反应认真观察，以便及早发现、及时处理，防止严重 ADR 的发生。此外，在用药数天后发生的 ADR 主要临床表现为麻痹性肠梗阻等，提示长春新碱注射剂所致 ADR 也存在迟发型，故临床应用该药时不仅要密切观察用药后短时间内患者临床反应，还应注意连续多次多天用药后患者反应，切不可麻痹大意。

（3）ADR 与原患疾病的关系　长春新碱注射剂所致 ADR 病例的主要原患疾病为白血病、淋巴癌、肺癌等各种癌症及血小板减少性紫癜等疾病，这与长春新碱注射剂的主要适应证为上述病证有关，提示 ADR 的发生与原患疾病并无显著关联。

（4）ADR 与用药情况的关系　对长春新碱注射剂所致 ADR 用药情况统计显示，39 例中大部分都能按含长春新碱注射剂说明书规定的用法用量来使用，其 ADR 的发生率与用药情况无显著关联。但统计也发现，部分病例存在未按该类药物说明书来使用的情况，如有 3 例一次用量超过规定的最大用量 2mg，而且有 1 例使用长春新碱注射剂的一次用量就达 20mg，超出规定最大用量的 10 倍；另外，还有 1 例为误将该药肌内注射引起并发症。自 1985 年以来，英国也报道了 13 例错误地将本品鞘内注射到脑脊液内，而引起患者死亡的情况。长春新碱注射剂说明书规定该类药仅用于静脉注射，因而对上述超剂量和不规范联合用药应引起足够重视。

（5）ADR 的临床表现及相关原因分析　由表 5-36 可知，长春新碱注射剂所致 ADR 以消化系统损害的麻痹性肠梗阻为最常见，占 35.90%，临床主要表现为患者在应用本品后 2～10 天时出现腹胀、腹痛，恶心、呕吐，肛门停止排气排便，肠鸣音减弱或消失，腹透或腹部平片示肠腔胀气。因长春新碱对神经毒性较大，麻痹性肠梗阻的发生可能与长春新碱导致患者自主神经系统失调，副交感神经亢进有关。免疫系统的损害仅次于麻痹性肠梗阻，占 20.51%，主要表现为过敏反应。过敏反应是外来性抗原物质与体内抗体间所发生的一种非正常免疫反应，因长春新碱注射剂为中药提取的生物碱制剂，其本身可作为抗原或半抗原直接进入血液中，易引变态反应。另外，局部组织坏死和静脉炎也占有比较大的比例，该类 ADR 的发生主要与使用时药液渗漏出血管外有关，因本品是细胞毒性制剂，具有强刺激性，渗漏出血管外易引起组织发炎和坏死。除以上提及的 ADR 外，长春新碱注射剂所致 ADR 还有综合中毒反应、声带麻痹、继发性癫痫、精神异常、高血压、口腔溃疡等报道，它们的发生大多也与长春新碱的神经毒性有关。虽然它们报道例数少，但同样可导致较严重系统器官损害。如有 1 例 40 岁女性患者在使用本品后，同时出现尿潴留、麻痹性肠梗阻、神经性咽痛、全身肌肉剧痛反应，故同样应引起注意。

综上所述，长春新碱注射剂所致 ADR 对患者性别、年龄有一定的选择性，而对用药时间无选择性，并可累及机体多个器官系统损伤，临床表现亦复杂多样，主要表现为麻痹性肠梗阻。为减少长春新碱注射剂的临床 ADR，临床应用该注射剂时应注意以下几点：①重视受用人群，重点关注女性、未成年人和老年人等特殊人群。②重视连续用药数天后患者的临床反应，全程观察用药后不同时间段的临床反应。③重视给药方式和剂量，只用静脉注射方式给药，注射时选用粗大的静脉，避免用手背浅静脉，针对不同人群严格控制药物剂量。④重视用药期间的护理，注射前后需用氯化钠注射液或 5%、10% 葡萄糖注射液冲洗静脉，以防静脉炎的发生，用药期间还嘱咐患者应多饮水，并密切观察排气排便情况。⑤重视对症处理，一旦出现 ADR 应立即停药并对症处理，如发生麻痹性肠梗阻，可给予胃肠减压、肥皂水灌肠、植物油通便、输液等支持治疗；如发生局部组织坏死和静脉炎可用 50% 硫酸镁溶液冷湿敷等方法。

十二、猪苓多糖注射液

猪苓多糖注射液是从真菌纲担子菌亚纲多孔菌属植物猪苓中提取有效成分的无菌中药制剂。药理实验表明其有减轻肝脏病理损伤、促进肝损伤的恢复和肝细胞再生、增加肝糖原合成及糖原异生作用，此外，尚有提高机体免疫功能、促进抗体形成等作用。临床上主要用于治疗慢性乙型肝炎，是目前治疗肝炎较好的药物。近年来，由猪苓多糖注射液引起的不良反应（ADR）时有发生，有些不良反应还较为严重。为研究其 ADR 发生的一般规律和特点，提醒同仁注意，本文通过文献检索收集有关其 ADR，并进行调查分析。

1. 资料与方法

（1）资料来源　利用中国生物医学光盘数据库进行检索，并查阅原始文献，对 1994 年 1 月～2004 年 6 月国内公开发行的主要医药期刊上有关猪苓多糖注射液所致 ADR 进行统计，经剔除综述性（重复病例）及病例报道过于简单的文献后，共查阅到符合原卫生部药物监测中心制定的药物 ADR 诊断标准的文献 22 篇，共计 25 例。

（2）方法　采用回顾性研究方法，对以上 25 例 ADR 文献报道按所涉及的患者情况、用药情况、不良反应发生情况等进行统计与分析。

2. 结果

（1）年龄与性别分布　在所收集的 25 例猪苓多糖注射液所致 ADR 中，男性 20 例，女性 5 例；年龄最小 3 岁，年龄最大 57 岁。25 例报道具体年龄分布情况见表 5-37。

表 5-37　猪苓多糖注射液所致不良反应性别与年龄分布（例，%）

| 性别 | 年龄（岁） | | | | | | 合计 |
	< 18	18 ～ 29	30 ～ 39	40 ～ 49	50 ～ 59	≥ 60	（例，%）
男	3	7	5	3	2	0	20（80）
女	0	2	1	2	0	0	5（20）
合计（%）	3（12）	9（36）	6（24）	5（20）	2（8）	0（0）	25（100）

（2）出现 ADR 的时间分布　除 1 例为注射过程中发生 ADR 外，余 24 例均为注射用药后发生，最快为刚肌内注射 1/4 药液时就发生，最迟为在连续用药至 11 天时发生。具体发生时间分布情况见表 5-38。

表 5-38　猪苓多糖注射液致不良反应时间分布（例，%）

| 用药 | 时间分布 | | | | | | 合计 |
	≤ 10min	11 ～ 30min	31min ～ 1d	1 ～ 5d	5 ～ 10d	> 10d	（例，%）
注射中	8	2	3	4	6	1	24（96）
注射后	1	0	0	0	0	0	1（4）
合计（%）	9（36）	2（8）	3（12）	4（16）	6（24）	1（14）	25（100）

（3）用药情况　25 例的给药方式均为肌内注射，除 1 例用量为 20mg 外，余 24 例用量均为 40mg 或 4mL，其中有 12 例（48%）注明了该药的生产厂家与批号，2 例（8%）注明了厂家而无批号，余 11 例（44%）既无注明厂家也无批号。

（4）ADR 类型及主要临床表现　猪苓多糖注射液所致 ADR 临床表现呈现多样性，常累及多器官多系统，主要涉及皮肤及其附件和肌肉骨骼系统的损害，其具体分布见表 5-39。

表 5-39　猪苓多糖注射液所致不良反应涉及系统及主要临床表现

涉及系统	例数	百分率（%）	主要临床表现
皮肤及其附件损害	10	22.22	皮肤红肿、瘙痒、皮疹、荨麻疹、疱疹
肌肉骨骼系统损害	8	17.78	四肢关节刺痛、关节炎

续表

涉及系统	例数	百分率（%）	主要临床表现
胃肠系统反应	4	8.89	满腹不适、恶心并呕吐胃内容物
过敏性休克	3	6.67	脸色苍白、血压下降、呼吸急促、意识不清
神经系统损害	2	4.44	血管神经性水肿
淋巴系统损害	3	6.67	腹股沟、腋下淋巴结肿大
血液系统损害	1	2.22	过敏性紫癜
免疫系统损害	1	2.22	系统性红斑狼疮
视觉损害	6	13.33	眼（睑）结膜充血
发热	5	11.11	畏寒、发热
其他	2	4.44	阴道出血、一过性耳鸣
合计	45*	100	

* 由于部分患者出现两种或两种以上临床表现，故总数多于 25

3. 讨论

（1）ADR 与患者性别、年龄的关系　由表 5-37 可知，猪苓多糖注射液所致 ADR 病例中男性患者是女性患者的 4 倍，明显多于女性患者，这与有关文献报道的其他中药注射液如刺五加注射液、双黄连粉针剂等致 ADR 的男女比例相当有很大差别，这可能与猪苓多糖注射液的适应证为慢性肝炎有关，因国内男性有喜饮酒、抽烟等不良习惯，易致肝胆病，从而应用该药的机会增多，进而导致 ADR 人数也相对比女性多。从年龄分布来看，猪苓多糖注射液所致 ADR 的发生率在各年龄组呈正态分布，与普通人群分布基本一致，中青年组发生率高，这与该组人员多、用药机会大有关。

（2）ADR 与出现时间的关系　25 例 ADR 中只有 1 例为注射过程中发生，其余 24 例均为注射后发生，这与猪苓多糖注射液为肌内注射而非静脉滴注、用药过程短有关。由表 5-38 可知，出现 ADR 最多病例的时间段为 10 分钟以内，有 9 例（占 36%），主要表现为较严重的过敏性休克、全身过敏反应及血管神经性水肿等速发型变态反应，余下 16 例分别分布于用药后 11 分钟～ 11 天内的各个不同时间段，主要表现为皮疹、关节痛等，说明猪苓多糖注射液所致 ADR 为速发型与迟发型并存，故临床应用该药时，不仅要密切观察用药后的前 10 分钟患者的临床反应，还应注意连续多次多天用药后患者的反应，切不可麻痹大意。

（3）ADR 与患者过敏史及用药情况的关系　猪苓多糖注射液所致 ADR 主要表现为过敏反应，而有过敏性疾病和药物过敏史的患者更易发生药物变态反应，本文所收集的 25 例中有 2 例说明既往有过敏史，4 例无过敏史，19 例不详（但并不表示无过敏史），说明临床医护人员可能没有充分重视患者过敏史或 ADR 报道质量有待提高。在用法用量方面，所有 25 例病例均能按说明书规定的肌内注射和用量来使用，表明 ADR 与用法用量无关，为 B 类不良反应。

（4）猪苓多糖注射液引起的 ADR 的临床特点 猪苓多糖注射液引起的 ADR 涉及皮肤及其附件、肌肉与骨骼、淋巴、胃肠、神经、免疫、血液等多个器官系统，其中 ADR 有 16 种共计 45 例次，主要症状包括皮肤红肿、皮疹、关节痛、关节炎、过敏性休克、血管神经性水肿、过敏性紫癜、系统性红斑狼疮、阴道出血共 9 种；伴随症状有淋巴结肿大、发热、结膜充血、一过性耳鸣、荨麻疹、疱疹共 6 种；而只有胃肠道反应 1 种既可为主要症状又可为伴随症状。由表 5–39 可知，ADR 主要以变态反应为主，以损害皮肤及肌肉骨骼系统为主要临床表现，共占 40.9%。

①皮肤及附件损害：45 例次 ADR 中，皮肤及附件损害居首位，占 22.22%，其临床常见表现为起初注射部位疼痛、红肿，继而出现全身瘙痒和皮疹、疱疹、荨麻疹等，还常伴有腹股沟、腋下淋巴结肿大的发生，这也是猪苓多糖致皮肤过敏反应的一大特点，临床医护人员掌握这点便可与其他药物过敏相鉴别。虽然皮肤及其附件损害报告最多，但因其症状一般较轻，对机体损害较小，大多数经对症处理或仅仅停药后在数十分钟至数天内即可恢复。皮肤及其附件损害报告例次最多可能与皮肤及其附件损害不与其他症状混淆，医生易作出判断有关。

②肌肉骨骼系统损害：肌肉骨骼系统损害所占比例仅次于皮肤及其附件损害，占 17.78%，常表现为踝关节、膝关节、肘关节、颈椎关节等关节的疼痛，并常伴有发热畏寒症状，好发于连续数次或数天用药后。有人就报道 1 例女性患者，每日肌内注射该药 1 次，直至用药第 11 天时，患者感关节疼痛，难以忍受。这说明猪苓多糖注射液对肌肉骨骼系统损害有一定的潜伏期，临床医护人员应加强用药期间对患者的观察，对原先存在关节不利患者应慎用该药，以免加剧对患者各关节的损害。

③胃肠系统反应：胃肠系统反应有 4 例次，占 8.89%，其中有 3 例次为伴随过敏性休克而发生的，只有 1 例消化道反应为主要症状，其临床表现为满腹不适、恶心并呕吐胃内容物，多数为用药后不久即发生。

④过敏性休克：过敏性休克为猪苓多糖注射液致 ADR 中危害最大的一种，有 3 例，占 6.67%，一般临床表现为胸闷、气促、脸色苍白、血压下降，很快便出现意识丧失，均伴有呕吐症状的胃肠道反应，且都是在用药后 5 分钟内发生。因其反应急、来势凶，在临床上应注意及时进行抢救，以减少意

外发生。

⑤ ADR 其他主要症状：除以上涉及的 ADR 主要症状外，猪苓多糖注射液致 ADR 中还有 2 例出现血管性神经水肿，各有 1 例出现过敏性紫癜、系统性红斑狼疮和阴道出血，虽然它们报道例数少，但可导致较严重系统器官损害，同样应引起注意。

⑥伴随症状的表现：猪苓多糖注射液致 ADR 的伴随症状有 6 种，共 17 例次，其中眼结膜充血有 6 例次，发热 5 例，淋巴结肿大 3 例次，耳鸣、荨麻疹、疱疹各有 1 例次。出现最多例次的眼结膜充血常伴随过敏性休克、血管神经性水肿而发生；发热则常伴随关节痛、关节炎而发生；淋巴结肿大则伴随皮肤过敏反应而发生。根据以上特点，临床医师便能正确区分开猪苓多糖注射液与其他药物所致的 ADR。综合上述分析，猪苓多糖注射液有与其他药物所致 ADR 的共同性——主要表现为变态反应，也有其独特的发生规律和特点，只要全面掌握了其发生的一般规律和特点，就能在临床上有的放矢地合理应用该药，并避免或减少其 ADR 的发生。

十三、喜炎平注射液

喜炎平注射液是从中药穿心莲叶中提取的有效成分穿心莲内酯经磺化引入亲水性基因后制成的穿心莲内酯磺酸盐灭菌水溶液，具有清热解毒、止咳止痢功效。临床上常用于支气管炎、扁桃体炎、细菌性痢疾等。近年来，随着该药在临床上的广泛应用，其不良反应（ADR）病例报道日趋增多，有些反应甚至较为严重。为探讨其 ADR 发生的一般规律和特点，本文通过检索文献，对其 ADR 进行了调查分析，旨在为临床合理用药提供参考。

1. 资料来源与方法

（1）资料来源　利用中国医院知识仓库（CHKD）期刊全文库进行检索，并查阅相关原始文献，对 1994 年 1 月～ 2007 年 12 月国内公开发行的医药期刊上有关喜炎平注射液所致 ADR 进行统计，经剔除同一病例在不同期刊内重复报道和综述性的文献后，共查阅到相关文献 13 篇，共计 27 例。

（2）方法　采用回顾性研究方法，对以上 27 例 ADR 病例文献报道按所涉及的患者情况、用药情况、不良反应发生情况等进行统计与分析。

2. 结果

（1）年龄与性别分析　在所收集到的 27 例 ADR 病例中，男性 15 例（占 55.56%），女性 12 例（占 44.44%）；年龄最小者 2 个月，最大者 65 岁。各年龄组病例数及构成比见表 5-40。

表 5-40　喜炎平注射液致 ADR 各年龄组病例数及构成比

年龄（岁）	例数	构成比（%）
< 10	18	66.67
10 ～ 20	3	11.11
20 ～ 50	1	3.70
> 50	5	18.52
合计	27	100

（2）原患疾病及药物过敏史　27 例 ADR 病例中，患咽喉肿痛、扁桃体炎、支气管炎、肺炎等呼吸道感染最多，共有 18 例，占 66.67%，其次还有发热待查 3 例，病毒性肠炎 2 例，细菌性痢疾、肠系膜淋巴结炎、足烫伤后感染及呕吐腹痛各 1 例。报道中提及既往无药物或食物过敏史者有 4 例（占 14.81%），有过敏史者有 3 例（占 11.11%），文中未提及过敏史者则达 20 例（占 74.07%）。

（3）用药方法与剂量及合并用药情况　27 例患者均为静脉滴注，其中以 5% 葡萄糖注射液为稀释、溶解介质的有 9 例；以 0.9% 氯化钠注射液或 10% 葡萄糖注射液为稀释、溶解介质的有 14 例；以葡萄糖氯化钠注射液为稀释、溶解介质的有 1 例；余 3 例不详。24 例用法交代详细的病例中单用喜炎平 21 例，与先锋霉素 V 联用 3 例。在用量方面，除 1 例不详外，其余每次最大用量为 300mg，< 10 岁儿童用量均在 200mg 以下。

（4）ADR 发生的时间及预后　在 27 例 ADR 中，静脉滴注中出现 ADR 有 14 例（51.85%），静脉滴注后出现 ADR 有 13 例（48.15%）。静脉滴注给药出现 ADR 最快为首次使用的 0.5 分钟即出现，最迟为连续用药至第 2 天后即发生过敏死亡。在 14 例静脉滴注中出现 ADR 的病例中，有 11 例在静滴过程中的 30 分钟内发生；而 13 例静脉滴注后才发生的也有 12 例在用药当天内即发生 ADR，提示喜炎平注射液所致 ADR 主要为速发型。出现 ADR 后有 1 例（占 3.70%）因抢救无效而死亡，其余均经立即停药、对症处理或经相应的治疗后恢复。

（5）ADR 类型及主要临床表现　喜炎平注射液所致 ADR 类型与临床表现较为简单，主要表现为变态反应和肠痉挛，具体见表 5-41。

表 5-41　喜炎平注射液致 ADR 类型、涉及系统及主要临床表现

涉及系统或类型	例数	所占比例 /%	主要临床表现
变态反应	15	55.56	
皮疹	6	22.22	面部或全身皮肤潮红，出现大小不等风团样皮疹伴瘙痒，继而出现头晕、胸闷、气促等

涉及系统或类型	例数	所占比例 /%	主要临床表现
过敏性休克	5	18.52	憋气，呼吸困难，面色苍白，口唇发绀，四肢厥冷，血压骤降，意识丧失
一般过敏反应	3	11.11	恶心，腹痛，咳嗽，憋气，面色及全身皮肤青紫、发绀
过敏死亡	1	3.7	当日静滴后，上肢肿胀疼痛，活动困难，次日静滴时上肢肿胀加重，约 3 小时后，出现呼吸困难，且伴有晕厥，意识丧失，二便失禁，血压降为 0，抢救 6 小时后死亡
肠痉挛	11	40.74	患儿阵发性哭闹不安，烦躁，阵发性腹痛
神经精神症状	1	3.7	神志不清，双目凝视，牙关紧闭，四肢强直性惊厥
合计	27	100	

3. 讨论

（1）ADR 与患者性别、年龄的关系　喜炎平注射液所致 ADR 与性别没有显著关系，男女比例几乎相等，这与有关文献报道的其他中药注射液如红花注射液、参麦注射液等致 ADR 的男女比例相当一致。从年龄分布来看，喜炎平注射液所致 ADR 的发生率在 10 岁以下儿童组中偏高，共有 18 例（占 66.67%），这与有关文献报道的其他中药注射液如三七总皂苷类注射液、红花注射液等致 ADR 主要发生在 50 岁以上老年组不同，这可能与儿童自身生理特点有关。因儿童处在身体生长发育初期，体内许多脏器发育还不完全，对药物剂量的个体差异大，药效阈值变窄，对药物的敏感性和耐受性不同于青壮年，因而易发生药物蓄积而引起 ADR，提示临床应重点观察该类人群在应用该药时的反应。

（2）ADR 与原患疾病及既往过敏史的关系　27 例病例中大部分为患咽喉肿痛、支气管炎、肺炎等呼吸道感染的患者，这与喜炎平注射液主要适应证为支气管炎、扁桃体炎、细菌性痢疾等疾病有关，故该类患者用药频次较高，发生 ADR 的概率也高。喜炎平注射液所致 ADR 主要表现为变态反应和肠痉挛，而有过敏性疾病和药物过敏史的患者更易发生药物变态反应，本文所收集的 27 例中既往无药物或食物过敏史者 4 例，无药物过敏史者 3 例，而文中未提及者达 20 例（但并不表示无过敏史），说明临床医护人员可能没有充分重视患者过敏史或 ADR 报道质量有待提高。

（3）ADR 与给药方案的关系　对喜炎平注射液致 ADR 用药情况统计显示，27 例患者均为静脉滴注，其中绝大部分能按说明书的要求选择 5% 葡萄糖注射液或 0.9% 氯化钠注射液作为稀释介质，但也有少部分选择了 10% 葡萄糖注射液和 5% 葡萄糖氯化钠注射液为稀释介质，最后导致 ADR 发生。

有实验也证实喜炎平注射液宜用 0.9% 氯化钠注射液作为稀释剂，提示临床应慎重选用稀释介质种类。此外，还有 3 例与先锋霉素 V 联用，但中药注射液不宜在同一容器中与其他药物混用，因而对上述联合用药应引起足够重视。在用量方面，27 例均能严格按其说明书要求使用，显示其 ADR 发生率与给药剂量无显著关联，但对脏器发育不完全、对药物耐受力差的儿童，建议其用量宜小，滴速宜慢。

（4）ADR 与发生时间的关系　27 例病例中，ADR 发生在静脉滴注中与静脉滴注后比例相当，但不管为静脉滴注中还是在静脉滴注后发生，都是在用药后的短时间内发生。如 14 例在静脉滴注中出现 ADR 的病例中就有 11 例在静滴过程中的前 30 分钟内发生，而在静脉滴注后发生的 13 例中也有 12 例为用药后当天发生 ADR，种种迹象表明，喜炎平注射液所致 ADR 主要为速发型。因此，临床应用该药时，应重点观察用药中及用药后初期患者的临床反应。

（5）ADR 的临床表现特点　喜炎平注射液引起的 ADR 类型与临床表现较为简单，只有变态反应、肠痉挛和神经精神症状三大类。由表 5-41 可知，ADR 主要以变态反应和肠痉挛为主，分别有 15 例（55.56%）和 11 例（40.74%），该两类共有 26 例，占 96.30%。

①变态反应：27 例 ADR 中，变态反应有 15 例，占 55.56%，包括皮疹、过敏性休克、一般过敏反应、过敏死亡四类型，其中过敏性休克和过敏死亡为临床严重 ADR，主要发生在静滴过程中的前 10 分钟内发生，为速发反应。因其反应急、来势凶，在临床上应注意及时进行抢救，以减少意外的发生。而一般过敏反应、皮疹症状一般较轻，对机体损害较小，大多数经对症处理或仅仅停药后在数十分钟至数天内即可恢复。

②肠痉挛：肠痉挛所占比例仅次于变态反应，有 11 例（40.74%），均为 3 岁以下小儿，均为应用喜炎平注射液后当日出现阵发性哭闹不安，烦躁，年长儿自诉阵发性腹痛。给予热敷，按摩腹部，山莨菪碱每次 0.03 ～ 1mg/kg 口服，渐缓解。第 2、第 3 天再用该药后又出现上述症状，应值得重视。

③神经精神症状：神经精神症状只有 1 例，该患者为一名 1.5 岁的男婴，患儿在静滴该药过程中出现神志不清，双目凝视，牙关紧闭，四肢强直性惊厥，立即给予吸氧、止惊、降颅压等处理。惊厥持续 30 分钟左右停止。停止后患儿神志清，无呕吐、发热、皮疹等表现。虽然报道喜炎平注射液致神经精神症状较为罕见，但其也可导致较严重 ADR，同样应引起注意。

综上所述，虽然喜炎平注射液所致 ADR 类型和临床表现较为简单，主要表现为变态反应和肠痉挛，但其对系统和器官损害较为严重。为减少喜炎平注射液的临床 ADR，笔者认为无论是生产厂家还是临床使用者都应给予高度重视。对生产厂家来说，首先应不断改进工艺，尽可能提高药物纯度。对临床使用者来说，应掌握该药的用药指征，辨证论治，切不可滥用，在使用前详细询问患者既往过敏史，注意该药的用法用量，并对用药过程密切观察，如出现 ADR 应立即停药并对症处理。

十四、肝炎灵注射液

肝炎灵注射液是从中药山豆根中提取有效成分部位加工而成的灭菌制剂，其主要成分为苦参碱，具有消炎、解毒、止痛等功效，也可使损伤的肝组织变性和坏死减轻，促使肝细胞再修复以及有降低转氨酶作用。临床上常用于慢性、活动性肝炎。近年来，随着该药在临床上的广泛应用，其不良反应（ADR）病例报道日趋增多，有些反应甚至较为严重。为探讨其 ADR 发生的一般规律和特点，本文通过检索文献，对其 ADR 进行了调查分析，旨在为临床合理用药提供参考。

1. 资料来源与方法

（1）资料来源 利用中国医院知识仓库（CHKD）期刊全文库进行检索，并查阅相关原始文献，对 1994 年 1 月～ 2007 年 1 月国内公开发行的医药期刊上有关肝炎灵注射液所致 ADR 进行统计，经剔除同一病例在不同期刊内重复报道和综述性的文献后，共查阅到相关文献 13 篇，计 27 例。

（2）方法 采用回顾性研究方法，对以上 27 例 ADR 病例文献报道按所涉及的患者情况、用药情况、不良反应发生情况等进行统计与分析。

2. 结果

（1）年龄与性别分布 在所收集到的 27 例 ADR 病例中，男性 18 例（占 66.67%），女性 9 例（占 33.33%）；年龄最小者 10 岁，最大者 72 岁。各年龄组病例数及构成比见表 5-42。

表 5-42 肝炎灵注射液致 ADR 各年龄组病例数及构成比

年龄（岁）	例数	构成比（%）
＜ 10	0	0
10 ～ 24	7	25.93
25 ～ 40	14	51.85
41 ～ 50	4	14.81
＞ 50	2	7.41
合计	27	100

（2）原患疾病、药物过敏史及用药情况 27 例均为各种类型肝炎患者。报道中提及既往无药物或食物过敏史者有 11 例（占 40.74%），文中未提及过

敏史者则达 16 例（占 59.26%）。27 例的给药方式均为肌内注射，除 1 例的用量在报道中无提及外，余 26 例日用量均为 2～4mL。

（3）ADR 发生的时间及预后　27 例均为肌注后发生，有 21 例（77.78%）首次用药即出现反应，有 6 例（22.22%）经连续用药 2 次以上才出现反应。出现 ADR 最快为首次肌注后即发生，最迟为在连续用药至 2 个月后发生。具体发生时间分布情况见表 5–43。出现 ADR 后经立即停药、对症处理或经相应的治疗后均恢复，无一例死亡报道。

表 5–43　肝炎灵注射液致 ADR 发生时间分布［例（%）］

用药情况	时间（min）				合计
	< 15	15～30	31～60	60 以上	
首次用药	8	5	3	5	21（77.78）
再次用药	1	4	1	0	6（22.22）
合计	9（33.33）	9（33.33）	4（14.81）	5（18.52）	27（100）

（4）ADR 类型及主要临床表现　肝炎灵注射液所致 ADR 类型与临床表现较为简单，主要表现为中毒反应和变态反应，具体见表 5–44。

表 5–44　肝炎灵注射液致 ADR 类型、涉及系统及主要临床表现

涉及系统或类型	例数	所占比例 /%	主要临床表现
中毒反应	13	48.15	头目眩晕，恶心、呕吐，还伴有四肢无力、步态不稳
变态反应	13	48.15	
过敏性休克（虚脱样反应）	6	22.22	面色苍白，心悸、胸闷，气急，大汗淋漓，血压骤降，意识丧失
一般过敏反应	4	14.81	胸闷，呼吸困难，心跳加快，烦躁，出汗
皮疹	3	11.11	面部及躯干皮肤潮红，出现大小不等红色斑丘疹、风团，主要有荨麻疹等
肌肉骨骼系统损害	1	3.7	
腱鞘炎	1	3.7	大拇指指关节弯曲疼痛，伸展不自如
合计	28	100	

3. 讨论

（1）ADR 与患者性别、年龄的关系　肝炎灵注射液所致 ADR 病例中男性患者是女性患者的两倍，明显多于女性患者，这与有关文献报道的其他中药注射液如红花注射液、参麦注射液等致 ADR 的男女比例有很大差别，可

能与肝炎灵注射液的适应证为各种肝炎有关，因国内男性有喜饮酒、抽烟等不良习惯，易致肝胆病，从而使用该药的机会大，进而导致 ADR 人数也相对比女性多。从年龄分布来看，肝炎灵注射液所致 ADR 的发生率在各年龄组呈正态分布，与普通人群分布基本一致，中青年组发生率高，这与该组患者多、用药机会大有关。

（2）ADR 与原患疾病、既往过敏史、用药情况的关系　27 例病例均为各种肝炎病患者，这与肝炎灵注射液主要适应证为各种慢性、活动性肝炎疾病有关，故该类患者用药频次较高，发生 ADR 的概率也高。肝炎灵注射液所致 ADR 主要表现为过敏反应和中毒反应，而有过敏性疾病和药物过敏史的患者更易发生药物变态反应。本文所收集的 27 例中既往无药物或食物过敏史者 11 例，而文中未提及者达 16 例（但并不表示无过敏史）。说明临床医护人员可能没有充分重视患者过敏史或 ADR 报道质量有待提高。在用法用量方面，除 1 例的用量在报道中无提及外，其余 26 例病例均能按说明书规定的肌肉（内）注射和用量来使用，表明 ADR 与用法用量无关，为 B 类反应。

（3）ADR 与发生时间的关系　27 例 ADR 中均为注射后发生，这与肝炎灵注射液为肌肉注射液而非静脉滴注液、用药过程短有关。由表 5-43 可知，肝炎灵注射液致 ADR 出现在首次用药中占绝大多数（占 77.78%），且主要集中于用药过程中的前 30 分钟，因此，在临床应用该药时，应重点观察首次用药后的前 30 分钟内的临床反应。统计显示，有 6 例为连续用药两次以上才出现反应的，且有报道 1 例 50 岁女性患者在肌注肝炎灵注射液 2 个月后才发生腱鞘炎，表明其 ADR 也可有一定的潜伏期，故临床应用该药时不仅要密切观察首次用药后的前 30 分钟患者临床反应，还应注意连续多次多天用药后患者反应，切不可麻痹大意。

（4）ADR 的临床表现特点　肝炎灵注射液引起的 ADR 类型与临床表现较为简单，只有中毒反应、变态反应和肌肉骨骼系统损害三大类。由表 5-44 可知，ADR 主要以中毒反应和变态反应为主，各有 13 例（48.15%），该两类共有 26 例，占 96.30%。

①中毒反应：27 例 ADR 中，中毒反应有 13 例，占 48.15%，其临床常表现为肌注本品后即刻（2 例）或不久（15～30 分钟，5 例）或 1～4 小时后（6 例）出现眩晕、恶心、呕吐，还伴有四肢无力或步态不稳。经停药或给予胃复安、维生素等药物治疗，上述症状均消失。但有 4 例患者再次使用本品又出现上述症状，且时间提前，程度也加重，应值得重视。

②变态反应：变态反应所占比例与中毒反应一样，也有 13 例（48.15%），包括过敏性休克、一般过敏反应、皮疹三类型，其中又以过敏性休克最多，有 6 例，均为肌注本品后即刻（5 分钟内）出现胸闷、气促、大汗淋漓、脸色

苍白、血压下降，伴有呕吐症状等胃肠道反应。因其反应急、来势凶，在临床上应注意及时进行抢救，以减少意外的发生。而一般过敏反应、皮疹症状一般较轻，对机体损害较小，大多数经对症处理或仅仅停药后在数十分钟至数天内即可恢复。

③肌肉骨骼系统损害：肌肉骨骼系统损害只有 1 例，临床表现为腱鞘炎，该患者每日肌注该药一次，使用 2 个月后双手大拇指指关节弯曲疼痛，伸展不自如，后行普鲁卡因、强的松龙封闭治疗好转后继续使用该药治疗，15 天后又发生腱鞘炎。说明肝炎灵注射液对肌肉骨骼系统损害有一定的潜伏期，临床医护人员应加强用药期间对患者的观察，对原先存在关节不利患者应慎用该药，以免加剧对患者各关节的损害。虽然报道肌肉骨骼系统损害只有 1 例，但其也可导致较严重系统器官损害，同样应引起注意。

综上所述，虽然肝炎灵注射液所致 ADR 类型和临床表现较为简单，主要表现为中毒反应和变态反应，但其中对系统和器官损害较为严重。为减少肝炎灵注射液的临床 ADR，笔者认为无论是生产厂家还是临床使用者都应给予高度重视。对生产厂家来说，首先应精工细作，深入研究，提高药物纯度，建立完善可控的质量标准，有效控制产品质量。其次应注意原料山豆根品种的正确选择，防止误用，《中国药典》收载的山豆根为豆科植物越南槐 *Sophora tonkinensis* Gagnep. 的干燥根及根茎，有毒；《中国药典》收载的北豆根为防己科植物蝙蝠葛 *Menispermum dauricum* DC. 的干燥根茎，有小毒，两者不能混用。对临床使用者来说，应掌握该药的用药指征，辨证论治，切不可滥用，在使用前详细询问患者既往过敏史，注意该药的用法用量，并对用药过程密切观察，如出现 ADR 应立即停药并对症处理。

十五、藻酸双酯钠注射液

藻酸双酯钠（PSS）是以海藻提取物褐藻酸为基础原料，经降解、分子修饰而制得的一种多糖类化合物，为我国首创的新型类肝素海洋药物。实验研究表明，PSS 具有抗凝、降脂、降血黏度、扩张血管、改善微循环等多种功能，无明显毒副作用，既可静脉注射，又可口服，主要用于缺血性脑血管病如脑血栓、脑栓塞、短暂性脑缺血发作及心血管疾病如高血压、高脂蛋白血症、冠心病、心绞痛等疾病的防治。此外，也可用于治疗播散性血管内凝血、慢性肾小球肾炎及出血热等。近年来，PSS 注射液引起的不良反应（ADR）时有发生，有些还较为严重。为研究其 ADR 发生的一般规律和特点，以减少ADR 的发生，笔者通过文献检索收集了有关 ADR，并进行调查分析。

1. 资料与方法

（1）资料来源　通过中国生物医学光盘数据库进行检索，并查阅原始文献，笔者对 1994 年 1 月～ 2005 年 12 月国内公开发行的主要医药学术期刊报道的有关 PSS 注射液的 ADR 进行统计，剔除综述性及对患者年龄、性别、用药方法、发病情况交代不清的报道后，共查阅到符合原卫生部药物监测中心制订的 ADR 诊断标准的文献 42 篇，共计 62 例。其中，《药物流行病学杂志》最多，有 3 篇，其次《人民军医》《药物不良反应杂志》《中国循环杂志》等 7 种医药期刊各 2 篇，其余 25 篇分布在其他 25 种期刊上。

（2）方法　采用回顾性研究方法，对以上 62 例 ADR 文献报道按所涉及的患者情况、用药情况、不良反应发生情况等进行统计与分析。

2. 结果

（1）年龄与性别分布　在所收集的 62 例 PSS 注射液所致 ADR 中，男性 27 例，女性 35 例；年龄最小者为 28 岁，年龄最大者为 78 岁。所有病例具体年龄与性别分布情况详见表 5-45。

表 5-45　PSS 注射液致 ADR 性别与年龄分布

性别	年龄（岁）						合计
	< 30	30 ～ 40	41 ～ 50	51 ～ 60	61 ～ 70	≥ 70	（例，%）
男	0	4	6	9	7	2	28（45.16）
女	1	3	10	12	6	2	34（54.84）
合计（%）	1（1.61）	7（11.29）	16（25.81）	21（33.87）	13（20.97）	4（6.45）	62（100）

（2）原发疾病分布　62 例 ADR 病例中，心脑血管系统和血液系统疾病最多，二者合计 57 例，占 91.94%，具体分布详见表 5-46。

表 5-46　PSS 注射液致 ADR 的原发疾病分布

涉及系统	例数	百分率（%）	原发病
心脑血管系统	41	66.13	冠心病（14）、脑梗死（10）、高血压（8）、脑血栓（3）、脑动脉硬化（2）、缺血性脑血管病（3）、心肌炎（1）
血液系统	16	25.81	高脂血症（11）、高黏血症（5）
泌尿系统	3	4.84	肾炎（2）、肾病综合征（1）
消化系统	1	1.61	糖尿病（1）
其他	1	1.61	眼睑黄疣（1）

（3）出现 ADR 的时间分布　在 62 例 ADR 中，用药中出现 ADR 有 32 例（51.61%），用药后出现 ADR 有 30 例（48.39%）；首次用药即出现的有 30 例（48.39%），连续用药 2 次以上才出现反应的有 32 例（51.61%）。静脉滴注给药出现 ADR 最快为首次使用 5 分钟即出现，最迟为连续用药 20 天后才

发生；口服给药出现 ADR 最快为首次使用 12 小时后出现，最迟为连续用药 1 年后才发生，具体分布详见表 5-47。

表 5-47　PSS 注射液致 ADR 的时间分布

用药过程	时间（min）						合计（例，%）
	≤ 10	11 ～ 30	31 ～ 60	61 ～ 120	120 以上	不详	
用药中	3	5	8	8	7	1	32（51.61）
用药后	5	1	0	1	2	21	30（48.39）
合计（%）	8（12.90）	6（9.68）	8（12.90）	9（14.52）	9（14.52）	22（35.48）	62（100）

（4）给药途径与药物用量　62 例报道中，有 55 例（88.71%）为静脉滴注，余 7 例（11.29%）为口服给药。在 55 例静脉滴注中，PSS 注射液加入 5% 或 10% 葡萄糖注射液中静脉滴注的有 40 例（72.73%），加入生理盐水中静脉滴注的有 5 例（9.09%），加入脉通中静脉滴注的有 2 例（3.64%），加入葡萄糖氯化钠注射液和 706 代血浆中静脉滴注的各有 1 例（1.82%），余 6 例不详。在用量方面，口服给药的 7 例中，每次用量为 100mg 的有 5 例；每次用量为 50mg 的有 2 例。在静脉滴注的 55 例中，除 5 例不详外，每次用量为 100mg 的有 15 例（27.27%），每次用量为 150、200、300、1000mg 分别有 11 例（20.00%）、22 例（40.00%）、1 例（1.82%）、1 例（1.82%）。

（5）ADR 类型及临床分布　PSS 注射液所致 ADR 临床表现呈现多样性，常累及多器官、多系统，主要涉及免疫系统和肌肉骨骼系统，具体分布详见表 5-48。

表 5-48　PSS 注射液致 ADR 的类型及临床分布

涉及系统	例数	百分率（%）	不良反应（例/次）
免疫系统	18	29.03	过敏性休克（15）、一般过敏反应（3）
肌肉骨骼系统	12	19.35	四肢水肿（6），指趾端麻木、刺痛、肿胀（3），关节炎（3）
泌尿生殖系统	7	11.29	尿少、尿闭（3），尿频（2），阴茎异常勃起（2）
消化系统	6	9.68	肝功能损害（2），胃黏膜出血（2），腹痛、腹泻、呕吐（1），黄疸肝炎（1）
呼吸系统	5	8.06	喉头水肿（4）、速发性哮喘（1）
心血管系统	5	8.06	低血压综合征（5）
神经系统	4	6.45	血管神经性水肿（3）、欣快感（1）
血液系统	1	1.61	过敏性紫癜（1）
其他	4	6.45	牙龈增生（2）、脱发（1）、眼睑水肿（1）

3. 讨论 由表 5–45 可知，PSS 注射液所致 ADR 与性别没有显著关系，男女比例几乎相等。除 30 岁内年龄组只有 1 例报道外，其余各年龄组均有不少的病例报道，但主要病例集中于 40 岁以上的中老年组患者，似乎这一年龄组患者对 PSS 致敏原的敏感性高，而事实上是由于 PSS 注射液的主要适应证为中老年人易患的各种心脑血管系统疾病，故该年龄段患者使用该药频率增大，出现 ADR 概率相应增多。此外，中老年患者特别是老年患者多存在不同程度的脏器功能减退，对药物剂量的个体差异大，药效阈值变窄，对药物的敏感性和耐受性不同于青壮年，因而易发生药物蓄积而引起 ADR，提示临床应重点观察该类人群在应用 PSS 时的反应。

由表 5–46 可知，PSS 所致 ADR 的原患疾病主要为冠心病、脑梗死、高脂血症等心脑血管系统和血液系统疾病，这可能与 PSS 的主要适应证为上述疾病有关。而在非 PSS 的主要适应证中，肾炎、肾病综合征等泌尿系统疾病占多数，表明 PSS 在用于治疗泌尿系统疾病时出现 ADR 的概率较高。曾有报道 3 例临床诊断为肾病患者在应用该药治疗时出现尿闭，最后有 2 例死亡。因此，临床在对有泌尿系统疾病患者治疗时应慎用该药。

由表 5–47 可知，PSS 所致 ADR 在用药过程中与用药后发生的概率几乎相等，分别为 51.61% 和 48.39%，且在用药中和用药后的各时间段发生率也基本相当，这与有关文献报道的其他中药注射液如黄芪注射液、参麦注射液等致 ADR 的发生时间主要集中在用药过程中的前 30 分钟有很大差别。说明 PSS 注射液所致 ADR 的发生并无用药时间的选择，提示临床医务人员应全程注意观察患者用药中与用药后各时间段的临床反应，以便 ADR 能及早发现和处理。另外，统计还显示，连续用药 2 次以上才出现反应的例数（30 例）与首次用药即出现反应的例数（32 例）相差不多，且有报道 1 例男性患者在连续口服 PSS1 年后才发生胃出血。提示 PSS 所致 ADR 具有速发性及迟发性并重的特点，故临床医务人员不仅要对患者首次使用该药的用药过程密切观察，还应注意连续多次多天用药后患者反应，切不可麻痹大意。

给药途经统计结果显示，88.71% 的病例采用静脉滴注的给药方式，说明 ADR 的发生与 PSS 注射液的给药途径有关。在 55 例静脉滴注病例中，有 72.73% 的病例采用 PSS 注射液加入葡萄糖注射液中静脉滴注，该用药方法是否会增加 ADR 发生率尚待研究。据报道，缺血性中风后如有高血糖或应激性高血糖时，其梗死灶较单纯脑梗死患者明显增大；且急性脑梗死患者的血糖水平与梗死灶的大小呈正相关，故静脉滴注 PSS 注射液用高渗糖液静脉滴注是不合适的，提示临床应慎重选用溶媒种类。在用量方面，超出说明书规定的成人常用量 100mg 以内的有 35 例，占总病例数的 56.45%，且有 1 例的 1 次用量达 1000mg，说明随意加大剂量会增加 ADR 的发生。提示临床应严格按说明书规定的剂量、浓度来使用 PSS 注射液，控制滴速，以减少或避免 ADR 的发生。PSS 引起的 ADR 涉及免疫、肌肉与骨骼、泌尿生殖、消化、呼吸、血液等多个器官系统，ADR 类型共有 21 种。

由表 5-48 可知，ADR 主要以变态反应为主，以损害免疫系统和肌肉骨骼系统为主要临床表现，共占 48.39%。其中，免疫系统损害居首位，占 29.03%，有过敏性休克和一般过敏反应 2 种类型，以过敏性休克居多，占 24.19%。作为 ADR 中危害最大的过敏性休克，其临床表现一般为胸闷、气促、面色苍白、血压下降，很快便出现意识丧失，大多数伴有呕吐，因其反应急、来势凶，在临床上应及时抢救。肌肉骨骼系统损害所占比例仅次于免疫系统损害，占 19.35%，常表现为手足肿胀，指关节活动受限，有的伴有指趾端麻木、刺痛等，还有的指关节出现疼痛难忍。发生四肢水肿的原因可能与药物本身的药理作用有关，PSS 对外周血管有明显的扩张作用，由于单位时间内局部药物含量增加，致血管急剧扩张，血液瘀滞血管内，造成血管内压增高，过度的液体滤出血管壁而使组织间隙液体增多，超过淋巴回流的代偿，出现水肿。提示临床对原患四肢关节不利患者应慎用该药，以免加剧对患者四肢关节的损害。泌尿生殖系统损害为 7 例，占 11.29%，临床上不仅表现为尿少、尿闭，而且还可出现有尿频、尿急、下腹部坠胀的反应，这也是 PSS 所致 ADR 的一大特点，据此可与其他药物 ADR 鉴别。此外，还有 2 例出现阴茎异常勃起，值得临床注意。消化系统损害有 6 例，占 9.68%，其中对肝胆功能损害和胃肠功能损害各有 3 例，表明 PSS 不仅可直接刺激消化系统中的肠胃而产生胃黏膜出血、腹痛、腹泻、呕吐的现象，还可间接损害消化系统中的肝胆而造成肝功能损害和黄疸肝炎的发生。呼吸系统和心血管系统这两大系统损害各有 5 例报道，均可能与 PSS 具有扩张血管的药理作用有关。除以上涉及的 ADR 主要症状外，PSS 致 ADR 中还有 3 例出现血管性神经水肿，2 例出现牙龈增生，并各有 1 例出现过敏性紫癜、眼睑水肿、脱发和欣快感，虽然其报道例数少，但也可能导致较严重损害，应引起注意。

综上所述，PSS 注射液有与其他药物所致 ADR 的共同性——主要表现为变态反应，也有其独特的发生规律和特点。只要全面掌握了其发生的一般规律和特点，就能在临床上有的放矢地合理应用该药，并避免或减少其 ADR 的发生。

十六、川芎嗪注射液

川芎嗪是从中药川芎中提取分离的生物碱，化学结构为四甲基吡嗪。药理研究证明它是一种新型钙离子拮抗剂，具有抗血小板聚集的作用，并对已聚集的血小板有解聚作用。此外，尚有扩张小动脉，改善微循环和增加脑血流量，从而产生抗血栓形成和溶血栓的作用。临床上主要用于闭塞性脑血管疾病如脑供血不全、脑血栓形成、脑栓塞及其他缺血性血管疾病如冠心病、脉管炎等。近年来，随着该药在临床上的广泛应用，其不良反应（ADR）病例报道日趋增多，有些反应甚至较为严重。为探讨其 ADR 发生的一般规律和特点，本文通过检索文献，对其 ADR 进行了调查分析，旨在为临床合理用药提供参考。

1. 资料来源与方法

（1）资料来源　利用中国医院知识仓库 CHKD 期刊全文库进行检索，并查阅相关原始文献，对 1994 年 1 月～ 2008 年 3 月国内公开发行的医药期刊上有关川芎嗪所致 ADR 进行统计，经剔除同一病例在不同期刊内重复报道和综述性的文献后，共查阅到相关文献 22 篇，共计 30 例。

（2）方法　采用回顾性研究方法，对以上 30 例 ADR 病例文献报道按所涉及的患者情况、用药情况、不良反应发生情况等进行统计与分析。

2. 结果

（1）年龄与性别分析　在所收集到的 30 例 ADR 病例中，男性 15 例（占50.00%），女性 14 例（占 46.67%），性别不详者 1 例（占 3.33%）；年龄最小者仅 14 岁，最大者 76 岁。各年龄组病例数及构成比见表 5-49。

表 5-49　川芎嗪注射液致 ADR 各年龄组病例数及构成比

年龄（岁）	例数	构成比（%）
0～10	0	0
11～30	7	23.33
31～50	2	6.67
＞50	21	70
合计	30	100

（2）原患疾病分布及药物过敏史的情况　30 例病例中，患肾病血液高凝症者最多，有 6 例（占 20%），其余均为心脑血管疾病患者，包括脑梗死患者 5例，冠心病、高血压、脑血栓各有 3 例，头晕、胸悸 1 例，有 9 例为多种疾病集于一身患者，如有 1 例同时患有颈椎病、冠心病、脑梗死的 60 岁男性患者应用川芎嗪注射液后导致急性溶血性尿毒症。既往有药物或食物过敏史者有 3例（占 10%），无药物过敏史者 11 例，文中未提及者 16 例（占 53.33%）。

（3）用药方法与剂量及合并用药情况　30 例患者均为静脉滴注，其中以 5% 或 10% 葡萄糖注射液为稀释、溶解介质的有 17 例；以 0.9% 氯化钠注射液为稀释、溶解介质的有 4 例；以葡萄糖氯化钠注射液为稀释、溶解介

质的有 1 例；以低分子右旋糖酐为稀释、溶解介质的有 3 例；单独使用川芎
嗪注射液的有 2 例；余 3 例不详。在用量方面，除 5 例不详外，每次用量
≤ 100mg 的有 8 例（26.67%），用量为 100mg 以上有 17 例（56.67%），其中
最大用量为每次 240mg。

（4）ADR 类型及主要临床表现　川芎嗪注射液所致 ADR 类型与临床表
现虽然复杂多样，但主要表现为变态反应，其次为对心脑血管损害，具体见
表 5-50。

表 5-50　川芎嗪注射液致 ADR 类型、涉及系统及主要临床表现

涉及系统或类型	例数	所占比例 /%	主要临床表现
变态反应	12	40	
过敏性休克	8	26.67	面色苍白，心慌，胸闷，气急，口唇紫绀，血压骤降，意识丧失
皮疹	4	13.33	面部及躯干皮肤潮红，出现大小不等红色斑丘疹，常伴皮肤瘙痒，主要有荨麻疹等
心脑血管系统	9	30	
血管神经性水肿	5	16.67	出现颜面及颈部充血、水肿，颈部压迫感伴声嘶
心绞痛	2	6.67	胸闷，心悸，头痛
严重低血压	1	3.33	全身大汗，嗜睡，血压测不到
急性短暂脑缺血发作	1	3.33	突感头晕、胸闷，口吐白沫，左头面麻木，左肢体疼痛，不能移动
神经系统	3	10	
异常反应	2	6.67	出现嗜睡、谵语、颈项强直、四肢抽搐等症状
剧烈头痛	1	3.33	头痛剧烈，并且疼痛难忍
生殖泌尿系统	3	10	
早产	2	6.67	孕妇用药数小时后，腹痛，早产
急性溶血性尿毒症	1	3.33	寒战，腰痛，血压下降，继而出现洗肉水样尿
消化系统	1	3.33	
严重胃肠反应	1	3.33	恶心、呕吐，并腹泻
呼吸系统	1	3.33	
严重哮喘	1	3.33	胸闷、气喘，双肺布满哮鸣音，伴咳嗽、咳痰
其他	1	3.33	
畏寒兼毛细血管扩张	1	3.33	初期全身畏寒、颤抖，随后胸部、腹部及双大腿内侧出现毛细血管扩张，网状，呈青紫色，稍痒
合计	30	100	

（5）ADR 发生的时间及预后　川芎嗪注射液所致 ADR 可在用药开始时、用药过程中及用药完毕后发生。最快为静滴川芎嗪注射液 0.5 分钟时即发生，最迟为连续静滴至 15 天才发生。在 30 例 ADR 病例中，12 例（占 40%）在静滴过程中的 30 分钟内发生；而连续静滴 2 天以上才发生的也有 11 例（占 36.67%），提示川芎嗪注射液所致 ADR 为速发型与迟发型并重。出现 ADR 后有 1 例（占 3.33%）因抢救无效死亡，其余均经立即停药、对症处理或经相应的治疗后恢复。

3. 讨论

（1）ADR 与患者性别、年龄的关系　川芎嗪注射液所致 ADR 与性别没有显著关系，男女比例几乎相等。从年龄分布来看，其 ADR 的发生率在 50 岁以上老年组中偏高，共有 21 例（占 70%），这与有关文献报道的其他中药注射液如藻酸双酯钠注射液、红花注射液等致 ADR 的年龄分布有相同之处，可能与川芎嗪注射液的主要适应证和老年人自身生理特点两方面有关。首先，川芎嗪注射液的主要适应证为老年人易患的各种心脑血管系统疾患，故该年龄段患者使用该药频率增大，出现 ADR 概率相应增多；其次，老年患者多存在不同程度的脏器功能减退，对药物剂量的个体差异大，药效阈值变窄，对药物的敏感性和耐受性不同于青壮年，因而易发生药物蓄积而引起 ADR，提示临床应重点观察该类人群在应用该药时的反应。

（2）ADR 与原患疾病及既往药物过敏史的关系　30 例病例中，几乎都为患心脑血管疾病或与心脑血管有关疾病的患者，这是因为川芎嗪注射液主要用于闭塞性或缺血性心脑血管疾病患者，故该类患者用药频次较高，发生 ADR 的概率也高。既往有过敏史者 3 例，无药物过敏史者 11 例，而文中未提及者达 16 例。说明临床医护人员可能没有充分重视患者过敏史或 ADR 报道质量有待提高。因此提示临床应仔细询问患者的药物或食物过敏史。

（3）ADR 与给药方案的关系　对川芎嗪注射液致 ADR 用药情况统计显示，30 例患者均为静脉滴注，其中绝大部分能按说明书的要求选择 5% 或 10% 葡萄糖注射液或 0.9% 氯化钠注射液作为稀释、溶解介质，但也有 3 例选择低分子右旋糖酐为稀释、溶解介质，最后导致过敏性休克发生，提示临床应慎重选用稀释、溶解介质种类。在用量方面，有 17 例（56.67%）的每次用量超过 100mg 以内的说明书规定剂量，如有 1 例一次用量就达 240mg，超出规定用量的一倍多，说明临床应用该药时常随意增大剂量。笔者以为这种随意加大剂量做法是不可取的，特别是对该药耐受力差的老年人易致 ADR，建议其用量应逐渐由小剂量开始慢慢增加，切不可首次就大剂量使用。

（4）ADR 与发生时间的关系　30 例病例中，出现 ADR 时间最快的为静脉滴注该药 0.5 分钟时即发生，最迟的可在持续静滴至 15 天才发生，且在静滴过程前 30 分钟内与连续静滴 2 天以上发生 ADR 的病例数几乎相同，提示 ADR 的发生并无时间选择性，可在用药过程中和用药后的各个时间段发生。因此，临床应用该药时，不仅要密切观察首次用药过程中患者的临床反应，还应注意连续多次多天用药中及用药后患者的反应，切不可麻痹大意。

（5）ADR 的临床表现及相关原因分析　川芎嗪注射液引起的 ADR 以变态反应为主，所涉及的系统包括心脑血管、神经、生殖泌尿、消化、呼吸等，其临床表现多种多样，其中表现最多为过敏性休克，其次为对心脑血管系统方面的损害。川芎嗪注射液致变态反应的机制可能与川芎嗪注射液本身及患者特异性过敏体质有关。因川芎嗪为嘧啶环结构，抗原性较强，具有半抗原性质，药物或其代谢产物在体内与组织肥大细胞和嗜碱性细胞的 IgE 结合，使细胞释放炎性介质，这些炎性介质作用于靶细胞与组织，引起平滑肌痉挛，血管扩张，微血管通透性增加，组织水肿，黏膜、腺体分泌等一系列病理变化，而发生 I 型变态反应。川芎嗪注射液第 1 次输入患者体内后，机体即产生了相应的抗体，连续给药，两者可在血液中形成可溶性复合物，沉积于小血管或皮肤，也可引起一系列病理改变而发生 III 型变态反应。临床表现为皮肤过敏、血管神经性水肿、喉头水肿、支气管哮喘、过敏性休克等。而川芎嗪注射液致急性短暂性脑缺血发作和严重的低血压等心脑血管反应，可能和川芎嗪作为血管扩张剂有关。由于正常脑血管扩张，脑血流量增加而部分梗死区血管收缩，脑血流量减少，从而加重脑梗死症状，而出现急性短暂性脑缺血发作。发生严重低血压患者，可能与川芎嗪对其小动脉扩张高度敏感有关。剧烈头痛和早产可能也与川芎嗪扩张脑血管有关。静脉用药出现严重胃肠道反应则少见，提示使用川芎嗪注射液时，有此类反应发生的可能，其不良反应的机理有待进一步探讨和研究。

从收集的 30 例 ADR 来看，发生 ADR 后，如果及时发现并给予适当治疗或抢救，一般都能恢复正常，但也有 1 例导致死亡的病例发生，应引起临床高度的警惕。针对川芎嗪注射液所致 ADR 主要表现为变态反应的特点，笔者建议临床用药前要详细询问患者过敏史；用药时应备齐各种抗过敏抢救用品；对于高过敏体质患者，需用川芎嗪注射液做皮试，皮试阴性后，方可静脉滴注。此外，针对该药可引起心脑血管系统损伤的特点，提示临床在应用该药治疗有关心脑血管疾病时应格外注意，如对有脑出血及其他出血倾向患者应禁用该药，以免进一步加剧原发疾病的病情。如在用药过程或用药后出现 ADR，应立即停药并对症处理。

十七、灯盏花素注射液

灯盏花素注射液为灯盏花细辛全草中提取的黄酮类活性成分制成的灭菌

制剂，其主要成分为灯盏花素，包括灯盏乙素和灯盏甲素等，具有活血化瘀、通络止痛之功效。临床上主要用于治疗中风后遗症、冠心病、心绞痛等症。随着该类注射液在临床上的广泛应用，其不良反应（ADR）报道也日趋增多，其安全问题也引起了人们的关注。笔者通过查阅文献，收集到了其 ADR 详细个案 26 例，并结合多年来的用药经验，应用回顾性研究方法对其流行病学特点进行分析。

1. 资料来源与方法 通过检索中国医院数字图书馆期刊全文库，查阅 1994～2009 年国内公开发行的主要医药期刊有关灯盏花素注射液 ADR 个例报道并进行统计，经剔除同一病例不同期刊重复报道及病例报道过于简单的文献后，查阅到 19 篇参考文献，共 26 例。并对病例中患者的性别与年龄、原患疾病特点、过敏史、用药情况、ADR 发生的时间、临床表现、相应的急救措施及恢复情况进行统计分析。

2. 结果与分析

（1）患者性别与年龄 患者性别与年龄分布结果见表 5–51。

表 5–51 灯盏花素注射液致 ADR 患者性别、年龄分布情况

年龄组（岁）	性别		合计
	男	女	
20～39	1	1	2（7.69%）
40～59	4	7	11（42.31%）
60～79	9	4	13（50.00%）
合计	14（53.85%）	12（46.15%）	26

从表 5–51 可知，灯盏花素注射液所致 ADR 与性别没有显著关系，男女比例几乎相等，这与有关文献报道的灯盏细辛注射液致 ADR 的男性明显多于女性有明显差异，可能与收集的文献数据有限有关。从年龄分布来看，收集的 26 例患者平均年龄为（58.42±13.03）岁，其中 60～79 岁所占的比例最高（50%），且 40 岁以上的达到了 92.31%，这与有关文献报道的其他活血祛瘀类中药注射液如藻酸双酯钠注射液、川芎嗪注射液等致 ADR 的年龄分布有相同之处，可能与灯盏花素注射液的主要适应证和老年人自身生理特点两方面有关。首先，灯盏花素注射液的主要适应证为老年人易患的中风后遗症、冠心病、心绞痛等症，故该年龄段患者使用该药频率增大，出现 ADR 概率相应增多；其次，老年患者多存在不同程度的脏器功能减退，对药物剂量的个体差异大，药效阈值变窄，对药物的敏感性和耐受性不同于青壮年，因而易发生药物蓄积而引起 ADR，提示临床应重点观察该类人群在应用该药时的反应。

（2）患者原患疾病　原患疾病分布情况见表5-52。

从患者的原患疾病统计结果可以看出，心脑血管系统疾病患者应用灯盏花素注射液出现ADR病例数最多，26例ADR患者原患疾病中脑出血、萎缩、脑梗塞、冠心病、心悸等疾病就占80.77%，这可能与灯盏花素注射液在此病中应用频繁有直接关系，至于心脑血管系统疾病患者应用灯盏花素注射液是否更易发生ADR，还需进一步的前瞻性研究来确认。

表5-52　灯盏花素注射液致ADR原患疾病情况

患者原发疾病	例数	构成比（%）
脑出血、萎缩、脑梗塞	14	53.84
冠心病、心悸	7	26.91
胸闷	1	3.85
妊娠高血压综合征	1	3.85
美尼尔综合征	1	3.85
颈椎病、椎动脉供血不足	1	3.85
待查	1	3.85
合计	26	100

（3）患者过敏史情况　统计显示，26例灯盏花素注射液致ADR中，既往有过敏史者2例，无药物过敏史者4例，而文中未提及者达20例。说明临床医护人员可能没有充分重视患者过敏史或ADR报道质量有待提高。因此提示临床在用药之前，应仔细询问患者的药物或食物过敏史。

（4）用药剂量情况　一次用药剂量统计分布见表5-53。

表5-53　灯盏花素注射液用药剂量分布情况

给药剂量（mg）	例数	构成比（%）
≤20	9	34.62
21～49	7	26.92
50～69	4	15.38
70～89	3	11.54
≥90	3	11.54
合计	26	100

根据灯盏花素注射液的说明书可知，肌注每次用量为5～10mg，静滴每次用量为10～20mg，在这26例中有9例（34.62%）在此药的用药范围之内，虽然没有超出合理用药的剂量，但是还是发生了ADR，这也应引起注

意。另外，大部分病例（17 例，占 65.38%）都超出了此药的正常用药剂量，如有 2 例一次用量就达 100mg，超出规定用量的 5 倍，说明临床应用该药时常随意增大剂量。笔者以为这种随意增大剂量做法是不可取的，特别是对该药耐受力差的老年人易致 ADR，建议其用量应逐渐由小剂量开始慢慢增加，切不可首次就大剂量使用。

（5）联合用药情况　26 例灯盏花素注射液致 ADR 中，全部为静脉滴注给药，这可能与临床上静脉滴注应用较多有关，同时也与静脉给药时抗体的大量产生及抗原抗体结合的倾向性、结合程度比其他给药途径严重有关，提示静脉给药可能更容易引起 ADR。统计显示，临床静脉滴注灯盏花素注射液所用稀释剂主要为 5% 或 10% 的葡萄糖注射液、0.9% 氯化钠注射液及 5% 葡萄糖氯化钠注射液，基本符合该注射剂说明书使用要求。但本次调查发现，除 3 例所用稀释剂未有交待外，还有 1 例以低分子右旋糖酐作为稀释剂，由于低分子右旋糖酐具有抗凝作用，而灯盏花素注射液也具有活血化瘀作用，都可使组织细胞和肥大细胞增加，上述药物与之合用，则可能使组织中细胞外液的水分引入血管内，肥大细胞释放组胺、5- 羟色胺等化学介质。这些介质均可致平滑肌痉挛，血管通透性增加，进而导致 ADR 发生。此外，灯盏花素水溶液呈弱碱性（pH 值为 7.0 ～ 7.5），其有效成分灯盏乙素在水中难溶，在弱碱性溶液中可溶解，但性质极不稳定，易转化为其他类黄酮而失去治疗作用，而 pH 值过低时灯盏花素易析出结晶，故临床医师应慎重选用稀释剂种类。统计还显示，在 26 例 ADR 病例中，有 4 例（15.38%）属于联合胰岛素等药物一起用药时发生的 ADR，有资料表明，灯盏花素注射液与脑复康、甘露醇、青霉素、脑神经生长素、ATP、辅酶 A、胰岛素、维生素 B_1、维生素 B_{12}、能量合剂、维生素、降压药等一起滴注时容易发生 ADR，故灯盏花素注射液应尽量单独给药，不宜与其他中药注射剂或西药混合后给药。

（6）ADR 出现时间　ADR 出现时间分布见表 5-54。

表 5-54　灯盏花素注射液用药后发生 ADR 的时间分布

ADR 时间	例数	构成比（%）
0 ～ 29min	9	34.62
30 ～ 59min	7	26.92
1 ～ 2h	2	7.69
2h ～ 2d	2	7.69
2 ～ 5d	3	11.54
> 5d	3	11.54
合计	26	100

从 ADR 出现时间来看，有 21 例（80.77%）首次给药即发生 ADR，且有 16 例（61.54%）在静滴 1 小时内发生，说明灯盏花素注射液所致 ADR 多在短期内发生，提示临床医护人员应重点观察首次用药过程中的前 60 分钟内的临床反应，及早发现及时处理，防止严重 ADR 的发生。另外，统计还显示，有 5 例（19.23%）为连续用药 2 次以上才出现 ADR 反应的，且有 3 例分别在连续用药 7 天、9 天、10 天后出现 ADR，表明其 ADR 也存在一定的潜伏期，因而临床医护人员不仅要对患者首次使用该药的用药过程密切观察，对于已连续多次使用该药后的用药过程也应密切注意。

（7）ADR 类型、涉及系统及主要临床表现　ADR 类型、涉及系统及主要临床表现见表 5-55。

表 5-55　灯盏花素注射液 ADR 类型、涉及系统及主要临床表现

涉及系统	类型	例次	所占比例 /%	主要临床表现
变态反应		23	88.46	
	过敏反应	10	38.46	发热，寒战，喉部发痒，干咳，喘息，有的伴有恶心、呕吐，还有伴四肢抽搐、四肢无力
	皮疹	9	34.62	全身出现大小不等风团、红色斑丘疹、荨麻疹并表面出现水疱，常伴瘙痒
	过敏性休克	4	15.38	面色苍白，心慌，胸闷，口唇紫绀，头痛头晕，四肢无力，血压骤降，意识丧失，有的还伴有恶心、呕吐
心血管系统		2	7.69	
	快速房颤	1	3.85	心慌乏力，气短，头晕，胸闷，同时伴有大汗，上腹部痛
	频发房性早搏	1	3.85	心悸，气促，出汗，窦性心动过速
消化系统		1	3.85	
	腹泻、呕吐	1	3.85	大便次数增多，解黑色稀样便，呕吐血性物
合计		26	100	

灯盏花素注射液引起的 ADR 表现类型较为简单，主要涉及变态反应和心血管系统及消化系统的损伤，其中，变态反应居于首位，有 23 例（占 88.46%），为绝大多数，临床表现多为一般过敏反应、皮疹及过敏性休克，可涉及机体多个器官系统损伤。变态反应是外来性抗原物质与体内抗体间所发生的一种非正常免疫反应，其机制可能与灯盏花素注射液本身及患者特异性过敏体质等有关。因灯盏花素注射液为纯中药制剂，其成分较为复杂，溶液中部分大分子可作为抗原或半抗原直接进入血液中，易引起变态反应；另外，

因存在特异性过敏体质的患者对药物致敏原敏感性高，故也更易引起变态反应。统计还显示，对心血管系统和消化系统的损伤各有 2 例和 1 例。虽然它们报道例数少，但如果不引起重视同样可导致较严重系统器官损害，故同样应引起注意。

3. 讨论　通过对 26 例灯盏花素注射液致 ADR 文献分析可知，灯盏花素注射液有与其他药物所致 ADR 的共同性——主要表现为变态反应，也有其独特的发生规律和特点，如灯盏花素注射液致 ADR 类型和临床表现较为简单，其 ADR 的发生对患者年龄、用药时间有一定的选择性，而对患者性别无选择性。只要全面掌握其发生的一般规律和特点，就能在临床上有的放矢地合理应用该药，并避免或减少其 ADR 的发生。另外，从收集的 26 例 ADR 来看，发生 ADR 后，如果及时发现并给予适当治疗或抢救，一般都能恢复正常。针对灯盏花素注射液所致 ADR 主要表现为变态反应的特点，笔者建议临床用药前要详细询问患者过敏史；用药时应备齐各种抗过敏抢救用品；对于高过敏体质患者，需用灯盏花素注射液做皮试，皮试阴性后，方可静脉滴注。

十八、痰热清注射液

痰热清注射液是国家二类新药，是我国采用指纹图谱检测批准的第一个中药注射剂，由黄芩、熊胆粉、山羊角、金银花、连翘等成分组成，具有清热、解毒、化痰之功效。临床上主要用于急性支气管炎、急性肺炎（早期）及上呼吸道感染等。随着其临床上的广泛应用，其不良反应（ADR）报道也日趋增多，有些反应还较为严重。为研究其 ADR 的规律和特点，提醒同行注意，笔者检索了自 2003 年痰热清注射液上市至 2011 年 6 月国内相关文献，对其 ADR 的报道进行统计、分析。

1. 资料来源与方法

（1）资料来源　利用中国医院数字图书馆期刊全文库进行检索，并查阅原文献，对在 2003 年 1 月～2011 年 6 月间国内公开发行的主要医药期刊上有关痰热清注射液的 ADR 进行统计，经剔除同一病例不同期刊重复报道及病例报道过于简单的文献后，共查阅到符合原卫生部 ADR 诊断标准的文献 26 篇，ADR 病例共计 29 例。

（2）方法　利用文献计量学方法进行分析，按 WHO 药品 ADR 监测中心规定的 ADR 进行分类，统计分析其年龄、性别、原患疾病、过敏史、用药情况、ADR 出现时间及 ADR 临床表现。

2. 结果

（1）年龄与性别分布　在所收集的 29 例由痰热清注射液所致 ADR 中，男性 16 例，女性 13 例；年龄最小 2 岁 6 个月，年龄最大 82 岁。29 例报道具体年龄分布情况见表5-56。

表 5-56　痰热清注射液所致 ADR 性别与年龄分布［例（%）］

性别	年龄（岁）						合计
	≤ 10	10 ～ 20	21 ～ 30	31 ～ 40	41 ～ 60	> 60	
男	6	0	1	3	5	1	16（55.17）
女	4	0	0	2	4	3	13（44.83）
合计	10（34.48）	0（0）	1（3.45）	5（17.24）	9（31.03）	4（13.79）	29（100）

（2）原患疾病及药物过敏史　29 例 ADR 病例中，原患疾病为上呼吸道感染的患者 15 例，占 51.72%；肺炎、肺部感染 6 例，占 20.69%；支气管炎患者 4 例，占 13.79%；手足口病患者 2 例，占 6.90%；肺癌、肝癌患者各 1 例，占 3.45%。报道中提及既往无药物或食物过敏史者有 14 例（占 48.28%），有过敏史者有 2 例（占 6.90%），文中未提及过敏史或过敏史不详者则达 13 例（占 44.83%）。

（3）出现 ADR 的时间分布　在 29 例 ADR 中，用药中出现 ADR 有 26 例（89.66%），用药后出现 1 例（3.45%）；另有 2 例无法判断。首次用药即出现不良反应有 24 例（82.76%），连续用药 2 次以上才出现不良反应的有 5 例（17.24%）。出现 ADR 最快为首次使用后 2 分钟即出现，最迟为连续用药至第 9 天后才发生。其具体分布情况见表 5-57。

表 5-57　痰热清注射液致 ADR 时间分布［例（%）］

用药过程	时间（min）					合计
	≤ 10	11 ～ 30	31 ～ 60	61 ～ 120	120 以上	
用药中	7	14	4	1	0	26（96.30）
用药后	1	0	0	0	0	1（3.70）
合计	8（29.63）	14（51.85）	4（14.81）	1（3.70）	0（0）	27（100）

（4）用药情况　29 例的给药方式均为静脉滴注，除 2 例不详外，痰热清注射液加入 5% 或 10% 葡萄糖注射液中单独静滴的有 23 例（79.31%），加入 0.9% 氯化钠注射液中单独静滴的有 4 例（13.79%），另有 1 例加入 5% 葡萄糖注射液后，再加赛美维（注射用更昔洛韦）500mg 混合后同瓶静脉滴注。在用量方面，除 2 例不详外，每次用量 20mL 的有 19 例（65.52%），用量为 10mL、5mL 分别有 7 例（24.14%）、1 例（3.45%）。

（5）ADR 类型及主要临床表现　ADR 发生的类型、涉及系统及主要临床表现见表 5-58。从表 5-58 中可知，变态反应居 ADR 的首位。

表 5-58　痰热清注射液致 ADR 类型、涉及系统及主要临床表现

涉及系统	例数（%）	ADR 类型	主要临床表现
变态反应	22（75.86）	药疹 8	全身出现大小不等红色斑丘疹、丘疹，常伴瘙痒
		一般过敏 5	胸闷，气促、气喘，心跳加快，烦躁，出汗，出现皮疹点
		过敏性休克 4	面色苍白，心慌，胸闷，气急，口唇紫绀，血压骤降，意识丧失
		喉头水肿 3	感喉部不适，声嘶，呼吸困难
		高热 2	高热，颤抖，畏寒，伴头晕，全身无力
循环系统	2（6.90）	严重心慌 1	表现为心慌严重
		心肾功能异常 1	心律失常，持续房颤，无尿，血压短暂上升后迅速下降
消化系统	1（3.45）	呕吐 1	恶心、呕吐等
神经系统	1（3.45）	头痛、头晕 1	头晕、头痛等
五官系统	1（3.45）	视物模糊 1	眼刺激感，视物模糊，不能辨认眼前的文字
其他	2（6.90）	双硫仑样反应 2	出现面部潮红，精神萎靡，心动过速，气促，呼吸困难伴酒味
合计	29（100）		

3. 讨论

（1）ADR 与患者性别、年龄的关系　由表 5-56 可知，痰热清注射液所致 ADR 与性别没有显著关系，男女比例几乎相等，这与有关文献报道的其他中药注射剂如黄芪注射液、灯盏花素注射液等致 ADR 的男女比例相当基本一致。从年龄分布来看，多数病例集中于 ≤ 10 岁和 > 40 岁年龄组患者，共有 23 例（占 79.31%），这可能与 ≤ 10 岁和 > 40 岁年龄组患者自身生理特点有关。≤ 10 岁年龄组患者多为儿童，其身体处于生长发育阶段，肝肾功能及一些酶系统尚未完全发育成熟，机体对药物的分解、排泄和解毒功能都较差，因而对药物的敏感性较高；另外，> 40 岁的中老年患者多存在不同程度的器官、系统功能减退，对药物的代谢与耐受力降低，药效阈值变窄，对药物的敏感性和耐受性不同于青壮年，也易发生药物蓄积而引起 ADR，这提示临床上应重点观察这两类特殊人群使用该药时的临床反应。

（2）ADR 与原患疾病及既往过敏史的关系　统计显示 29 例 ADR 患者原患疾病以上呼吸道感染、支气管肺炎、肺部感染、发热等为主，均伴有发热、咳嗽症状，这与痰热清注射液主要适用于上呼吸道感染，伴发热、咳嗽等症有关，提示 ADR 的发生与原患疾病并无显著关联。痰热清注射液主要 ADR 为变态反应，而有过敏性疾病和药物过敏史的患者更易发生药

物变态反应。本文所收集的 29 例 ADR 中，2 例有既往过敏史，曾对阿奇霉素及头孢类抗菌药物过敏；14 例无过敏史；13 例不详（但并不表示无过敏史）。说明临床医护人员可能没有充分重视患者过敏史或 ADR 报道质量有待提高。痰热清注射液等中药注射液虽然是比较安全的药物，但曾有过痰热清注射液过敏及其他药物或食物过敏的患者均应慎用。

（3）ADR 与出现时间的关系　由表 5-57 可知，有 26 例 ADR 发生在用药过程中，占 89.66%，且有 21 例是在用药过程中的前 30 分钟内发生，最快可在首次用药 2 分钟之内出现。说明痰热清注射液所致 ADR 多在短期内发生，提示临床医护人员应重点观察用药过程中的前 30 分钟内的临床反应，及早发现，及时处理，防止严重 ADR 的发生。另外，统计还显示，连续用药两次以上才出现反应的有 5 例，占 17.24%，且有报道 1 例 40 岁男性患者在静脉滴注痰热清注射液第 9 天时出现视物模糊反应，表明其 ADR 也可有一定的潜伏期，故临床应用该药时不仅要密切观察首次用药后的前 30 分钟内患者的临床反应，还应注意连续多次多天用药后患者的反应，切不可麻痹大意。

（4）ADR 与用药情况的关系　对痰热清注射液致 ADR 用药情况统计显示，29 例均为静脉滴注，其中绝大部分能按说明书的要求选择 5% 葡萄糖注射液或 0.9% 氯化钠注射液作为稀释介质稀释并单独静脉滴注，但也有 1 例选择用 5% 葡萄糖注射液稀释后，再与赛美维配伍混合后同瓶静脉滴注，最后导致心肾功能异常的发生。有实验证实痰热清注射液与加替沙星、甲磺酸帕珠沙星、硫酸阿米卡星、奈替米星、乳酸环丙沙星、阿米卡星、硫酸依替米星、泮托拉唑、葡萄糖依诺沙星、头孢吡肟、盐酸莫西沙星、乳糖酸阿奇霉素、西咪替丁、吉他霉素、果糖二磷酸钠、门冬氨酸洛美沙星、头孢匹胺等存在配伍禁忌，故临床使用痰热清注射液时不宜随意在同一容器中与其他药物混用，因而对上述联合用药应引起足够重视。在用量方面，除 2 例不详外，其余 27 例患者的一次用量均在 5 ～ 20mL 之间，均能严格按说明书要求使用，表明其 ADR 的发生率与使用剂量无显著关联。

（5）ADR 与既往过敏史的关系　29 例 ADR 中，2 例有既往过敏史，曾对阿奇霉素及头孢类抗菌药物过敏；14 例无过敏史；13 例不详（但并不表示无过敏史）。说明临床医护人员可能没有充分重视患者过敏史或 ADR 报道质量有待提高。痰热清注射液等中药注射液虽然是比较安全的药物，但曾有过痰热清过敏及其他药物或食物过敏的患者均应慎用。

（6）ADR 的临床表现及相关原因分析　由表 5-58 可知，痰热清注射液所致 ADR 涉及人体多个器官、系统，临床反应复杂多样，主要涉及变态反应。统计显示，痰热清注射液引起的 ADR 类型有 11 类，主要为皮疹（8 例，

36.36%），一般过敏反应 5 例，过敏性休克 4 例，喉头水肿 3 例，高热 2 例，双硫仑样反应 2 例，致心肾功能异常、严重心慌、视物模糊、呕吐、头痛头晕各 1 例。痰热清注射液所致 ADR 以变态反应为最常见，有 22 例（占75.86%），其引起的皮疹、一般过敏反应、过敏性休克、高热、喉头水肿等 ADR 均属于变态反应。因为痰热清注射液由黄芩、熊胆粉、山羊角、金银花、连翘等中药组成，黄芩中的黄芩苷、熊胆粉中的熊总胆酸、山羊角中的水解物、金银花中的绿原酸、连翘中的连翘苷等都可能是引起过敏反应的中药成分，特别是绿原酸和山羊角水解物属于高致敏质，故易导致多种类型的变态反应。

痰热清注射液诱发 2 例双硫仑样反应的机制可能与药物本身及与其他联用药物有关。痰热清注射液本身含多种高致敏物，易发生变态反应，而其辅料还为醇类；另外，2 例患儿都联用了稀乙醇溶液的氢化可的松，患儿静脉滴注，则可出现一过性皮肤潮红等类似饮酒的症状，即发生双硫仑样反应。因此，建议临床上将痰热清、氢化可的松列入配伍禁忌，并将药物说明书改写为禁止与乙醇制剂配伍。至于痰热清注射液引起的心肾功能异常、严重心慌、呕吐、头痛头晕、视物模糊等机制尚不清楚。

4. 结语 通过对 29 例痰热清注射液 ADR 统计分析发现，痰热清注射液所致 ADR 多为速发型（即用药短期内发生），可累及机体多个器官系统，临床表现亦复杂多样，主要表现为变态反应，其中以药疹、一般过敏反应及过敏性休克最为常见。为减少注射用痰热清注射液 ADR，在使用本品时应注意以下多方面问题：①严格掌握痰热清注射液的适应证、禁忌证和用药注意事项。②临床上一定要遵守中医药的"辨证施治"治疗法则。痰热清注射液所含中药成分属于寒凉药性的药物，主要用于热证，所以对于寒凉性病证或体质患者并不适用，否则容易引起 ADR。③痰热清注射液含有致敏物质，因此对于过敏体质患者禁用或慎用。④因痰热清注射液与多种化学药物存在配伍禁忌，使用时应单独静滴，避免与其他药物混合在同一瓶中静滴。⑤给药过程中密切留意患者的临床反应，特别是用药前 30 分钟，还有必要叮嘱患者在用药后数天留意自身的体征。⑥静脉滴注痰热清注射液的浓度不宜过高，以 10～20mL 痰热清注射液用 250～500mL 溶媒稀释为宜。静脉滴注时滴速不宜过快，以 40～60 滴 / 分为宜，若浓度过高、滴速过快，发生 ADR 的概率也高。

十九、11 种常用中药注射剂不良反应文献调查与分析

中药注射剂是在中药制剂基础上发展起来的一种新剂型，是以传统中医药理论为依据，利用现代科学方法，根据药物性质和临床需要经提取有

效成分而制成的供注射使用的灭菌制剂。随着其临床应用的日益广泛，其 ADR 报道在近年来也随之增多，特别是自 2006 年发生"鱼腥草注射液事件"后，2008 年又发生"刺五加注射液事件"及"茵栀黄注射液事件"，2009 年再发生"双黄连注射液事件"，中药注射液安全性问题的频发引起了全社会高度重视。为了保证临床用药安全有效，探讨中药注射剂引起 ADR 的一般规律和特点，笔者对 1994～2008 年国内医药期刊报道的刺五加、黄芪、参麦、红花、肝炎灵、喜炎平等 11 种临床常用的中药注射剂的 ADR 报告进行了调查和分析，以期为中药注射剂质量再评价和临床合理用药提供参考。

1. 资料来源与方法

（1）资料来源　利用中国医院数字图书馆期刊全文库，并辅以人工检索，对在 1994 年 1 月～2008 年 12 月国内公开发行的主要医药期刊有关刺五加、黄芪、参麦等 11 种常用中药注射剂的 ADR 进行统计，经剔除同一病例不同期刊重复报道及病例报道过于简单的文献后，共查阅到符合原卫生部 ADR 诊断标准的文献 501 篇，共计 682 例。

（2）方法　利用文献计量学方法进行分析，按 WHO 药品不良反应监测中心规定的不良反应进行分类，统计分析其年龄、性别、过敏史、ADR 出现时间及 ADR 临床表现。

2. 结果

（1）患者性别分布　在所收集的 682 例 ADR 病例中，男性 320 例，女性 358 例，余 4 例性别不详。各品种 ADR 病例性别分布具体情况见表 5–59。

表 5–59　11 种中药注射液致 ADR 病例性别分布

性别	药名											合计
	刺五加	三七总皂苷	黄芪	藻酸双酯钠	参麦	红花	长春新碱	喜炎平	川芎嗪	肝炎灵	猪苓多糖	
男	50	52	46	34	26	26	15	18	15	18	20	320
女	78	61	40	41	44	27	26	13	14	9	5	358
不详	0	0	3	0	0	0	0	1	0	0	0	4
合计	128	113	89	75	70	53	41	31	30	27	25	682

（2）患者年龄分布　682 例 ADR 病例中，除 12 例年龄不详外，其余分布于各年龄段，其具体分布情况见表 5–60。

表 5-60　11 种中药注射液致 ADR 病例年龄分布

药名	年龄（岁）					
	< 14	14 ～ 28	29 ～ 40	41 ～ 60	> 60	不详
刺五加	0	5	19	67	32	5
三七总皂苷	0	3	13	47	50	0
黄芪	4	7	13	35	28	2
藻酸双酯钠	0	1	9	43	22	0
参麦	1	6	23	22	18	0
红花	1	2	10	21	19	0
长春新碱	9	6	4	8	14	0
喜炎平	22	3	1	2	3	0
川芎嗪	0	6	3	8	13	0
肝炎灵	1	7	8	5	1	5
猪苓多糖	3	8	7	7	0	0
合计	41	54	110	265	200	12

（3）发生 ADR 时间分布　682 例 ADR 病例中，除 34 例的 ADR 发生时间交代不清楚外，其余分布于各时间段中，其具体分布情况见表 5-61。

表 5-61　11 种中药注射液致 ADR 病例发生时间分布

药名	时间						
	< 10min	10 ～ 30min	31 ～ 59min	1h ～ 1d	1 ～ 5d	> 5d	不详
刺五加	33	55	12	8	3	2	15
三七总皂苷	10	25	7	14	36	20	1
黄芪	15	30	4	7	19	12	2
藻酸双酯钠	3	6	7	20	27	12	0
参麦	34	14	1	11	2	3	5
红花	11	24	1	2	11	2	2
长春新碱	6	3	0	3	13	11	4
喜炎平	8	5	1	12	1	0	4
川芎嗪	4	3	4	6	9	3	1
肝炎灵	7	7	0	8	2	4	0
猪苓多糖	5	6	0	1	6	7	0
合计	136	178	37	92	129	76	34

（4）既往过敏史情况　682 例 ADR 病例中，71 例有既往过敏史叙述（包括对青霉素过敏和对其他中西药及食物过敏）；188 例无既往过敏史；423 例不详（但并不表示无既往过敏史）。各品种 ADR 病例既往过敏史具体情况见表 5–62。

表 5–62　11 种中药注射液致 ADR 病例既往过敏史情况表

过敏史	药名											合计
	刺五加	三七总皂苷	黄芪	藻酸双酯钠	参麦	红花	长春新碱	喜炎平	川芎嗪	肝炎灵	猪苓多糖	
有	25	11	8	3	9	6	0	4	3	0	2	71
无	36	46	32	11	14	16	3	4	11	11	4	188
不详	47	56	49	61	47	31	38	23	16	16	19	423
合计	128	113	89	75	70	53	41	31	30	27	25	682

（5）ADR 类型及主要临床表现　共 682 例病例 ADR 发生的类型众多，发生最多的是过敏性休克，有 151 例，其次为皮肤反应及一般过敏反应，分别有 143 例、109 例。各品种 ADR 类型具体分布情况见表 5–63；其 ADR 涉及器官系统及主要临床表现见表 5–64。

表 5–63　11 种中药注射剂 ADR 分布情况

药名	ADR 类型													
	过敏休克	皮肤	一般过敏	消化	心血管	肌肉骨骼	呼吸	发热	其他	生殖泌尿	中毒	五官	神经	血液
刺五加	36	30	27	4	11	0	9	1	5	0	0	5	0	0
三七总皂苷	15	52	11	3	5	3	3	8	4	3	0	1	3	2
黄芪	27	22	12	5	4	1	5	9	1	1	0	0	1	1
藻酸双酯钠	19	0	3	7	8	16	6	0	2	10	0	3	0	1
参麦	16	7	29	6	2	4	2	3	1	0	0	0	0	0
红花	13	10	12	0	2	0	1	5	4	1	0	2	3	0
长春新碱	2	5	2	16	3	0	1	2	2	0	3	3	2	0
喜炎平	6	4	8	11	0	0	1	0	0	0	0	0	1	0
川芎嗪	8	4	0	1	10	0	0	0	1	3	0	0	3	0
肝炎灵	6	3	4	0	0	1	0	0	0	0	13	0	0	0
猪苓多糖	3	6	1	1	2	8	0	0	2	1	0	0	0	1
合计	151	143	109	54	47	33	28	28	22	19	16	14	13	5

表 5-64　11 种中药注射液致 ADR 累及器官系统、临床表现及构成比

累及器官系统	临床表现	例数	构成比（%）
全身性损害	发热、寒战、胸闷、感冒样症状、一般过敏反应、过敏性休克、中毒反应	308	45.16
皮肤及附件损害	全身或局部皮疹、丘疹、瘙痒、荨麻疹等	143	20.97
消化系统损害	呕吐、腹泻、腹痛、肠梗阻、肠痉挛、黄疸及肝功能损害等	54	7.92
心血管系统损害	心绞痛、心动过速、心律失常、心房颤动、血管神经性水肿、房室传导阻滞、血压升高或降低、静脉炎等	47	6.89
肌肉骨骼系统损害	关节痛、四肢末端水肿、腰麻（痛）、腱鞘炎等	33	4.84
呼吸系统损害	呼吸暂停、呼吸困难、喉头水肿、呼吸道梗阻、哮喘等	28	4.11
生殖泌尿系统损害	尿少尿闭、尿频、尿毒症、早产、阴道出血等	19	2.79
其他	多饮、低毒感染、脱发、欣快感等	18	2.64
五官损害	耳鸣、青光眼、鼻出血、眼结膜充血、牙龈增生、视盲、口腔溃疡、声带麻痹等	14	2.05
神经系统损害	头晕、头痛、癫痫、精神异常、惊厥等	13	1.91
血液系统损害	溶血性贫血、低血钾、过敏性紫癜等	5	0.73

3.讨论

（1）ADR 与患者性别的关系　由表 5-59 可知，11 种中药注射剂所致 ADR 总病例中男女比例（约为 1∶1.12）相当，但从具体每一个品种来看，其性别比例却各有不同。其中刺五加、三七总皂苷、参麦、长春新碱四种中药注射剂女性患者多于男性患者，而刺五加和参麦两种注射剂与以前笔者统计报道的男女比例有相当差异，可能与该两种中药注射剂 ADR 病例数不断增加，男女比例会不断变化有关。肝炎灵、猪苓多糖两种中药注射剂则是男性患者明显多于女性患者，这可能与肝炎灵、猪苓多糖注射剂的适应证为各种肝炎有关，因国内男性有喜饮酒、抽烟等不良习惯，易致肝胆病，从而使用该药的机会大，进而导致 ADR 人数也相对比女性多。黄芪、红花、藻酸双酯钠、川芎嗪、肝炎灵五种中药注射剂男女比例相当，暂时表现为无性别选择。

（2）ADR 与患者年龄的关系　从年龄分布来看，各年龄段均有 ADR 病例分布，其中有 465 例（68.18%）集中于 40 岁以上的中老年患者。从每个具体品种来看，刺五加、藻酸双酯钠、红花、参麦、川芎嗪、黄芪、三七总皂苷 7 种活血化瘀类中药注射剂年龄分布与 11 种中药注射剂致 ADR 的总体年龄分布一致，主要集中于 40 岁以上的中老年患者，这可能与该类活血化瘀注射剂的主要适应证和中老年人自身生理特点两方面有关。首先，活血化瘀类

注射剂的主要适应证为中老年人易患的各种心脑血管系统疾患，故该年龄段患者使用该药频率增大，出现 ADR 概率相应增多；其次，中老年患者多存在不同程度的脏器功能减退，对药物剂量的个体差异大，药效阈值变窄，对药物的敏感性和耐受性不同于青壮年，因而易发生药物蓄积而引起 ADR。喜炎平注射液致 ADR 的发生率则在 14 岁以下儿童组中偏高，这可能与儿童自身生理特点有关。因儿童处在身体生长发育初期，体内许多脏器发育还不完全，对药物剂量的个体差异大，药效阈值变窄，对药物的敏感性和耐受性不同于青壮年，因而易发生药物蓄积而引起 ADR。而猪苓多糖、肝炎灵、长春新碱所致 ADR 的发生率在各年龄组呈正态分布，则与普通人群分布基本一致，中青年组发生率高，与该组人员多、用药机会大有关。

（3）ADR 与出现时间的关系　从 ADR 出现时间来看，各时间段均有 ADR 病例发生，其中多数病例（314 例，占 46.04%）ADR 发生在用药 30 分钟以内，ADR 整体表现为速发型较多，但每一个具体品种 ADR 发生时间各有特点。除刺五加、红花、参麦 3 种中药注射剂 ADR 与整体表现一致，主要为速发型 ADR 外；川芎嗪、黄芪、喜炎平、肝炎灵、猪苓多糖注射液 ADR 可发生于各时间段，且分布较平均，为速发型和迟发型 ADR 并重；而藻酸双酯钠、三七总皂苷、长春新碱则在用药 1 天后发生 ADR 居多，主要表现为迟发型 ADR。虽然不同的品种 ADR 主要出现时间有差异，但一般都同时存在速发型和迟发型两类 ADR，故提示临床医护人员在重点关注某个具体品种 ADR 主要发生时间外，也应对用药后的其他时间段给予足够的关注。

（4）ADR 与既往过敏史的关系　对 682 例既往过敏史统计发现，有 71 例既往有过敏史（包括对青霉素过敏和对其他中西药及食物过敏）；188 例无既往过敏史；423 例文中未提及既往过敏史（但并不表示既往无过敏史）。而在每一个具体品种中，未提及既往过敏史的病例数也占绝大多数，说明临床医护人员可能没有充分重视患者过敏史或 ADR 报道质量有待提高。一般来说，既往有过敏史患者使用有关中药注射剂发生过敏反应等 ADR 概率较高，应慎用或禁用，故临床医护人员应高度重视患者过敏史。此外，在已提及既往过敏史的 259 例中，有 188 例为既往无过敏史患者，比既往有过敏史病例多一倍多，说明既往无过敏史患者使用有关中药注射剂时也容易发生 ADR，也应引起足够重视。

（5）ADR 的临床表现及相关原因分析　由表 5-63 可知，11 种中药注射液所致 ADR 以过敏性休克为最常见，其次为皮肤反应和一般过敏反应。11 种中药注射剂中每一个具体品种所致 ADR 类型有较大差异，如刺五加、三七总皂苷、参麦、黄芪、红花、藻酸双酯钠均为 ADR 类型较多，几乎每一类型均有分布，且以过敏性休克、一般过敏反应和皮肤反应为主，但藻酸双酯钠无皮肤反应，且发生肌肉骨骼损伤病例数与过敏性休克病例数相当，而三七总皂苷主要 ADR 为皮肤反应。其余长春新碱、川芎嗪、肝炎灵、猪苓多糖、喜炎平所致 ADR 类型则相对较少，主要集中于几类 ADR 中，各有一定特点。如长春新碱所致 ADR 主要为消化道反应（即麻痹性肠梗阻）；川芎嗪所致 ADR 主要为过敏反应和心血管反应；肝炎灵所致 ADR 主要为中毒反应；喜炎平所致 ADR 主要为过敏反应和消化道反应（肠痉挛）；猪苓多糖所致 ADR 主要为过敏反应和肌肉骨骼损伤。由表 5-64 可知，11 种中药注射剂所致 ADR 涉及机体多个器官系统损伤，主要为全身性损害，其次为皮肤及其附件的损伤。在对全身性损害中有发热、寒战、一般过敏反应、过敏性休克等变态反应临床表现，其中又以过敏性休克为主要临床表现，说明中药注射剂所致 ADR 主要为变态反应，且常发生对机体损伤较大的过敏性休克，应引起足够重视。变态反应是外来性抗原物质与体内抗体间所发生的一种非正常免疫反应，其机制除与患者特异性过敏体质有关外，还与中药注射剂本身有关。因中药注射剂为纯中药制剂，其成分较为复杂，溶液中某些大分子可作为抗原或半抗原物质直接进入血液中，与血浆蛋白结合形成高致敏原，易引起变态反应。另外，制剂中的添加剂、增溶剂、稳定剂等所形成的杂质均能引起过敏发生。因此，中药注射剂生产厂家应进一步加强生产工艺与质量标准研究，不断提高中药注射剂生产工艺与质量标准。

综合上述分析，从 11 种中药注射剂所致 ADR 总体来看，ADR 可累及机体多个器官系统，临床表现亦复杂多样，主要表现为变态反应，其中以过敏性休克最为常见。就每个具体品种所致 ADR 来看，它们又有其独特的发生规律和特点，只要全面掌握了其总体与个体所致 ADR 发生的一般规律和特点，就能在临床上有的放矢地合理应用该药，并避免或减少其 ADR 的发生。

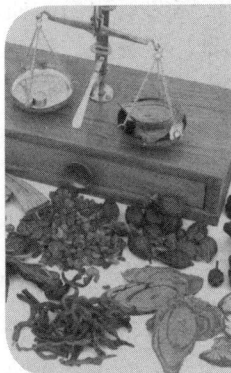

第六章
中药毒性研究与中毒处理

近年来，随着医药行业的不断发展，中医药的应用也逐渐增加，大部分人认为服用中药是安全无毒的。然而是药三分毒，中药也不例外。早在《神农本草经》就已将中药按其毒性大小分为上、中、下三品，说明当时对中药的毒性已有充分的认识。凡有毒的中药，大都药力峻猛，安全性低，治疗量与中毒量非常接近，用之不当或用量稍大就会对身体产生毒性反应，甚至致人死亡。因此本文对中药毒性的相关研究及中毒后的处理做简单介绍，以期为毒性中药的合理应用提供参考依据。

第一节　毒性中药的文献研究

毒性药品系指毒性剧烈、治疗剂量与中毒剂量相近，使用不当会致人中毒或死亡的药品。广义概念是泛指一切中药或中药的偏性，狭义概念则指使用不当时，损伤人体的组织器官，扰乱或破坏正常生理功能，产生病理变化甚至危及生命可能性较大的中药，如斑蝥、砒石、乌头之类。由于毒性中药副作用大，一旦用药不慎，就会引起不良反应，甚至危及生命。为了能够用好有毒性的中药，现对《中国药典》2010年版和其他中药专著中毒性中药进行研究探讨。

一、《中国药典》（2010年版）收载毒性中药的探讨

《中华人民共和国药典》（简称《中国药典》）2010年版分一部、二部和三部，收载品种总计4567种，其中一部收载药材和饮片、植物油脂和提取

物、成方制剂和单味制剂等中药品种共计 2165 种，均为中医临床较为常用的品种。该版《中国药典》收载毒性药材 83 种，按毒性大小分为大毒、有毒和小毒三类，与国务院公布的《医疗用毒性药品管理办法》里纳入管理的 28 种毒性中药品种不一致。为了加强医疗单位对毒性中药的使用管理，促进毒性中药的安全合理应用，现对《中国药典》（2010 年版）收载的毒性中药进行总结探讨如下。

1. 中药按照毒性分类 《中国药典》（2010 年版）一部收载的标有毒性的药材及饮片共有 83 种，分为大毒（10 种）、有毒（42 种）、小毒（31 种）3 类，本文将其全部收集分类并汇总。见表 6-1～表 6-3。

表 6-1 《中国药典》（2010 年版）收载大毒品种一览表

序号	药品名称	性味	归经	用法用量	注意事项
1	川乌	辛、苦，热	心、肝、肾、脾	一般炮制后用	生品内服宜慎。孕妇禁用
2	马钱子	苦，温	肝、脾	0.3～0.6g，炮制后入丸散用	孕妇禁用，不宜多服久服及生用。运动员慎用。外用不宜大面积涂敷
3	马钱子粉	苦，温	肝、脾	0.3～0.6g，入丸散用	孕妇禁用，不宜多服久服及生用。运动员慎用。外用不宜大面积涂敷
4	天仙子	苦、辛，温	心、胃、肝	0.06～0.6g	心脏病、心动过速、青光眼患者及孕妇禁用
5	巴豆	辛，热	胃、大肠	外用适量，研末涂患处，或捣烂以纱布包擦患处	孕妇禁用
6	巴豆霜	辛，热	胃、大肠	0.1～0.3g，多入丸散用，外用适量	孕妇禁用
7	红粉	辛，热	肺、脾	外用适量，研极细粉单用或与其他药味配成散剂或制成药捻	本品有毒，只可外用，不可内服。外用亦不宜久用。孕妇禁用
8	闹羊花	辛，温	肝	0.6～1.5g，浸酒或入丸散。外用适量，煎水洗或鲜品捣敷	不宜多服、久服。体虚者及孕妇禁用
9	草乌	辛、苦，热	心、肝、肾、脾	一般炮制后用	生品内服宜慎。孕妇禁用
10	斑蝥	辛，热	肝、胃、肾	0.03～0.06g，炮制后多入丸散用。外用适量	内服慎用，孕妇禁用

表 6-2 《中国药典》（2010 年版）收载有毒品种一览表

序号	药品名称	性味	归经	用法用量	注意事项
1	三颗针	苦，寒	肝、胃、大肠	9～15g	无
2	干漆	辛，温	心、肝	2.4～4.5g	孕妇及对漆过敏者禁用
3	土荆皮	辛，温	肺、脾	外用适量，醋或酒浸涂搽，或研末调涂患处	无
4	千金子	辛，温	肝、肾、大肠	1～2g；去壳，去油用，多入丸散服。外用适量，捣烂敷患处	孕妇禁用
5	千金子霜	辛，温	肝、肾、大肠	0.5～1g，多入丸散服。外用适量	孕妇禁用
6	制川乌	辛、苦，热	心、肝、肾、脾	1.5～3g；先煎、久煎	孕妇慎用
7	天南星	苦、辛，温	肺、肝、脾	内服一般炮制后使用，3～9g。外用生品适量，研末以醋或酒调敷患处	孕妇慎用
8	制天南星	苦、辛，温	肺、肝、脾	3～9g	孕妇慎用
9	木鳖子	苦、微甘，凉	肝、脾、胃	0.9～1.2g，外用适量，研末，用油或醋调涂患处	孕妇慎用
10	甘遂	苦，寒	肺、肾、大肠	0.5～1.5g，炮制后多入丸散服。外用适量，生用	孕妇禁用
11	仙茅	辛，热	肾、肝、脾	3～9g	无
12	白附子	辛，温	胃、大肠、肺	内服一般炮制后用，3～6g。外用生品适量捣烂，熬膏或研末以酒调敷患处	孕妇慎用。生品内服宜慎
13	白果	甘、苦、涩，平	肺、肾	4.5～9g	生食有毒
14	白屈菜	苦，凉	肺、胃	9～18g	无
15	半夏	辛，温	脾、胃、肺	内服一般炮制后使用，3～9g。外用适量，磨汁涂或研末以酒调敷患处	不与川乌、制川乌、附子同用，生品内服宜慎

续表

序号	药品名称	性味	归经	用法用量	注意事项
16	朱砂	甘，微寒	心	0.1～0.5g，多入丸散服，不宜入煎剂。外用适量	本品有毒，不宜大量服用，也不宜少量久服，孕妇及肝肾功能不全者禁用
17	华山参	甘、微苦，热	肺、心	0.1～0.2g	不宜多服，以免中毒。青光眼患者禁服。孕妇及前列腺重度肥大者慎用
18	全蝎	辛，平	肝	3～6g	孕妇禁用
19	芫花	苦、辛，温	肺、脾、肾	1.5～3g；醋芫花研末吞服，0.6～0.9g/次，1次/d。外用适量	孕妇禁用
20	苍耳子	辛、苦，温	肺	3～9g	无
21	两头尖	辛，热	脾	1.5～3g。外用适量	孕妇禁用
22	附子	辛、甘，大热	心、肾、脾	3～15g，先煎、久煎	孕妇禁用
23	苦楝皮	苦，寒	肝、脾、胃	4.5～9g。外用适量，研末，用猪脂调敷患处	孕妇及肝肾功能不良者慎用
24	金钱白花蛇	甘、咸，温	肝、胆、肾、膀胱	3～4.5g。研粉吞服，1～1.5g	无
25	京大戟	苦，寒	肺、脾、肾	1.5～3g，入丸散服；内服醋制用。外用适量，生用	孕妇禁用
26	制草乌	辛、苦，热	心、肝、肾、脾	1.5～3g，先煎、久煎	孕妇禁用
27	牵牛子	苦，寒	肺、肾、大肠	3～6g，入丸散服，1.5～3g/次	孕妇禁用
28	轻粉	辛，寒	大肠、小肠	外用适量，研末掺敷患处。内服每次0.1～0.2g，1～2次/d，多入丸剂或装胶囊服，服后漱口	本品有毒，不可过量；内服慎用；孕妇禁用
29	香加皮	辛、苦，温	肝、肾、心	3～6g	本品有毒，服用不宜过量
30	洋金花	辛，温	肺、肝	0.3～0.6g，宜入丸散；亦可作卷烟分次燃吸（一日量不超过1.5g）。外用适量	孕妇、外感及痰热咳喘、青光眼、高血压病及心动过速者禁用

续表

序号	药品名称	性味	归经	用法用量	注意事项
31	臭灵丹草	辛、苦,寒	肺	9～15g	无
32	狼毒	辛,平	肝、脾	熬膏外敷	无
33	常山	苦、辛,寒	肺、肝、心	5～9g	有催吐副作用,用量不宜过大;孕妇禁用
34	商陆	苦,寒	肺、脾、肾、大肠	3～9g。外用适量,煎汤熏洗或取鲜品捣烂敷患处	孕妇禁用
35	硫黄	酸,温	肾、大肠	外用适量,研末油调涂敷患处。内服1.5～3g,炮制后入丸散服	孕妇慎用
36	雄黄	辛,温	肝、大肠	0.05～0.1g,入丸散用。外用适量,熏涂患处	内服宜慎;不可久用;孕妇禁用
37	蓖麻子	甘、辛,平	大肠、肺	2～5g。外用适量	无
38	蜈蚣	辛,温	肝	3～5g	孕妇禁用
39	罂粟壳	酸、涩,平	肺、大肠、肾	3～6g	本品易成瘾,不宜常服;孕妇及儿童禁用;运动员慎用
40	蕲蛇	甘、咸,温	肝	3～9g;研末吞服,1～1.5g/次,2～3次/d	无
41	蟾酥	辛,温	心	0.015～0.03g,多入丸散用。外用适量	孕妇慎用
42	山豆根	苦,寒	肺、胃	3～6g	无

表6-3 《中国药典》(2010年版)收载小毒品种一览表

序号	药品名称	性味	归经	用法用量	注意事项
1	丁公藤	辛,温	肝、脾、胃	3～6g,用于配制酒剂,内服或外搽	本品有强烈的发汗作用,虚弱者慎用,孕妇禁用
2	九里香	辛、微苦,温	肝、胃	6～12g。外用鲜品适量,捣烂敷患处	无
3	土鳖虫	咸,寒	肝	3～9g	孕妇禁用

序号	药品名称	性味	归经	用法用量	注意事项
4	大皂角	辛、咸，温	肺、大肠	1～1.5g，多入丸散用。外用适量，研末吹鼻取嚏或研末调敷患处	孕妇及咯血、吐血患者忌服
5	川楝子	苦，寒	肝、小肠、膀胱	4.5～9g。外用适量，研末调涂	无
6	小叶莲	苦、微辛，温	肝、肾	1.5～6g。或研末调服	无
7	飞扬草	辛、酸，凉	肺、膀胱、大肠	6～9g。外用适量，煎水洗	孕妇慎用
8	水蛭	咸、苦，平	肝	1.5～3g	孕妇禁用
9	艾叶	辛、苦，温	肝、脾、肾	3～9g。外用适量，供灸治或熏洗用	无
10	北豆根	苦，寒	肺、胃、大肠	3～9g	无
11	地枫皮	微辛、涩，温	膀胱、肾	6～9g	无
12	红大戟	苦，寒	肺、脾	1.5～3g。入丸散服，1g/次；内服醋制用。外用适量，生用	孕妇禁用
13	两面针	苦、辛，平	肝、胃	5～10g。外用适量，研末调敷或煎水洗患处	不能过量服用，忌与酸味食物同服
14	吴茱萸	辛、苦、酸，温	肝、脾、胃、肺	1.5～4.5g。外用适量	无
15	苦木	苦，寒	肺、大肠	枝3～4.5g；叶1～3g。外用适量	无
16	苦杏仁	苦，微温	肺、大肠	4.5～9g；生品入煎剂后下	内服不宜过量，以免中毒。
17	金铁锁	辛，温	肝	0.1～0.3g，多入丸散服；外用适量	孕妇慎用
18	草乌叶	辛、涩，平	–	1～1.2g，多入丸散用	孕妇慎用
19	南鹤虱	苦、辛，平	脾、胃	3～9g	无
20	鸦胆子	苦，寒	大肠、肝	0.5～2g，用龙眼肉包裹或装入胶囊吞服；外用适量	无

续表

序号	药品名称	性味	归经	用法用量	注意事项
21	重楼	苦，微寒	肝	3～9g。外用适量，研末调敷	无
22	急性子	微苦、辛，温	肺、肝	3～4.5g	孕妇慎用
23	蛇床子	辛、苦，温	肾	3～9g。外用适量，多煎汤熏洗，或研末调敷	无
24	猪牙皂	辛、咸，温	肺、大肠	1～1.5g，多入丸散用。外用适量，研末吹鼻取嚏或研末调敷患处	孕妇及咯血、吐血患者慎用
25	绵马贯众	苦，微寒	肝、胃	4.5～9g	无
26	绵马贯众炭	苦、涩，微寒	肝、胃	5～10g	无
27	紫萁贯众	苦，微寒	肺、胃、肝	5～10g	无
28	蒺藜	辛、苦，微寒	肝	6～9g	无
29	榼藤子	微苦，凉	肝、脾、胃、肾	10～15g	不宜生用
30	鹤虱	苦、辛，平	脾、胃	3～9g	无
31	翼首草	苦，寒	–	1～3g	无

2. 毒性中药的性能分类 中药药性，是指中药所具有的与治疗作用有关的性能，可概括为四气五味、归经、升降浮沉等。

（1）根据药性分类 药性有寒、热、温、凉四种，古时也称四气。此外，还有一些平性药，是指药性寒、热之性不甚显著，作用比较和缓的药物。其中也有微寒、微温的，但仍未越出四性的范围，所以平性是指相对的属性，而不是绝对性的概念。对于有些药物，通常还标以大热、大寒、微温、微寒等词予以区别。药物的寒、热、温、凉，是从药物作用于机体所发生的反应概括出来的，是与所治疾病的寒、热性质相对而言。对《中国药典》中83种毒性中药的药性进行统计分析，结果见表6-4。

表6-4 根据药性分类

药性	数目	所占百分比（%）
温（微温1味）	34	40.96
寒（微寒5味）	23	27.71

续表

药性	数目	所占百分比（%）
热（大热1味）	12	14.46
平	10	12.05
凉	4	4.82

由表6-4可知，毒性药中属温热性的药物占55.42%，寒凉性的药物占32.53%，属平性的占12.05%，可见毒性中药中温热性药物占的比例比较大。《神农本草经》云："疗寒以热药，疗热以寒药。"应当遵循这个用药规律，以确保毒性中药疗效的发挥。

（2）根据药味分类 药味就是药物的辛、甘、酸、苦、咸五种味。有些药物具有淡味或涩味，实际上不止五种。但是五味是最基本的五种滋味，所以仍然称为五味。药味的确定，是由口尝而得，从而发现各种药物所具不同滋味与医疗作用之间的若干规律性的联系。药物的五味是通过长期的用药实践所获得的疗效而确定的，它不仅是药物味道的真实反映，也是药物作用的高度概括。对《中国药典》中83种毒性中药的药性按药味进行了统计分析，见表6-5。

表6-5 根据药味分类

药味	数目	所占百分比（%）
辛（微辛2味）	51	61.45
苦（微苦4味）	48	57.83
甘（微甘1味）	8	9.64
咸	6	7.23
酸	4	4.82

从表6-5可以看出，毒性中药中辛味和苦味占较大的比例，不同的味有不同的作用，味相同的药物，其作用也有相近或相同。性与味显示了药物的部分性能，也显示出有些药物的共性。只有认识和掌握每一药物的全部性能，以及性味相同药物之间同中有异的特性，才能将毒性中药安全合理应用于临床治疗疾病。

（3）根据归经分类 归经就是指药物对于机体某部分的选择性作用，以脏腑、经络理论为基础，以所治具体病证为依据，实际上每味药物的归经往往是有多种的。《中国药典》2010年版所载毒性中药的归经情况如表6-6所示。

表 6-6 根据归经分类

归经	数目	所占百分比（%）
肝	45	54.22
肺	31	37.35
脾	27	32.53
肾	24	28.92
胃	22	26.51
大肠	21	25.30
心	12	14.46
膀胱	4	4.82
小肠	2	2.41

　　从表 6-6 可以看出，归肝经的毒性中药占到一半以上，而归小肠经所占比例非常小，仅有 2.41%。医生根据疾病表现的病变所属脏腑经络而选择用药，可以说明多数有毒中药对肝的病变起着主要医疗作用，从另一方面也说明，毒性中药大多对肝脏是有损害的，临床应用时应予以注意，对于肝功能不全者应慎用毒性中药。另外，某一脏腑、经络发生病变，可能有的属寒，有的属热，有的属虚，有的属实，对毒性中药的应用应将其药性、药味和归经等多种性能结合起来考虑，以此指导中药的应用，才能收到预期的疗效。

　　3. 对于《中国药典》收载有毒中药是否应该归入毒药管理范围的探讨　由于毒性药品安全范围狭窄，治疗剂量与中毒剂量相近，在生产、经营和使用过程中管理不当，会给用药者造成严重伤害，为确保用药安全，我国制定了包括毒性药在内的特殊药品管理办法，并将 28 种毒性中药规定为特殊管理品种。

　　根据医疗毒性药品管理办法，纳入毒性药品管理的中药品种有砒石（红砒、白砒）、砒霜、水银、生马钱子、生川乌、生草乌、生白附子、生附子、生半夏、生南星、生巴豆、斑蝥、青娘虫、红娘虫、生甘遂、生狼毒、生藤黄、生千金子、生天仙子、闹羊花、雪上一枝蒿、红升丹、白降丹、蟾酥、洋金花、红粉、轻粉、雄黄。《中国药典》2010 年版共收载毒性中药 83 种，其中大毒（10 种），有毒（42 种），小毒（31 种），涉及毒性管理品种仅 19 种（大毒 8 种，有毒 11 种），而有大毒的巴豆霜、马钱子粉，有毒的三颗针、干漆、土荆皮、千金子霜、制川乌、制草乌、制天南星、木鳖子、仙茅、白果、白屈菜、朱砂、华山参、全蝎、芫花、苍耳子、两头尖、苦楝皮、金钱白花蛇、京大戟、牵牛子、香加皮、臭灵丹草、常山、商陆、硫黄、蓖麻子、蜈蚣、罂粟壳、蕲蛇、山豆根等均未列入毒性中药管理品种范围。

有文献报道服用制马钱子粉中毒 1 例；制川乌中毒 1 例；木鳖子急性中毒 5 例；仙茅致药物中毒性周围神经病 1 例；白果中毒 35 例；朱砂中毒 1 例；全蝎中毒 1 例；苍耳子中毒 18 例，其中致急性肾功能衰竭及肝损伤 1 例；牵牛子中毒 1 例，引起小便失禁 1 例；商陆中毒 12 例；误食蓖麻子导致中毒多例，且其中中毒并肾积水 1 例，致谷丙转氨酶升高 2 例；全蜈蚣致中毒性肝炎 1 例；罂粟壳中毒多例，引起不良反应 1 例，引起咯血 1 例；山豆根中毒致苍白球损害和全身扭转肌张力障碍 2 例，致小脑炎 5 例，致亚急性基底节坏死性脑病 6 例，致共济失调和视力下降 1 例。对于这些有毒中药是否应该归入毒性药品管理品种，我们认为马钱子粉、制川乌、木鳖子、仙茅、白果、朱砂、全蝎、苍耳子、牵牛子、商陆、蓖麻子、蜈蚣、山豆根已有文献报道，使用后出现毒性和不良反应，应该归入毒性药品管理品种。这些毒性药品归入毒性药品管理品种，才能引起医院药房和医护人员的高度重视，做好毒性药品的管理、贮存和合理应用。

4. 毒性中药的用法用量 在临床应用时，有毒中药一定要注意用法用量，从表 6-1 ～表 6-3 可以看出，毒性中药多严格规定了用法用量，以及标明了禁忌，孕妇禁用或慎用，特殊疾病或体质注意事项。有毒中药所含毒性成分的类型和含量决定毒性的大小，用量是决定含毒中药能否毒害人体的关键。若在其安全合理的用量范围内应用，不会产生毒性，如用量超出人体的最大耐受量，即可产生毒性反应。应提高对有毒中药的正确认识，正确控制有毒中药的使用剂量。含大毒中药治疗量与中毒量很相近，应严格掌握、控制使用剂量，称量也应准确无误；有毒中药毒性较强，应从小剂量开始逐渐增加，并应根据患者年龄、性别、个体差异及病情变化等情况，随证增减，控制好用药剂量；含小毒中药在应用时应注意不能长期服用或超剂量使用，防止毒性成分在体内蓄积。

5. 毒性中药的注意事项 《中国药典》中注明的毒性中药的注意事项过于简单，作为毒性中药，有很多是不宜长期、过量服用的。例如川乌、草乌、斑蝥等大毒品种，《中国药典》仅标明"内服宜慎"，临床已出现大量中毒的报道，有报道患者因误服用草乌及川乌炮制的外用药酒 5mL 致中毒，也有报道大面积外涂斑蝥粉剂致急性中毒死亡。还有对肝肾有毒性的药物应注明肝肾功能不全者慎用或禁用，但都没有明确标明。如草乌、苍耳子、牵牛子、蜈蚣等毒性中药，对肾脏有毒性要慎用，但是《中国药典》中注意事项对草乌只标明"内服宜慎；不可久用；孕妇禁用"，对牵牛子、蜈蚣只注明"孕妇禁用"，而对苍耳子则未标明用药注意事项，临床上已经出现多例应用苍耳子中毒和不良反应的报道。由于《中国药典》标明的注意事项过于简单，未引起人们足够的重视和警惕，导致临床用药安全性降低，增加了中毒和不良反应的发生率。

6.合理应用的探讨 为提高毒性中药在临床应用的安全性和有效性，应该加强毒性中药的安全管理，做到合理用药，发挥毒性中药的最大疗效。

（1）严格调配，防止误用滥用 配方人员审方时，遇到有毒性中药的处方，要审核是否有合格医生签名的正式处方，每次处方剂量是否合理，每次处方量不得超过2日极量，处方保存2年备查。须单方购药者，必须持有关证明，每次购药量不得超过2日极量。毒性中药配方的剂量一般较少，调配人员要严格，认真负责，计量准确，不许以手代秤。处方中未注明生用的一般付给制品，如果剂量过大或有疑问，应拒绝调配。

（2）毒性中药使用前依法炮制 中药所含毒性成分通过加工炮制和炮制辅料的作用后，可降低药物的毒性或副作用。同一品种的药材，由于产地、种植、生长期、采购、药用部位、贮存、炮制方法的不同，而质量相差悬殊，因之毒性相差很多倍。巴豆泻下作用剧烈，去油后毒性降低；朱砂含汞，雄黄含砷，都有毒，水飞后可使药物纯净，降低毒性等。毒性中药依法炮制后，都能达到减毒的目的。

（3）加强毒性中药的保管 毒性中药应当专库、专柜、专人加锁储存，并建立专门账册和进出登记卡片，随动随记，经常核对，定期盘点，发现差错及时追查，挂贴醒目的标志，提示操作人员认真负责，以杜绝丢失和混用。

7.小结 近年来，毒性中药的误用滥用仍然存在，对人类身体健康造成严重危害。因此，提高人们对于毒性中药饮片毒性的认识，督促医生对于毒性中药饮片用法用量的掌握，加强对毒性中药饮片生产、流通与使用过程的管理与监管工作，对于防止毒性药品的不良反应，杜绝毒药的滥用，维护人类健康具有非常重要的意义。

二、《肘后备急方》收载毒性中药的应用探讨

葛洪《肘后备急方》以简、便、廉、验为原则而撰，是我国现存最早的中医急症专著，共八卷，七十三篇。书中病方记载使用了大量毒性中药，对治疗某些疾患有着独特的疗效，但其用药的安全合理性需做考证，以免误用、错用产生不良后果。经与《中国药典》一部分类比较发现，《肘后备急方》中记载有《中国药典》一部记载的小毒中药5种，有毒中药18种，大毒中药3种。现将《肘后备急方》中所载毒性中药的临床应用情况总结如下，并对照《中国药典》各自功能与主治、用法用量、注意事项进行介绍，分析这些毒性中药的用药合理性，以供现代临床应用时参考。

1. 有小毒中药

（1）艾叶

①《肘后备急方》中应用艾叶的记载：治卒得鬼击方，治卒心痛方，治伤寒时气温病、下痢，吞钱，煎服。若身中有掣痛不仁，不随处者，毒病下部生疮者，治癫痫，治口㖞僻，治发背痈肿，疗沙虱毒，以艾灸。断温病令不相染，用烟熏。王氏《博济》，治疥癣满身作疮，不可治者：何首乌、艾等份，以水煎令浓，于盆内洗之。疗白癞：艾千茎，浓煮，以汁渍曲作酒，常饮使醺醺。治火眼：用艾烧令烟起，以碗盖之，候烟上碗成煤，取下，用温水调化，洗火眼，即瘥。蝎螫人：蜀葵花、石榴花、艾心等份，并五月五日午时取，阴干，合捣，和水涂之。

②《中国药典》载：艾叶能温经止血，散寒止痛；外用祛湿止痒，可用于吐血、衄血、崩漏、月经过多、胎漏下血、少腹冷痛、经寒不调、宫冷不孕；外治皮肤瘙痒。醋艾炭温经止血，用于虚寒性出血。其用法与用量为3～9g。外用适量，供灸治或熏洗用。

（2）吴茱萸

①《肘后备急方》中应用吴茱萸的记载：治卒心痛，治心疝发作，治心下百结积、来去痛，治寒疝，治心腹相连常胀痛，治上气鸣息便欲绝，治肿入腹苦满急害饮食等，内服。治阴毒伤寒，四肢逆冷，宜熨。治头风、恶核肿结不肯散、痈肿瘰疬核不消、疗疮去面上粉刺，外用。

②《中国药典》载：吴茱萸能散寒止痛，降逆止呕，助阳止泻，可用于厥阴头痛、寒疝腹痛、寒湿脚气、经行腹痛、脘腹胀痛、呕吐吞酸、五更泄泻。其用法与用量为2～5g。外用适量。

（3）苦杏仁

①《肘后备急方》中应用苦杏仁的记载：救卒客忤死方、治卒中五尸方、治尸注鬼注方、治卒心腹烦满方、治伤寒时气温病方、治中风诸急方、治卒风暗不得语方、治服散卒发动困笃方、治卒上气咳嗽方、治卒身面肿满方、治卒大腹水病方、治心腹寒冷食饮积聚结癖方、治胸膈上痰诸方、治脾胃虚弱不能饮食方、治痈疽妒乳诸毒肿方、治卒阴肿痛颓卵方、治目赤痛暗昧刺诸病方、治卒耳聋诸病方、治卒诸杂物鲠不下方、治面疱发秃身臭心昏鄙丑方、治卒有猘犬所咬毒方、治卒毒及狐溺棘所毒方、治饮食中毒鱼肉菜方、治百病备急丸散膏诸要方。中杏仁毒以蓝子汁解之。

②《中国药典》载：苦杏仁能降气止咳平喘、润肠通便，可用于咳嗽气喘、胸满痰多、肠燥便秘。其用法与用量为5～10g，生品入煎剂后下。内服不宜过量，以免中毒。

（4）蛇床子

①《肘后备急方》中应用蛇床子的记载：治卒发丹火恶毒疮方、治病癣疥恶疮方、治卒阴肿痛颓卵方，均为外用。

②《中国药典》载：蛇床子能燥湿祛风、杀虫止痒、温肾壮阳，可用于阴痒带下、湿疹瘙痒、湿痹腰痛、肾虚阳痿、宫冷不孕。其用法与用量为3～10g。外用适量，多煎汤熏洗，或研末调敷。

（5）蒺藜

①《肘后备急方》中应用蒺藜的记载：治卒中五尸方、补肝散。

②《中国药典》载：蒺藜能平肝解郁、活血祛风、明目、止痒，可用于头痛眩晕、胸胁胀痛、乳闭乳痈、目赤翳障、风疹瘙痒。其用法与用量为6～10g。

2. 有毒中药

（1）干漆

①《肘后备急方》中应用干漆的记载：治九种心痛，及腹胁积聚滞气。治妇人脐下结物大如杯升，月经不通，发作往来，下痢羸瘦。治诸腰痛，或肾虚冷，腰疼痛阴萎方。胁积年久痛，有时发动方。葛氏服药取白方。

②《中国药典》载：干漆能破瘀通经、消积杀虫，可用于瘀血经闭、癥瘕积聚、虫积腹痛。其用法与用量为2～5g。注意孕妇及漆过敏者禁用。

（2）天南星

①《肘后备急方》中应用天南星的记载：回阳散，开关散。治中风不语，喉中如拽锯声，口中涎沫。治咳嗽。与生犀丸合治口眼㖞斜。

②《中国药典》载：天南星能散结消肿。外用治痈肿，蛇虫咬伤。其用法与用量为外用生品适量，研末以醋或酒调敷患处。孕妇慎用；生品内服宜慎。

（3）甘遂

①《肘后备急方》中应用甘遂的记载：治卒肿满，身面皆洪大方：猪肾一枚，分为七脔，甘遂一分，以粉之。火炙令熟，一日一食，至四五，当觉腹胁鸣，小便利。治卒大腹水病方：雄黄六分，麝香三分，甘遂、芫花、人参各二分，捣蜜和丸，服如豆大一丸，加至四丸，即差。

②《中国药典》载：甘遂能泻水逐饮，消肿散结，可用于水肿胀满、胸腹积水、痰饮积聚、气逆咳喘、二便不利、风痰癫痫、痈肿疮毒。其用法与用量为0.5～1.5g，炮制后多入丸散用。外用适量，生用。孕妇禁用；不宜与甘草同用。

（4）白附子

①《肘后备急方》中应用白附子的记载：疗人面无光润，黑䵟及皱，常

傅面脂方：细辛、葳蕤、黄芪、薯蓣、白附子、辛夷、芎䓖、白芷各一两，栝蒌、木兰皮各一分，成炼猪脂二升，十一物切之，以绵裹，用少酒渍之一宿……

②《中国药典》载：白附子能祛风痰、定惊搐、解毒散结、止痛，可用于中风痰壅、口眼㖞斜、语言謇涩、惊风癫痫、破伤风、痰厥头痛、偏正头痛、瘰疬痰核、毒蛇咬伤。其用法与用量为3～6g。一般炮制后用，外用生品适量捣烂，熬膏或研末以酒调敷患处。孕妇慎用；生品内服宜慎。

（5）半夏

①《肘后备急方》中应用半夏的记载：救卒中恶死方，治卒中五尸方，治久患痋痛，不能饮食，治卒腹痛方。小柴胡汤、大柴胡汤，治时气呕逆，不下食。治伤寒病哕不止方、治卒上气咳嗽方。治霍乱心腹胀痛，烦满短气，未得吐下方。治卒得惊邪恍惚方。治胸膈上痰方。治心下悸。治痈疽妒乳诸毒肿方。面黑令白去黯方。治卒蝎所螫方。中半夏毒以生姜汁、干姜，并解之。

②《中国药典》载：半夏能燥湿化痰、降逆止呕、消痞散结，可用于湿痰寒痰、咳喘痰多、痰饮眩悸、风痰眩晕、痰厥头痛、呕吐反胃、胸脘痞闷、梅核气；外治痈肿痰核。其用法与用量为内服，一般炮制后使用，3～9g。外用适量，磨汁涂或研末以酒调敷患处。本品不宜与川乌、制川乌、草乌、制草乌、附子同用；生品内服宜慎。

（6）朱砂

①《肘后备急方》中应用朱砂的记载：治尸注鬼注方、治瘴气疫疠温毒方、辟瘟方。《简要济众方》每心脏不安，惊悸善忘，上膈风热，化痰：白石英一两，朱砂一两，同研为散。《御药院方》真宗赐高祖相国，去痰清目，进饮食，生犀丸加朱砂半两去痰。《胜金方》治一切毒丸、裴氏五毒神膏、苍梧道士陈元膏皆有朱砂成分。

②《中国药典》载：朱砂能清心镇惊、安神、明目、解毒，可用于心悸易惊、失眠多梦、癫痫发狂、小儿惊风、视物昏花、口疮、喉痹、疮疡肿毒。其用法与用量为0.1～0.5g，多入丸散服，不宜入煎剂。外用适量。本品有毒，不宜大量服用，也不宜少量久服；孕妇及肝肾功能不全者禁用。

（7）全蝎

①《肘后备急方》中应用全蝎的记载：杜壬方，治耳聋，因肾虚所致，十年内一服，愈。蝎至小者四十九枚，生姜如蝎大，四十九片，二物铜器内炒至生姜干为度，为末，都作一服。初夜温酒下，至二更尽，尽量饮酒，至醉不妨。次日耳中如笙簧，即效。

②《中国药典》载：全蝎能息风镇痉、通络止痛、攻毒散结，可用于肝风内动、痉挛抽搐、小儿惊风、中风口㖞、半身不遂、破伤风、风湿顽痹、

偏正头痛、疮疡、瘰疬。其用法与用量为 3～6g。本品孕妇禁用。

（8）芫花

①《肘后备急方》中应用芫花的记载：治癖食犹不消，恶食畏冷。治卒得咳嗽方、治卒大腹水病方、治诸癖结痰癖中候黑丸、治酒疸之方、胁痛如打方、葛氏疗痈方，均含芫花。中芫花毒以防风、甘草、桂，并解之。

②《中国药典》载：芫花能泻水逐饮；外用杀虫疗疮，可用于水肿胀满、胸腹积水、痰饮积聚、气逆咳喘、二便不利；外治疥癣秃疮、痈肿、冻疮。其用法与用量为 1.5～3g。醋芫花研末吞服，1 次 0.6～0.9g，1 日 1 次。外用适量。本品孕妇禁用；不宜与甘草同用。

（9）苍耳子

①《肘后备急方》中应用苍耳子的记载：《食医心镜》除一切风湿痹，四肢拘挛。苍耳子三两，捣末，以水一升半煎取七合，去滓，呷之。

②《中国药典》载：苍耳子能散风寒、通鼻窍、祛风湿，可用于风寒头痛、鼻塞流涕、鼻鼽、鼻渊、风疹瘙痒、湿痹拘挛。其用法与用量为 3～10g。

（10）附子

①《肘后备急方》中应用附子的记载：治卒中五尸方。治卒心痛方。治厥逆烦满常欲呕方。治大泻霍乱不止。避瘟疫药干散。治久患常痛，不能饮食，头中疼重方。治心肺伤动冷痛方。治饥疝、寒疝。治心腹相连常胀痛方。治霍乱心腹胀痛，烦满短气，未得吐下方。四顺汤（干姜、甘草、人参、附子各二两）。治瘴疟。治中风、关节疼痛。治卒失声，声噎不出方。治伤寒呕不止方。老君神明白散。赤散方。赵泉黄膏方。治疟病方。治忤，若卒口噤不开者（末生附子，置管中，吹纳舌下）。治风毒脚弱痹满上气独活酒方，附子五两（生用，切）。《简要济众》治脚气连腿肿满，久不差方（黑附子一两，去皮脐，生用，捣为散）。中附子毒，大豆汁、远志汁，并可解之。

②《中国药典》载：附子能回阳救逆、补火助阳、散寒止痛，可用于亡阳虚脱、肢冷脉微、心阳不足、胸痹心痛、虚寒吐泻、脘腹冷痛、肾阳虚衰、阳痿宫冷、阴寒水肿、阳虚外感、寒湿痹痛。其用法与用量为 3～15g，先煎，久煎。本品孕妇慎用；不宜与半夏、瓜蒌、瓜蒌子、瓜蒌皮、天花粉、川贝母、浙贝母、平贝母、伊贝母、湖北贝母、白蔹、白及同用。

（11）牵牛子

①《肘后备急方》中应用牵牛子的记载：解风热，疏积热风壅，消食化气，导血，大解壅滞：大黄四两，牵牛子四两（半生半熟），为末，炼蜜为丸如梧子大。利尿消肿：取牵牛子，捣蜜丸如小豆大五丸，取令小便利。王氏《博济》治三焦气不顺，胸膈壅塞，头昏目眩，涕唾痰涎，精神不爽利膈丸，含牵牛子四两，半生半熟。《肘后方》中用法均入丸剂，至于"半生半熟"的

用法有待考证。

②《中国药典》载：牵牛子能泻水通便、消痰涤饮、杀虫攻积，可用于水肿胀满、二便不通、痰饮积聚、气逆喘咳、虫积腹痛。其用法与用量为3～6g。入丸散服，每次1.5～3g。本品孕妇禁用；不宜与巴豆、巴豆霜同用。

（12）轻粉

①《肘后备急方》中应用轻粉的记载：治疥癣：松胶香，研细，约酌入少轻粉，衮令匀，凡疥癣上，先用油涂了，擦末，一日便干，顽者三、两度。

②《中国药典》载：轻粉能外用杀虫、攻毒、敛疮；内服祛痰消积、逐水通便。外治用于疥疮、顽癣、臁疮、梅毒、疮疡、湿疹；内服用于痰涎积滞、水肿鼓胀、二便不利。其用法与用量为外用适量，研末掺敷患处。内服每次0.1～0.2g，1日1～2次，多入丸剂或装胶囊服，服后漱口。本品有毒，不可过量；内服慎用；孕妇禁服。

（13）狼毒

①《肘后备急方》中应用狼毒的记载：治心腹相连常胀痛方。治两胁下有气结方。治心腹寒冷食饮积聚结癖方。治阴疝。中狼毒毒：以蓝汁解之。

②《中国药典》载：狼毒能散结、杀虫，可外用于淋巴结结核、皮癣；灭蛆。其用法与用量为熬膏外敷。本品不宜与密陀僧同用。

（14）常山

①《肘后备急方》中应用常山的记载：治寒热诸疟方。治胸膈上痰诸方。治卒中诸药毒救解方。治防避饮食诸毒方。治百病备急丸散膏诸要方。葛氏解救中毒患者是利用常山催吐的副作用。

②《中国药典》载：常山能涌吐痰涎、截疟，可用于痰饮停聚、胸膈痞塞、疟疾。其用法与用量为5～9g。本品有催吐副作用，用量不宜过大；孕妇慎用。

（15）商陆

①《肘后备急方》中应用商陆的记载：毒病攻喉咽肿痛方。治卒心腹癥坚方。治卒身面肿满方。

②《中国药典》载：商陆能逐水消肿、通利二便，外用解毒散结。用于水肿胀满、二便不通；外治痈肿疮毒。其用法与用量为3～9g。外用适量，煎汤熏洗。本品孕妇禁用。

（16）硫黄

①《肘后备急方》中应用硫黄的记载：《经验方》治元藏气发、久冷腹痛虚泻。应急大效玉粉丹：生硫黄五两，青盐一两，以上衮细研，以蒸饼为丸，如绿豆大。每服五丸，热酒空心服，以食压之。

②《中国药典》载：硫黄外用解毒杀虫疗疮；内服补火助阳通便。外治用于疥癣、秃疮、阴疽恶疮；内服用于阳痿足冷、虚喘冷哮、虚寒便秘。其用法与用量为外用适量，研末油调涂敷患处。内服 1.5 ～ 3g，炮制后入丸散服。本品孕妇慎用。不宜与芒硝、玄明粉同用。

（17）雄黄

①《肘后备急方》中应用雄黄的记载：治卒魇寐不寤方。治伤寒孤惑、毒蚀下部，肛外如，痛痒不止，疗热肿。治瘴气疫疠温毒诸方。治卒中五尸方。治尸注鬼注方。治心痛多唾，似有虫方。治久心痛，时发不定，多吐清水，不下饮食。治温毒发斑，大疫难救。中阳毒方。治疟。治女人与邪物交通，独言独笑，悲思恍惚者。《博济方》治偏头疼，至灵散。治卒大腹水病方。治卒患胸痹痛方。治阴茎中卒痛不可忍、女子阴疮。《千金方》治耳聋。葛氏竹中青蜂螫人方。治蜘蛛蛇毒螫人，兼辟蛇。治中蛊毒方。雄黄葱汁，解藜芦毒。雄黄治痈疽、痔、疮疡多制成膏剂外用，内服需控制分量。中雄黄毒以防己汁解之。

②《中国药典》载：雄黄能解毒杀虫、燥湿祛痰、截疟，可用于痈肿疔疮、蛇虫咬伤、虫积腹痛、惊痫、疟疾。其用法与用量为 0.05 ～ 0.1g，入丸散用。外用适量，熏涂患处。本品内服宜慎；不可久用；孕妇禁用。

（18）蜈蚣

①《肘后备急方》中应用蜈蚣的记载：治尸注鬼注方、治霍乱心腹胀痛，烦满短气，未得吐下方。治蛇毒兼辟蛇。疗疮。中蜈蚣毒，桑汁煮桑根汁，并解之。

②《中国药典》载：蜈蚣能息风镇痉、通络止痛、攻毒散结，可用于肝风内动、痉挛抽搐、小儿惊风、中风口㖞、半身不遂、破伤风、风湿顽痹、偏正头痛、疮疡、瘰疬、蛇虫咬伤。其用法与用量为 3 ～ 5g。本品孕妇禁用。

3. 有大毒中药

（1）川乌

①《肘后备急方》中应用川乌的记载：书中又称"射罔""麋罔"。治寒疝、久疝，治心疝发作。治卒心腹癥坚方。疗沙虱毒、蝎螫人。葛氏竹中青蜂螫人方。治阴毒伤寒，手足逆冷，脉息沉细，头疼腰重，兼治阴毒咳逆等疾。疗痛缓风，手足蝉曳，口眼㖞斜，语言謇涩，履步不正。中乌头毒，大豆汁、远志汁，并可解之。

②《中国药典》载：川乌能祛风除湿、温经止痛，可用于风寒湿痹、关节疼痛、心腹冷痛、寒疝作痛及麻醉止痛。其用法与用量为一般炮制后用。生品内服宜慎；孕妇禁用；不宜与半夏、瓜蒌、瓜蒌子、瓜蒌皮、天花粉、川贝母、浙贝母、平贝母、伊贝母、湖北贝母、白蔹、白及同用。

（2）巴豆

①《肘后备急方》中应用巴豆的记载：救卒死而张目及舌者。飞尸走马汤。治卒中五尸方。治尸注鬼注方。治心腹俱胀痛，短气欲死，或已绝方。治食气遍身黄肿，气喘，食不得，心胸满闷。治温毒发斑，治时行病发黄方。《博济方》治阴阳二毒，伤寒黑龙丹。治瘴气疫疠温毒。治疟病。治中风。治大热行极，及食热饼，竟饮冷水过多，冲咽不即消，仍以发气，呼吸喘息方。治肿偏有所起处。疗身体暴肿如吹者。治腹水。治卒心腹癥坚方。治心腹寒冷食饮积聚结癖方。治胸膈上痰。治卒患胸痹痛方。治身体头面忽有暴肿处如吹方。治疥疮。治大人小儿风瘙瘾疹，心迷闷。治丈夫本脏气伤膀胱连小肠等气。治卒耳聋。疗中蛊毒吐血或下血。中巴豆毒，黄连、小豆藿汁、大豆汁，并可解之。

②《中国药典》载：巴豆能外用蚀疮，可用于恶疮疥癣，疣痣。其用法与用量为外用适量，研末涂患处，或捣烂以纱布包擦患处。本品孕妇禁用；不宜与牵牛子同用。

（3）斑蝥

①《肘后备急方》中应用斑蝥的记载：治癣疮。疗蛊毒。疗沙虱毒。扁鹊陷冰丸。

②《中国药典》载：斑蝥能破血逐瘀、散结消癥、攻毒蚀疮，可用于癥瘕、经闭、顽癣、瘰疬、赘疣、痈疽不溃、恶疮死肌。其用法与用量为0.03～0.06g，炮制后多入丸散用。外用适量，研末或浸酒醋，或制油膏涂敷患处，不宜大面积用。本品有大毒，内服慎用；孕妇禁用。

4. 小结　葛氏常备药：大黄、桂心、甘草、干姜、黄连、椒、术、吴茱萸、熟艾、雄黄、犀角、麝香、菖蒲、人参、芍药、附子、巴豆、半夏、麻黄、柴胡、杏仁、葛根、黄芩、乌头、秦艽等，此等药并应各少许。其中不少是毒性药材，可见葛洪对毒性药材的利用率颇高，毒性药材在救治急症方面起到主导作用。

华阳隐居《补阙肘后百一方》序中提道："凡用半夏，皆汤洗五六度，去滑；附子、乌头，炮，去皮，有生用者，随方言之；矾石熬令汁尽；椒皆出汗；麦门冬皆去心；丸散用胶皆炙；巴豆皆去心皮，熬，有生用者，随而言之；杏仁去尖皮，熬，生用者言之；葶苈皆熬；皂荚去皮、子；藜芦、枳壳、甘草皆炙；大枣、栀子擘破；巴豆、桃杏仁之类，皆别研，捣如膏，乃和之。"其对毒性药材的使用有明确要求，炮制后起到减毒、去毒的目的。另外，在具体方中，特殊制法、用量也有说明，如"治咳嗽，天南星一个（大者，炮令裂）为末，每服一大钱，水一盏，生姜三片，煎至五分，温服""去痰清目，进饮食，生犀丸……口眼㖞斜，炮天南星一分""甘遂一分，以粉之，火炙令熟"，半夏常与生姜或干姜配伍等。书中还收载多种中毒解救方法。可见东晋时期人们已经懂得毒性药材的炮制和配伍使用，同时掌握了一定的中毒解救知识。《肘后备急方》为后世医家合理运用毒性药材起到指导和推动作用，为中医药传承发展作出了杰出贡献。但书中用量单位由于年代久远，古代单位与现代单位的转换仍需作考证，建议除非确有超剂量使用依据，否则参考现行《中国药典》规定使用为宜。

三、广东地产药材中毒性中药的探讨

我们以梅全喜主编的《广东地产药材研究》《广东地产清热解毒药物大全》二本广东地产药材研究的专著为基础，对广东地产药材中的毒性中药进行了研究探讨。

1.《广东地产药材研究》《广东地产清热解毒药物大全》基本情况介绍 梅全喜教授带领的技术团队，以广东地产药材的研究和开发为研究方向，特别是在广东地产药材的药效学研究及制剂研究方面做了大量的工作，开展了广东土牛膝、三角草、三丫苦、蛇鳞草、山芝麻、蛇泡簕、水杨梅、金盏银盘、青天葵、岗梅根、救必应等多种广东地产清热解毒药研究，不仅对多种广东地产药材进行抑菌、解热、镇痛、抗炎、抗内毒素、抗 EB 病毒、急性毒性等方面进行系列研究，对多种药物药理作用研究概况进行整理总结，还研制出医药新产品 10 多项，获国家发明专利 4 项。在这些研究基础上编写了《广东地产药材研究》（收载了 170 多种广东地产药材）、《广东地产清热解毒药物大全》（收载 240 余种广东地产清热解毒药）。

2. 广东地产药材中毒性中药归类分析及研究概况

（1）广东地产药材按毒性分类 两书共收载了 61 种毒性药材，其中大毒 4 种，有毒 20 种，小毒 37 种。结果见表 6-7。

表 6-7 广东地产药材中毒性中药毒性分类

毒性	药物	数量	百分比（%）
大毒	广东狼毒、羊角拗、钩吻、博落回	4	6.56
有毒	了哥王、三角草、土荆芥、大风子、火秧竻、仙茅、白花丹、相思子、黑面神、樟柳头、山猫儿、广东万年青、五色梅、瓦松、水仙根、白薯莨、茅瓜、莲生桂子花、麻疯树、深山黄堇	20	32.79
小毒	丁公藤、八角枫、入地金牛、飞扬草、飞机草、无患子、牛耳枫、龙葵、算盘子、过岗龙、虎耳草、金耳环、金钮扣、鸦胆子、蒲葵子、一枝黄花、八角莲、山豆根、千里光、千层塔、无爷藤、玉簪花、石蟾蜍、白子菜、白饭树、白英、白药子、光慈姑、华山矾、含羞草、苦木、罗裙带、蚤休、黄药子、黄藤、蛇莓、望江南	37	60.65

（2）广东地产药材中毒性中药来源　毒性中药来源于大戟科等35个科，主要分布于大戟科、百合科、豆科。见表6-8。

表6-8　广东地产药材中毒性中药来源科属分类

科名	每个科含毒性中药数量
夹竹桃科、马钱科、瑞香科、黎科、大风子科、白花丹科、姜科、马鞭草科、景天科、葫芦科、萝藦科、旋花科、八角枫科、芸香科、无患子科、虎皮楠科、虎耳草科、马兜铃科、棕榈科、小檗科、蕨科、樟科、山矾科、蔷薇科	1
天南星科、罂粟科、薯蓣科、苦木科	2
石蒜科、茄科、防己科	3
菊科	4
百合科、豆科	5
大戟科	6
总计35科	总计61种药

（3）广东地产药材中毒性中药性味　毒性中药药性多寒、凉，其中三角草等12种属于微寒；金钮扣属于微凉。这一点与国内常用中药的毒药品种药性多温、热是不一样的，这与广东地处温热带、多用寒凉药有关系。广东地产药材中毒性中药药味多苦、辛。见表6-9、表6-10。

表6-9　广东地产药材中毒性中药药性分类

药性	药物	数量	百分比（%）
寒	广东狼毒、羊角拗、博落回、了哥王、黄药子、黄藤、望江南、火秧竻、樟柳头、广东万年青、水仙根、茅瓜、莲生桂子花、无患子、龙葵、虎耳草、鸦胆子、山豆根、千里光、石蟾蜍、白子菜、白英、光慈姑、苦木（寒）；三角草、白薯莨、麻疯树、八角莲、千层塔、玉簪花、白药子、华山矾、含羞草、罗裙带、蚤休、蛇莓（微寒）	36	59.02
凉	黑面神、五色梅、瓦松、深山黄堇、飞扬草、牛耳枫、算盘子、过岗龙、一枝黄花、无爷藤、白饭树（凉）；金钮扣（微凉）	12	19.67
温	钩吻、土荆芥、白花丹、山猫儿、丁公藤、八角枫、入地金牛、飞机草、金耳环	9	14.75
热	相思子、蒲葵子	2	3.28
平	大风子、仙茅	2	3.28

表 6-10　广东地产药材中毒性中药药味分类

药味	药物	数量	百分比（%）
苦	羊角拗、钩吻、博落回、白花丹、相思子、了哥王、土荆芥、水仙根、茅瓜、火秧竻、白薯莨、五色梅、莲生桂子花、麻疯树、无患子、八角枫、入地金牛、瓦松、龙葵、算盘子、鸦胆子、虎耳草、蒲葵子、一枝黄花、八角莲、山豆根、千里光、千层塔、玉簪花、石蟾蜍、白饭树、白英、白药子、苦木、蚤休、黄药子、黄藤、蛇莓、望江南（苦）；三角草、黑面神、广东万年青、深山黄堇、过岗龙、金钮扣、无爷藤、华山矾、含羞草（微苦）	48	78.69
辛	广东狼毒、钩吻、博落回、土荆芥、大风子、仙茅、白花丹、相思子、樟柳头、白薯莨、山猫儿、广东万年青、丁公藤、虎耳草、金耳环、金钮扣、八角枫、牛耳枫、无患子、入地金牛、一枝黄花、八角莲、飞扬草、千层塔、石蟾蜍、白药子、罗裙带、水仙根（微辛）、飞机草（微辛）	29	47.54
甘	三角草、五色梅、茅瓜、牛耳枫、蒲葵子、无爷藤、玉簪花、白子菜、白英、含羞草、光慈姑、华山矾、黄藤、蛇莓、龙葵（微甘）、千层塔（微甘）	16	26.23
涩	白花丹、麻疯树、含羞草、过岗龙、茅瓜（微涩）、白饭树（微涩）	6	9.84
酸	瓦松、飞扬草	2	3.28
淡	白子菜	1	1.64

（4）广东地产药材中毒性中药归经　61 种毒性中药多归肝、肺、胃、脾经，多数药物有两种以上归经；樟柳头等 4 种药物只有一种归经；钩吻等 6 种未有归经记载。见表 6-11。

表 6-11　广东地产药材中毒性中药归经分类

归经	药物	数量	百分比（%）
肝	羊角拗、博落回、三角草、大风子、火秧竻、仙茅、白花丹、瓦松、白薯莨、茅瓜、莲生桂子花、深山黄堇、丁公藤、八角枫、入地金牛、过岗龙、金耳环、金钮扣、鸦胆子、一枝黄花、八角莲、千里光、千层塔、无爷藤、白子菜、白英、光慈姑、含羞草、罗裙带、蚤休、黄药子、黄藤、蛇莓、望江南	34	55.74
肺	了哥王、白花丹、相思子、广东万年青、瓦松、水仙根、白薯莨、茅瓜、麻疯树、深山黄堇、飞扬草、飞机草、龙葵、金耳环、金钮扣、八角莲、山豆根、千里光、千层塔、无爷藤、玉簪花、石蟾蜍、白饭树、白药子、光慈姑、苦木、黄药子	27	44.26
胃	广东狼毒、了哥王、三角草、火秧竻、黑面神、广东万年青、茅瓜、莲生桂子花、丁公藤、虎耳草、金耳环、金钮扣、山豆根、石蟾蜍、白子菜、白药子、华山矾、含羞草、罗裙带、黄藤、望江南	21	34.43

续表

归经	药物	数量	百分比（%）
脾	广东狼毒、羊角拗、三角草、大风子、仙茅、白花丹、黑面神、麻疯树、丁公藤、龙葵、过岗龙、虎耳草、金耳环、一枝黄花、白饭树、白药子、黄藤、蛇莓	18	29.51
大肠	广东狼毒、博落回、火秧筹、五色梅、深山黄堇、飞扬草、虎耳草、鸦胆子、华山矾、含羞草、苦木、黄藤	12	19.67
肾	仙茅、樟柳头、广东万年青、八角枫、算盘子、无爷藤、白英、白药子	8	13.11
心	羊角拗、相思子、水仙根、入地金牛、飞机草、山豆根、含羞草	7	11.48
膀胱	飞扬草、无爷藤	2	3.28
小肠	玉簪花	1	1.64
胆	白英	1	1.64
无记载	钩吻、土荆芥、山猫儿、无患子、牛耳枫、蒲葵子	6	9.84

（5）广东地产药材中毒性中药用法用量　61种毒性中药中有51种药物可以内服，也可以外用。羊角拗等10种药物禁止内服或不宜内服；了哥王等8种药物可以浸酒用；了哥王、白花丹、广东狼毒需久煎；八角枫宜饭后服用。樟柳头等8种药物不宜过量、长期服用。广东地产药材中毒性中药用法中应注意：广东狼毒不宜生食，需切片与大米同炒至米焦后加水煮至米烂，去渣用，或久煎2小时后用；火秧筹取鲜叶5～8片，炒至焦黄，水煎服；樟柳头、虎耳草外用适量煎水洗，鲜品捣敷，或捣汁滴耳；鸦胆子每次取种仁0.5～2g，用龙眼肉包裹或装入胶囊吞服；蒲葵子外用适量，干果煅存性研末撒患处；土荆芥对肝肾也有毒，有蓄积性，2～3周内不宜重复应用。结果见表6-12。

表6-12　广东地产药材中毒性中药用法用量分类

用法用量	药物	数量
内服、外用	广东狼毒、了哥王、三角草、土荆芥、大风子、火秧筹、仙茅、黑面神、樟柳头、广东万年青、五色梅、瓦松、茅瓜、莲生桂子花、深山黄堇、丁公藤、八角枫、入地金牛、飞扬草、无患子、牛耳枫、龙葵、算盘子、过岗龙、虎耳草、金耳环、金钮扣、鸦胆子、蒲葵子、一枝黄花、八角莲、山豆根、千里光、千层塔、无爷藤、玉簪花、石蟾蜍、白子菜、白英、白药子、光慈姑、华山矾、含羞草、苦木、罗裙带、蚤休、黄药子、黄藤、蛇莓、望江南、白花丹	51
外用（不宜内服、禁内服）	羊角拗、钩吻、博落回、相思子、山猫儿、水仙根、白薯莨、麻疯树、飞机草、白饭树	10

续表

用法用量	药物	数量
浸酒用	了哥王、仙茅、丁公藤、八角枫、入地金牛、过岗龙、八角莲、黄药子	8
不宜过量、长期服用	樟柳头、八角枫、白英、光慈姑、含羞草、黄药子、土荆芥、大风子	8
醋调敷	山猫儿、八角莲、光慈姑	3
需久煎	了哥王（4～6h）、白花丹（须久煎）、广东狼毒	3
滴耳用	樟柳头、虎耳草	2
油调敷	大风子	1
可炖肉服用	含羞草	1
宜饭后服	八角枫	1

（6）广东地产药材中毒性中药应用注意事项 广东狼毒等25种药物孕妇禁用或慎用；脾胃虚弱者禁服、慎服樟柳头等8种药物；体质虚弱者慎服广东狼毒等7种药物；心、肝、肾疾病或有消化道溃疡者禁用、慎用土荆芥、八角枫、鸦胆子；虚寒疾病患者禁服茅瓜、蚤休；阴疽、寒疽勿用深山黄堇、罗裙带；中寒泄泻者勿服千里光、白药子；阴虚火旺者忌服仙茅；气虚胃寒、无热毒虫积者忌用相思子；青光眼患者忌内服金钮扣；不宜空腹服用土荆芥；山豆根与神曲配伍出现心慌、恶心、乏力、出汗等症状。结果见表6-13。

表6-13 广东地产药材中毒性中药应用注意事项

注意事项	药物	数量
孕妇慎服、禁用	广东狼毒、了哥王、火秧竻、白花丹、黑面神、樟柳头、茅瓜、飞扬草、入地金牛、八角枫、丁公藤、牛耳枫、算盘子、虎耳草、金耳环、一枝黄花、八角莲、山豆根、千层塔、无爷藤、石蟾蜍、含羞草、苦木、蚤休、蛇莓	25
脾胃虚弱者禁服、慎服	樟柳头、瓦松、飞扬草、龙葵、鸦胆子、山豆根、白药子、黄藤	8
体质虚弱者慎服	广东狼毒、了哥王、土荆芥、莲生桂子花、丁公藤、八角莲、望江南	7
心、肝、肾疾病或有消化道溃疡者禁用、慎用	土荆芥、八角枫、鸦胆子	3
虚寒疾病患者禁服	茅瓜、蚤休	2
阴疽、寒疽勿用	深山黄堇、罗裙带	2
中寒泄泻者勿服	千里光、白药子	2
不宜空腹服用	土荆芥	1

续表

注意事项	药物	数量
阴虚火旺者忌服	仙茅	1
气虚胃寒、无热毒虫积者忌用	相思子	1
外敷患处皮肤破溃者禁用	虎耳草	1
禁食牛乳及黑牛肉；勿犯铁	仙茅	1
青光眼患者忌内服	金钮扣	1
配伍禁忌	山豆根不宜与神曲配伍	1

（7）广东地产药材中毒性中药引起的中毒或不良反应症状及解救方法 37种药物引起中毒或不良反应症状，主要是全身性损害、呼吸系统损害、皮肤及其附件损害、中枢及外周神经系统损害。其中多数药物对多种系统有损害，如大风子对消化系统、血液系统、泌尿系统都有损害。八角枫、三角草、广东狼毒、羊角拗、钩吻、黑面神、八角莲、光慈菇、苦木、黄药子、望江南子、博落回、龙葵等13种药物有导致死亡的报道或记载。结果见表6-14。

表6-14　广东地产药材中毒性中药引起的中毒或不良反应症状及解救方法

中毒、不良反应症状	药物	药物中毒或不良反应采用的解救方法
皮肤及其附件损害（剥脱性皮炎、红斑疹、致眼角膜灼伤、皮肤红痒、发红等）	丁公藤、了哥王、广东狼毒、飞机草、火秧笋、鸦胆子、千里光	了哥王（民间吃冻冷白粥；如腹泻严重，用蕃稔干三钱，石榴皮三钱，土炒白术三钱，清水三碗煎服）；广东狼毒（可用醋或醋酸溶液外洗）
全身性损害（过敏：四肢麻痹、汗出不止、恶心、呕吐、血压升高。过敏性休克：恶心、呕吐、眩晕、瞳孔散大，出现惊厥性肌肉运动等。休克死亡：腹痛、心悸、呼吸困难，最后因呼吸循环衰竭而死）	丁公藤、入地金牛、蚤休、白英、八角枫、三角草、广东狼毒、羊角拗、钩吻、黑面神、八角莲、光慈姑、苦木、黄药子、望江南子、博落回、龙葵	丁公藤（大剂量甘草煎汤加蜂蜜调服）；八角枫（速用1∶2000～1∶4000高锰酸钾液洗胃，然后服用通用解毒剂）；三角草（温开水洗胃，后服常规解毒剂，或输液排毒；或对症治疗）；广东狼毒（可服蛋清、面粉、大量糖水或静滴葡萄糖盐水）；黄药子（服蛋清、葛粉糊或活性炭；饮糖水或静脉滴注葡萄糖盐水）
消化系统损害（腹痛、腹泻、下痢、恶心、呕吐、便秘）	入地金牛、了哥王、土荆芥、大风子、飞扬草、飞机草、无患子、鸦胆子、樟柳头、千里光、一枝黄花、五色梅、水仙根、罗裙带、黄药子、蛇莓	入地金牛（口服白糖水200mL）；飞扬草（甘草9g，金银花12g，水煎服）；无患子（洗胃，内服蛋清或面糊及活性炭等）；樟柳头（可给冷粥服；或给甘草9～15g，水煎服）；罗裙带（服米醋合生姜汁解之）

续表

中毒、不良反应症状	药物	药物中毒或不良反应采用的解救方法
血液系统损害（溶血等）	大风子、鸦胆子	大风子（如有溶血，可口服硫酸亚铁及注射复方卡古地铁，必要时输血）
中枢及外周神经系统损害（四肢软瘫、耳鸣、耳聋和视觉障碍、双眼急性球后视神经炎）	八角枫、土荆芥、金钮扣、樟柳头、算盘子	土荆芥（中毒急救可用泻剂、兴奋剂）；金钮扣（用水合氯醛、巴比妥类镇静剂，早期也可洗胃，导泻；绿豆皮、连翘、甘草水煎服；或鲜积雪草半斤捣汁服）
其他		白花丹致流产；千里光致畸胎；白饭树致脱发；黑面神、千里光、黄药子引起肝损害；大风子致泌尿系统损害（肾炎）；八角枫、博落回到心血管系统损害（房事传导阻滞）。麻疯树中毒解救方法：服蜜糖；服黄糖；甘草煎水内服；饮盐水

（8）广东地产药材中毒性中药的药理作用（急性毒性）研究概况　广东地产药材中毒性中药有 34 种进行了相关的急毒实验研究，其中羊角拗等 19 种药物进行毒性研究并得出相关的半数致死量（LD_{50}）。广东地产药材中了哥王、土荆芥、大风子、火秧竻、山猫儿、广东万年青、水仙根、麻疯树、深山黄堇、飞扬草、牛耳枫、过岗龙、金耳环、金钮扣、蒲葵子、无爷藤、石蟾蜍、白子菜、白饭树、白药子、光慈姑、华山矾、含羞草、罗裙带、黄藤、蛇莓、望江南 27 种未进行相关的急性毒性实验研究。结果见表 6-15。

表 6-15　广东地产药材中毒性中药的药理作用（急性毒性）研究

序号	药物名称	药理作用（急性毒性研究）
1	广东狼毒	给小鼠腹腔注射 10～20g/kg 广东狼毒块茎水提取液致惊厥而死亡
2	羊角拗	静注对小鼠和鸽的 LD_{50} 分别为 6.93、0.430mg/kg，猫的平均致死量为（0.3375±0.0125）mg/kg
3	钩吻	钩吻总碱小鼠静脉注射和腹腔注射的 LD_{50} 分别为 1.113、1.235mg/kg；大鼠腹腔注射的 LD_{50} 为 1.024mg/kg
4	博落回	大鼠的半数致死量（LD_{50}）为 19.5g/kg
5	三角草	乙醇、水提物提取液小鼠灌胃的 LD_{50} 分别为（156±9.5）、（87.7±5.9）g/kg
6	仙茅	小鼠 1 次灌胃最大容量的仙茅醇浸剂150g 生药 /kg，7 天内无一死亡
7	白花丹	白花丹素给小鼠灌胃的 LD_{50} 为 164mg/kg，大鼠为 65mg/kg
8	相思子	相思子碱灌服小鼠的 LD_{50} > 5g/kg
9	黑面神	小鼠腹腔注射 5% 黑面神注射液，无死亡。家兔静脉注射未见异常
10	樟柳头	醇水（1:1）提取物小鼠腹腔注射的 LD_{50} 为 500mg/kg

续表

序号	药物名称	药理作用（急性毒性研究）
11	五色梅	小鼠按 100g/kg 灌服五色梅 1 次无异常变化
12	瓦松	小鼠、豚鼠腹腔注射黄花瓦松流浸膏 50～100g（生药）/kg 可以致死
13	白薯莨	薯蓣碱小鼠腹腔注射的 LD_{50} 为 60mg/kg
14	茅瓜	块根水冷浸液小鼠灌胃 LD_{50} 为 10.8g（生药）/kg，加热后 LD_{50} 为 11.5g/kg
15	莲生桂子花	大鼠分别给予本品茎、叶的水、醇、石油醚提取物 2g(原生药)/d，连续 4 周，未引起死亡，且对体重及生殖功能也无明显影响
16	丁公藤	丁公藤总成分的毒性效应在小鼠体内的消除很慢，消除半衰期长
17	八角枫	小鼠腹腔注射须根煎剂的 LD_{50} 为 9.98g/kg；兔静注八角枫总苷最小致死量为（5.65±0.58）g/kg
18	入地金牛	两面针结晶 –8 给小鼠腹腔注射，半数致死量（68.04±8.36）mg/kg
19	飞机草	飞机草小鼠灌胃的 LD_{50} 为 227091.04mg/kg
20	无患子	家兔静脉注射木患子皂苷，其致死量为 0.03～0.04g/kg
21	龙葵	小鼠腹腔注射龙葵碱 LD_{50} 为 42mg/kg，大鼠腹腔注射 LD_{50} 为 75mg/kg
22	虎耳草	家兔 35mL/kg 鲜汁灌胃，未见任何不良反应
23	鸦胆子	鸦胆子煎剂对雏鸡肌肉注射的 LD_{50} 为 0.25g/kg，口服为 0.4g/kg。鸦胆子全组分、水提组分、醇提组分的小鼠口服 LD_{50} 分别为 3.14、4.023、3.320g/kg
24	一枝黄花	一枝黄花皂苷对小鼠腹腔注射半数致死量 LD_{50} 为 2.9g/kg
25	八角莲	六角莲的一种树脂，兔服后引起腹泻，猫用后致呕吐、腹泻及死亡
26	山豆根	山豆根煎剂小鼠腹腔注射的 LD_{50} 为 15.6g/kg。山豆根水提、醇提组分及总生物碱提取物的小鼠口服 LD_{50} 分别为 17.469、27.135、13.399g/kg
27	千里光	煎剂小鼠腹腔注射的 LD_{50} 为（23±2.7）g/kg 体质量
28	千层塔	千层塔提取的石杉碱 A（Hup-A）的小鼠 LD_{50} 静脉注射为 10.2μmol/kg
29	玉簪花	玉簪全株有毒，可损伤牙齿而致牙齿脱落
30	白英	白英果实能引起小猪先大颅面畸形，服用未成熟果实后会呈现毒性反应
31	苦木	苦木总生物碱给小鼠灌胃 LD_{50} 为 1.971g/kg
32	蚤休	重楼总皂苷灌胃 LD_{50} 为 2.68g/kg，腹腔注射 LD_{50} 为 0.144g/kg
33	黄药子	小鼠灌服 200% 黄药子水煎剂 LD_{50} 为 79.98g（生药）/kg
34	蛇莓	小鼠腹腔注射 450g（生药）/kg 未见死亡；小鼠灌服 50g/kg 未见异常

3. 小结 广东地处岭南，是典型的亚热带气候，冬暖夏热，多潮湿炎热天气，很容易"上火"，同时由于广东的饮食习惯，长期食用或一次性过多食用高肉类蛋白质和海产品等含嘌呤丰富的食物，导致泌尿系结石的形成和痛

风的出现。无论过去和现在，广东地产药材在广东人民的医疗保健中都有着
重要地位，特别是地产药材在治疗地方多发病、常见病方面有其独特的疗效。
因此，要充分发挥广东地产药材治疗广东地方性疾病的优势，必须保证广东
地产药材的用药安全性。现对《广东地产药材研究》《广东地产清热解毒药物
大全》中收载属于 35 个科、61 种毒性中药进行归类分析，并对 61 种药物的
用法、注意事项、中毒或不良反应症状、药物中毒或不良反应采用的解救方
法等方面进行归类、分析、总结，为广东地产药材的临床安全使用提供依据。
广东地产药材中了哥王、土荆芥、大风子等 27 种药物未进行相关的急性毒性
实验研究，要充分发挥广东地产药材治疗广东地方性疾病的优势，将广东地
产药材中毒性中药的药效学研究向着全面系统、深层次研究，使广东地产药
材中毒性中药的有效成分明确及毒理作用清楚、质量控制科学、临床应用定
位明确，以实现广东地产药材中毒性中药的研究取得质的突破，最终实现提
升广东地产药材的市场开发价值。

第二节　单味毒性中药的探讨

毒性中药虽然存在一定毒性，但其在治疗某些疾病上起着非常重要的作
用。随着近年来对毒性中药的合理及安全应用等方面的研究越来越多，许多
毒性中药备受争议。本文通过对单味毒性中药进行探讨，以增强人们对毒性
中药的认识，为临床更加安全合理地使用毒性中药提供依据。

一、艾叶的毒性探讨

艾叶，为菊科植物艾 *Atemisia argyi* Levl.et Vant. 的干燥叶，产于全国各
地。艾叶是我国劳动人民认识和使用较早的植物，《诗经》载"彼采艾兮，一
日不见，如三岁兮"，至战国时期艾已经成为较为常用的药物，药用历史 3000
余年。《中国药典》从 1977 年版开始记载艾叶有小毒，但民间却将艾叶制作
药膳食疗品服用，为此，对艾叶的毒性提出探讨。

1. 古今对艾叶毒性的认识　对于艾叶的有毒与无毒，古代已有争议，纵
观历代本草书籍记载多认为其无毒。最早记载艾叶的本草专著《名医别录》
将艾叶列为中品，载其"味苦，微温，无毒"；其后，唐代的《新修本草》
《食疗本草》，宋代的《证类本草》，元代的《食物本草》，明代的《本草纲目》
《本草蒙筌》《本草品汇精要》《本草乘雅半偈》，清代的《本草易读》《本草择
要纲目》，均明确载其"无毒"。另有一些本草著作，如《本草备要》《本草
从新》《本草述钩元》等均未注明艾叶的毒性，此种情况一般认为艾叶是无毒

的。可见，古代基本上认为艾叶是"无毒"的。

但古代也有认为艾叶是有一定毒性的记载，如宋《本草图经》载："（艾叶）然亦有毒，其毒发则热气上冲，狂躁不能禁，至攻眼有疮出血者，诚不可妄服也。"

对此，李时珍进行了驳斥，他指出："苏颂言其有毒……见其热气上冲，遂谓其……有毒，误也。盖不知……热因久服致火上冲之故尔。夫药以治病，中病则止。若素有虚寒痼冷、妇人湿郁滞漏之人，以艾和归、附诸药治共病，夫何不可？而乃妄意求嗣，服艾不辍，助以辛热，药性久偏，致使火躁，是谁之咎欤？于艾何尤？"李时珍所述，不无道理，一种具有偏性的药物，使用得当，不仅对人体无害，而且还会发挥很好的治疗作用；但若使用不当或长期过量使用，亦会对人体产生毒害作用。所有具有偏性的治疗药物均具有这一特性。因此，对于一般药物（毒性特别大的例外）来说，其有毒与无毒只是一个相对概念。

近现代对于艾叶的毒性记载也不一致。《中国医学大辞典》收载的与"艾"相关条目如艾、艾叶、艾实、艾绒及其艾叶制剂等达 16 条之多，该书记载："（艾叶）生温，熟热，苦，无毒。"现代出版的最为重要的几部中药专著对艾叶的毒性记载也不一致，《中药大辞典》载其"性味：苦辛，温"，《中华本草》载"性味：味辛、苦，性温"，该二书收载有毒药物一般都会在性味项下标明"有毒""有小毒"等，没有标明的表示该药为无毒品种。地方性中草药志如《湖北中草药志》也记载艾叶"性味苦、辛，温"。

《中药学》载艾叶为"苦辛，温，有小毒"。《全国中草药汇编》载"（艾叶）性味：辛、苦，温，有小毒"，并在"备注"栏收载了艾叶中毒的例子。《中华本草》虽然把艾叶列入无毒中药类，但在"艾叶"项下"毒性"栏对其毒性记载："口服干艾叶 3～5g 可增进食欲，但大剂量可引起胃肠道急性炎症，产生恶心、呕吐，若大量吸收后可引起中枢神经系统过度兴奋，出现谵妄、惊厥及肝损害等。由于神经反射性的变化，以及血管壁本身受损，可招致子宫充血、出血，妊娠时甚至流产。"可见，近现代对艾叶毒性的记载也是较混乱的。

为什么会出现这样的情况呢？在《毒药本草》中找到了答案。《毒药本草》收载了艾叶，但该书收载的"毒药"品种太多，达 903 种，如三七、延胡索、麻黄、鱼腥草等常用的无毒中药都作为有毒药物收载，在该书的"凡例"中有这样的记载："对古代认为无毒、现代有中毒报道、经过毒性试验证实确有毒性者，皆予以收录，以提醒注意或更进一步研究，如人参、何首乌、大黄、肉豆蔻、艾叶等。"在艾叶项下"按语"栏目中作者有这样的描述："艾叶，古人未言其有毒，近人发现使用不当可致中毒甚至引起黄疸型肝炎乃至死亡，可见其有一定毒性，可归入有毒范畴。"该书还收载了艾叶中毒致死的典型案例："1例患者口服艾叶煎剂500mL，服后30分钟出现中毒症状，干渴、腹痛、恶心、呕吐，继而全身无力、头晕、耳鸣、谵妄、四肢痉挛，严重者可致瘫痪，病情迁延则有肝脏肿大及黄疸，最后死亡。"可见，近代关于艾叶毒性问题认识变化是与艾叶中毒致人死亡事件有密切关系的。这一点从《中国药典》的记载变化中也可以看到。

1953年版《中国药典》没有收载艾叶；1963年版《中国药典》分第一、二部，一部收载中医常用的中药材446种和中药成方制剂197种，其中就有艾叶，载其性味"苦、辛，温"，可见该版《中国药典》认为艾叶是无毒的；1977年版《中国药典》（一部）记载艾叶性味是"苦、辛，温，有小毒"；之后，1985、2000、2005、2010、2015年版《中国药典》（一部）均载艾叶"有小毒"。1963年版《中国药典》（一部）是参考历代本草对艾叶性味的记载而载其无毒的，当时虽已有艾叶中毒致死的报道，但并未引起重视；至1977年版《中国药典》（一部）编写时才关注到艾叶中毒致死的案例报道，故将其列为"有小毒"药物范畴。

2. 现代对艾叶的毒性研究　　现代对于艾叶毒性的研究也有不少文章报道，山东省中医药研究院研究员孙蓉等承担的国家重点基础研究发展计划（973）中医基础理论专项资助项目对艾叶的毒性进行了系统研究，比较艾叶不同组分（艾叶水提组分及挥发油、醇提组分和全组分）的小鼠急性毒性，采用经典的急性毒性实验方法进行艾叶不同组分对小鼠的急性毒性比较研究。结果表明，艾叶水提组分、挥发油半数致死浓度（LD_{50}）分别为80.2g/（kg·d）、1.67mL/（kg·d）；醇提组分最大耐受浓度（MTD）为75.6g/（kg·d），全组分最大给药浓度（mLD）为24.0g/（kg·d），分别相当于临床成人日剂量的588.0、186.7倍。主要的急性毒性症状为惊动、恶心、抽搐、四肢麻痹、俯卧不动。艾叶不同组分对小鼠急性毒性强度为：挥发油＞水提组分＞醇提组分＞全组分，但各组分毒性物质基础、体内毒性过程、毒性作用特点、毒性作用机制尚不完全明确。

龚彦胜等观察连续给予艾叶不同组分导致大鼠慢性毒性的损伤表现、程度及可逆性。结果显示，连续21天灌胃给予艾叶水提组分［按含生药量计算分别为3.3～16.5g/（kg·d），相当于成人日剂量的25.7～128倍］和挥发油组分样品［0.015～0.15mL/（kg·d），折算艾叶药材相当于1.88～18.75g/（kg·d），相当于成人日剂量的14.6～145.9倍］均可导致大鼠体质量下降，饮食、饮水不佳，血清丙氨酸转氨酶（ALT）、天冬氨酸转氨酶（AST）、碱性磷酸酶（ALP）、总蛋白（TPC）增高，白蛋白（ALB）、清蛋白/球蛋白（A/G）比值降低，肝脏系数增加，病理检查可见不同程度的肝脏病理组织损伤；

对血常规、肾功能的影响则不明显；肝毒性损伤程度与给药剂量呈现一定的剂量依赖性。经过 20 天恢复期观察，上述部分病变不可逆。结果表明，艾叶水提组分、挥发油组分对大鼠给药 21 天导致的长期毒性表现主要是肝损伤，尤其以挥发油对肝的损伤最大，且部分病变为不可逆性损伤。

黄伟等研究了艾叶水提组分和挥发油组分对小鼠单次肝毒性的"量－时－毒"关系。小鼠单次灌服 8.0g/kg 的艾叶水提组分和 0.34mL/kg 的艾叶挥发油组分后，血清 ALT、AST 值随时间不同造成肝损害程度不同：艾叶水提组分组小鼠 ALT、AST 均在给药后 2 小时达到高峰，毒性持续时间约达 72 小时；艾叶挥发油组分组小鼠 ALT 在给药后 4 小时、AST 在给药后 6 小时达到高峰，毒性持续时间约 72 小时；均可导致肝脏系数明显增加。艾叶水提组分在 1.33、1.9、2.74、3.92、5.6、8.0g/kg 剂量范围内，艾叶挥发油组分在 0.13、0.15、0.19、0.23、0.27、0.34mL/kg 剂量范围内，对肝组织产生明显损伤，且随剂量的增大，ALT、AST 升高显著。该课题组同时研究了艾叶水提组分和挥发油组分对小鼠连续灌胃 7 天肝毒性的"量－时－毒"关系。结果，ALT、AST 在给药后 1 天即有明显升高，3 天肝毒性明显，可持续到 7 天。与正常组比较，给药后 7 天之内，艾叶水提组分在 $1.17 \sim 9.0g/(kg \cdot d)$、挥发油在 $0.13 \sim 0.25mL/(kg \cdot d)$ 剂量范围之内，均可造成明显的肝毒性损伤，表现为 ALT、AST、ALP 升高，ALB 降低，肝脏系数增加，呈现明显的量效和时效关系；肝毒性作用程度挥发油组分＞水提组分。这提示小鼠单次或多次灌服艾叶不同组分均可造成肝损伤，且呈现肝毒性"量－时－毒"关系。

香港中文大学 Chi Chiu Wang 等在 *Human Reproduction* 上发表了一篇文章 *Safety evaluation of commonly used Chinese herbal medicines during pregnancy in mice*，通过一项给怀孕小鼠喂养多种中草药的实验，评估常用中药在小鼠怀孕期间的安全性。他们的结论是艾叶有一定的生殖毒性，但他们的研究结论不仅仅只是艾叶有毒性问题，而是很多中医药界常用的无毒药物都有毒性问题，如熟地黄、丹参、砂仁、川芎等都有生殖毒性。这样的研究结果对于中医临床用药有多大的指导意义就很难说了。

也有不少的研究发现，艾叶的毒性很小甚至是没有毒性的。如刘红杰等研究发现，艾叶挥发油的毒性是与提取方法有密切关系的，石油醚超声提取法和石油醚微波提取法制备的艾叶挥发油是没有毒性的，超临界 CO_2 萃取和水蒸气蒸馏提取的挥发油对肝脏有一定的毒性作用，尤以水蒸气蒸馏法制备的挥发油毒性最大。万军梅等观察了艾叶挥发油每日 0.10、0.50、2.50mL/kg 雾化吸入对大鼠的长期毒性，给药周期为 6 个月。结果大鼠始终活动正常，未发现任何中毒症状或死亡；血液学、血液生化及病理学检查等结果表明，艾叶挥发油连续给药 3 个月后各组 ALB 含量明显升高，其他指标与对照组相比差异无统计学意义；连续给药 6 个月及停药 1 个月后，给药组各项检测指标与对照组比较差异无统计学意义（$P > 0.05$）。这提示艾叶挥发油长期雾化吸入给药无明显毒性。

兰美兵等探讨了艾叶挥发油 [0.5、1、2mL/（kg·d）] 是否对小鼠胚胎骨骼发育有毒性作用，并以环磷酰胺（12.5mg/kg）作阳性对照。艾叶挥发油组 [0.5、1、2mL/（kg·d）] 和阴性对照组（给予花生油）自孕第 12 天开始灌胃给药，连续 5 天；阳性对照组于孕第 13 天腹腔注射环磷酰胺 1 次（12.5mg/kg）。各组孕鼠均于孕第 16 天处死后取出胎鼠测量身长和尾长，每窝随机取一半数量胎鼠行阿利新蓝和茜素红骨骼双染，对前肢芽进行 Neubert 评分，观察胎鼠主要骨骼骨化点的发育。结果显示，与阴性对照组比较，艾叶挥发油各剂量组胎鼠的身长、尾长、前肢芽 Neubert 评分和主要骨骼骨化点出现的数量差异均无统计学意义（$P > 0.05$）；而阳性对照组胎鼠身长、尾长与阴性对照组比较分别缩短了 21% 和 23%（$P < 0.05$），前肢芽 Neubert 评分和主要骨骼骨化点出现的数量也显著低于艾叶挥发油组（$P < 0.05$）。因此认为 0.5、1、2mL/（kg·d）艾叶挥发油对胎鼠肢芽和骨骼发育无毒性作用。而甘肃产艾叶挥发油低剂量 [0.5mL/（kg·d）] 灌胃时对胚胎肝微核率、骨髓微核率、精子畸形率均无影响，高剂量 [2.0mL/（kg·d）] 灌胃时可使孕鼠和雄鼠诱发的胚胎肝微核率、骨髓微核率和精子畸形率均较阴性对照组显著升高（$P < 0.05$），表明一定剂量（$1 \sim 2$mL/kg）的艾叶挥发油对小鼠具有潜在的遗传毒性。

蒋涵等对蕲艾挥发油进行初步毒理学研究，结果小鼠灌胃给药的 LD_{50} 为 3.74mL/kg；进行的 6 项毒性实验结果表明，蕲艾挥发油灌胃于小鼠，外用于日本大耳白兔正常及破损皮肤、日本大耳白兔眼结膜、日本大耳白兔耳郭，对动物均没有明显的毒性及皮肤刺激性；该药皮下注射于小鼠无过敏反应。

杨朝令等研究表明，艾叶多糖还有预防对乙酰氨基酚肝中毒的作用，其机制可能是艾叶多糖升高了血糖浓度，导致肝脏细胞的能量增加，提供还原型辅酶Ⅱ，增加还原型谷胱甘肽的数量，从而使肝组织细胞免受损伤。

从以上内容可以看出，一些实验结果表明艾叶是有一定的肝毒性的，尤其是艾叶挥发油；而另外一些实验结果表明艾叶是无毒的，甚至还有预防其他药物所致肝毒性的作用。有毒的实验中所用的艾叶都是用生药单味给药，且用量是临床常用量的 10 多倍至 200 多倍。而中医临床上所用艾叶都要炮制、配伍，中医食疗上所用艾叶都要进行预处理（除毒性及刺激性成分）、制成食品后还要蒸煮煎炸（能除去毒性成分），且用量是有限的。因此，考察艾叶毒性不能单纯采用现代的研究方法，不能孤立地"就毒性论毒性"，而应综合考虑中医药临床和中医药食疗的配制方法及应用特色，将其放在功效（适应证）和中医的"证候"中间进行综合评价和科学认知，这样的研究结果才具有说服力。

3. 对艾叶毒性的探讨 艾叶毒性引起人们重视的是前面已提及过的 1955 年王炳森医师在《中华内科杂志》12 期上报道的 1 例过量服用艾叶煎液致死事件。此后 1988 年江苏建湖县公安局董金和报道了另 1 例服用陈艾 6 根（含艾叶和艾茎，共约 80g）煎煮成 350mL 浓汁，服用后 10 分钟出现中毒症状，经给予葡萄糖静滴、肌注阿托品救治无效 1 小时内死亡的病例。这种剂量的艾叶、如此之快的死亡，就连报告者也觉得奇怪，并认为是否与陈艾理化特性发生改变，或是茎中的艾叶油含量大所造成。董金和应该是法医，对中药的特性并不了解，实际上的情况恰恰与他的认识是相反的，陈艾的挥发油含量应该更低，艾茎的挥发油含量比叶要低很多，更应该不会出现中毒反应。这 2 例致死的病例因当时的记载不全、时间久远而很难有说服力。

除此之外我们极少看到艾叶引起毒性的，尤其是肝毒性的报道。笔者等人也曾致信我国专门收治中草药致肝毒性疾病的解放军 302 医院，在他们建立的数据库内有众多因服用中草药致肝毒性的病例，但未见到因服用艾叶所致肝毒性的住院病例。在我国的药物不良反应数据库中也极少见到因服用艾叶致中毒或肝毒性的报告。笔者 2016 年 1 月在中国知网上以"艾叶""蕲艾"为关键词搜到相关文章 623 篇，仅有 1 篇与临床应用艾叶中毒有关：患者，女，39 岁。因双眼红肿，自认为是民间的"风气病"，于 1991 年 6 月 26 日傍晚取洗尽干燥艾叶约 30g、干辣蓼约 30g、干枫球子约 50g，加水 1000mL 煎至 100mL 口服，另煎水洗澡。服汤后半小时出现恶心呕吐、大汗淋漓、面色苍白，即于当晚送入该院。体检：体温 36℃，脉搏 68 次/分，呼吸 16 次/分，血压 14/8kPa。神志清楚，面色苍白，皮肤湿冷，面部、四肢肌束震颤，瞳孔两侧对称、针尖大小，呼出气无异味，肺心无异常发现。实验室检查：血、尿、大便常规正常，肝肾功能正常，血清胆碱酯酶活性 15U（该院正常值 30～80U）。入院后立即行输液、利尿及静脉注射阿托品救治，3 天后出院。报告者认为患者服上药后半小时出现类似于有机磷农药中毒的 M 样和 N 样作用症状，经核实患者无农药接触史，故其中毒与用药过量有关（本例患者用量超过限量 3 倍），或是复方汤剂中产生了具有抑制胆碱酯酶活性的物质所致。从这例中毒患者的情况看，应该是与艾叶无关的，报告者的假说"复方汤剂中产生了具有抑制胆碱酯酶活性的物质所致"也是不可能的，而且患者的肝肾功能均正常，可见该例中毒反应与艾叶是无关的。同时又在万方、维普上搜索到"艾叶"相关文章 700 多篇，除了上面提到的 10 多篇关于艾叶毒性的实验研究文章外，没有见到临床报道中有其他的艾叶中毒或毒副作用的文章。

4. 小结 综上所述，关于艾叶毒性的实验研究已经不仅仅局限于常规的急性毒性、亚急性毒性或慢性毒性研究，国内学者对于艾叶引起的肝、肾毒性及胚胎毒性、遗传毒性都有相关深入的研究，研究对象也不仅限于整体动物，也有延伸到细胞水平，并且对于艾叶一些毒性的内在机制、"量－时－毒"关系、发挥效用的安全范围等都做了一定的探讨，临床用药时应该注意。但是艾叶的成分复杂、作用途径多样，现有的实验研究多未能体现中药毒性的特点，既缺乏艾叶毒性作用特点、体内过程、内在机制、毒性靶点等方面的研究，也缺乏炮制、配伍对艾叶毒性的减毒研究。因此，在研究艾叶毒性时，应多考虑艾叶毒性作用特点和艾叶临床应用的习惯，从而提出切合艾叶临床使用过程中的不良反应预警方案和早期诊疗措施，进而形成安全标准，为临床正确地使用艾叶提供依据。

二、何首乌的毒性探讨

何首乌始记于《何首乌录》，是蓼科植物何首乌 *Polygonum multiflorum* Thumb. 的干燥块根，别名夜合、交藤、地精等，主要分布于云南、贵州、陕西、四川、湖南、湖北、广东、广西等地。何首乌是常见的生熟异效的中药，被历版《中国药典》所收载，按炮制方法不同分为何首乌和制何首乌。何首乌解毒截疟，消痈，润肠通便，用于疮痈、瘰疬、风疹瘙痒、久疟体虚、肠燥便秘；制何首乌补肝肾，强筋骨，乌须发，化浊降脂，用于血虚萎黄、眩晕耳鸣、须发早白、腰膝酸软、肢体麻木、崩漏带下、高脂血症。随着何首乌在临床与民间的广泛应用，其不良反应报道越来越多，其中肝毒性报道尤为引人关注。2006年，英国药品与健康产品管理局（MHRA）通报了何首乌制剂致肝损伤的不良反应信息，指出何首乌存在肝毒性风险。其后，国内外关于何首乌致肝损伤的报道层出不穷，英国、澳大利亚、加拿大等国家的药品监管部门陆续发布了对何首乌及其相关制剂的监管及限用政策。2014年，国家食品药品监督管理总局（CFDA）发布通报，提醒关注口服何首乌及其成方制剂有引起肝损伤的风险，超剂量、长期连续用药等可能会增加此风险。本文主要从临床报道、临床特点、原因分析及实验研究等几个方面阐述何首乌的肝毒性，旨在为何首乌的合理应用提供参考。

1. 何首乌肝毒性报道及临床特点分析 由表6-16可知，口服何首乌及其成方制剂有引起肝损伤的风险，患者的主要临床表现包括黄疸表现（尿黄、目黄、皮肤黄染等）、全身乏力、消化道症状（食欲不振、厌油等）和实验室检查异常（胆红素及转氨酶升高等）。何首乌导致的肝损伤病例一般属轻、中度，多呈可逆性，停药后对症治疗基本可痊愈，预后多较好，但也有严重肝损伤，甚至致死的个案病例报告。对于不可治愈的病例，多数患者是因为长期或大剂量服用何首乌或其制剂而导致重型肝炎，或者患有其他疾病所致。

表6-16　1996-2016年何首乌及其制剂致肝损伤报道汇总

年份	例数	临床症状	实验室检查	用药情况
1996	2	皮肤及巩膜黄染	TBIL（↑）、ALT（↑）、AST（↑）等	何首乌饮片，首乌片
1997	1	乏力、腹胀、厌油	ALT（↑）、AST（↑）、TBIL（↑）等	首乌片，5片/次，3次/天，连服20d
1998	2	全身皮肤瘙痒、食欲不振、小便色如浓茶、厌油腻、恶心呕吐	TBIL（↑）、ALT（↑）、AST（↑）等	何首乌及其方剂
2000	6	均感乏力，纳差、巩膜黄染5例，恶心、呕吐2例等	ALT（↑）、AST（↑）、DBIL（↑）、TBIL（↑）、肝炎病毒（－）等	2例用首乌片，10～12g/d，4例含何首乌方剂，分别于4周、6周、24周后发病
2001	1	恶心呕吐、皮肤瘙痒、黄疸	TBIL(↑)、AST(↑)、ALT(↑)、DBIL（↑）、GGT（↑）等	首乌片，连服两周
2002	1	乏力、纳差、尿如浓茶样	TBIL（↑）、DBIL（↑）、AST（↑）等	首乌片，连服3个月
2003	2	均出现皮肤巩膜轻度黄染	ALP（↑）、GGT（↑）、ALB（↑）、AST（↑）、TBIL（↑）、肝炎病毒（－）等	1例用何首乌饮片，煎服6d；1例连用10d
2004	2	乏力、纳差、厌油	AST(↑)、IBIL（↑）、ALT(↑)、GGT（↑）、TBIL（↑）等	白蚀丸（含何首乌），2.5g/次，1日3次，连服1月
2005	1	尿色深黄、乏力、皮肤瘙痒	ALT（↑）、AST（↑）、ALB（↑）、TBIL（↑）、DBIL（↑）、γ-GT（↑）等	汇仁肾宝口服液，10mL/次，3次/天，连服1月
2005	1	全身黄染	TBIL（↑）、AST（↑）、ALT（↑）、DBIL（↑）、γ-GT（↑）、ALP（↑）等	何首乌饮片，连服30d
2006	7	黄疸、尿色变深、腹痛、食欲减退等	－	ShenMin、首乌片、首乌丸
2006	2	乏力、纳差、黄疸	AST(↑)、GGT(↑)、ALB(↑)、TBIL（↑）、DBIL（↑）等	首乌酒，30～50mL/d，连用20d；首乌片，6片/次，3次/天，连用1月余
2007	1	巩膜及全身黄染	DBIL（↑）、ALT（↑）、AST（↑）等	首乌片，6片/次，3次/天，连服40d
2008	3	纳差、腹胀、尿黄如浓茶、皮肤及巩膜黄染	AST(↑)、GGT(↑)、ALP(↑)、TBIL（↑）、DBIL（↑）等	何首乌饮片，分别服用20、10、5d

年份	例数	临床症状	实验室检查	用药情况
2009	1	黄疸、黑尿和苍白的粪便	ALT（↑）、AST（↑）、BILI（↑）、AP（↑）、GGT（↑）、LDH（↑）	首乌片，连服1个月
2010	1	乏力、眼干、巩膜黄染等	TBIL(↑)、AST(↑)、ALT(↑)、DBIL（↑）、γ-GT（↑）等	首乌片，连服8个月
2011	25	乏力、黄疸	TBIL（↑）、AST（↑）、ALT（↑）、DBIL（↑）、GGT（↑）↑等	何首乌饮片
2012	2	1例皮肤巩膜深度黄染；1例皮肤巩膜轻度黄染	ALT（↑）、AST（↑）、TBIL（↑）、DBIL（↑）、白蛋白、球蛋白等	何首乌饮片，每日泡服2g，连服2月余
2013	2	皮肤、巩膜黄染，小便颜色进行性加深，全身乏力、恶心、食欲减退	TBIL（↑）、AST（↑）、ALT（↑）、DBIL（↑）、γ-GT（↑）、AKP（↑）等	何首乌饮片，1例15g/d，连用20d；1例5g/d，连用半年
2014	2	尿色深、皮肤瘙痒全身皮肤黏膜黄染	ALT(↑)、AST(↑)、GGT(↑)、TBIL（↑）、DBIL（↑）等	何首乌饮片，10～20g/d，连服20d；首乌片，5片/次，3次/天，连服3周
2014	18	食欲不振、疲劳、黄疸	TBIL(↑)、AST(↑)、ALT(↑)、DBIL（↑）、GGT（↑）等	何首乌与制何首乌饮片
2015	1	皮肤巩膜黄染等	ALT(↑)、AST(↑)、γ-GT(↑)、TBIL（↑）、DBIL（↑）等	何首乌饮片，每日5g，连用40d
2015	1	黄疸、腹胀、厌食、乏力	TBA（↑）、TBIL（↑）、ALT（↑）、AST（↑）、GGT（↑）、ALP（↑）等	精乌胶囊、活力甦口服液及含何首乌方剂，连用3月
2015	2	巩膜黄染、尿色变黄、纳差	ALT（↑）、AST（↑）、GGT（↑）、ALP（↑）、TBIL（↑）、IBIL（↑）、DBIL（↑）	何首乌饮片，10～20g/d，连用1月
2016	1	尿色如红茶样、皮肤及巩膜黄染、呕吐物为黄色胆汁样	TBIL（↑）、AST（↑）、ALT（↑）、DBIL（↑）、γ-GT（↑）、AKP（↑）等	含何首乌方剂，连用2月

何首乌致肝损伤的原因和因素主要包括：①何首乌本身含肝毒性成分；②长时间和超剂量用药；③药物配伍不合理或同时使用其他可导致肝损伤的药品；④患者自身因素（如肝功能不全、遗传性肝脏代谢酶缺陷）。

2. 何首乌致肝损伤实验研究 目前对何首乌致肝损伤的实验研究主要研

究对象包括何首乌提取物和何首乌单体成分。

（1）何首乌提取物致肝损伤　黄伟等通过小鼠急性毒性实验发现，何首乌具有一定的毒性。提取方式不同，何首乌提取物所含组分不同，从而导致对肝脏的损伤程度不同。Huang 等研究发现，单次灌胃给予小鼠一定剂量的何首乌醇提物或水提物，可造成小鼠急性肝损伤，并呈现"量 – 时 – 毒"的关系。Lin 等研究了何首乌提取物对 L02 人肝细胞的毒性。结果显示，生首乌、制首乌乙醇提取物对人肝细胞的毒性均明显强于其水提物，这提示，何首乌泡酒或用乙醇提取引发肝损伤的风险增加。吕旸等研究了不同来源何首乌的肝细胞毒价，初步判定生首乌毒价在 310 ～ 350U/g 波动，制首乌毒价限度为 130U/g。作者建议每天服用何首乌毒价应少于 1780U，避免长期用药。通过对 8 种含何首乌中成药的毒价检测，发现白蚀丸引发肝损伤风险较大，服药需谨慎。由此可见，何首乌确实对肝脏存在一定的损伤作用，且生首乌的毒性大于制首乌的毒性，与临床表现结果一致，炮制虽然对何首乌的肝毒性有所降低，但在临床上使用时仍需谨慎。

（2）何首乌单体成分致肝损伤　何首乌含有多种成分，主要包括蒽醌类、二苯乙烯类、磷脂类、鞣质类、酚类、甾醇类等化合物。《中国药典》（2015年版）何首乌和制首乌的主要质控成分为结合蒽醌和二苯乙烯苷。目前，大多数学者认为何首乌致肝毒性的物质基础主要是其所含的蒽醌类成分，因蒽酚衍生物在结肠内可生成高活性的蒽酮，吸收入肝后导致肝损伤。另外，也有部分学者认为鞣质也是何首乌致肝损伤的主要成分。

①蒽醌类：卫培峰等研究了何首乌不同成分与肝细胞凋亡的相关性。研究表明，大黄酚很有可能是何首乌致肝损伤的主要成分。孙向红等研究了大黄素、大黄酸、二苯乙烯苷对肝细胞及肝癌细胞的影响。结果表明，大黄素、大黄酸随着浓度与作用时间的延长对 L02 细胞和 BEL 细胞的损伤作用加大，抑制率提高，二苯乙烯苷无明显细胞毒性作用。Ma 等对何首乌单体成分进行了毒代动力学研究。结果显示，大剂量重复给药，大黄素可在肝细胞内蓄积，其 AUC 和 C_{max} 呈上升趋势，提示大黄素与何首乌致肝损伤存在一定的因果关系。

②鞣质类：胡锡琴等用何首乌提取的鞣质对大鼠进行灌胃，结果显示，小剂量无明显肝损害，短期、中剂量对肝脏有所损害，长期、大剂量灌胃对大鼠肝脏损害作用更大，停药均自愈。吴宇对何首乌 70% 醇提物及其 16 个单体成分的肝细胞毒性进行了考察。结果显示，大黄素、大黄酸、没食子酸、白藜芦醇具有明显生物细胞毒性，并推测没食子酸可能是何首乌致肝损伤的主要成分。Chalasani 等研究发现，何首乌 70% 总醇提物和没食子酸对肝细胞具有损伤作用。

（3）何首乌致肝损伤机制研究　卫培峰等用制首乌、大黄酸、大黄素、大黄酚大鼠灌胃给药3个月，检测出 TNF-α 与制首乌不同成分引发大鼠肝脏细胞凋亡有相关性。林龙飞研究发现，何首乌诱导肝损伤的机制主要与线粒体功能相关的氧化磷化以及 TCA 循环信号通路传导异常有关，可以导致肝细胞凋亡及胆红素的代谢转运出现异常而形成黄疸。此外，何首乌提取物可能会导致代谢酶的表达差异和改变成分的体内过程，从而可能进一步引发肝损伤。涂灿等研究了何首乌炮制前后对大鼠的肝损伤作用，并对肝损伤的敏感指标进行了筛选。结果显示，制首乌的肝损伤作用明显小于生首乌，因此可作为炮制减毒的实验依据。由于 ALT 等指标显示肝损伤并不明显，而血清 DBIL、TBIL 因可反应早期肝损伤，因此可以用作肝毒性监测的敏感指标。白杨等用肾阳虚模型大鼠研究了何首乌的肝损伤机制。研究发现，何首乌给药以后，TNF-α 水平升高，$Ca^{2+}-Mg^{2+}$-ATPase、Na^+-K^+-ATPase 含量降低，提示炎症因子水平的上升引发线粒体功能出现障碍，从而导致大鼠肝损伤。Zhang 等通过研究发现，EGCG 相对于儿茶素等鞣质成分，其细胞毒性更大，可以选择性地杀死表达 OATP1B3 的细胞，因此可以导致 OATP1B3 的底物浓度升高而产生肝毒性。此外，K.F.Ma 研究发现 CYP1A2*1C 的突变可能与何首乌导致肝损伤有关，其具体诱发肝脏损害机制需要进一步研究。

3. 小结　随着公众健康意识的增强，作为常用中药，何首乌及其成方制剂在治疗和预防疾病中的使用越来越为广泛，人们对何首乌安全性的认识也越来越深入。尽管生首乌炮制为制首乌后肝毒性有所降低，但是其肝毒性报道仍然不断。目前关于何首乌肝毒性的研究已开展了很多，但是其肝毒性的物质基础、发生机制和炮制减毒机理等仍然没有研究清楚。因此，建议今后从整体动物、组织器官、细胞、分子、基因等水平上继续进行深入研究，为其安全应用提供参考。需要关注的是，除使用不当外，何首乌及其制剂的质量问题也是其导致肝损伤的重要原因，如毒性成分超标、炮制不规范、提取工艺不合理等。

总之，在加强何首乌毒性物质基础、毒性机制及配伍组方机理等研究基础上，建议进一步深入了解其引起肝损伤的风险因素，关注特殊人群（儿童、老人、肝功能不全等）用药安全；选用质量合格（及炮制过）的何首乌及其成方制剂，规范临床用药，严格按说明书用法用量服用，不超剂量、长期连续用药，注意避免同时服用其他可导致肝损伤的药品；加强何首乌不良反应监测，注意服药期间与肝损伤有关的临床表现，加强合理用药宣传，采取有效措施降低其用药风险，促进其临床安全、有效应用。

三、狼毒类中药的毒性探讨

狼毒有逐水祛痰、破积杀虫作用，有大毒，临床用于治疗水肿腹胀、痰食虫积、心腹疼痛、慢性气管炎、淋巴结核等。狼毒最早始见于《神农本草经》，列为下品，在历代本草中均有记载。但作为狼毒用的中草药品种较多，其成分、功效存在较大差异，在《广东地产药材研究》中收载的广东狼毒也有狼毒的部分功效。为保证临床用药的安全有效，现把狼毒类中药的品种、主要成分、功效、鉴别、炮制等对比如下，以便正确使用狼毒。

1. 有关品种研究

（1）大戟科的品种　作狼毒入药的有狼毒大戟 *Euphorbia fischeriana* Steud.，月腺大戟 *E. ebracteolata* Hayata.，鸡肠狼毒 *E. prolifera* Buch-Ham.，大狼毒 *E. nematocypha* Hand.-Mazz.，土瓜狼毒 *E. pinus* Levl.，毛大狼毒 *E. nematocypha* Hand.-Mazz.var. *induta.*，刮金板 *E. chrysocoma* Levl. et Vant.，黄苞大戟 *E. sikkimensis*，均以根入药。

（2）瑞香科的品种　瑞香狼毒 *Stellera chamaejasme* L.，黄花瑞香狼毒 *S. chamaejasme* L. f. *chrysantha* S.C.Huang 均为根入药。

（3）天南星科的品种　广东狼毒为天南星科海芋 *Alocasia Macrorrhiza* (Linn.) Schott 的根茎。

2. 各品种成分、性味及功效比较　结果见表6-17。

表 6-17　狼毒类中药主要成分、性味、功效

品种	成分	性味	功能主治
狼毒大戟	树脂及硬性橡胶、羽扇豆醇及其乙酰化产物、β–谷甾醇、狼毒大戟甲素、狼毒大戟乙素等	寒，辛，有小毒	破积，杀虫，拔毒，祛腐，除湿，止痒
月腺大戟	二十八烷酸、胡萝卜苷、β–谷甾醇、双（5–甲酰基–糠基）—醚、三萜酸、月腺大戟甲素、月腺大戟乙素等		
刮金板	黄酮类、大戟醇类、岩大戟内酯A、β–谷甾醇、岩大戟内酯B等	寒，苦，有毒	利尿逐水，清热解毒
小狼毒	曼西醇型二萜等	温，苦、辛，有大毒	利水，通便，行气，散瘀，杀虫，解毒
大狼毒	没食子酸、2,5–二羟基苯乙酮、岩大戟内酯A、β–谷甾醇、岩大戟内酯B等	温，苦、辛，有毒	泻下逐水，外用止血，止痒

续表

品种	成分	性味	功能主治
土瓜狼毒	生物碱、黄酮、香豆素等类成分	温, 苦、辛, 有大毒	利水, 通便, 行气, 杀虫
毛大狼毒	没食子酸、岩大戟内酯A、β–谷甾醇、岩大戟内酯B等	温, 苦, 有大毒	化瘀止血, 杀虫, 止痒
广东狼毒	海芋多糖、凝集素等	辛, 寒, 有大毒	清热解毒, 消肿散结
瑞香狼毒 黄花瑞香狼毒	狼毒素、72甲氧基狼毒素、瑞香内酯、伞形花内酯、胡萝卜苷、24–亚甲基环阿尔廷醇等	辛, 温, 有毒	清热解毒, 消肿, 泻炎症, 止溃疡, 祛腐生肌

3. 鉴别

（1）大戟科的品种　均以根入药, 外皮薄, 易剥落, 横切面黄白色, 有异形维管束, 体轻质脆, 易折断, 断面有粉性。气微, 味各异。

（2）天南星科的品种　以根茎入药, 外皮棕黄色, 较光滑, 偶有残存鳞片和节, 横切面白色或黄白色, 有颗粒状突起及波状环纹（内皮层环）, 质硬, 胶质。气微, 味淡, 嚼之麻舌刺喉。

（3）瑞香科的品种　表面棕黄色, 时稍弯曲纵皱纹及横长皮孔, 质韧, 不易折断, 折断面具白色绒毛状纤维。气微, 味淡。木质部内侧有异型维管束散在, 异型维管束为内韧型, 呈半圆状。

4. 炮制　对狼毒类中药材的炮制目的最主要是减小毒性。有人对瑞香科狼毒、狼毒大戟、月腺大戟分别采用诃子汤、奶、酒炮制, 狼毒炮制品和生药中的水溶性多糖含量依次为0.42%、1.62%、0.83%、0.67%; 水不溶性多糖含量依次为2.63%、2.87%、2.18%、3.46%; 总糖含量依次为5.67%、7.58%、6.13%、8.42%, 由此可知用诃子汤炮制狼毒可能为较好的减毒方法。

有人对瑞香狼毒的生品、醋炙品、奶制品、酒制品和诃子汤制品进行了急性毒性 LD_{50} 的测定, 结果表明瑞香狼毒经炮制后毒性有所降低, 毒性由小到大的排列顺序为: 醋制品＜奶制品＜酒制品＜诃子制品＜生品。说明瑞香狼毒经奶制后毒性降低的程度优于白酒和诃子炮制, 瑞香狼毒经奶制后确实达到降低毒性、提高安全性的作用。

大戟属植物的毒性主要表现为皮肤刺激性。有报道大戟属植物所具有的包括刺激性在内的多种活性与其所含有的二萜酯类密切相关, 随后的研究报道几乎均证实本属植物的刺激性成分为二萜酯类化合物。二萜酯类是大戟属植物中主要成分之一, 特别是在其白色乳汁中分布较多, 其主要类型有巴豆萜烷

（Tigliane）型、巨大戟烷（Ingenane）型、瑞香烷型（Daphane）、千金二萜烷型（Lathyrane）、假白榄酮型酯（Jatrophane）、松香烷（Abietane）型等。大量的文献报道表明，醋制确实能降低大戟属一些中药的毒性并缓和作用。

5. 药理作用

（1）抗菌作用　瑞香狼毒对金黄色葡萄球菌与链球菌生长有抑制作用；狼毒大戟、月腺大戟对强毒人型结核杆菌（H37Rv）有较强抑菌作用。

（2）抗肿瘤作用　广东狼毒提取物和广东狼毒水煎剂均有不同的抗肿瘤活性。狼毒大戟水和乙醇提取物分别腹腔注射、静脉注射和灌胃给药在一定剂量下也能抑制肿瘤生长，但以腹腔及静脉注射给药作用较强。杜氏等实验观察了瑞香狼毒水提物对小鼠移植性肿瘤 V14、S-180、Heps 生长有较强的抑制作用。

（3）抗炎镇痛作用　广东狼毒水提取后浓缩的高、中、低剂量（16、8、4g/kg）对热板刺激致痛法和化学刺激致痛法均有镇痛作用；对二甲苯所致小鼠耳郭炎症和小鼠棉球肉芽肿形成也有抑制作用。狼毒煎剂灌胃给药，6g/kg，对电击小鼠尾法及热板法，可提高小鼠痛阈 20% ～ 50%，表现出良好的镇痛作用等。

6. 小结　综上所述，各地使用狼毒品种比较混乱，相关研究还不很全面，主要是狼毒类中药属于少用中药，故研究较少。目前药理学研究多集中在抗肿瘤方面，也涉及抗菌、抗炎、镇痛作用方面，在毒性方面研究也较少。为了临床用药安全，应加强其毒副作用研究，加强毒理学方面的实验，为安全用药提供保障。从上综述可知，不同品种成分、功效有所不同，因此要进一步确认其基原植物，进行全面系统的研究，筛选优质品种，并对商品药材进行规范化管理，制定统一的质量标准。

四、毒性中药轻粉的探讨

轻粉，又名水银霜、水银粉、汞粉、腻粉、峭粉、银粉、扫盆，主要成分为氯化亚汞（mer-curous chloride，Hg$_2$Cl$_2$ 或 HgCl），化学上又名甘汞（calomel），主产于湖北武汉、天津及河北安国市、四川、重庆、云南昆明、湖南湘潭县等地。本品是中医外科常用药，外用具有杀虫止痒、拔毒敛疮、去腐生肌作用，常用以治疗疥癣、疮疡、瘰疬、梅毒、阴疮、湿疹、酒渣鼻及狐臭等外科疾患。内服有利水通便作用，用于治疗水肿、大小便不通有较好疗效。现就轻粉的出处、处方组成、制备工艺、药理作用及临床应用做一探讨。

1. 轻粉的最早记载　轻粉在本草著作中作药物的记载，有认为是始载于《嘉祐补注本草》（宋·掌禹锡等撰），然而早在唐代，陈藏器著《本草拾遗》就以"轻粉"和"汞粉"名收载过轻粉，并指出轻粉能用于"通大肠，转小儿疳并瘰疬，杀疮疥癣虫及鼻上酒皶，风疮瘙痒"。因此，轻粉首载于《本草拾遗》是无疑的。其后的《嘉祐补注本草》以"水银粉"为正名收载。但作为药用，则在七世纪孙思邈所著的《千金翼方》中即有"治久癣不差方，细研水银霜如粉，和腊月猪膏，先以泔清洗疮，试乾涂之"（卷二十四）和"飞水银霜法"（卷五）的记载，"水银霜"即为刺激性轻低的氯化亚汞（Hg_2Cl_2），即轻粉。唐·王焘撰《外台秘要》，在三十二卷中收载了比这更早（公元265～316年）的"崔氏造水银霜法"，虽同称"水银霜"，但"崔氏水银霜"按其制法和处方与《千金翼方》"水银霜"不同，其产物不是氯化亚汞（轻粉），而是氧化高汞（$HgCl$，即白降丹）。明·李时珍在《本草纲目》"轻粉"条中引用了葛洪《抱朴子》所载"自雪粉霜也，以海齿为匮，盖以土鼎，勿泄精华，七日乃成"，但这段文字很隐晦，而且袁翰青先生研究葛洪著作时，没有发现葛洪制得轻粉，且葛洪以后的《本草经集注》《新修本草》等书都没有轻粉这药。清代郑文焯撰《医故》（1877年？）中有公元前七世纪"萧史为秦穆公炼飞云丹，第一转乃轻粉"的记载，唯目前尚未见到更详尽的史料来证明这件事，因而只能视为传说而已。至此，可以认为轻粉作为药物是首载于《本草拾遗》，作为药物应用则是《千金翼方》最早记载。若不局限于医家，轻粉的出现则比这更早，在东汉（公元2世纪）的《太清金液神丹经》中已制得了不纯的氯化低汞（轻粉）。

轻粉（Hg_2Cl_2）在欧洲于十六世纪间才始载于欧司瓦德哥鲁流士（Oswald Grollius，1560—1607）所著《化学典》一书中，但作为药用是比这个时期还晚一点的 Mayerne（1573—1655），甘汞（calomel）这个名称即由Mayerne所提出。

2. 轻粉的处方组成及制备工艺的探讨　古代轻粉的制备与目前全国各地炼制轻粉的处方均不完全相同，制法也有出入，但成品的主要成分则均为氯化亚汞。下面就处方组成和炼制工艺分别进行探讨。

（1）处方组成　升炼轻粉的处方很多，绝大多数是由水银、盐和矾为主要原料炼制而成（表6-18），但在古代亦有少数制造轻粉的处方中有焰硝，如《本草纲目》升炼轻粉第三法，《医宗粹言》"升轻粉法"和《炮制大法》制"水银粉法"的处方中均有焰硝，焰硝又名火硝即硝酸钾（KNO_3），是一种强氧化剂，是升炼红粉和白降丹的必需原料。处方中是否有火硝，其升炼产物是截然不同的，下面比较一下轻粉、红粉和白降丹的主要原料区别（表6-19），从该表中可以看出制造轻粉与白降丹的处方组成主要区别就在于有没有火硝，有火硝得白降丹，无火硝得轻粉。所以《本草纲目》第三方、《医宗粹言》方和《炮制大法》方的升炼产物不是轻粉而是白降丹，所以这些所谓升炼"轻粉方"实际上是白降丹方。

表 6-18　炼制轻粉的古今处方组成比较表

出处			组成（单位：两）					
年代	作者	书名	水银银	食盐	皂矾	胆矾	明矾	其他
唐·682年	孙思邈	《千金翼方》	16	48	10			朴硝8、玄精6、锡20
明·1505年	刘文泰	《本草品汇精要》	1.2	0.8	1.6		0.2	
明·1525年	陈嘉谟	《本草蒙筌》	1	0.5	0.7			
明·1575年	李梴	《医学入门》	2	1			1	
明·1596年	李时珍	《本草纲目》Ⅰ方	1	1			2	
		Ⅱ方	1	0.5	0.7			
		Ⅲ方	1	0.4	1.5		0.1	焰硝0.2
明·1612年	罗周彦	《医宗粹言》	16	2	2		2	焰硝2
明·1922年	缪希雍	《炮制大法》	16	2	2		2	焰硝2
清·1655年	郭佩兰	《本草汇》	1	?			2	
清·1887年	张秉成	《本草便读》	√	√			√（未载剂量）	
1960年	南京药学院	《药材学》	6.4斤	3斤		3.8斤		红土10碗
1960年	成都中医学院	《中药学讲义》	6.4斤	3斤		3斤		红土10碗
1962年	刘友梁	《矿物药与丹药》	6斤	3斤		3.5斤		
1973年	成都中医学院	《常用中药学》	6.4斤	3斤		3斤		红土10碗
1977年	江苏新医学院	《中药大辞典》	6.25斤	3斤		3.5斤		红土10碗
1978年	成都中医学院	《中药学》	√	√			√（未载剂量）	
1980年	湖北中医学院	《药剂学》	50g	20g	45g			芒硝15g
1982年	郭成、马兴民	《中药制剂技术》			600g			胎底600g
天津配方	声向高	《吉林中医药》1981（2）：51	6.4斤	3斤	5.5斤			红土10碗
武汉配方	武汉市健民制药厂提供		√	√	√（未载剂量）			土盐

表6-19　炼制轻粉、红粉和白降丹的主要原料区别表

主要处方组成				炼制后所得产物
水银	食盐	矾	火硝	
√	√	√		轻粉（Hg_2Cl_2）
√		√	√	红粉（HgO）
√	√	√	√	白降丹（$HgCl_2$）

　　轻粉虽都是由汞、盐、矾为主要原料炼制而成，但自古到今所选之"矾"亦不相同，有选用皂矾，有喜用胆矾，有主张用明矾。我国现存最早的关于轻粉炼制的文献记载是唐代孙思邈的《千金翼方》，书中所载"飞水银霜法"即选用皂矾。明代《本草品汇精要》《本草蒙筌》等，均沿用皂矾。明代李梃首次选用明矾作原料的处方炼制轻粉，李时珍极为赞同，把明矾作原料的处方作为炼制轻粉的首选方，并通过试验得出"一两汞，可升粉八钱"的结论。清代据《本草汇》《本草便读》等记载来看基本上是沿用胆矾。而到了20世纪50～70年代皆提倡用胆矾，近几年又多选用皂矾和明皂。如成都中医学院主编的《中药学讲义》（1960版）、《常用中药学》（1973版）和《中药学》（1978年版），前二者均选用胆矾，后者都改为明矾，这种改动是否有理论依据和实践基础，未见解释。《矿物药与丹药》所载轻粉的基原是"水银、白矾、食盐烧炼而成的汞制剂"，在制法中却选用水银、胆矾、食盐为处方。由此可见，所用之矾，几经变动，十分混乱。

　　在20世纪20～50年代有不少人对李时珍《本草纲目》炼制轻粉的明巩方进行过研究，王季梁先生曾按李氏处方（水银一两，明矾二两，食盐一两）依法制造，并观察其反应，结果甚佳。张准及张江树也曾按李氏明矾方制备轻粉，所得结果甚好，据朱茂先生介绍杜建业曾选用一明矾方进行制备实验，结果测得升华物的Hg_2Cl_2含量99%以上，该处方的组成是水银七两，食盐三两，明矾五两。因而朱老先生认为："现在的制轻粉法原料种类与李（时珍）氏（明矾）处方相同。"其实不然，当时（至今）无论是书籍记载还是药厂生产极少见用明矾方，只有少数在实验室制备轻粉才有采用明矾方的。

　　从上述可知，轻粉方虽多种多样，但都是以汞、盐、矾为主要原料，区别就在于等用之"矾"，究竟以何"矾"为最佳，是个值得探讨的问题，有待今后进一步研究。

　　（2）制备工艺　轻粉的炼制一般分坐胎、封口、烧炼、收丹四个步骤进行，但具体操作方法各有不同。

　　①坐胎：轻粉的坐胎方法归纳起来可分为热胎法、冷胎法和湿胎法。热胎法：先将除水银外的药物同放入铁锅内以小火炒干或煅至蜂窝状，使表面

水分逸出（名作曲），再加水银混匀，覆碗升炼。如《本草品汇精要》《医学入门》等所载均为热胎法。冷胎法：将处方中的全部药物即明矾与盐和水银共研，不见星为度，放入锅内覆碗升炼。如《本草蒙筌》《本草纲目》《本草汇》皆为冷胎法。湿胎法：将矾、盐及其他药物研细，加水调糊，加水银研匀，加入红土（或胎底）拌成软泥状或做成窝头状，置锅中覆碗升炼。现代无论是书籍记载还是药厂实际生产均采用湿胎法，如《中药学讲义》《矿物药与丹药》《矿物药浅说》《药剂学》《中药制剂技术》和天津配方等均是湿胎法。

②封口：坐胎后在铁锅上盖瓷碗，并及时封口，一般用红土、黄泥、盐泥或用炉灰、灶灰、赤石脂、煅石膏加盐水淍泥作材料封口。

③烧炼：烧炼燃料古人多用木炭，今人亦用木炭，但也有用煤及电炉，各种火力均有其优缺点，木炭火不均匀，维持时间短，但较易控制调节；煤炭火力暴烈而不稳定，不易调节火力，但维持时间长；特制煤球火力高，且稳定而持久；电炉火力稳定均匀，可随意控制调节，但耗电量大。一般来说，实验室采用电炉炼好，医院制剂小量生产可采用木炭及煤，工厂大量生产则以煤为最好。炼制的火力古时亦有规定，"微火三日、武火四日""用炭火、先文后武""用炭火旋旋烧上""火慢则渐加至半斤为度"等，可见古人对升炼轻粉的火力要求是先文火再慢慢加大火力。现代炼制轻粉亦有类似规定，"开始时火力不宜太大，但要均匀"。据现代研究认为炼制轻粉的火力一般控制在250℃以下，最好控制在150～160℃，温度过高或过低均影响产品质量。温度过高（火力过大）：成品结晶；片厚体重；颜色发乌，无银质光泽，水银也被烧出；且高温还能使轻粉分解（$Hg_2Cl_2 \rightarrow Hg+HgCl_2$），使产量降低，毒性增强。温度过低（火力太小）：升炼物生成困难，成品量小、片小，像棉花绒样色暗无光。在升炼开始逐渐加温至100℃时需要稳定一小时左右，升温过快成品中往往杂有汞的微粒。对于升炼时间古今差异较大，古时烧炼时间较短，如"以荆柴炭一斤，碎之如核桃大……待火尽盆温揭之""以炭火打二柱香""以点线三炷为候"，或"蒸半日"。一斤木炭慢烧可维持1～2小时，每柱香可烧0.5～1小时，亦有在碗底放大米、棉花来观察，常以大米焦黄或棉衣焦黑示火候已到，据试验也只相当于3小时左右。可见古人烧炼轻粉一般只用2～5小时。现代烧炼时间则大为延长，如"至一炉木炭烧尽时""木炭47斤烧炼时至炭燃尽"，有的则直接规定时间，如烧炼18～24小时。一炉木炭视炉大小而定，可烧4～6小时，而47斤木炭可烧8～10小时。皆比古代时间为长，究竟以多长时间为最优尚无定论，但可以肯定，烧炼时间太长或太短均有不足，时间太长，浪费燃料，且长时间密闭加热会导致轻粉分解，杂质增多，含量降低。时间太短炼制不能反应完全，升炼产物减少。

综上所述，正确控制升炼轻粉的火力和时间，对于提高产品数量、保证质量、降低燃料损耗是至关重要的，轻粉升炼的成败关键在此一举。

3. 炼制原理及新工艺的探讨   如前所述，炼制轻粉的处方很多，归纳起来主要是三大类，这三类的区别就在于用矾不同。下面分别介绍一下以明矾 [KAl $(SO_4)_2 \cdot 12H_2O$]、皂矾（$FeSO_4 \cdot 7H_2O$）和胆矾（$CuSO_4 \cdot 5H_2O$）为原料处方的炼制原理。

以明矾为原料的升炼机制是：

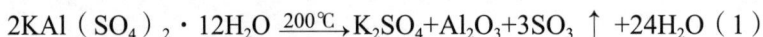

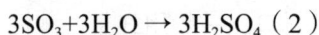

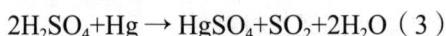

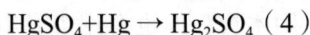

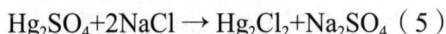

$2KAl(SO_4)_2 \cdot 12H_2O \xrightarrow{200℃} K_2SO_4 + Al_2O_3 + 3SO_3 \uparrow + 24H_2O$（1）

$3SO_3 + 3H_2O \rightarrow 3H_2SO_4$（2）

$2H_2SO_4 + Hg \rightarrow HgSO_4 + SO_2 + 2H_2O$（3）

$HgSO_4 + Hg \rightarrow Hg_2SO_4$（4）

$Hg_2SO_4 + 2NaCl \rightarrow Hg_2Cl_2 + Na_2SO_4$（5）

以皂矾为原料的升炼机制是：

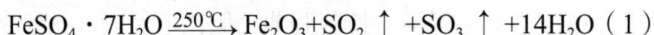

$FeSO_4 \cdot 7H_2O \xrightarrow{250℃} Fe_2O_3 + SO_2 \uparrow + SO_3 \uparrow + 14H_2O$（1）

$SO_3 + H_2O \rightarrow H_2SO_4$（2）

第（3）、（4）、（5）步反应机制同明矾。

以胆矾为原料的升炼机制是：

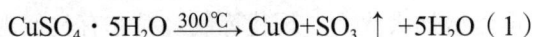

$CuSO_4 \cdot 5H_2O \xrightarrow{300℃} CuO + SO_3 \uparrow + 5H_2O$（1）

$SO_3 + H_2O \rightarrow H_2SO_4$（2）

第（3）、（4）、（5）步反应机制同明矾。

从上述反应机制中可以看出，明矾、皂矾和胆矾都是经过高温分解制得硫酸（H_2SO_4 为氧化剂），再与足量的汞反应生成硫酸亚汞（Hg_2SO_4），再进一步与食盐反应生成氯化亚汞即轻粉。但皂矾和胆矾需要较高温度（250～300℃）才能分解，而白矾则在较低温度（200℃）即可分解。再者若以高温分解后生成 H_2SO_4（氧化剂）的理论量来确定诸矾的效价，依次为白矾＞胆矾＞皂矾，亦即白矾分解后硫酸的得率高。由此，似乎以白矾作原料可节省燃料，增大反应物浓度而利于反应进行，提高化学反应和升炼速度使升炼时间缩短。但不可忽视的是以皂矾和胆矾作原料升炼轻粉，它们的高温分解产物 Fe_2O_3 和 CuO 在反应中具有催化剂样作用，可加速化学反应的进行和增强化学反应的强度，从而也能缩短时间，提高效率。那么究竟以何为好呢？看来只有依靠实践手段来解决这个问题了。

从上述反应机制中还可知，水银的用量一定要适当，如用量过少使反应不能进行完全，致使氯化高汞（$HgCl_2$）量增多，因为汞量不足时，不能使硫酸高汞还原成硫酸亚汞，即反应（4）式不能进行，这样硫酸高汞与食盐作用生成氯化高汞，反应式为 $2HgSO_4 + 4NaCl \rightarrow 2HgCl_2 + 2Na_2SO_4$。若用量过多则使过量的汞升华，掺入轻粉中，导致成品含量降低，杂质增多，毒性增强。

现代制备轻粉除了传统的烧炼法外，还有用化合法制备，系用汞、硝酸与食盐溶液混合反应制成，具体操作如下：取水银 50g、蒸馏水 20mL 置烧杯中，加硝酸 50g（比重 1.4）搅拌溶解（温度控制在 20 ～ 30℃），并在该温度下加入 100mL 40% 氯化钠溶液中搅拌，立即产生白色沉淀，滤过，水洗、干燥即得轻粉，反应机制如下：

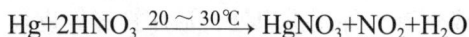

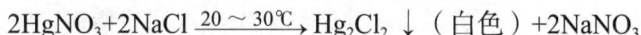

$$Hg+2HNO_3 \xrightarrow{20 \sim 30℃} HgNO_3+NO_2+H_2O$$

$$2HgNO_3+2NaCl \xrightarrow{20 \sim 30℃} Hg_2Cl_2 \downarrow （白色）+2NaNO_3$$

亦有用硫酸汞与汞混合使成硫酸亚汞，再加食盐升华制得，机制如下：

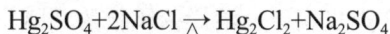

$$Hg+HgSO_4 \rightarrow Hg_2SO_4$$

$$Hg_2SO_4+2NaCl \xrightarrow{\triangle} Hg_2Cl_2+Na_2SO_4$$

化合法操作简单，节省燃料，但据近年来的临床应用表明，化合法制备的轻粉临床应用疗效不如升炼法好。

4. 轻粉的药理作用与临床应用　轻粉性味辛，寒，有毒，入肝、肾经，有杀虫止痒、攻毒敛疮、去腐生肌、利水通便之功效。现代研究证明，轻粉的水浸液（1∶3）在试管内对多种皮肤真菌均有不同程度的抑制作用，轻粉内服适量能制止肠内异常发酵，并能通大便。其泻下作用主要是因轻粉口服后在肠中遇碱及胆汁小部分变成易溶性二价汞离子，二价汞离子能抑制肠壁细胞的代谢与机能活动，阻碍肠中电解质与水分的吸收而致。二价汞离子吸收后，还可以与肾小管细胞中的含硫基酶结合，抑制酶活性，影响肾脏的再吸收功能而有利尿作用。

轻粉外用一般研末作掺药、干撒或调敷用，亦配入猪油、油蜡膏或铅丹膏中，现代常配入凡士林、乳剂等基质中或制成酊剂外搽。内服研末 2 ～ 5 厘，或入丸、散。轻粉在临床上的应用可归为以下几个方面。

（1）用于治疗疥癣、诸疮类：治疥癣常单用或与大枫子、硫黄等合用，如"以腊月猪脂，不拘多少，用生白矾、杏仁加轻粉捣烂擦之"；治人面上湿癣用轻粉散〔轻粉，斑蝥（去翅足），研细〕外搽；以"汞粉、大枫子肉等份为末涂之"治杨梅疮癣；以神捷散（轻粉、吴茱萸、赤小豆、白蒺藜、白芜黄仁、石硫黄研末，生油调匀）睡前搽患处治诸疥疮；以银蜡纸（用厚棉纸铺加热之马口铁上，用黑蜡于纸上擦之，令蜡化入纸内，候冷，用轻粉筛纸上）随疮大小剪贴之，一日一换，治爪风疮及一切寒湿性诸疮；以莹珠膏〔轻粉、樟冰各一钱半，冰片一钱溶入猪油、白蜡（10∶3）混合基质中，搅匀成膏〕于纸上摊贴之，治梅疮、杖疮、下疳等；治梅毒多与青黛、炉甘石等配伍外用，也有以少量轻粉同石膏末内服以治梅毒；治黄水疮多配入其他清热解毒和收湿止痒之药，如蛤粉散即由轻粉、蛤粉碗、石膏、大黄等研制而成；以穿粉散（穿山甲、轻粉、铅粉、黄丹各 10g 研细末）麻油调搽治黄水疮；外耳湿疹还有人用轻粉、黄连各 50g，蜈蚣一条，75% 酒精 200mL 浸泡一周制成酊剂，涂患处治无名肿毒、疖肿等 60 例都有明显的效果。

（2）用于治疗荨麻疹、皮肤瘙痒症、神经性皮炎、酒渣鼻、痤疮及狐臭等症：用三白散（轻粉 15g、煅石膏 10g、白芷 30g 为末）外扑患处，治疗荨麻疹、皮肤瘙痒症，效果很好。有用轻红膏（轻粉 22.5g、红粉 33.5g、冰片 21.4g、凡士林 55g、香脂 320g 制成软膏）外用搽患处，治疗神经性皮炎。以加味颠倒散（轻粉 6g，大黄、硫黄各 30g 共研细末）凉水调为稀糊，睡前涂患处，晨即洗去并用散剂干扑患处，治疗酒渣鼻及痤疮，效果颇佳。以粉霜、水银等份，以冷霜和涂之，治腋下狐臭。

（3）用于治疗五官及二阴黏膜部位之炎症疾患：治烂弦风眼的"腻粉末，口津合，点大眦，日二三次；以轻粉一钱，黄连一两，为末掺之，治风虫牙疳，脓血有虫"。还有以轻粉一钱，麝香一厘，为末掺之，治耳底肿痛；脓水不绝以轻粉末掺之治下疳阴疮等。

（4）内服用于治疗水肿、大小便不通症：常与大戟、芫花、牵牛子等峻下逐水药配伍如三花丸，古人亦有以轻粉配下气肿满，还有以腻粉一钱，生麻油一合相合空腹服之，治大小便关格不通，腹胀喘急。以腻粉一钱纳于枣中，和白面裹之，于火上炙令熟，碾罗为末，煎汤顿服之治"大便通，十日秘者等"。

五、毒性中药雄黄的探讨

中药雄黄（Realgar）始载于《神农本草经》，至今已有两千多年历史。雄黄为硫化物类矿物雄黄族雄黄，具有解毒杀虫、燥湿祛痰、截疟的功效，主要用于治疗痈肿疔疮、蛇虫咬伤、虫积腹痛、惊痫、疟疾等。现代研究表明，本品具有抗炎镇痛、抑菌抗病毒及抗肿瘤等作用。雄黄是含砷成分的药物，使用不当可引起急慢性中毒，同时也是名方安宫牛黄丸等中成药的组成成分，在成方制剂中有着独特的药效，并且约有 5% 中成药品种中含有本品。因此，对于本品的有效性及安全性值得关注。本文就中药雄黄的古代文献资料和现代研究进展进行总结，对其药用历史及安全性进行探讨。

1. 药用历史沿革 雄黄最早有文字记载可追溯至公元前二世纪的西汉时期，据刘安《淮南万毕术》中载曰："夜烧雄黄，水虫成列。水虫闻烯雄黄臭气，皆趣火。"雄黄入药记载以黄食石之名始见于东汉时期《神农本草经》，列为中品，载曰（黄食石）："味苦，平，寒。主治寒热，鼠瘘，恶疮，疽痔，死肌，杀精物，恶鬼，邪气，百虫，毒肿，胜五兵。"表明汉代及以前的先民已经对本品的药性和治痈肿疔疮、驱蚊杀虫等作用具有很深的认识。自东汉之后的历代主要本草文献均多有记载，并对其药性和毒性认识进行了补充。《名医别录》载："味甘，大温，有毒。主治疥虫，䘌疮，目痛，鼻中息肉，及绝筋，破骨，百节中大风，积聚，癖气，中恶，腹痛，鬼疰，杀诸蛇虺毒。"《药性论》载："味辛，有大毒。能治尸疰，辟百邪鬼魅，杀蛊毒。"《日华子本草》载："微毒，治疥癣、风邪、癫痫、岚瘴，一切蛇虫犬兽咬伤。"《开宝本草》载："味苦、甘，平，大温，有毒。……解藜芦毒，悦泽人面。"《本草经疏》载："雄黄禀火金之性，得正阳之气以生。"《本草蒙筌》载："味苦、甘、辛，气平、寒。无毒。一云大温有毒，只治疮疡，辟精魅鬼邪，杀蛇虺虫毒，去鼻中息肉，破骨绝筋，除鼠瘘痔疽，积聚痃癖。误中毒者，防己解之。"《本草乘雅》载："雄，大也，武也，以将群也。黄，中色，男女之始生也。雄而黄，纯而健者也。千金云：妇觉有妊，作绛囊盛，易女为男，此转阳精旋于地产耳……"《本草纲目》载："乃治疮杀毒要药也，而入肝经气分，故肝风，肝气，惊痫，痰涎，头痛眩晕，暑疟泄痢，积聚诸病，用之有殊功；又能化血为水，治疟疾寒热，伏暑泄痢，酒饮成癖，头风。"《景岳全书》载："化瘀血。欲逐毒蛇，无如烧烟熏之，其畏遁尤速。"《本草备要》载："重，解毒杀虫。辛温有毒，得正阳之气。入肝经气分，搜肝强脾……泄泻积聚，又能化血为水，燥湿杀虫，治劳疳疮疥蛇伤。"《本经逢原》载："辛苦温，微毒。雄黄生山之阳，纯阳之精，入足阳明经，得阳气之正。"《得配本草》载："苦，温，有毒。入肝经阳分，得阳土之精，搜肝气，泻肝风，解百毒……"《本草分经》载："辛，温。独入厥阴气分。"

从历代本草记载来看，雄黄的主要性味为辛、温，有毒。有解毒杀虫、燥湿祛痰、截疟等功效，应用于治疗痈肿疔疮、蛇虫咬伤、虫积腹痛、惊痫、疟疾等病证有较好疗效。这与今天雄黄的性味、功效与应用是一致的。

2. 临床毒副作用 2010 年版《中国药典》（一部）规定，雄黄含砷量以二硫化二砷（As_2S_2）计，不得少于 90.0%。其用法用量规定内服为 0.05～0.1g，入丸散用，外用适量，熏涂患处。As_2S_2 难溶于水，在胃肠道不易分解而从粪便中排出，仅极少部分被吸收。但由于雄黄中含有砒石、铅石、铝矿石等有毒杂质，特别是剧毒物质砒石，其主要成分三氧化二砷（As_2O_3）可溶于水，易被机体吸收而产生毒性。

国内多名学者对雄黄的药理作用机制、中毒机理和动物体内吸收、分布、蓄积、排泄等进行了研究，结果提示此类药不宜长期、连续服用，以免蓄积中毒，应合理用药。由于雄黄具有较好的抗菌、抗病毒、抗肿瘤等作用，尤其对皮肤真菌及多种细菌有较好的抑制或杀灭作用，临床上常用本品治疗带状疱疹、脓疱疮、慢性粒细胞白血病、溃疡性黑色素瘤等多种疾病。民间素有饮雄黄酒的习俗，对本品的毒性认识不足，导致因使用不当而引起的毒副作用多有报道。如据彭平建报道雄黄可引起中枢神经系统缺氧和功能紊乱，出现头昏、头痛、全身乏力、四肢痛、出冷汗，严重时抽搐、昏迷、惊厥以至死亡；慢性中毒者，可发生周围神经炎，甚至波及脊髓；对胃肠道的刺激作用，可引起恶心、呕吐、腹痛、腹泻；当雄黄与食物一起加热进食后，对消化道黏膜有强烈的腐蚀性，出现口腔黏膜充血、水肿或糜烂出血，剧烈呕吐，吞咽困难，大便呈"米泔水"样；对肝脏可引起脂肪变性，导致中毒性肝炎或急性、亚急性黄色肝萎缩；对肾小管、肾小球有直接损害作用，严重时可引起急性肾功能衰竭，出现少尿、无尿、颜面浮肿、腹水、血钾高、二氧化碳结合力降低，患者可死于肾功能衰竭；心血管系统中毒的患者，心脏有脂肪浸润，发病过程中可出现心慌、胸闷、紫绀、血压下降，最终可引起心力衰竭，心电图示窦性心动过速、房室传导阻滞、心肌缺血等；皮肤长期应用雄黄，由于砷剂刺激上皮细胞过度增生，引起皮肤过度角化，称砷角化病。此外，砷剂对皮肤有刺激损害作用，外用常引起皮疹或皮肤炎症；中毒量的砷，能使许多脏器组织退变及坏死，氢排出增多；妊娠后内服砷制剂，可致胎儿早产，砷可经乳汁排出，引起婴儿中毒。

砷中毒的治疗措施：砷中毒以慢性中毒者多见，可选用巯基丁二钠、二巯丙醇或巯代硫酸钠，以促使砷排泄，防治砷中毒。中药可用防己 30g 或用绿豆 120g，生甘草 30g 浓煎频服以解毒。

3. 现代毒理学研究

（1）致突变作用　孙恩亭等报道了中药雄黄具有致突变的作用。他们采用国际公认的筛选致突变物的方法——骨髓嗜多染红细胞（PCE）微核实验法进行实验：用雄性小鼠灌胃服用不同剂量的雄黄共 6 周，同时设立阴性对照（蒸馏水）和阳性对照（环磷酰胺），测定其骨髓嗜多染红细胞微核发生率的变化。结果以剂量 1.0g/kg 诱发雄性小鼠的微核率显著高于阴性对照（$P < 0.01$），而且随着雄黄剂量增加，骨髓嗜多染红细胞的微核率升高，从而提示雄黄具有潜在致突变性。

（2）细胞毒性作用　李国明等在雄黄诱导小鼠血和骨髓细胞凋亡的形态学研究中发现，给小鼠灌服不同剂量雄黄（125、250mg/kg），给药 1 周后血中出现较多嗜多色红细胞，给药 2 周后血中点彩红细胞增加，给药 3 周后血中可见 Howell–Jolly 小体，随着给药时间延长，血中红细胞有浅染特点；从给药第 2 周开始镜下出现淋巴细胞核染色质固缩，呈块状聚集，且胞体缩小，随后可见到核逐渐裂解，形成凋亡细胞。有的凋亡细胞质呈蓝色，裂解成多个小核；有的细胞质呈粉红色，裂解的核大小不一；也有些裂解下来的核碎片连着一定比例核糖体，细胞器由细胞膜包被，脱离细胞，形成凋亡小体；有的凋亡小体染色质溶解，胞浆少。继续给药，凋亡小体较常见，镜下高剂量组凋亡细胞和凋亡小体的出现率高于低剂量组；骨髓中凋亡小体较常见，形态各异。有的凋亡小体较小，有少量胞浆包被；有的凋亡小体仅见很少量胞浆，周围有血小板；有些凋亡小体的染色质聚集在核一侧，具有新月帽状的特点；也有凋亡小体核染色质明显减少，仅核边缘能见到环状染色质；还有的核裂解碎片染色质溶解，脱离细胞后包被很少的胞浆。高剂量组凋亡细胞和凋亡小体的出现率高于低剂量组。

Ye HQ 等报道，雄黄在通过诱导细胞凋亡治疗急性早幼粒细胞白血病的同时，对正常血细胞膜具有细胞毒作用。其研究发现，雄黄可抑制血细胞生长，诱导细胞凋亡。随着剂量的增加，细胞凋亡比例也相应增加，并会加速细胞膜脂质过氧化反应，增加乳酸脱氢酶的外漏。

（3）致癌作用　多兰等对地方性慢性砷中毒患者进行了砷性皮肤活检，发现砷性基底细胞上皮癌（BBC）占皮肤恶性肿瘤的 60.0%，并表明砷的致癌作用是有细胞型特异性的。Lee 等研究表明砷对 DNA 合成的刺激作用导致基因的扩增，砷的致癌作用可能是通过癌发生相关基因（如癌基因、抑癌基因）扩增而实现。

（4）肝肾毒性作用　张亚敏等在雄黄的长期毒性实验中发现，雄黄生品高剂量（0.9825g/kg）组大鼠的肝脏可见点状坏死，肝细胞可见嗜酸性改变，部分核皱缩（嗜酸性改变的细胞占 3% ～ 5%）。李国明等在雄黄对小鼠肾脏形态学的影响研究中发现，低剂量（125mg/kg）组对肾脏损害不明显，肾小球稍有充血，肾小管上皮细胞出现水肿，间质血管中性粒细胞浸润，组织细胞形态基本正常；而高剂量（250mg/kg）组对肾脏损害较为严重，肾小球充血较为明显，细胞数增多，肾小囊腔明显狭窄，囊壁增厚，并有少量新月体形成，肾小管特别是近曲小管上皮细胞水肿，间质血管充血，部分上皮细胞坏死脱落，肾小管重吸收和排泄功能下降。

张娟等采用混合效应线性模型评价不同毒性剂量雄黄在大鼠体内的血砷浓度变化及对其肝肾功能的影响。选用 SD 大鼠分别单次灌服 3.738、1.869、0.935g/kg 雄黄，测定不同剂量组大鼠药后各时间点 / 段血砷浓度及尿 N- 乙酰 -β-D- 氨基葡萄糖苷酶（NAG）、碱性磷酸酶（AKP）活性，血清天门冬氨酸氨基转移酶（GOT）、丙氨酸氨基转移酶（GPT）、肌酐（Cr）、尿素氮（BUN）活力，并采用混合效应线性模型对其进行统计分析。结果表明大鼠单次灌服不同剂量雄黄，尿 AKP、NAG 活力，血清 BUN、GOT 活力的改变有显著剂量依赖关系，并与血砷浓度变化有显著的线性关系。提示在本研究剂量范围内，雄黄中的砷可造成肾小管上皮细胞及肝脏的损伤，但未影响到肾脏的排泄能力。

（5）安全剂量研究　梁爱华等对雄黄的毒性特点进行研究，提出雄黄的相对安全用药剂量和用药时间建议。采用小鼠单次灌胃给药，测定LD_{50}，采用 SD 大鼠随机分为对照组和雄黄 5、10、20、80、160mg/（kg·d）（相当于《中国药典》剂量高限的 1/2、1、2、8、16 倍）剂量组，各剂量组均每日灌胃给药 1 次，连续 3 个月，于给药后 1、2、3 个月和停药 1 个月，测定尿液定性、血常规以及血清生化指标，并观察肝、肾、心、脑等主要脏器的组织形态学变化，确定无明显不良作用水平（NOAEL）。以世界卫生组织认为的人群内对化合物的敏感性差异倍数（10）乘以药理学上按照体表面积折算大鼠与人剂量的倍数（约为 6）作为安全系数（60），结合 NOAEL 估计不同用药周期内的相对安全剂量。参照我国相关技术指导原则规定的 1 个月动物长期毒性试验支持临床试验用药周期 2 周的方法，估计雄黄相对安全的用药时间。结果表明在雄黄中 As_2S_2 质量分数为 90%，可溶性砷为 1.696mg/g 情况下，给小鼠单次灌胃给药的 LD_{50} 为 20.5g/kg（等于摄入可溶性砷 34.8mg/kg），相当于人日用量约 12812 倍。而给大鼠反复灌胃给药时，雄黄超过一定剂量用药达到 2 个月或以上时，可造成肾脏和肝脏病理损害，其中肾脏显示更为敏感。大鼠灌胃雄黄 1、2、3 个月的无明显毒性剂量（NOAEL）分别为 160、20、10mg/（kg·d）（累积摄入可溶性砷 8.14、2.04、1.53mg/kg）。估计临床使用雄黄的相对安全剂量范围为 10 ~ 160mg（依用药时间不同）。结论：反复使用雄黄时，建议在可溶性砷 ≤ 1.7mg/g 的条件下，雄黄用药 1 ~ 2 周时，剂量不超过 160mg；用药 2 ~ 4 周时，剂量不超过 20mg；如果降低剂量至 10mg或以下，则在用药 6 周内相对安全。

4. 小结 通过以上综述，古文献中多有记载雄黄有毒，并对其毒性已有较为深刻的认识。如《本草经疏》载："外用易见其所长，内服难免其无害，凡在服饵，中病乃已，毋尽剂也。"并提出"误中毒者，防己解之"（《本草蒙筌》）。现代药理研究表明，防己中的粉防己碱对雄黄中毒大鼠具有明显的促进砷排泄作用，验证了这一认识的正确性。而从雄黄中毒的临床表现看，应用不当易引发神经系统、消化系统、泌尿系统、心血管系统等多个系统的不良反应，雄黄中的砷易在肝肾等脏器中蓄积，更易损害肝肾功能。雄黄外用治疗皮肤病具有较好疗效，而外用往往不好控制剂量，过量久用也会通过皮肤吸收蓄积，从而造成毒副作用，临床也多有报道，甚至引发死亡，应引起足够重视。另外，雄黄对机体的毒性作用除与使用剂量有关外，还与给药途径、用药时间、存在状态及与其他物质的拮抗或协同作用等有关。尽管人们对于雄黄的药用机理认识仍不十分清楚，但近年来雄黄及其复方应用于恶性血液病治疗中已取得了肯定的临床疗效，相应的基础研究也展示了其广阔的应用前景。雄黄进入体内如何降低其毒性，发挥其最佳生物学效应是目前亟待解决的关键。随着高科技的引入，相信只要充分利用现代制剂手段如纳米科技、微射流技术、微粉化技术及微生物炮制技术并按国际标准的要求全面提高中药的质量和水平，使其成为质量稳定可控、疗效可靠、制剂精良的现代中药，雄黄必将在今后的临床应用过程中发挥更大的作用。

第三节　含马兜铃酸类中药的实验研究

近十几年来，中草药所导致的毒性反应日益引起人们的关注，其中较为典型的就是对马兜铃酸肾毒性作用的研究。20 世纪 90 年代初期比利时学者 Vanherweghem 报道，部分女性服用了含有中草药成分（广防己等）的减肥药"苗条丸"后，出现慢性肾功能衰竭（CRF），病理学表现为弥漫性肾间质纤维化，出现低分子蛋白尿、严重贫血，以及在 1～2 年内发展为肾衰竭的终末期，即使停止用药也难以恢复。由于这种病与中草药有关，因而最初被称为"中草药肾病"（Chinese herb nephropathy，CHN）。自 Vanherweghem 报道至 1998 年，在比利时有 100 名以上的"中草药肾病"患者，其中至少已有 70 名患者接受了透析或肾移植治疗；日本、美国、加拿大等国家也先后报道了不少类似病例。但在随后的研究中表明，只有马兜铃酸（aristolochic acid，AA）才是引起所谓"中草药肾病"的毒性物质，因而国内学者认为"马兜铃酸肾病"（aristolochic acid nephropathy，AAN）才是更为合理的命名，此命名也逐渐得到了国内外学者的广泛认同。

一、马兜铃酸类中药毒性作用的研究进展

1. 马兜铃酸简述

（1）化学结构　迄今为止，从马兜铃属植物中得到并鉴定的化学成分有 140 多种，主要包括马兜铃酸及其衍生物、生物碱、萜类及甾体化合物、黄酮类、苯丙素等。其中，引起 AAN 的化学成分主要是马兜铃酸和马兜铃酰胺。马兜铃酸是硝基菲羧酸，主要含马兜铃酸 I（AA I）和马兜铃酸 II（AA II），大鼠或小鼠口服 AA I 和 AA II 后体内主要代谢产物为马兜铃内酰胺 I（AL I）和马兜铃内酰胺 II（AL II）。

（2）植物来源　引起 AAN 的中药，主要以马兜铃科马兜铃属植物为主。全世界有 350 多种马兜铃属植物，我国约有 39 种，主要有关木通、马兜铃、广防己、天仙藤、青木香、朱砂莲等，以关木通、广防己引起的中毒最为多见。

（3）有关中药制剂　含马兜铃酸的中药制剂主要是这些制剂处方中有木通、防己等中药，在制剂生产时误用关木通、广防己代替应用，故使这些

中药制剂中含有马兜铃酸，这些中药制剂主要有龙胆泻肝丸（汤）、导赤丸（散）、妇科分清丸、八正丸（合剂、散剂）、耳聋丸、排石冲剂（排石汤）、甘露消毒丹、跌打丸、纯阳正气丸、大黄清胃丸、当归四逆丸、冠心苏合胶囊、辛夷丸、十香返生丸、清血内消丸等，其中在临床中以服用龙胆泻肝丸（汤）、排石冲剂和妇科分清丸等引起 AAN 的报道较多。

2. 马兜铃酸的毒性作用研究

（1）肾毒性研究

①动物实验：雌、雄大鼠口服 AA 的半数致死量（LD_{50}）分别为183.9mg/kg 和 203.4mg/kg，静脉注射的 LD_{50} 分别为 74.0mg/kg 和 82.5mg/kg。雌、雄小鼠口服 AA 的 LD_{50} 分别为 106.1mg/kg 和 55.9mg/kg，静脉注射的 LD_{50} 分别为 70.1mg/kg 和 38.4mg/kg。动物组织病理学特征表现为胃贲门浅表性溃疡，肾小管坏死，淋巴器官萎缩。

裴奇等给大鼠以关木通 60g/（kg·d）灌胃，连续 3 天及 5 天，可引起大鼠急性肾功能衰竭（肾功能异常包括氮质血症、近端及远端肾小管功能障碍），组织形态学呈急性肾小管坏死，病变部位主要在皮髓交界处。李恒等以关木通中提取的 AA I 给大鼠连续灌胃 3 天，剂量分别为 50、100、200mg/kg，造成的急性肾功能异常和肾脏组织形态学病变特征与关木通引起的变化相似，因此认为，AA I 是关木通中主要的毒性成分。

国内有学者以 AA 纯品 5mg/（kg·d）给雌性 Wistar 大鼠腹腔注射 16周，观察至 24 周，可见实验组大鼠出现肾脏寡细胞性纤维化和慢性肾功能衰竭，与临床所观察的慢性 AAN 极为相似。Cosyns 等给新西兰兔腹腔注射 AA 0.1mg/（kg·d），每周 5 天，连续观察 17～21 个月，动物出现肾间质纤维化、近端肾小管上皮扁平等。上述实验应用 AA 成功地建立了与临床相似的动物模型，发现 AA 的剂量及给药时间长短的变化是慢性 AAN 动物模型制作成功与否的关键，进一步论证了 AA 是引起肾损害的主要毒性成分，为深入了解AAN 的发生机制奠定了基础。

李恒等发现，对大鼠静脉给药 AA I 1.0、5.0、25.0mg/kg 后，短期内AA I 能减少肾血管阻力值，增加肾血浆流量、肾小球滤过率和尿量，但不具有引起肾组织一过性缺血从而加重肾组织损伤的能力。刘志红等发现，AA I致大鼠急性肾损伤远期效应的特点是大鼠肾功能和肾脏组织病理学改变可逐渐恢复，肾小管间质无明显炎细胞浸润和纤维化等慢性病变。左巍等发现，马兜铃酸可导致大鼠非少尿性肾脏损伤，AAN 大鼠贫血发生较早，存在炎性细胞浸润，病理改变早期主要为肾小管上皮细胞变性、坏死，晚期则肾小管萎缩、间质纤维化。采用甲苯胺蓝特殊染色法及纤溶酶单克隆抗体（tryptasem Ab）对 AAN 大鼠进行研究，结果证明 AAN 的发展过程中，其肾间质中存在肥大细胞，说明肥大细胞可能与 AAN 的发生发展密切相关。

②体外实验：AA 可引起肾小管上皮细胞转分化、凋亡或坏死。目前认为，肾小管上皮细胞转分化很可能是肾间质纤维化的主要机制之一。

高瑞通等报道，在体外条件下，0.02、0.04、0.08g/L 的 AAⅠ 作用 24 小时，可明显诱导猪肾小管上皮细胞系（LLC-PKI）细胞凋亡，而 0.01g/L 的 AAⅠ 无此作用。凋亡细胞比例随 AAⅠ 浓度的增高而增加，说明 AAⅠ 诱导的细胞凋亡作用与浓度有关。同时，发现 AAⅠ 所致 LLC-PK1 细胞凋亡的发生可能与 $[Ca^{2+}]$ 升高有关，拉西地平可能通过抑制 $[Ca^{2+}]$ 升高而抑制 AAⅠ 所致的细胞凋亡。苏震等将不同浓度的 AA（5、10、20、40mg/L）分别加入人肾小管上皮细胞（HKC）培养液中培养 48 小时，结果发现较低浓度（10mg/L）的 AA 对 HKC 有轻度的促转分化作用，较高浓度（40mg/L）的 AA 作用 48 小时后可引起多数 HCK 凋亡，并有少量细胞坏死。张海洲等发现 AA 可诱导叙利亚仓鼠胚胎细胞形态学转化，抗氧化剂维生素 E 可抑制 AA 的这一作用。

李恒等在体外实验中发现，AAⅠ 对 HKC 超微结构的影响以核变异为主，表现为核分叶、核畸形、小核、巨核、核仁缺失、核染色质深染、核膜高度卷曲增生等，在高浓度时偶见线粒体肿胀等膜性结构改变。李瑛等通过单细胞凝胶电泳实验发现，AAⅠ 浓度为 160、320、640、1280ng/mL 时能导致 LLC-PKI 细胞产生彗星拖尾现象，且剂量越大，拖尾越明显，证明 AAⅠ 可导致 LLC-PK1 细胞 DNA 损伤，使细胞周期阻滞在 G_2/M 期，这可能是马兜铃酸肾毒性损伤后肾小管上皮细胞再生修复能力差和形成泌尿道肿瘤的机制之一。AAⅠ 对 LLC-PK1 细胞 DNA 损伤和细胞周期阻滞作用是非 p53 依赖的。

近年，国内学者对 AA 诱导肾小管上皮细胞转分化的机制、AA 和某些生长因子在转分化中的协同作用进行了研究。文晓彦等通过体外实验发现，一定浓度（10、20μg/L）的 AAⅠ 可刺激 HKC 分泌转化生长因子 β1（TGFβ1），高浓度（40、80μg/L）AAⅠ 抑制 HKC 分泌 TGFβ1，因此认为，AAⅠ 诱导 HKC 转分化可能部分与 TGFβ1 分泌增多有关。他们又发现，一定浓度的单个核细胞趋化蛋白 -1（MCP-1）、AAⅠ 均可诱导 HKC 转分化，但作用都较弱，而当培养液中同时加入 MCP-1（0.1μg/L）和 AAⅠ（5、10、20、40μg/L）时，则表达 α-平滑肌肌动蛋白（α-SMA）的 HKC 细胞百分率比单独应用 MCP-1 或单独应用 AAⅠ 时有显著增高，表明一定浓度的 MCP-1 和 AAⅠ 对 HKC 的转分化有明显协同作用。

唐功耀等报道，80μg/mL 和 160μg/mL AA 对人肾小管上皮细胞株（HK-2）有明显细胞毒作用，此作用可能与急性马兜铃酸肾病发病有关，而 40μg/mL AA 可上调 HK-2 及人肾间质成纤维细胞（hRIFs）的 TGF-β 纤溶酶原激活物抑制物 1（PAI-1）和金属蛋白酶组织抑制物 1（TIMP-1）的 mRNA 表达，并能上调 hRIFs 细胞 I 型胶原（Coll）的 mRNA 表达，此作用可能与慢性马兜铃酸肾病发病有关。李彪等报道，AAI 导致肾小管上皮细胞凋亡和纤连蛋白（FN）分泌的作用可能是由 TGF-β1 介导。尽管 ALI 与 AAI 同样具有导致细胞凋亡和细胞外基质成分分泌的作用，但 ALI 可能通过非 TGF-β1 机制而发挥作用。

③临床研究：临床研究证实，AAN 是一类主要表现为肾小管间质损害的特殊类型肾病。一方面，该类患者有明确服用含有 AA 的药物史，临床过程和病理变化与其他药物损害导致的急性肾小管坏死、急性间质性肾炎有明显的区别；另一方面，其病理变化与 AAN 动物模型相一致。

1999 年尹广等回顾性分析了关木通致肾脏损害患者的临床表现、肾活检结果及转归，发现 3 例患者在服用 1 剂关木通（分别为 30、10、50g）后均出现非少尿性急性肾衰，随后出现肾功能减退。陈文等对 58 例 AAN 进行了分析，并根据其临床、病理表现特点，将 AAN 分为 3 个类型，即急性型、肾小管功能障碍型及慢性型。李晓玫等回顾性分析了 1997～2001 年共 51 例服用关木通及相关中成药致肾小管间质肾病病例的临床及病理资料，结果表明，该类患者以乏力、消化道症状、多尿及夜尿增多为主要临床症状，常有明显肾小管功能障碍，伴肾小球功能异常，特征为无明显尿镜检异常及病变早期无贫血。主要病理特点为急性期肾小管上皮细胞严重变性、坏死、脱落，形成裸基底膜，细胞再生差，肾间质少有细胞浸润，纤维化病变出现早；慢性期肾小管逐渐萎缩，肾间质弥漫纤维化。患者血肌酐升高，并与贫血及肾间质纤维化程度密切相关。停药后多数患者在 2 个月内病情可稳定。

陈楠等对 7 例 AAN 患者的病理特点进行了分析，发现长期服用含 AA 的中药可导致慢性肾功能衰竭，临床以肾小管损伤为主，表现为肾小管性酸中毒、肾小管性蛋白尿、肾性糖尿等，肾脏病理表现为少细胞性间质纤维化。最近，胡伟新等又总结了 20 例关木通中毒患者的临床和病理特征，发现肾小管间质损伤程度与木通剂量、服药时间和病程密切相关。在台湾，有人收集了 1994～1998 年快速进展性肾功能衰竭的 20 例患者的资料，发现他们除了曾服用过中草药，既往均没有肾脏病病史，肾活检结果和临床表现与所报道的 AAN 极为相似。陈文等研究发现，慢性马兜铃酸肾病患者的肾小管上皮细胞可转分化为肌成纤维细胞参与肾间质纤维化，而这细胞转分化很可能与其自身高表达 TGF-β1 相关。

（2）马兜铃酸的致癌性研究　20 世纪 60 年代，对马兜铃酸的动物实验研究结果显示，其有抗肿瘤活性，能增强机体白细胞的吞噬作用，但随着对马兜铃酸的进一步研究及其临床应用，发现其有较强的致突变和致癌等作用。1996 年 Schmeiser 等报道了马兜铃内酰胺与肾组织 DNA 的主要加合物 7-（deoxyadenosine-N6-y1）-aris-tolactmaI 的分离和检测，进一步证明了 AA 与 ras 基因的关系，并将 AA 划为基因毒型致癌物。1999 年 Cosyns 等发现，AAN 患者泌尿道上皮 p53 表达过量，p53 基因突变会使细胞增殖失去控制，因此 p53 基因可能也与 AA 诱导的肿瘤发生有关。裘奇等对关木通致大鼠肿瘤作用进行了详细的研究，发现：①肿瘤的发生与关木通剂量和观察时间有关，实验 1 个月、3 个月时，组织形态学未见大鼠发生肿瘤或明显肿瘤样增生，6 个月时，大鼠发生全身性肿瘤，肾内外肿瘤的发生均呈剂量依赖性；②肿瘤发生年龄倾向于幼年，无性别差异；③肿瘤发生及生长速度快；④肿瘤具有多发性，肾脏肿瘤发生率相对较高。组织学类型以肾脏间叶性肿瘤为主，分化成熟的肾脏间叶性肿瘤伴有 vimentin、SMA、p53 和 PCNA 的阳性表达。

二、关木通的肝、肾毒性实验研究

引起 AAN 的主要中药是关木通和广防己，为了进一步研究关木通对肝肾的毒性，我们实验室（中山市中医院 SPF 级动物实验室）在香港浸会大学中医药学院胡世林教授的指导下开展了关木通肝肾毒性的实验研究工作，现总结如下。

1. 材料

（1）实验动物　NIH 小鼠，雌雄各半，体重 18～22g，由广州动物中心（广州中医药大学实验动物中心）提供。SD 大鼠，雌雄各半，体重 180～200g，由广东省医学实验动物中心提供。在中山市中医院动物室饲养，实验期间自由饮水、摄食，室内温度控制在 20～26℃，湿度 40%～60%，通风良好，环境安静，室内保持 12 小时照明、12 小时黑暗，并定期用紫外光灯消毒。

（2）药物　关木通资源开发利用由南往北，即由秦岭南坡逐渐向长白山推进，根据这一历史过程，本实验从关木通最南（陕西省汉中留坝县）、最北（吉林省长白县）和中部（山西省垣曲县）产地取样，经胡世林教授鉴定为马兜铃科植物 A.manshuriensis Kom. 的干燥茎，样品粉碎过 20 目筛，按以下方法制备供试药液。

①汉中关木通（HPLC 测定 AA 质量分数为 1.06%）：用 70% 乙醇回流提取 2 次，每次 1 小时，浓缩成流浸膏，冰箱贮存；实验前用蒸馏水分别配成相当于生药 0.4、0.2、0.1g/mL 作为高、中、低剂量。

②汉中关木通（黄连制）：药材先以黄连醇提取液浸泡，再用 70% 乙醇回流提取 2 次，每次 1 小时，浓缩，制成流浸膏，冰箱贮存；实验前用蒸馏水配成相当于生药 0.2g/mL 作为试药。

③吉林关木通（HPLC 测定 AA 质量分数为 0.45%）：用 70% 乙醇回流提

取 2 次，每次 1 小时，浓缩成流浸膏，冰箱贮存；实验前用蒸馏水配成相当于生药 0.1g/mL。

④山西关木通（HPLC 测定 AA 质量分数为 0.53%）：用 70% 乙醇回流提取 2 次，每次 1 小时，浓缩成流浸膏，冰箱贮存；实验前用蒸馏水配成相当于生药 0.1g/mL 作为试药。

⑤复方：导赤散（汉中关木通、生地黄、甘草等）用 70% 乙醇回流提取 2 次，每次 1 小时，浓缩成流浸膏，冰箱贮存；实验前用蒸馏水分别配成相当于关木通生药 0.2g/mL 作为试药。

⑥仪器：BX-40 型显微镜（日本 Olympus）、7170A 型全自动生化分析仪（日本日立）、T500 型电子天平（常熟市双杰测试仪器厂）

2. 方法

（1）急性毒性测定　NIH 小鼠，雌雄各半，随机分组，每组 16 只。以关木通醇浸膏配制成适当浓度灌胃给药，按照常规方法进行急性毒性实验，以改进寇氏法计算 LD_{50} 及可信限（$P=0.95$）

（2）慢性毒性

①动物分组及给药：大鼠随机分为 8 组，每组 16 只，均为雌雄各半，均连续灌胃等体积药物（1mL/100g）8 周。各组均在 0 周和 8 周，大鼠眼眶后静脉丛取血（1～2mL），留取血液标本作血液检测；在用药后 8 周每组处死 10 只大鼠，取其脏器（肝、肾及膀胱）做病理切片分析。剩余的大鼠从第 9 周开始停止给药，常规饲养 2 周（即第 10 周）处死，留取血液及脏器（肝、肾）标本，做生化指标和病理切片分析。

②血液检测：采用全自动生化分析仪测定，指标有谷丙转氨酶（ALT）、谷草转氨酶（AST）、总胆红素（TBIL）、白蛋白（ALB）、血肌酐（SCr）、血尿素氮（BUN）。

③肝、肾、膀胱组织形态学检测：肝、肾及膀胱组织标本用 10% 中性福尔马林与 95% 乙醇（1:1）固定，石蜡包埋，切成 2μm 厚的切片，分别进行 HE 染色，以作显微镜检查。

④定期检测大鼠体重变化：每 3 天称重 1 次。

（3）统计学处理　数据以 $\bar{x}\pm s$ 表示，不同实验组同一时间点的组间差异采用方差分析，Dunnet-t 检验。

3. 结果

（1）急性毒性测定结果　按正式试验最后 3 组计算，汉中关木通 LD_{50} 值为 29.2g/kg，其 95% 可信限为（29.2±3.71）g/kg。山西和吉林关木通实验未能求得 LD_{50} 值，原因是：山西样品在剂量 150g/kg 时的死亡率为 25%，因而未能做出 100% 不死亡率的数据，在最大耐受量 200g/kg 时，前 3 天没有 1 只小鼠死亡；而吉林样品（长白县）在 33g/kg 时死亡率已是 100%，最大耐受剂量 195g/kg 时，2 小时即可见有大部分小鼠死亡。两者皆因样品数量不足而未能继续试验，但从预试验结果可以认为吉林关木通毒性比山西大，同理也可推断汉中关木通的毒性比山西大。三地关木通经 HPLC 法测定，陕西省留坝县、吉林省长白县、山西省垣曲县关木通中的 AA 质量分数分别为 1.06%、0.53%、0.45%，由此可见关木通急性毒性的强弱和快慢与 AA 水平并无相关性。文献研究报道吉林柳河关木通 LD_{50} 为（15.5±0.6）g/kg，也证明吉林样品的急性毒性较大，产地因素对安全性的影响应当引起高度重视。

（2）慢性毒性实验结果

①大鼠的体重变化及大体状况：各组大鼠在给药期间，体重变化与正常组相比差异无显著性（$P > 0.05$）。实验期间动物状况：初期动物有死亡，但解剖证实是灌胃致死，并非药物引起。在给药后期各组动物都有竖毛和抬头坐位现象，高、中剂量组较为明显。

②血液生化检验结果：大鼠 ALT 和 AST 的变化见表 6-20；ALB 和 TBIL 变化见表 6-21。结果表明，给药 8 周后，汉中关木通高剂量组及复方组 ALT 升高，汉中关木通高剂量组与正常对照组比较差异显著（$P < 0.05$），复方组与正常对照组比较差异显著（$P < 0.01$），但到第 10 周时又有所下降；其余各组均无显著差异。给药 8 周后，吉林关木通组及汉中关木通低、中、高剂量组 AST 降低，与正常对照组比较差异显著。各个时间段，各组与正常对照组比较，ALB 均无显著差异。各个时间段 TBIL，各组与正常对照组比较差异均无显著性；各给药组第 8 周与 0 周相比差异也无显著性。

表 6-20　各组大鼠 ALT 和 AST 变化

组别	剂量 /（g/kg）	0 周（n=16）		8 周（n=12）		10 周（n=6）	
		ALT/（U/L）	AST/（U/L）	ALT/（U/L）	AST/（U/L）	ALT/（U/L）	AST/（U/L）
正常对照	–	57.9±12.7	201.6±43.1	40.5±8.7	237.7±46.6	32.7±3.1	37.7±3.9
复方	2	61.9±13.1	192.3±39.5	59.2±16.3**	220.6±27.2	32.9±2.0	44.7±8.4
汉中关木通（黄连制）	2	56.6±9.6	226.8±51.2	42.9±12.3	213.1±32.3	32.5±2.7	39.6±13.6
山西关木通	1	57.9±12.2	225.8±40.5	40.7±7.8	219.5±28.2	33.3±1.9	42.8±16.7
吉林关木通	2	48.9±8.9	201.4±44.3	36.6±7.3	196.7±34.1*	32.9±3.0	55.8±31.7
汉中关木通	1	55.2±8.5	191.7±30.6	34.3±7.8	173.4±23.9*	37.1±13.5	43.9±11.1
	2	58.5±9.5	191.5±24.6	37.9±8.6	154.9±29.0*	32.8±2.9	39.0±6.6
	4	49.6±15.1	163.1±22.8	53.8±14.0*	138.7±18.3*	31.7±1.6	45.2±9.3

注：与正常对照组比较，*$P < 0.05$，**$P < 0.01$。

表 6–21　各组大鼠 TBIL 和 ALB 变化

组别	剂量 / (g/kg)	0 周 (n=16)		8 周 (n=12)		10 周 (n=6)	
		ALB/ (g/L)	TBIL/ (μmol/L)	ALB/ (g/L)	TBIL/ (μmol/L)	ALB/ (g/L)	TBIL/ (μmol/L)
正常对照	–	31.0±3.4	1.0±0.4	32.7±3.1	1.1±0.6	31.2±2.2	1.1±0.1
复方	2	30.0±3.1	1.1±0.9	32.9±2.0	1.2±0.5	32.2±1.3	1.3±0.4
汉中关木通 (黄连制)	2	29.9±1.7	1.0±0.8	32.5±2.7	1.2±0.3	33.7±2.1	1.1±0.2
山西关木通	1	29.2±3.0	1.0±0.5	33.3±1.9	1.3±0.4	32.8±2.2	1.8±1.5
吉林关木通	2	30.0±3.4	1.1±0.6	32.9±3.0	1.1±0.5	33.8±2.0	2.4±1.9
汉中关木通	1	30.3±2.7	1.2±0.6	37.1±13.5	1.4±0.4	33.5±3.1	1.2±0.8
	2	30.4±1.4	1.3±0.6	32.8±2.9	0.9±0.5	32.8±2.2	1.1±0.3
	4	31.0±2.2	1.1±0.7	31.7±1.6	1.1±0.6	33.7±1.5	1.1±0.2

③大鼠 BUN 和 SCr 的测定结果：见表 6–22。结果表明，各组 BUN、SCr 与正常对照组比较差异均无显著性；各给药组第 8 周与 0 周相比差异也无显著性。

表 6–22　各组大鼠 BUN 和 SCr 变化

组别	剂量 / (g/kg)	0 周 (n=16)		8 周 (n=12)		10 周 (n=6)	
		BUN/ (μmol/L)	SCr/ (μmol/L)	BUN/ (μmol/L)	SCr/ (μmol/L)	BUN/ (μmol/L)	SCr/ (μmol/L)
正常对照	–	8.1±2.5	85.1±8.6	7.8±1.3	75.4±11.4	7.4±0.4	74.5±9.2
复方	2	7.7±1.8	79.3±4.6	8.6±2.4	78.8±9.9	6.7±0.7	72.5±5.9
汉中关木通 (黄连制)	2	6.7±0.8	79.9±5.8	7.7±1.0	72.9±5.7	7.1±1.0	70.4±3.9
山西关木通	1	6.9±0.9	81.2±5.7	7.7±1.2	74.8±6.3	6.7±1.3	73.7±5.4
吉林关木通	2	6.3±1.0	78.2±2.3	7.5±0.7	70.2±7.2	6.1±0.3	69.2±8.5
汉中关木通	1	6.0±0.7	82.2±7.0	7.7±1.0	69.8±5.0	6.7±1.0	71.0±6.1
	2	7.0±1.0	81.2±2.9	8.1±1.9	73.6±8.8	7.3±1.0	72.4±8.3
	4	6.1±0.8	83.0±6.8	8.5±3.8	79.0±17.0	7.3±1.1	76.5±4.0

④病理检查结果：见表 6–23 和表 6–24。由表 6–23 可见，汉中关木通中剂量组 10 例中有 1 例为肝组织带状坏死，尚不能肯定其对 SD 大鼠有肝损伤作用。对照组和给药各组均可引起肾小管上皮细胞内水肿，可能因脏器标本

固定欠佳所致，肾间质炎、透明管型形成及肾小管再生属于病理性改变。汉中关木通中剂量组有 1 例表现为膀胱上皮乳头瘤样增生，可能与给药有关。

表 6-23　大鼠肝、肾、膀胱病理改变

组别	剂量（g/kg）	8 周			停药 2 周		
		肝（n=10）	肾（n=10）	膀胱（n=10）	肝（n=4～6）	肾（n=4～8）	膀胱（n=4～6）
正常对照	–	未见损伤	5/10 中度肾小管上皮细胞内水肿，5/10 轻度肾小管上皮细胞内水肿，1/10 轻度肾间质炎	未见损伤	未见损伤	4/4 轻度肾小管上皮细胞内水肿，1/4 轻度肾间质炎	未见损伤
复方	2	未见损伤	8/10 中度肾小管上皮细胞内水肿，2/10 轻度肾小管上皮细胞内水肿，3/10 轻度肾间质炎，1/10 肾小管再生	未见损伤	未见损伤	6/6 轻度肾小管上皮细胞内水肿，1/6 轻度肾间质炎	未见损伤
汉中关木通（黄连制）	2	未见损伤	3/10 中度肾小管上皮细胞内水肿，7/10 轻度肾小管上皮细胞内水肿，1/10 轻度肾间质炎	未见损伤	未见损伤	5/5 轻度肾小管上皮细胞内水肿	未见损伤
山西关木通	1	未见损伤	3/10 中度肾小管上皮细胞内水肿，7/10 轻度肾小管上皮细胞内水肿，1/10 轻度肾间质炎，1/10 肾小管再生	未见损伤	未见损伤	6/6 轻度肾小管上皮细胞内水肿，2/6 轻度肾间质炎	未见损伤
吉林关木通	2	未见损伤	5/10 中度肾小管上皮细胞内水肿，5/10 轻度肾小管上皮细胞内水肿，2/10 轻度肾间质炎	未见损伤	未见损伤	5/6 轻度肾小管上皮细胞内水肿，1/6 中度肾小管上皮细胞内水肿，1/6 轻度肾间质炎	未见损伤

续表

组别	剂量（g/kg）	8周			停药2周		
		肝（n=10）	肾（n=10）	膀胱（n=10）	肝（n=4～6）	肾（n=4～8）	膀胱（n=4～6）
汉中关木通	1	未见损伤	9/10中度肾小管上皮细胞内水肿，1/10轻度肾小管上皮细胞内水肿，2/10轻度肾间质炎，1/10肾小管再生	未见损伤	未见损伤	8/8轻度肾小管上皮细胞内水肿，3/8轻度肾间质炎	未见损伤
	2	1/10组织带状坏死	5/10中度肾小管上皮细胞内水肿，5/10轻度肾小管上皮细胞内水肿，6/10轻度肾间质炎，2/10肾小管再生，1/10透明管型形成	1/10黏膜呈乳头瘤样增生	未见损伤	4/5轻度肾小管上皮细胞内水肿，1/5中度肾小管上皮细胞内水肿，1/5轻度肾间质炎	未见损伤
	4	未见损伤	3/10中度肾小管上皮细胞内水肿，7/10轻度肾小管上皮细胞内水肿，3/10轻度肾间质炎，2/10肾小管再生	未见损伤	未见损伤	4/4轻度肾小管上皮细胞内水肿，3/4轻度肾间质炎	未见损伤

表6-24 大鼠肾间质炎程度比较（Ridit分析）

组别	8周（n=10）				10周（n=4～6）			
	重度	中度	轻度	无	重度	中度	轻度	无
正常对照	0	0	1	9	0	0	1	3
汉中关木通（2g/kg）	0	0	6*	4*	0	0	1	4
汉中关木通（黄连制）	0	0	1△	9△	0	0	0	5
复方	0	0	3	7	0	0	1	5

注：与正常对照组比较，*$P < 0.05$；与汉中关木通中剂量（2g/kg）组比较，△$P < 0.05$

4. 小结 《图经本草》记载木通产于汉，胡世林教授2002年在陕西汉中地区药材市场调查发现，当地产销的正是采自留坝县的关木通，而且未见有其他科属的"木通"销售。汉中是古代药材的重要产区之一，当地所用关木通应该是历史的延续，但是《秦岭植物志》和《秦巴山天然药物志》均未记载留坝和汉中分布和生产关木通，这说明标本采集、植物区系研究和药源调查有时会遗漏某些重要的信息，现在很少有人知道汉中分布并使用关木通，甚至误以为关木通只产在东北，实际上东北关木通资源开发利用较晚，冠以"关"字是为了有别于毛茛科的川木通。

本实验中汉中关木通中剂量组、黄连炮制组及复方组的剂量都为相当于关木通生药 2g/kg，汉中关木通（黄连制）组肾间质炎在 10 例标本中仅见 1 例，与对照组相同，而汉中关木通中剂量组 10 例标本中就有 6 例，经 Ridit 分析，汉中关木通（黄连制）组发生率有明显降低（$P < 0.05$），这与广防己长期毒性实验中配伍黄连有类似的趋势。复方组（导赤散）到后期，每次换垫料都发现该组的垫料比其他组的湿，可能揭示经过配伍后利尿、导赤作用增强。这些现象和线索，值得进一步研究以探明中医学中复方配伍的科学性，至少在发展基础理论上有重要意义。

有人曾以牡丹江市宁安市药材公司的关木通（AA 质量分数为 0.61%，剂量是 7.5g/kg）对比进行实验，16 只大鼠给药后 7 天开始，45 天内有 12 只相继死亡。动物死亡前，多异常消瘦，不愿意动，行动时也步履蹒跚，而且有异常臭味。宁安与长白县都属于长白山区，两地样品所含 AA 接近，之所以长期毒性有如此大的悬殊，可能与剂量有关。其他研究者用 1 ～ 4g/kg 实验也未发现病理和生化方面的改变，表明剂量超过 4g/kg，毒性急增。

三、广防己的肝、肾毒性实验研究

为了进一步研究含马兜铃酸的广防己对肝肾的毒性，我们在香港浸会大学中医药学院胡世林教授的指导下开展了广防己肝肾毒性的动物实验研究，现总结如下。

1. 材料

（1）实验动物　SD 大鼠，雌雄各半，体重 190 ～ 210g（广东省医学实验动物中心提供）；NIH 小鼠，雌雄各半，体重 18 ～ 22g（广州中医药大学实验动物中心提供）。在中山市中医院动物室饲养，实验期间自由饮水、摄食，室内温度控制在 20 ～ 26℃，通风及湿度良好。

（2）药材来源及供实验用药液制备　药材购于广东省肇庆市高要区禾城镇（广东省肇庆市药品检验所陈洁秀提供），经胡世林教授鉴定为马兜铃科植物 *Aristolochia fangji* Y.C.Wuex Chouet Hwang 的干燥根。

样品粉碎过 20 目，按以下方法制备供试验药液：

广防己（醇提）：用 70% 乙醇回流提取 2 次，每次 1 小时，浓缩成流浸膏，冰箱贮存；临用前，用蒸馏水分别配成相当于广防己生药 1、0.5、0.1g/mL 的溶液作为高、中、低剂量供试药液（代码分别为 AH、AM、AL）。

广防己（石灰水制，代码 AC）：用饱和石灰水温浸广防己 24 小时，再用 70% 乙醇回流提取 2 次，每次 1 小时，浓缩成流浸膏，冰箱贮存；临用前，用蒸馏水配成相当于广防己生药 0.5g/mL 的溶液。

广防己（黄连制，代码 AP）：用黄连 70% 醇提取液温浸广防己 24 小时，再用 70% 乙醇回流提取 2 次，每次 1 小时，浓缩成流浸膏，冰箱贮存；临用前，用蒸馏水配成相当于广防己生药 0.5g/mL 的溶液。

复方（防己黄芪汤加姜、枣，代码 AF）：广防己 10g、黄芪 10g、白术 6g、甘草 3g、生姜 6g、大枣约 10g，用 70% 乙醇回流提取 2 次，每次 1 小时，浓缩成流浸膏，冰箱贮存；临用前，用蒸馏水配成相当于广防己生药 0.1g/mL 的溶液。

（3）仪器　BX-40 型显微镜（日本 Olympus）、7170A 型全自动生化分析仪（日本日立）、T500 型电子天平（常熟市双杰测试仪器厂）。

2. 方法

（1）LD_{50}　以广防己醇浸膏配制成适当浓度给 NIH 小鼠灌胃，按常规法进行急性毒性实验，以改进寇氏法计算 LD_{50} 及 LD_{50} 的 95% 平均可信限。

（2）慢性毒性　SD 大鼠，雌雄各半，随机分为 7 组（每组 20 只）：AH [10g/（kg·d）]、AM [5g/（kg·d）]、AL [1g/（kg·d）]、AC [5g/（kg·d）]、AP [5g/（kg·d）]、AF [4.5g/（kg·d）] 为给药组，连续灌胃 12 周。正常对照组（CO 组）：按 10mL/（kg·d）灌胃给予蒸馏水，连续 12 周。

以上 7 组均在 0、1、2、4、8、12 周时，大鼠眼眶后静脉丛取血，留取血液标本作血液检测；在 2、4、8、12 周时，大鼠眼眶后静脉丛取血，留取血液标本作血液检测；在 2、4、8、12 周分别处死 4 只大鼠，取其肝、肾、膀胱做病理切片分析。其余大鼠于第 13 周开始停药，继续常规饲养 2 周后处死，取其肝、肾、膀胱做病理切片分析并定期检测大鼠体重变化。

血液检测：采用全自动生化分析仪测定，指标有谷丙转氨酶（ALT）、谷草转氨酶（AST）、碱性磷酸酶（ALP）、白蛋白（ALB）、血肌酐（Cr）、血尿素氮（BUN）。

肝、肾及膀胱组织形态学观察：肝、肾、膀胱组织用 10% 中性福尔马林 –95% 酒精（1:1）固定，石蜡包埋，切成 2μm 厚的切片，分别做 HE 染色，以作显微镜检查。

（3）统计学处理　数据以均数 ± 标准差表示，不同实验组同一时间点的组间差异采用方差分析检验。

3. 结果

（1）LD_{50} LD_{50} 的 95% 平均可信限（LD_{50}）为（258.8±20.33）g/kg。

（2）慢性毒性

①大鼠的体重变化：各组大鼠在给药期间，体重变化与正常对照组相比均无显著性差异（$P > 0.05$）。

②大鼠血液谷丙转氨酶（ALT）变化：见表 6-25。结果表明，给药 8 周后，AL 组、AC 组、AP 组及 AF 组 ALT 值下降，其中 AF 组与 CO 组有显著差异（$P < 0.05$）。12 周后各组 ALT 值均下降，其中 AH 组下降明显，并与 CO 组有非常显著差异（$P < 0.01$），其余各组与 CO 组比较均无显著差异。

表 6-25　各组大鼠谷丙转氨酶（ALT）变化（U/L）

时间	n	CO 组	AH 组	AM 组	AL 组	AC 组	AP 组	AF 组
0 周	20	57.8±13.4	51.6±14.8	46.8±10.0	55.2±17.8	52.9±13.4	49.1±9.8	54.1±10.2
8 周	12	54.6±18.0	55.2±15.7	53.1±12.2	47.4±8.6	46.1±16.2	44.1±5.4	41.6±5.3*
12 周	8	47.2±10.1	37.1±7.0*	53.0±15.0	46.4±8.5	40.5±5.7	46.6±12.0	41.2±11.2

注：不同组在同一时间与正常对照组相比较，*$P < 0.05$，**$P < 0.01$，下同。

③大鼠血液谷草转氨酶（AST）变化：见表 6-26。结果表明，给药 1 周后，除 AM 组外，其余各组 AST 值下降明显，与 CO 组相比有非常显著差异（$P < 0.01$）。8 周后，除 AH 组外，各组均有所升高，其中 AL 组、AC 组与 CO 组相比均有显著差异（$P < 0.05$），AH 组与 CO 组相比有非常显著差异（$P < 0.01$）。12 周后各组 ALP 均下降，AH 组、AC 组及 AF 组均与 CO 组有非常显著差异（$P < 0.01$），AL 组与 CO 组有显著差异（$P < 0.05$）。

表 6-26　各组大鼠谷草转氨酶（AST）变化（U/L）

时间	n	CO 组	AH 组	AM 组	AL 组	AC 组	AP 组	AF 组
0 周	20	235.2±23.3	185.0±66.0	224.2±42.9	245.2±29.0	213.8±39.2	202.2±55.7	213.8±38.0
1 周	20	255.2±25.2	160.8±39.4**	240.2±35.6	158.4±44.3**	207.8±69.5**	177.1±33.6**	188.8±39.8**
8 周	12	284.0±28.3	212.8±30.9**	301.3±39.4	311.9±37.4*	318.6±46.5*	277.5±58.0	271.6±51.0
12 周	8	229.4±20.9	129.9±14.2**	230.2±33.6	199.6±34.0*	198.2±27.5**	221.4±29.9	175.2±35.5**

④大鼠血液碱性磷酸酶（ALP）变化：见表 6-27。结果表明，给药 1 周后，AH 组 ALP 值明显升高，与 CO 组相比有显著差异（$P < 0.05$），其余各组与 CO 组无显著差异（$P > 0.05$）。给药 2 周后，各组 ALP 值与 CO 组相比均有非常显著差异（$P < 0.01$）。给药 4 周后，各组 ALP 值均下降。给药 8 周

后，下降更为明显，与 CO 组相比有非常显著差异（$P < 0.01$）。给药 12 周后，各组 ALP 值下降，但与 CO 组比较无显著差异（$P > 0.05$）。

表 6-27　各组大鼠碱性磷酸酶（ALP）变化（U/L）

时间	N	CO 组	AH 组	AM 组	AL 组	AC 组	AP 组	AF 组
0 周	20	346.0± 30.4	325.3± 25.6	409.1± 38.1	365.0± 14.5	326.4± 58.1	366.0± 60.7	397.2± 75.3
1 周	20	335.9± 23.0	386.7± 95.6*	373.3± 99.8	351.3± 72.0	291.1± 72.3*	360.9± 82.5	371.1± 89.9
2 周	20	243.7± 29.8	340.1± 30.0**	386.7± 75.8**	353.2± 85.6**	322.6± 89.0**	305.6± 76.9**	331.9± 94.4**
4 周	16	271.0± 18.5	261.2± 31.7	288.2± 61.2	329.6± 74.5**	285.2± 90.7	246.4± 75.1	256.0± 49.3
8 周	12	268.0± 35.4	171.0± 46.4**	164.0± 19.5**	203.0± 41.8**	212.0± 71.5*	182.1± 55.7**	202.4± 41.3**
12 周	8	164.4± 69.3	114.6± 31.4	155.0± 37.4	192.9± 55.0	167.7± 59.5	165.7± 55.9	159.4± 41.8

⑤大鼠血液白蛋白（ALB）变化：见表 6-28。结果表明，给药 2 周后，ALB 值下降，但与 CO 组相比无显著差异（$P > 0.05$）。给药 12 周后除 AP 组、AF 组外，其余各组 ALB 值升高，与 CO 组无显著差异（$P > 0.05$）。

表 6-28　各组大鼠血液白蛋白（ALB）变化（g/L）

时间	n	CO 组	AH 组	AM 组	AL 组	AC 组	AP 组	AF 组
0 周	20	30.4±2.6	31.2±1.8	29.3±4.0	27.7±9.7	31.2±3.1	28.6±6.5	29.9±2.6
2 周	20	28.7±2.7	28.6±3.5	28.6±3.4	28.1±2.7	27.8±3.3	29.5±3.3	28.0±3.5
12 周	8	33.9±3.4	32.1±1.6	33.2±3.1	31.9±3.8	32.7±3.8	34.1±3.4	30.0±5.1

⑥大鼠血尿素氮（BUN）变化：见表 6-29。结果表明，AP 组在给药 1、2 周后均有下降，与 CO 组相比有非常显著差异（$P < 0.01$）。给药 2 周后，AF 组略有下降，与 CO 组相比有显著差异（$P < 0.05$）。给药 8 周后，各组 BUN 均有上升，AM 组与 CO 组相比有显著差异（$P < 0.05$），AL 组与 CO 组相比有非常显著差异（$P < 0.01$），其余各组均无显著差异（$P > 0.05$）。给药 12 周后各组 BUN 值回落，与 CO 组相比无显著差异（$P > 0.05$）。

表6-29　各组大鼠血尿素氮（BUN）变化（mmol/L）

时间	n	CO组	AH组	AM组	AL组	AC组	AP组	AF组
0周	20	7.5±1.2	7.5±1.2	8.6±1.5	7.3±1.1	7.8±1.7	7.2±1.5	8.5±1.9
1周	20	8.7±1.4	6.9±1.4**	8.9±1.8	7.5±0.8**	8.7±1.6	6.5±2.2**	8.6±1.5
2周	20	8.9±0.9	8.7±1.1	8.8±1.1	8.8±1.1	8.2±1.5	7.6±1.5**	7.8±1.9*
8周	12	9.0±0.7	8.4±0.7	9.9±0.9*	10.6±1.3**	10.2±1.6*	9.2±1.0	8.9±0.8
12周	8	9.3±1.4	8.4±1.0	9.1±0.7	8.7±0.8	8.2±0.8	9.0±0.9	8.9±0.9

⑦大鼠血肌酐（Cr）变化：见表6-30。结果表明，给药2周后，各组Cr升高，但仍较CO组低，与CO组有非常显著差异（$P < 0.01$）。给药4周后，Cr值稍下降，AM组、AL组、AC组及AF组与CO组比较仍有非常显著差异（$P < 0.01$）。给药8周后，AM组、AL组、AC组Cr值升高明显，与CO组有非常显著差异（$P < 0.01$），其余组较CO组值为低。给药12周后AM组、AL组及AC组的Cr值下降，与CO组相比无显著差异（$P > 0.05$），而AH组、AP组及CO组的Cr值上升，虽然AH组、AF组与CO组相比有非常显著差异（$P < 0.01$），但Cr值较CO组的低。

表6-30　各组大鼠血肌酐（Cr）变化（μmol/L）

时间	n	CO组	AH组	AM组	AL组	AC组	AP组	AF组
0周	20	55.8±3.8	53.4±3.9	54.1±4.6	54.7±4.2	54.2±7.8	51.3±9.6	53.2±4.9
2周	20	76.4±4.2	72.8±3.3**	71.3±6.5**	71.8±5.2**	72.2±5.8**	73.2±4.8*	72.8±4.4**
4周	16	71.9±5.0	67.9±6.7	64.2±1.9**	67.4±3.1**	65.0±6.4**	68.2±3.2*	64.6±4.6**
8周	12	60.7±4.9	53.8±3.2**	86.6±4.1**	85.9±4.5**	84.1±8.0**	58.4±3.9	56.7±3.4*
12周	8	67.2±4.6	60.4±3.5**	63.8±2.3	63.0±5.7	62.5±5.5	67.0±3.9	60.1±3.5**

（3）病理检查结果
①肝脏病理检查结果：各组在给药2周、4周、8周、12周后及停药2周后均未见肝脏病理损伤。
②肾脏病理检查结果：见表6-31。
③膀胱病理检查结果：除AC组在给药12周后、AF组在给药4周后有黏膜轻度损伤（4份标本有2份出现此损伤）外，各组在给药2周、4周、8周、12周及停药2周后均未见膀胱病理损伤。

表 6–31　肾脏病理检查结果

时间	n	CO组	AH组	AM组	AL组	AC组	AP组	AF组
2周	3～4	未见损伤	未见损伤	1/3*	未见损伤	1/3 轻度间质炎、肾小管破坏	1/3 肾小管上皮细胞轻度坏死	1/3 肾小管上皮细胞中毒坏死
4周	4～5	2/4 轻度间质炎	2/5 轻度间质炎、1/5 肾小管上皮细胞轻度坏死	2/3 肾小管上皮细胞轻度坏死	2/4 肾小管上皮细胞轻度坏死	1/2 轻度间质纤维化、间质炎	1/4 轻度间质炎	1/3 间质炎、1/3 肾小管上皮细胞轻度坏死
8周	2～4	2/4 轻度间质炎	1/4 肾小管上皮细胞轻度坏死、轻度间质炎	未见损伤	1/4 重度间质炎、肾小管上皮细胞破坏	1/3 间质炎、1/3 肾小管上皮细胞中度坏死	3/5 间质炎、1/5 肾小管上皮细胞中度坏死	未见损伤
12周	4～5	2/5 轻度间质炎及充血	未见损伤	1/4 肾小管上皮细胞轻度坏死	1/4 轻度间质炎及肾小管破坏	2/5 间质炎	1/4 肾小球硬化、1/4 肾小管破坏	1/4 肾小管破坏
停药2周	3～4	4/4 轻度间质炎	2/4 肾小管破坏	2/3 肾小管破坏	2/4 轻度间质炎	2/3 轻度间质炎	1/3 轻度间质炎	3/4 轻度间质炎

注：* 表示 3 份标本中有 2 份出现间质炎，其余分数的含义类推。

4. 小结

（1）与肝功能相关的生化指标（ALT、AST、ALP 及 ALB 等）实验组虽然与正常对照组有显著性差异，但并没有临床诊断意义。各阶段肝的病理切片结果中，各组均见细胞内水肿、小灶状肝组织坏死、门管区炎，但各组间病变无显著性差异，显示未见剂量依赖性肝损害。生化指标与病理切片结果基本一致，未见广防己对肝的实质性损伤。膀胱的病理检查也未发现有实质性损伤。

（2）在给药 1 周后 AP 组血尿素氮下降，给药 2 周后 AF 组下降，与 CO 组相比有显著差异（$P < 0.05$），说明用黄连炮制广防己可能有一定减毒增效作用，可供临床参考。血肌酐（Cr）指标在给药 2 周后，各组均升高，但其值较 CO 组低，有非常显著差异（$P < 0.01$），及至 12 周后各组 Cr 值仍较 CO 组低，但其中 AM 组、AL 组及 AC 组的 Cr 值与 CO 组相比无显著差异（$P > 0.05$），这就至少说明广防己对 Cr 指标无负面影响，这一结果也与崔太根等进行的关木通毒性实验相互印证。病理切片发现某些组有少数病理改变（轻度间质纤维化、肾小管上皮细胞坏死、肾小管破损、肾小球硬化）。AP 组（用黄连炮制）在给药第 4 周、AF 组（防己黄芪汤）在第 8 周均显示有解毒效果，AL、AC、AP、AF 等组在停药 2 周后的病理检查标本中均未见肾损害的现象，但在停药2周后，高、中剂量组仍存在肾小管破坏，显示广防已对肾组织有迟发性毒性作用。

（3）在长达3个月的实验期间，包括高剂量组在内，动物体重未下降，亦无动物死亡，急性毒性提示安全范围较宽，慢性毒性实验表明黄连炮制和防己黄芪汤配伍在某些阶段均显示一定的减毒趋势，这种趋势值得深入研究，但可以肯定的是在中医辨证论治理论指引下的使用和《中国药典》规定的广防已剂量是安全的。应该强调的是，本实验所用广防已是道地药材，用HPLC测定其AA含量为0.04%，比文献报道的低3倍以上，说明在新的质量标准制定时，应考虑是否为道地药材，并规定AA限量。

关木通和广防已的肝肾毒性实验研究是中国中医科学院中药研究所原副所长胡世林研究员在应聘到香港浸会大学中医药学院任教时申请的香港科研课题，委托给中山市中医院中药药理实验室SPF级动物实验室开展的一项动物实验，梅全喜教授带领药理研究室团队人员在胡世林教授的指导下严格按照研究方案完成了这项工作。该研究与之前很多报道的马兜铃酸中药肝肾毒性研究方案不一样，首先是选用的实验药材都是优质的道地药材（道地产地的药材中马兜铃酸的含量比普通产地药材的含量要低很多），其次是在给药剂量上严格控制在《中国药典》规定的用量范围内，再就是设立炮制品和复方配伍的给药组，其研究结果表明虽然关木通、广防已生品高剂量有一定的肾毒性，但其道地优质药材及炮制品和复方配伍给药的毒性确实是较低的。这种研究结果对于在关木通、广防已已被取消其药用标准的今天来说，已没有多大的实际意义，但是，该研究结果从另外一个方面验证了中医药传统上强调中药应用讲究道地、炮制和配伍的重要性和必要性，这是这个研究的价值和意义所在。

第四节　常用中药中毒和处理方法

在临床常用的中草药中部分含有剧毒成分，常因用量过大、炮制不法、煎服不当或误服误用而致中毒，严重者甚至引起死亡。常见毒性中药的中毒反应及处理方法如下。

一、乌头类中药中毒和处理方法

乌头类中药关白附、川乌、草乌、附子、雪上一枝蒿等均含毒性极强的乌头碱，内服0.2mg即可中毒，内服6mg可致死亡。其毒理作用主要是刺激神经系统，先兴奋后抑制。表现为四肢麻木或全身发麻，头晕眼花，烦躁不安，呕吐，腹泻，腹痛，胸闷心悸，心率减慢、心律不齐，血压下降，严重者出现呼吸抑制，抽搐，心源性脑缺血综合征而死亡。处理方法：一般以对症及支持疗法为主。可选用阿托品和普鲁卡因酰胺对抗心率减慢及心律不齐，静脉输液可稀释毒素、促进毒物排泄，全身麻木者可予针刺及皮下注射戊四氮，烦躁不安者可用苯巴比妥等镇静药，若有心脏停搏可选用毒毛旋花子苷K，血压下降宜用肾上腺素维持血压，中药甘草、绿豆、独参汤、生脉散均可用于解毒和抢救。

二、马钱子中毒和处理方法

马钱子为马钱科植物马钱的干燥成熟种子，主要毒性成分为番木鳖碱（士的宁）。口服 5 ～ 10mg 即可中毒，30mg 可致死。毒理作用主要是对中枢神经有极强的兴奋作用，表现焦虑不安，呼吸加速，血压增高，头颈及面肌强直，轻微的刺激即可引起强烈反应，以致出现强直性惊厥症状。处理方法：若中毒时间短，惊厥或肌肉强直症状未出现之前，可给予化学解毒剂（半杯开水加鞣酸 1g，一杯开水加碘酒或复方碘溶液 1 ～ 2mL，服后能使士的宁在消化道内沉淀而成为不溶性物质）口服，随即用高锰酸钾溶液洗胃。若见惊厥应将患者移至黑暗及安静处，给予镇静剂以制止惊厥，若病情严重者应立即给乙醚吸入作轻度麻醉，并可配合针刺。惊厥控制后，可用蜂蜜、绿豆、甘草煎水服用。

三、巴豆中毒和处理方法

巴豆为大戟科植物巴豆的干燥成熟种子，内含巴豆油，性剧毒，一般服20 滴即可引起严重中毒甚至死亡。毒理作用主要是溶解红细胞使局部细胞坏死，且有强烈刺激作用。表现为恶心呕吐、出血性急性胃肠炎症状，甚至可出现眩晕，脉快而微，血压下降，谵妄，心悸，发绀以及虚脱症状，重者呼吸、循环衰竭而死亡。处理方法：服药 6 小时内须先洗胃，并灌蛋清以保护胃黏膜。黄连、黄柏、菖蒲或绿豆煎汁冷服可解巴豆毒，切忌使用热性药物。若中毒出现中枢神经抑制症状，可嗅氨水或注射士的宁、安纳咖、可拉明等，皮下注射咖啡因及阿托品制剂可预防虚脱。

四、天南星中毒和处理方法

天南星为天南星科植物天南星、东北天南星或异叶天南星的块茎。实验证明对人体有较强的刺激和毒性作用。中毒初期表现为口舌麻木，舌强流涎，咽颊充血，口腔糜烂，声音嘶哑，继则中枢神经系统受到影响，出现头晕，心慌，四肢麻木，甚则昏迷，窒息，呼吸停止。处理方法：先用高锰酸钾洗胃，内服稀醋、鞣酸、浓茶等，补液，必要时给氧，并配合其他支持疗法，鲜姜汁或干姜汤内服可解其毒。

五、天仙子、洋金花中毒和处理方法

天仙子为茄科植物莨菪的种子，洋金花为茄科植物白曼陀罗和毛曼陀罗的花，均含有毒性成分天仙子胺及天仙子碱。一般服 10mg 可中毒，80mg 可致死亡。中毒表现为口干，皮肤潮红，结膜充血，瞳孔散大，心率加快，平滑肌松弛，谵妄，烦躁不安及幻觉，严重时出现抽搐、痉挛、角弓反张，最后呼吸衰竭而死亡。处理方法：先行催吐、洗胃并输液，采用对症支持疗法，瞳孔散大者皮下注射毛果芸香碱，烦躁不安者采用镇静剂，抽搐者用氯丙嗪，有呼吸衰竭者给氧及人工呼吸。

六、蟾酥中毒和处理方法

蟾酥为蟾蜍科动物中华大蟾蜍或黑眶蟾蜍的耳后腺及皮肤腺所分泌的白色浆液，经收集加工而成，含华蟾毒素、华蟾精等成分。其强心作用与中毒反应均与洋地黄相似，表现为恶心呕吐，腹痛腹泻，心悸，胸闷，头晕，昏睡，膝反射减弱或消失，心率减慢，伴心跳间歇或心房纤颤，甚至休克。处理方法：可按中毒常规给予补液、洗胃、导泻，并用大量维生素 B_1 和 C，如有类似洋地黄中毒现象，可按洋地黄中毒处理。静注阿托品，嗜睡者酌用中枢兴奋药，心律失常及休克者用异丙肾上腺素，还可选用生脉散、参附汤（或针剂）治疗。

七、斑蝥中毒和处理方法

斑蝥为芫菁科昆虫南方大斑蝥或黄黑小斑蝥的干燥全虫，所含斑蝥素为毒性成分，30mg 可致人死亡。口服可致口腔局部溃破、溃疡，引起胃炎及肾炎。一般服后 10 分钟至 2 小时出现口腔、胃肠道刺激症状，2～10 小时后发生少尿、尿痛、尿频、蛋白尿、血尿等肾损害症状，严重的可危及生命。处理方法：先内服液体石蜡保护黏膜，随即输液，并给予大量维生素 C，其他应采用对症支持疗法并预防感染，保持口腔清洁，饮食以流质或果汁为好，中药甘草、绿豆、黄连煎汁内服可用于解毒。

八、砷化合物中毒和处理方法

雄黄和砒石分别含有硫化砷（As_2S_2）和氧化砷（As_2O_3），均为剧毒成分，氧化砷毒性比硫化砷更大。其毒性反应主要表现为神经系统刺激，肾、肝、心等脏器机能障碍，早期可见失眠，倦怠无力，发热，头昏头痛，食欲不振，全身肌肉关节痛，脉快，晚期可有烦躁不安，重度失水，关节僵直，腹痛泄泻，黄疸，皮疹，尿少，血尿，蛋白尿，血压下降，体温下降，最后四肢抽搐，神志恍惚，逐渐衰竭而死。处理方法：宜争取时间、尽快以一般解毒剂反复洗胃和灌肠，服用金属解毒药，肌注二巯基丙二醇（BAL10% 的油剂）、二巯基丁二钠以解砷毒，并采用对症治疗。中药萝卜、白矾、蛋清、老茄子可解毒，方法是先用萝卜 30g、白矾末 10g 用冷开水送下止吐，待呕吐停止 2 小时后，再在 3 小时内分 7 次内服含白矾末的蛋清液，最后频饮老茄子 5 枚所煎之水。

九、汞化合物中毒和处理方法

含汞化合物的中药有丹砂、辰砂、轻粉、白降丹、三仙丹、红升丹等。丹砂、辰砂含一硫化汞，轻粉含氯化亚汞，白降丹、三仙丹、红升丹分别含氯化高汞、氧化汞等，均为毒性成分。毒性反应轻者出现口齿咽喉肿痛或腐烂，颈部淋巴结肿胀，口腔唾液分泌明显增加，吞咽困难，头痛发热，心悸失眠，恐惧，四肢拘挛，皮肤出现疹块等。严重者出现剧烈腹痛，尿血、尿少，呼吸困难，脉搏细小，体温下降，最后心衰而死。处理方法：用一般解毒剂洗胃，灌以牛乳、蛋清，肌注二巯基丙二醇、二巯基丁二钠等金属解毒剂，并采用对症支持疗法。中药花椒研末吞服可使汞从大便排出，口腔炎可用贯众、黄连各 10g 煎汁漱口，全身肌肉关节疼痛者，可用花椒数斤炒热，铺床卧之。绿豆、桔梗、甘草煎汤内服可用于解毒。

十、藤黄中毒和处理方法

藤黄系藤黄科植物藤黄树的树脂胶，有大毒。本品有较强的刺激性，内服后可对胃肠道产生强烈刺激作用，使腹腔脏器发生充血、出血、坏死。毒性反应轻者出现头昏，胃肠不适，便次增加呈黏液状。重者有恶心呕吐，剧烈腹痛、腹泻、便血，终致脱水，休克，虚脱而死。处理方法：首先按一般中毒急救常规给催吐、洗胃、导泻，然后给蛋清、牛乳内服以保护胃黏膜，并采用对症及支持疗法，补液，纠正酸碱和电解质紊乱，纠正脱水及休克，并给予大量维生素 C。

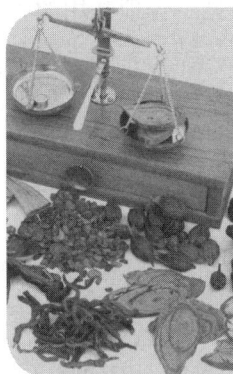

第七章
中西药的联合使用

　　随着中西医结合工作的深入开展，中西药并用的概率也越来越高。中西药科学合理地配伍应用确实能提高疗效，降低药物毒副反应。但长期的临床实践及药理研究表明，有些中西药配伍应用能使药物疗效降低，毒副反应增强，或引起药源性疾病，严重的甚至危及生命。如具有肝毒性的中药何首乌、地榆、虎杖等与有肝毒性的西药如利福平等同时使用，可加重对肝脏的毒性，严重的引起药物性肝炎；具有活血化瘀作用的中药如丹参、川芎、当归（特别是活血化瘀的中药注射剂丹红注射液、血栓通注射液等）与具有抗凝作用的西药如华法林等同时使用，前者可加重后者出血的不良反应。再如西药和中成药联用治疗感冒，若能合理配伍应用，确实能起到提高疗效、缩短病程的作用。但是，目前治疗感冒的西药和中成药同物异名的情况很多，治感冒的中成药常含有西药成分，若患者对所服药物的成分不了解，则很容易出现重复用药、过量用药的情况，从而导致严重的安全隐患，如过敏反应、肝肾损害、消化系统损害等。在感冒发热时，若服用的西药和中成药中都含有对乙酰氨基酚，则很容易造成对乙酰氨基酚超剂量服用，皮肤损害、肝肾损害等不良反应的发生率也会成倍增加。因此，中西药物联用也有配伍禁忌，在临床治疗过程中应避免不合理的中西药配伍联用，保证用药安全有效。

第一节　常见中药与西药的联用禁忌

　　中西药物科学合理地配伍应用能提高疗效，降低药物毒副反应。但长期的临床实践及药理研究表明，有些中西药配伍应用能使药物疗效降低，毒副反应增强。因此，中西药物联用也有配伍禁忌。我们对常见不合理联用的中西药物配伍后出现的不正常现象、结果及配伍机理进行了总结，发现主要有以下几个方面。

一、药物毒副作用增加的联用

1. 毒性相同，毒副作用同类相加

（1）地榆、虎杖、五倍子、何首乌等含鞣质的中药与四环素、利福平、灰黄霉素等西药，二者均有肝毒性，合用可加重肝毒性。

（2）黄连、黄柏、川乌、麻黄等含生物碱的中药与生物碱类西药士的宁、阿托品、麻黄素等合用会出现同类毒副作用相加的情况，使毒副作用增强。

（3）雷公藤及其制剂与氯霉素合用，因二者均有骨髓造血功能抑制作用，故对人的骨髓造血功能抑制的概率明显增加。

2. 产生有毒的化合物

（1）含汞的中药及其他成分的中成药如朱砂及中成药磁朱丸、朱砂安神丸、梅花点舌丹等与溴化物、碘化物、硫酸亚铁、亚硝酸盐同服，能生成有毒的溴化汞、碘化汞，导致药源性肠炎。

（2）雄黄、信石等含砷的中药及制剂如牛黄解毒丸、六神丸、清热解毒丸等，与强氧化性西药如硝酸盐、硫酸盐同服毒性增加。因雄黄的主要成分为硫化砷，同服后在胃液内产生少量的硝酸或硫酸，使雄黄所含硫化砷氧化生成三氧化二砷，毒性增加，长期应用可引起砷中毒。

3. 增加药物毒副作用

（1）中药珍珠、龙骨、石膏、瓦楞子、牡蛎、石决明、海螵蛸等含有大量钙的中药与强心苷类药物合用：因前者增加血钙离子含量，使强心苷类药物的心脏毒性增强，而导致心律失常或使传导阻滞。

（2）含莨菪烷类生物碱的中草药及制剂如曼陀罗、天仙子、洋金花、华山参、颠茄合剂等与强心苷类药物配伍：因莨菪烷类生物碱具有松弛平滑肌、减慢胃肠蠕动的作用，使机体对强心苷类药物的吸收和蓄积增加，易引起中毒反应。

（3）含氰苷的中药如杏仁、桃仁、枇杷叶等与中枢性麻醉、镇静、镇咳药如硫喷妥钠、可待因、咳必清等合用：含氰苷药物在胃酸作用下，经酶水解生成的氢氰酸，可在一定程度下抑制呼吸中枢，能加重后者的抑制呼吸中枢的作用，从而增强其毒副作用。

（4）活血化瘀类中药当归、川芎、红花、丹参等及其制剂如丹红注射液、血栓通注射剂、香丹注射液等与西药抗凝药如华法林等联用：前者能增加后者的出血不良反应。

4. 加重或诱发并发症，诱发药源性疾病

（1）甘草、鹿茸等具有糖皮质激素样成分的中药与刺激胃黏膜的阿司匹林等水杨酸衍生物合用，可诱发消化道溃疡。

（2）银杏叶制剂与阿司匹林配伍用于治疗脑血管疾病。由于阿司匹林有抗血小板聚集作用，而银杏叶的银杏内酯是血小板活化因子（PAF）的抑制物，与阿司匹林合用可增加血小板功能的抑制，造成出血现象。

（3）含朱砂的朱砂安神丸、磁朱丸等制剂与溴化钾、溴化钠、碘化钾等药物合用，可导致药源性肠炎。因朱砂含有 HgS，在肠道遇到溴或碘后，生成有刺激性的溴化汞及碘化汞，引起赤痢样大便，导致药源性肠炎。

（4）中药川乌、草乌、附子及含这类成分药物和含生物碱的中成药如小活络丹、三七片、元胡止痛片、盐酸小檗碱等与氨基糖苷类抗生素合用，可增加其对听神经的毒性。

5. 诱发过敏反应

（1）板蓝根、当归、穿心莲、鹿茸精注射液与青霉素 G 同用会增加过敏反应的危险，应慎用。

（2）复方丹参注射液应尽可能不与低分子右旋糖酐注射液混合静脉滴注。因低分子右旋糖酐本身是一种抗原，可与丹参等形成络合物。两者共同作用的结果可导致过敏性休克或严重的过敏症。

（3）柴胡注射液与庆大霉素混合使用，使出现过敏性休克的概率增加，甚至出现无尿至急性肾功能衰竭等不良反应。

6. 改变体内某些介质成分含量或环境也能增加毒副作用

（1）有些中药能促进单胺类神经介质的释放，与单胺氧化酶抑制剂合用可使毒副作用增强，严重时可致高血压危象。如麻黄、中药酒剂与痢特灵、优降糖、灭滴灵等，以及中药酒剂与含甲硫四氮唑基因的头孢类抗生素如头孢哌酮、头孢曲松、头孢唑林、头孢拉啶、头孢甲肟等。

（2）钾离子含量高的中药如萹蓄、金钱草、丝瓜络等与留钾利尿药安体舒通、氨苯蝶啶等合用可引起高血钾症。

（3）有机酸类中药山楂、乌梅、五味子等及其中成药山楂丸、五味子糖浆、健胃消食片等能酸化体内环境，与磺胺类药合用降低其溶解度而在尿中析出结晶，引起血尿；与呋喃坦啶、阿司匹林、消炎痛等联用可增加后者在肾脏的重吸收而加重对肾脏的毒性。

二、影响药物疗效的联用

1. 生成络合物、螯合物、缔合物，影响药效发挥

（1）含多种金属元素，如钙、镁、铝、铁、磷等矿物质成分的中药石膏、海螵蛸、石决明、龙骨、龙齿、牡蛎、瓦楞子、明矾、自然铜、磁石、代赭石、赤石脂、钟乳石及中成药如龙牡壮骨冲剂等与四环素类、大环内酯类抗生素、异烟肼、利福平等配伍。因为多价金属离子能与四环素类等药物分子内的酰胺基和酚羟基结合，生成络合物，降低药物的生物利用度，使疗效降低。

（2）含槲皮素成分的药物如柴胡、旋覆花、桑叶、槐花、槐角、山楂、侧柏叶等中药及中成药应避免与西药硫酸钙、维丁胶性钙、硫酸镁、硫酸亚铁、氢氧化铝和碳酸铋药物合用，因能形成络合物而相互影响疗效。

（3）地榆、五倍子、大黄、虎杖等含鞣质的中药及制剂与胃蛋白酶、淀粉酶、胰酶、多酶等酶制剂及维生素 B_1、维生素 B_6 等合用，能形成氢键缔合物而影响二者的疗效。

（4）熊胆、蛇胆及其制剂蛇胆陈皮末、蛇胆川贝液等与奎尼丁合用，奎尼丁能与胆汁中阳离子生成不溶性的络合物而影响吸收，降低疗效。

2. 生成沉淀，影响药物吸收

（1）含鞣质的中药及制剂，如大黄、山茱萸、五倍子、金樱子、石榴皮以及中成药黄连上清丸、六味地黄丸等与多种抗生素（四环素、红霉素、利福平、林可霉素等）配伍。这些中药中均含有鞣质，与抗生素成分结合产生沉淀，使其失去活性而降低疗效。

（2）含生物碱成分的中药及制剂，如黄连、附子、麻黄、延胡索以及中成药香连丸、知柏地黄丸、附子理中丸等不宜与酶类制剂如多酶片、胃蛋白酶配伍。因两者可产生沉淀，使药效降低。与金属盐类合用亦能产生沉淀，影响药物吸收。

（3）石膏、龙骨、牡蛎等含钙离子多的中药及其制剂龙牡壮骨冲剂等与磷酸盐、硫酸盐类西药合用，能生成磷酸钙、硫酸钙沉淀，影响吸收，降低疗效。

3. 酸碱中和或发生水解、氧化反应，影响药物疗效

（1）中药乌梅、山楂以及含酸性的中成药如大山楂丸、山楂冲剂、五味子糖浆等与碱性西药胃舒平、氢氧化铝凝胶、健胃片、大黄碳酸氢钠等合用，可发生酸碱中和反应，降低药物疗效。

（2）甘草及其含甘草酸制剂，与多元环碱性较强的生物碱如奎宁、麻黄碱、利血平等配伍，因产生中和反应，生成沉淀，影响药物吸收，降低疗效。

（3）人参、三七、远志、桔梗等药物与酸性较强的药物配伍时，因为这些药物在酸性环境中其主要有效成分皂苷在酶的作用下发生水解而失效。

（4）含醌类成分的中药如大黄、何首乌等与碱性药物配伍时，因这类中药所含蒽醌苷在碱性溶液中易发生氧化而失效。

4. 药理作用拮抗

（1）麻黄及其制剂与镇静催眠药氯丙嗪、苯巴比妥等合用，前者的中枢兴奋作用能拮抗后者的中枢抑制作用，使二者的疗效均降低。

（2）石膏、龙骨、牡蛎等含钙离子多的中药及制剂与硫酸镁、白色合剂等合用，前者能拮抗后者的泻下作用。

（3）鹿茸及其制剂与降糖灵、甲苯磺丁脲、胰岛素等降糖药合用，前者能拮抗后者的降血糖作用。

（4）天麻、僵蚕等平肝息风药及制剂如天麻丸与中枢兴奋药尼可刹米、戊四氮、山梗菜碱等合用，前者的镇静作用能拮抗后者的中枢兴奋作用。

5. 影响体内酶代谢或破坏酶的作用

（1）含大黄成分的中成药，如麻仁丸、解暑片、牛黄解毒片等与胰酶、胃蛋白酶、多酶片合用。因大黄可抑制酶类的消化作用或黄连上清丸中的黄连与乳酶菌合用，使乳酶菌活力丧失，导致该药失去助消化的功能。

（2）中药神曲、麦芽、淡豆豉等含消化酶、酵母菌与西药抗生素同服，可因破坏酶的作用而影响疗效。

三、常见中西药不合理联用表

对临床上常见的中西药不合理联用进行了总结综合，列出了165组中西药配伍禁忌（表7-1），以供参考。

表7-1　中西药合用配伍禁忌一览表

1. 生物碱类中药

中药分类	不宜配伍的西药	配伍禁忌的机理	后果
（1）黄连、黄柏、川乌、附子、贝母、麻黄、延胡索等含生物碱的中药及其制剂如复方川贝片、热参片等	酶制剂：胃蛋白酶、乳酶生、胰酶、多酶片、淀粉酶等	生物碱能与酶制剂产生沉淀	药效降低或失效
	金属盐类：碳酸钙、氯化钾、硫酸亚铁、次碳酸铋、枸橼酸铁铵糖浆等	二者可产生沉淀反应	药效降低或失效
	碘及碘化物类：碘化钾、碘化钠、碘喉片等	在胃酸作用下，碘离子能沉淀大部分生物碱，影响吸收	药效降低或失效
	生物碱类西药：士的宁、阿托品、麻黄素等	同类药物毒副作用相加	毒副作用增强
	碱性较强的西药：碳酸氢钠等	后者能影响中药生物碱的解离度，妨碍吸收	疗效降低

中药分类	不宜配伍的西药	配伍禁忌的机理	后果
（2）麻黄及其制剂如止咳定喘丸、小青龙汤等	单胺氧化酶抑制剂：痢特灵、甲苄肼、优降灵、苯乙肼等	前者能使贮存的神经介质释放，后者则阻止介质的分解破坏，使毒副作用增强，严重者出现高血压危象或脑出血	毒性增强
	降血压药：复方降压片、降压灵、胍乙啶、利血平等	前者能竞争性阻碍降压药进入交感神经末梢	疗效降低
	镇静催眠药：氯丙嗪、苯巴比妥等	前者的中枢兴奋作用能拮抗后者的中枢抑制作用	疗效降低
	洋地黄类强心药：洋地黄、地高辛、毒毛旋花子苷K等	麻黄碱能兴奋心肌而加快心率，可增强强心苷对心脏的毒性	毒性增强
	肾上腺素、异丙肾上腺素、去甲肾上腺素	前者有类似肾上腺素作用，能增强后者毒副作用	毒副作用增强
	氨茶碱	二者合用疗效不及单独应用，而毒副反应则同类相同	副作用增强
	利他林（呱醋甲酯）	二者均具有中枢兴奋作用，合用时副作用增加，可致失眠	副作用增强
	吩噻嗪类药物：氯丙嗪、乙酰普马嗪等	麻黄碱可增强吩噻嗪类低血压反应	副作用增强
	环丙烷	对心肌毒性增强，易导致心律失常	毒性增强
	鞣酸、鞣酸蛋白	在胃肠道中，鞣酸与麻黄碱结合产生沉淀	疗效降低
（3）麻黄及其制剂如止咳定喘丸、小青龙汤等	药用炭、矽炭银、次碳酸铋	后者有很强的吸附性，在胃肠道中可吸附麻黄碱	疗效降低
	新斯的明	麻黄碱为拟肾上腺素药，新斯的明为拟胆碱药，二者药理作用拮抗	疗效降低或失效
	酚妥拉明	前者能收缩血管，后者为血管扩张剂，二者药理作用拮抗	疗效降低或失效
（4）麻黄汤	阿司匹林	二者均有发汗作用，发汗太过易导致虚脱	副作用增强
（5）延胡索及其制剂	咖啡因、苯丙胺等中枢兴奋剂	前者能对抗后者的中枢兴奋作用	疗效降低
	环己巴比妥等镇静催眠药	二者均有镇静催眠作用，使副作用增加	副作用增强

续表

中药分类	不宜配伍的西药	配伍禁忌的机理	后果
（6）含颠茄类生物碱的中药制剂如颠茄酊、胃痛散等	强心苷类西药如洋地黄、地高辛等	前者能使胃肠蠕动减慢，使后者吸收增加，可诱发中毒	毒性增强
（7）复方天仙子胶囊	阿托品	前者含有阿托品类生物碱，二者合用毒副反应增加	毒副反应增强
（8）萝芙木及制剂（含萝芙木生物碱）	优降宁、甲苄肼等单胺氧化酶抑制剂	后者可抑制组织释放色胺对前者的破坏，从而使副作用增强	毒副反应增强
	胍乙啶	二者合用使体位性低血压、心动过缓、精神抑郁等副作用增强	毒副作用增强
	奎尼丁	心脏抑制作用增强，诱发奎尼丁毒性	毒副作用增强
（9）藜芦及其制剂（含藜芦生物碱）	洋地黄类强心药：洋地黄、地高辛、洋地黄毒苷等	极易发生心律不齐	毒副作用增强
	奎尼丁	对心脏毒性增强	毒副作用增强
（10）山慈菇、光慈姑等含秋水仙碱的中药及制剂	维生素 B_{12}	秋水仙碱可干扰维生素 B_{12} 在胃肠道的吸收	疗效降低
（11）长春花等含长春花碱的中药及制剂	谷氨酸、色氨酸	后者可逆转长春花碱的抗肿瘤作用	疗效降低

2. 鞣质类中药

中药分类	不宜配伍的西药	配伍禁忌的机理	后果
（1）地榆、五倍子、大黄、虎杖、诃子等含鞣质的中药及其制剂，如肠风槐角丸、十味石榴丸、大黄牡丹汤等	酶制剂：胃蛋白酶、淀粉酶、胰酶、多酶等	二者能形成氢键螯合物而降低生物利用度	疗效降低
	异烟肼	二者合用产生沉淀	疗效降低
	金属离子制剂：硫酸锌、碳酸钙、硫酸亚铁、次碳酸铋、胃舒平	二者在胃肠道结合，形成难以吸收的沉淀物	疗效降低或失效
	维生素 B_1、维生素 B_6	发生缔合反应，生成难以吸收的缔合物	药效降低
	四环素族及红霉素、制霉菌素、林可霉素、新霉素、氯霉素、羟氨苄青霉素	二者可生成鞣酸沉淀物，不易吸收	疗效降低

续表

中药分类	不宜配伍的西药	配伍禁忌的机理	后果
（1）地榆、五倍子、大黄、虎杖、诃子等含鞣质的中药及其制剂，如肠风槐角丸、十味石榴丸、大黄牡丹汤等	头孢拉啶、头孢氨苄	形成难溶性沉淀物	疗效降低
	阿托品、利血平、奎宁、士的宁、黄连素、麻黄素等生物碱类西药	鞣质是生物碱沉淀剂，二者结合生成难溶性沉淀物而难以吸收	疗效降低或失效
	含氨基比林成分的西药：去痛片、优散痛、散利痛、克感敏等	二者在胃肠道中能生成沉淀，不易吸收	疗效降低
	含碳酸氢钠的药物如苏打片、小儿消食片等	鞣质能引起碳酸氢钠分解	疗效降低
	洋地黄类强心药：洋地黄、地高辛、洋地黄毒苷等	生成鞣酸沉淀物，不易吸收	疗效降低
（2）含水合型鞣质的中药如诃子、五倍子、地榆、四季青及其制剂	四环素、利福平、灰黄霉素、无味红霉素等对肝脏有毒性的抗生素	二者对肝脏均有较强的毒性，可诱发中毒性肝炎	毒性增强
	氯喹、羟基氨喹	后者主要浓集于肝脏，能增加前者对肝脏的毒性	毒副作用增强
	磺胺类西药	鞣质可与磺胺结合而排泄困难，导致血液及肝脏内磺胺药浓度提高而发生中毒性肝炎	毒副作用增强

3. 苷类中药

中药分类	不宜配伍的西药	配伍禁忌的机理	后果
（1）罗布麻、夹竹桃、羊角拗等含强心苷的中药及其制剂如复方罗布麻片等	洋地黄、地高辛、毒毛旋花子苷K等强心苷类西药	对心脏的毒性同类相加	毒副反应增强
	利尿药：噻嗪类、速尿、利尿酸等	后者可使机体失钾，增加心脏对强心苷的敏感性	毒副反应增强
	胍乙啶、苯妥英钠	二者均可使心率减慢	毒副反应增强
	皮质激素类西药	后者引起钾丢失，易导致强心苷中毒和心律失常	毒副反应增强
（2）桃仁、苦杏仁、白果、枇杷仁等含氰苷的中药及制剂	麻醉、镇静、止咳药如硫喷妥钠、可待因、巴比妥盐类、安定等	前者可加重后者的呼吸中枢抑制作用	毒副反应增强
	优降灵	引起急性低血压和使镇静作用增强	毒副反应增强

续表

中药分类	不宜配伍的西药	配伍禁忌的机理	后果
（3）甘草及其制剂	水杨酸类及其衍生物如阿司匹林、对氨基水杨酸钠等	消化道溃疡发生率增加	副反应增强
	多元环碱性较强的生物碱类西药如奎宁、麻黄素、阿托品等	产生沉淀，减少吸收	疗效降低
	洋地黄、地高辛等洋地黄类强心苷	前者可降低血钾浓度，增强心脏对强心苷的敏感性，诱发中毒反应	毒副反应增强
	利血平等降压药	产生拮抗和沉淀	疗效降低
	利尿酸、氯噻嗪等排钾利尿药	二者均可使血清钾离子浓度降低，引起低血钾症	毒副作用增强
	降血糖药：甲磺丁脲、降糖灵、胰岛素等	前者有升高血糖作用，能拮抗后者的降血糖作用	药效降低
（4）柴胡、桑叶、槐米、侧柏叶、山楂等含有槲皮苷、芸香苷等能水解生成槲皮素的中药及制剂	金属离子类西药：碳酸钙、维丁胶钙、硫酸镁、硫酸亚铁、氢氧化铝、碳酸铋等	二者能形成螯合物而降低药物的生物利用度	药效降低
（5）人参、白芍、远志、桔梗等含苷类有效成分中药及制剂如人参养荣丸等	维生素C、烟酸、谷氨酸、胃酶合剂、稀盐酸合剂等酸性较强的西药	后者能使前者的有效成分苷类分解	疗效降低或失效

4. 有机酸类中药

中药分类	不宜配伍的西药	配伍禁忌的机理	后果
山楂、乌梅、山茱萸、五味子等含有机酸的中药及制剂如山楂丸（冲剂）、保和丸、五味子丸、健胃消食片、五子衍宗丸（汤）等	磺胺类药	前者能使尿液酸化、降低磺胺类药物在尿中的溶解度，引起结晶而导致血尿	副作用增强
	红霉素	红霉素在酸性环境下易分解失效，前者可使其分解失效	疗效降低
	呋喃坦啶、利福平、阿司匹林、消炎痛	前者能增加后者在肾脏的重吸收而加重对肾脏的毒性	毒副作用增加
	碱性药物如氨茶碱、胃舒平、氢氧化铝、碳酸氢钠、奎宁等	二者能发生中和反应	疗效降低

续表

中药分类	不宜配伍的西药	配伍禁忌的机理	后果
山楂、乌梅、山茱萸、五味子等含有机酸的中药及制剂如山楂丸（冲剂）、保和丸、五味子丸、健胃消食片、五子衍宗丸（汤）等	安米诺（5%氨基酸）输液	二者均使胃部酸性增高，对胃部刺激性增大，诱发和加重胃溃疡的发生	副作用增强
	氨基糖苷类抗生素：链霉素、庆大霉素、卡那霉素等	前者能减少后者的吸收，降低其抗菌活性	疗效降低
	弱碱性西药如利血平、罂粟碱、东莨菪碱、苯丙胺及其衍生物	前者能减少肾小管对后者的吸收，使排泄物增多	疗效降低

5. 药酒及酒制中药

中药分类	不宜配伍的西药	配伍禁忌的机理	后果
中药酒剂如国公酒、人参酒、冯了性药酒、丁公藤药酒等，延生护宝液、藿香正气水等酊剂以及酒当归、酒大黄等酒制中药	灭滴灵、痢特灵、优降灵、苯乙肼等单胺氧化酶抑制剂	双硫仑反应，既能增加机体对乙醇敏感性，又可引起醛中毒，严重的出现休克以至死亡	毒副反应
	含甲硫四氮唑基团的头孢类抗生素：头孢哌酮、头孢哌酮舒巴坦、头孢曲松、头孢唑林、头孢拉定、头孢美唑、头孢米诺、拉氧头孢、头孢甲肟、头孢孟多、头孢氨苄、头孢克洛等	可引起双硫仑反应，既能增加机体对乙醇敏感性，又可引起醛中毒，严重的出现休克以至死亡	毒副反应
	胰岛素、降糖灵、优降糖等降血糖药	二者同用可使患者出现严重低血糖和不可逆的神经系统病变	毒副反应增强
中药酒剂如国公酒、人参酒、冯了性药酒、丁公藤药酒等，延生护宝液、藿香正气水等酊剂以及酒当归、酒大黄等酒制中药	水杨酸类抗风湿药：阿司匹林、水杨酸钠、散利痛等	前者能增加后者对胃肠道的刺激，严重的可致胃肠出血	不良反应增强
	血管扩张药：噻嗪类利尿药、降压药胍乙啶等	二者合用可引起严重低血压	毒副反应增强
	中枢抑制药、成瘾性镇痛药及部分抗组胺药	乙醇能增强后者的镇痛作用，加深中枢抑制的副作用	副作用增强
	苯妥英钠、甲磺丁脲、安乃近、华法林等	前者能显著地加快后者的代谢速度	药效降低
	头孢甲肟	引起胃肠道及中枢神经系统副作用	副作用增强

续表

中药分类	不宜配伍的西药	配伍禁忌的机理	后果
中药酒剂如国公酒、人参酒、冯了性药酒、丁公藤药酒等，延生护宝液、藿香正气水等酊剂以及酒当归、酒大黄等酒制中药	磺胺及呋喃类抗生素	因能抑制乙醇的代谢，增加乙醇对机体的毒性，而乙醇又能加强上述两类药物对中枢神经的毒性	毒性增强
	水合氯醛	二者能生成毒性较强的醇合三氯乙醛，严重者可致死亡	毒性增强
	三环类抗抑郁药如丙咪嗪、阿米替林、多虑平等	前者能增强后者毒性，严重者可致死亡	毒性增强
	抑制乙醇代谢的氯丙嗪、奋乃静等	延缓乙醇分解，增加乙醇对机体的毒性	毒性增强
	维生素 A	乙醇能阻断维生素 A 的代谢转化过程	疗效降低
	扑热息痛（超剂量）	引起严重肝坏死及急性肾竭	毒性增强
	氨甲蝶呤、利福平、硝硫氰胺等	乙醇能加重后者对肝脏的毒害，严重者可致死亡	毒性增强
	环丝氨酸	可引起中枢的中毒症状，严重者出现惊厥	毒副作用增强

6. 矿物药

中药分类	不宜配伍的西药	配伍禁忌的机理	后果
（1）磁石、自然铜、代赭石、礞石、龙骨、石膏、赤石脂、明矾等含铁、镁、铝、钙等金属离子的中药及制剂	四环素、强力霉素、二甲胺四环素、盐酸黄连素	二者生成难溶性络合物	疗效降低
	异烟肼	二者发生螯合反应，降低吸收，并影响酶系统发挥干扰结核杆菌代谢的作用	疗效降低
	芦丁	二者生成难溶性螯合物，影响吸收	疗效降低
	左旋多巴	生成左旋多巴铁、镁、铝、铋等络合物，影响吸收	疗效降低
	强的松龙（泼尼松龙）	前者能使强的松龙的生物利用度显著下降	疗效降低

续表

中药分类	不宜配伍的西药	配伍禁忌的机理	后果
（2）石膏、龙骨、牡蛎、珍珠、蛤壳、海螵蛸等含钙较多的中药及其制剂如龙牡壮骨冲剂、珍珠丸等	磷酸盐、硫酸盐类西药	生成磷酸钙、硫酸钙沉淀	疗效降低
	洋地黄类强心苷：洋地黄、地高辛	钙离子可增加后者对心脏的毒性	毒性增强
	心痛定	引起心律失常和传导阻滞	毒副作用增强
	硫酸镁、白色合剂	前者能拮抗后者的泻下作用	疗效降低
	泰胃美（西咪替丁）	前者能降低后者的吸收	疗效降低
（3）含镁离子的滑石及制剂六一散等	罗钙全（骨化三醇）胶囊	促进镁离子吸收，引起高血镁症	毒副作用增强
（4）含铁离子的磁石、自然铜等中药及其制剂朱砂丸等	别嘌呤醇	后者可增加肝脏铁质的浓度	毒副作用增强
	新霉素	可阻碍二者的吸收	疗效降低
	右旋糖酐铁、山梨醇铁	可使患者的铁结合量超出正常而导致铁毒性出现	毒副作用增强
（5）朱砂、轻粉等含汞中药及制剂如朱砂安神丸、梅花点舌丹、人丹等	碘化物、溴化物、硫酸亚铁、碳酸氢钠、巴比妥	生成可溶性汞盐，引起汞中毒	毒性增强
	含苯甲酸钠的药物如巴氏合剂及用苯甲酸钠作防腐剂的制剂	能生成可溶性苯汞盐而引起汞中毒	毒性增强
（6）雄黄、信石等含砷中药及制剂牛黄解毒丸、六神丸、安宫牛黄丸等	酶制剂：胃蛋白酶、胰酶、多酶、淀粉酶等	砷能与酶的酸性基团结合形成不溶性沉淀物而降低吸收，抑制酶活性	疗效降低
	亚铁盐、亚硝酸盐	生成砷酸盐沉淀物，降低吸收，并有导致砷中毒的可能	疗效降低，毒性增强
	硝酸盐、硫酸盐	后者在胃液中可产生微量硝酸、硫酸，使雄黄中所含的硫化砷氧化成毒性较强的氧化砷	毒性增强
（7）醋等酸性药物及醋制中药	阿司匹林	前者可使阿司匹林分解失效	疗效降低
	氨茶碱	发生中和反应	疗效降低

7. 动物药

中药分类	不宜配伍的西药	配伍禁忌的机理	后果
（1）鹿茸及其制剂如参茸片、鹿茸片、参茸王浆等	水杨酸衍生物：阿司匹林、水杨酸钠等	前者能增加后者消化道溃疡发生率	副作用增强
	降糖灵、甲磺丁脲、胰岛素等降糖药	前者能拮抗后者的降血糖作用	疗效降低
	强心苷类西药：洋地黄、地高辛、洋地黄毒苷等	鹿茸有去氧皮质酮样作用，能使体内钾离子减少，增强心脏对强心苷的敏感性	毒性增强
	排钾性利尿药如氯噻嗪、利尿酸、速尿等	二者均具排钾作用，导致低血钾症	毒副作用增强
（2）牛角、珍珠及其制剂如珍珠丸、至宝丹、安宫牛黄丸等	盐酸黄连素片	前者能拮抗后者的抗菌作用	药效降低
（3）牛黄及其制剂牛黄上清丸、牛黄解毒丸等	水合氯醛、吗啡、苯巴比妥	前者能拮抗后者的药理作用或增强其中枢神经抑制作用	疗效降低，毒性增强
（4）熊胆、蛇胆及其制剂蛇胆陈皮末、蛇胆川贝液等含胆汁的中成药	奎尼丁	奎尼丁与胆汁中阳离子能生成不溶性络合物而使吸收减少	药效降低
（5）蟾酥及其制剂六神丸等	洋地黄类强心苷	二者均有相似的强心及毒副作用	毒性增强
	心律平、奎尼丁	可致心脏骤停	毒性增强
（6）羊肝丸、鸡肝散	单胺氧化酶抑制剂：痢特灵、优降宁、苯乙肼等	动物肝中含有大量酪胺，二者合用可致高血压病	副反应增强

8. 其他类中药

中药分类	不宜配伍的西药	配伍禁忌的机理	后果
（1）神曲、豆豉、麦芽等含淀粉酶的中药及其制剂如保和丸等	抗生素	前者能破坏后者的抗菌活性，后者能降低前者药效	疗效降低
	活性炭、矽炭银	前者能被后者吸附而降低疗效	疗效降低
（2）茵陈及其制剂	氯霉素	茵陈对氯霉素的抗菌作用有拮抗作用	疗效降低

中药分类	不宜配伍的西药	配伍禁忌的机理	后果
（3）蜂蜜、大枣、金樱子以及糖浆剂、膏剂、冲剂、大蜜丸等含糖分多的中药及制剂	退热清、感冒清等含退热成分的药物	前者能减少退热成分的吸收	疗效降低
	胰岛素、格列本脲等治疗糖尿病的西药	前者影响后者的疗效	疗效降低
（4）大黄及其固体制剂如清宁片等	酶制剂	大黄粉可通过吸收或结合的方式抑制酶的活性	疗效降低
（5）大黄及其液体制剂如大承气汤、大黄牡丹汤等	核黄素、烟酸、咖啡因、茶碱	后者能降低大黄的抑菌作用	疗效降低
（6）大黄及含大黄（具泻下作用）的制剂	氯霉素	后者能抑制肠内菌株，使大黄致泻作用减弱或受到抑制	疗效降低
	碱性西药	蒽醌类成分在碱性环境中易氧化失效	疗效降低
（7）血余炭、大黄炭、蒲黄炭、槐米炭等制炭中药及其制剂如十灰散等	酶制剂：胃蛋白酶、胰酶、多酶、淀粉酶	前者能吸附后者，降低酶活性	疗效降低
	生物碱类西药：利血平、麻黄素、士的宁等	前者能吸附生物碱，减少吸收	疗效降低
	乙酰螺旋霉素	前者能吸附后者，使其抗菌活性降低	疗效降低
（8）扁蓄、泽泻、白茅根、金钱草、丝瓜络等含钾高的中药及制剂	安体舒通、氨苯蝶啶等合成留钾利尿药及降压药苯酯丙脯酸（依拉普利）	有引起高血钾的危险	毒副反应增强
	氯化钾注射液	二者均能增加体内血钾浓度，引起高血钾症	毒副反应增强
（9）天麻、僵蚕等平肝息风中药及制剂如密环片、天麻胶囊等	中枢兴奋药如尼可刹米、戊四氮、山梗菜碱等	前者的镇静作用能拮抗后者的中枢兴奋作用	疗效降低
（10）复方丹参片、针、糖浆等复方丹参制剂	环磷酰胺、5-氟尿嘧啶、阿糖胞苷等抗肿瘤药物	二者合用能促进肿瘤转移	产生毒副作用
	氢氧化铝凝胶、胃舒平等	前者中的丹参酮与后者中的铝离子能生成螯合物	疗效降低

中药分类	不宜配伍的西药	配伍禁忌的机理	后果
（11）陈香白露片、健胃片、安胃片、红灵散以及煅龙骨、煅牡蛎等碱性中药	奎尼丁	前者能碱化尿液，降低后者排泄，引起中毒	毒性增强
	酶制剂	产生沉淀	疗效降低
	四环素族抗生素	前者使后者溶解度下降，影响吸收	疗效降低
	庆大霉素、新霉素、链霉素等氨基糖苷类抗生素	前者碱化尿液，增加了后者的吸收，增加对听神经的损害	毒性增强
	利福平、力素劳（酮康唑）	降低吸收	疗效降低
	枸橼酸铋钾（丽珠得乐）	前者能中和胃酸，阻止后者在胃中形成的保护膜	疗效降低
	维生素 B_1	因前者能中和胃酸而促使维生素 B_1 的分解	疗效降低
	弱酸性西药苯巴比妥、阿司匹林、水杨酸、消炎痛及呋喃坦啶、抗菌增效剂、先锋霉素等	前者使后者离子化程度增高，减少肾小管的重吸收，降低血药浓度	疗效降低
	左旋多巴	前者可使左旋多巴分子迅速降解，生成无生物活性的黑色素	疗效降低
	双香豆素等口服抗凝药	前者能抑制后者吸收，使抗凝作用减弱	疗效降低
	凝血酶	前者能影响凝血酶的活性	疗效降低
	乌洛托品	后者在酸性尿液条件下才能发挥作用，而前者则使尿液碱化	疗效降低
	肠溶性药剂	前者增加胃中的碱性，使后者在胃内即发生崩解而降低疗效，增强刺激性	疗效降低，刺激性增强
（12）黄连、黄芩、栀子、连翘及黄连上清丸等具有抑制微生物活性的中药及其制剂	酶制剂：胃蛋白酶、胰酶、多酶、淀粉酶等	前者能抑制酶制剂的活性	疗效降低
（13）穿心莲制剂	乙酰螺旋霉素、红霉素、庆大霉素	后者抑制前者的促进白细胞吞噬功能，使其抗感染作用降低	疗效降低

续表

中药分类	不宜配伍的西药	配伍禁忌的机理	后果
（14）含扁豆的中成药	痢特灵等单胺氧化酶抑制剂	致使体内酪胺增加，出现高血压症等	不良反应增加
（15）雷公藤及其制剂	氯霉素	二者均有骨髓造血机能抑制作用，同类相加	毒副作用增强
（16）海藻及海藻丸	异烟肼	海藻中的碘可与异烟肼发生氧化反应	疗效降低
	治疗甲亢的西药	碘能促进酪氨酸的碘化，使体内甲状腺素合成增加，不利于治疗	疗效降低
（17）感冒清、感冒灵、克感灵等含有抗组胺成分的中成药	肾上腺素神经元阻断药如利血平、胍乙啶、巴吉林等	前者能拮抗后者的药理作用	疗效降低
（18）藿香正气丸	胃复安	前者能抑制胃肠平滑肌收缩，后者则加强胃窦部的吸收，二者呈拮抗作用	疗效降低
（19）中药八厘麻及其制剂八厘麻毒素片等	含普鲁卡因的西药制剂	后者可减弱前者的降压作用	疗效降低
（20）巴豆、牵牛子等泻下药	口服吸收的抗生素制剂	前者能缩短抗生素在胃肠道中停留时间，减少吸收	疗效降低
（21）蛇胆川贝液	吗啡、度冷丁、可待因等	可导致呼吸衰竭	毒性增强
（22）生姜、龙胆草	红霉素	前者能促使胃酸分泌，对红霉素有破坏作用	疗效降低
（23）汉防己、八角枫、锡生藤等含有肌肉松弛成分的中药及其制剂如汉肌松注射液、八角枫注射液、锡生藤碱（Ⅱ）注射液等	卡那霉素、庆大霉素、链霉素等注射液	二者同时腹腔注射时，可发生肌肉麻痹和呼吸抑制等毒副作用增强的反应	毒副作用增强
	硫酸镁注射液	镁离子减少运动神经末梢乙酰胆碱的释放量，加重神经肌肉阻断剂的效应	毒副作用增效
（24）双黄连粉针	地塞米松	治疗小儿病毒性肺炎时，二者联用会影响疗效，病程延长	影响疗效，延长病程
（25）鱼腥草注射液	局麻药普鲁卡因	鱼腥草针中含有带醛基的葵酰乙醛，能与普鲁卡因分子中的胺基发生反应而影响疗效	疗效降低
	青霉素 G	增加过敏反应的发生率	不良反应增加
（26）板蓝根、穿心莲、鹿茸精注射液	青霉素 G	增加过敏反应的发生率	不良反应增加

中药分类	不宜配伍的西药	配伍禁忌的机理	后果
（27）柴胡注射液	庆大霉素	联用引起过敏性休克，严重的出现无尿致急性肾衰	毒副作用增加
（28）活血化瘀类中药	抗凝药如华法林等	前者可使后者的出血不良反应增加	不良反应增加

中西药联用是一个比较复杂的问题，应引起广大医务人员高度重视，中西药物合用要慎重。实践证明，中药也有毒副作用。不合理联用不仅会降低疗效，而且会产生严重的不良反应，所以必须在熟悉和掌握中西药药理知识和中西药物配伍禁忌的基础上，根据中西药的理化性质、药理作用、不良反应等情况来指导合理用药，避免配伍禁忌的发生，保障临床用药安全。

第二节　常见西药与中药的配伍禁忌

一直以来，西医在我国医疗中都处于主导地位，而随着中医的崛起，中西医结合治疗越来越普遍，西药与中药的联用也愈见寻常。合理配伍中西药也能相应地提高药物疗效，降低毒副反应。然而，长期的药理研究和临床实践显示，有些西药与中药联用会产生相反的效果，即加剧药物毒副反应，降低疗效。所以西药与中药合用也存在配伍禁忌，需引起医疗工作者的广泛重视。但现有的文章和资料多是介绍中西药配伍禁忌的，比较方便从中药的角度来查询，若从西药角度来查询就比较困难，现通过对文献的查阅总结，以西药为主，列出西药与中药的配伍禁忌，以利于从事西药工作的人员能快捷地找到不宜配伍的西药与中药。

一、临床常用西药与中药的配伍禁忌

1.作用于心血管系统的药物

（1）抗心律失常药

①奎尼丁与萝芙木及制剂（含萝芙木生物碱）合用后不良反应增加，因为心脏抑制作用增强，诱发奎尼丁毒性。与蟾酥及其制剂六神丸等配伍，可致心脏骤停，使毒性增强。与陈香白露片、健胃片、安胃片、红灵散以及煅龙骨、煅牡蛎等碱性中药合用，毒性增强，因后者能碱化尿液，降低前者排泄，引起中毒。与熊胆、蛇胆及其制剂蛇胆陈皮末、蛇胆川贝液等含胆汁的中成药联用，奎尼丁与胆汁中阳离子能生成不溶性络合物而使吸收减少，导致药效降低。

②普萘洛尔与硼砂、海螵蛸、瓦楞子、皂角等碱性中药及其制剂配伍，降低吸收使疗效降低。

③普罗帕酮与蟾酥及其制剂六神丸等合用后毒性增强，可致心脏骤停。

（2）抗慢性充血性心力衰竭药 洋地黄、地高辛、洋地黄毒苷、毒毛旋花子苷 K 等与麻黄及其制剂如止咳定喘丸、小青龙汤等配伍，毒性增强，因麻黄碱能兴奋心肌而加快心率，可增强强心苷对心脏的毒性。与石膏、龙骨、牡蛎、珍珠、蛤壳、海螵蛸等含钙较多的中药及其制剂如龙牡壮骨冲剂、珍珠丸等合用，毒性增强，因为钙离子可增加前者对心脏的毒性。与蟾酥及其制剂六神丸等联用后毒性增强，因两者均有相似的强心作用及不良反应。与地榆、五倍子、大黄、虎杖、诃子等含鞣质的中药及其制剂，如肠风槐角丸、十味石榴丸、大黄牡丹汤等合用，生成鞣酸沉淀物不易吸收而使疗效降低。

（3）抗动脉粥样硬化药 烟酸与大黄及其液体制剂如大承气汤、大黄牡丹汤等合用，疗效降低，因前者能降低大黄的抑菌作用。与人参、白芍、远志、桔梗等含苷类有效成分中药及制剂如人参养荣丸等联用，前者能使后者的有效成分苷类分解，导致疗效降低或失效。

（4）抗高血压药

①依拉普利与扁蓄、泽泻、白茅根、金钱草、丝瓜络等含钾高的中药及制剂合用后，不良反应增加，有引起高血钾的危险。

②胍乙啶与麻黄及其制剂如止咳定喘丸、小青龙汤等配伍，疗效降低，因后者能竞争性阻碍降压药进入交感神经末梢。与罗布麻、夹竹桃、羊角拗等含强心苷的中药及其制剂如复方罗布麻片合用，两者均可使心率减慢，导致不良反应增强。与中药酒剂如国公酒、人参酒、丁公藤药酒等及延生护宝液、藿香正气水等酊剂，以及酒当归、酒大黄等酒制中药联用，不良反应增加，因两者合用可引起严重低血压。与感冒清、感冒灵、克感灵等含有抗组胺成分的中成药合用，因后者能拮抗前者的药理作用导致疗效降低。

③降血压药降压灵、复方降压片等与麻黄及其制剂如止咳定喘丸、小青龙汤等配伍，后者能竞争性阻碍降压药进入交感神经末梢使疗效降低。与甘草及其制剂合用可产生拮抗和沉淀，使疗效降低。

④利血平与地榆、五倍子、大黄、虎杖、诃子等含鞣质的中药及其制剂，如肠风槐角丸、十味石榴丸、大黄牡丹汤等联用，因鞣质是生物碱沉淀剂，两者结合生成难溶性沉淀物而难以吸收，所以疗效降低或失效。与麻黄及其制剂如止咳定喘丸、小青龙汤等联用后疗效降低，因后者能竞争性阻碍降压药进入交感神经末梢。与感冒清、感冒灵、克感灵等含有抗组胺成分的中成药配伍，后者能拮抗前者的药理作用而使疗效降低。与山楂、乌梅、山茱萸、

五味子等含有机酸的中药及制剂如山楂丸（冲剂）、保和丸、五味子丸、五子衍宗丸（汤）等联用，后者能减少肾小管对前者的吸收，使排泄物增多从而使疗效降低。与甘草及其制剂合用，因产生拮抗和沉淀而致疗效降低。与血余炭、大黄炭、蒲黄炭、槐米炭等制炭中药及其制剂如十灰散等联用，疗效降低，因后者能吸附生物碱，减少吸收。

⑤肾上腺素神经原阻断药如巴吉林等，与感冒清、感冒灵、克感灵等含有抗组胺成分的中成药配伍，后者能拮抗前者的药理作用使疗效降低。

（5）利尿药

①合成留钾利尿药螺内酯、氨苯蝶啶等与扁蓄、泽泻、白茅根、金钱草、丝瓜络等含钾高的中药及制剂合用有引起高血钾的危险，使不良反应增强。

②利尿酸与甘草及其制剂合用后不良反应增加，因两者均可使血清钾离子浓度降低，引起低血钾症。与鹿茸及其制剂如参茸片、鹿茸片、参茸王浆等均具排钾作用，导致低血钾症不良反应增加。

③噻嗪类利尿药与罗布麻、夹竹桃、羊角拗等含强心苷的中药及其制剂如复方罗布麻片等联用，前者可使机体失钾，增加心脏对强心苷的敏感性，导致不良反应增强。与中药酒剂如国公酒、人参酒、冯了性药酒、丁公藤药酒等及延生护宝液、藿香正气水等酊剂，以及酒当归、酒大黄等酒制中药合用后不良反应增加，因为两者合用可引起严重低血压。

④排钾利尿药氢氯噻嗪与甘草及其制剂配伍，两者均可使血清钾离子浓度降低，引起低血钾症，从而使不良反应增加。与鹿茸及其制剂如参茸片、鹿茸片、参茸王浆等合用，均具排钾作用，导致低血钾症。

⑤呋塞米（速尿）与罗布麻、夹竹桃、羊角拗等含强心苷的中药及其制剂如复方罗布麻片等联用，后者可使机体失钾，增加心脏对强心苷的敏感性而使不良反应增加。与鹿茸及其制剂如参茸片、鹿茸片、参茸王浆等合用，两者均具排钾作用，导致低血钾症，从而使不良反应增加。

2.作用于血液及造血系统的药物

（1）抗凝血药　华法林与中药酒剂如国公酒、人参酒、冯了性药酒、丁公藤药酒等及延生护宝液、藿香正气水等酊剂，以及酒当归、酒大黄等酒制中药合用，后者能显著地加快前者的代谢速度而使药效降低。与活血化瘀药当归、川芎、红花、丹参及注射液如丹红注射液、香丹注射液等同时使用，后者可增加前者的出血不良反应。

（2）促凝血药　维生素K与含瑞香素如祖师麻等中药及其制剂联用后疗效降低，因两者合用发生拮抗作用。与地榆、五倍子、大黄、虎杖、诃子等含鞣质的中药及其制剂如肠风槐角丸、十味石榴丸、大黄牡丹汤等合用后可发生缔合反应，生成难以吸收的缔合物，使药效降低。

（3）抗贫血药

①枸橼酸铁铵糖浆与黄连、黄柏、川乌、附子、贝母、麻黄、延胡索等含生物碱的中药及其制剂如复方川贝片、热参片等配伍，两者可产生沉淀反应导致药效降低或失效。

②硫酸亚铁与柴胡、桑叶、槐米、侧柏叶、山楂等含有槲皮苷、芸香苷等能水解生成槲皮素的中药及制剂合用，能形成螯合物而降低药物的生物利用度使药效降低。与朱砂、轻粉等含汞中药及制剂如朱砂安神丸、梅花点舌丹、人丹等联用，毒性增强，因生成可溶性汞盐引起汞中毒。与黄连、黄柏、川乌、附子、贝母、麻黄、延胡索等含生物碱的中药及其制剂如复方川贝片、热参片等合用，两者可产生沉淀反应使药效降低或失效。与地榆、五倍子、大黄、虎杖、诃子等含鞣质的中药及其制剂，如肠风槐角丸、十味石榴丸、大黄牡丹汤等联用，疗效降低或失效，因两者在胃肠道结合，形成难以吸收的沉淀物。与硼砂、海螵蛸、瓦楞子、皂角等碱性中药及其制剂合用后可降低吸收使疗效降低。

③亚铁盐与雄黄、信石等含砷中药及制剂牛黄解毒丸、六神丸、安宫牛黄丸等配伍，生成砷酸盐沉淀物降低吸收，并有导致砷中毒的可能，导致疗效降低或者毒性增强。

④维生素 B_{12} 与山慈菇、光慈姑等含秋水仙碱的中药及制剂合用，疗效降低，因秋水仙碱可干扰维生素 B_{12} 在胃肠道的吸收。

3. 作用于呼吸系统与消化系统的药物

（1）镇咳、祛痰、平喘药

①氨茶碱与山楂、乌梅、山茱萸、五味子等含有机酸的中药及制剂如山楂丸（冲剂）、保和丸、五味子丸、五子衍宗丸（汤）等合用，两者能发生中和反应使疗效降低。与麻黄及其制剂如止咳定喘丸、小青龙汤等配伍，疗效不及单独应用，而不良反应则增加。与醋等酸性药物及醋制中药合用后发生中和反应致疗效降低。

②茶碱与大黄及其液体制剂如大承气汤、大黄牡丹汤等联用，前者能降低大黄的抑菌作用而使疗效降低。

③可待因与蛇胆川贝液合用可导致呼吸衰竭使毒性增强。与桃仁、苦杏仁、白果、枇杷仁等含氰苷的中药及制剂联用，不良反应增强，因后者可加重前者的呼吸中枢抑制作用。

④异丙肾上腺素与麻黄及其制剂如止咳定喘丸、小青龙汤等合用后不良反应增加，因后者有类似肾上腺素作用，能增强前者不良反应。

（2）抗消化溃疡及消化功能调节药

①次碳酸铋与麻黄及其制剂如止咳定喘丸、小青龙汤等合用，前者有很

强的吸附性，在胃肠道中可吸附麻黄碱而使疗效降低。与黄连、黄柏、川乌、附子、贝母、麻黄、延胡索等含生物碱的中药及其制剂如复方川贝片、热参片等配伍，两者可产生沉淀反应使药效降低或失效。与地榆、五倍子、大黄、虎杖、诃子等含鞣质的中药及其制剂，如肠风槐角丸、十味石榴丸、大黄牡丹汤等合用后疗效降低或失效，因两者在胃肠道结合，形成难以吸收的沉淀物。

②苏打片、小儿消食片与地榆、五倍子、大黄、虎杖、诃子等含鞣质的中药及其制剂，如肠风槐角丸、十味石榴丸、大黄牡丹汤等联用，鞣质能引起碳酸氢钠分解使疗效降低。

③硫酸镁与柴胡、桑叶、槐米、侧柏叶、山楂等含有槲皮苷、芸香苷等能水解生成槲皮素的中药及制剂配伍，药效降低，因两者能形成螯合物而降低药物的生物利用度。与石膏、龙骨、牡蛎、珍珠、蛤壳、海螵蛸等含钙较多的中药及其制剂如龙牡壮骨冲剂、珍珠丸等合用，后者能拮抗前者的泻下作用导致疗效降低。

④硫酸锌与地榆、五倍子、大黄、虎杖、诃子等含鞣质的中药及其制剂，如肠风槐角丸、十味石榴丸、大黄牡丹汤等联用，疗效降低或失效，因两者在胃肠道结合，形成难以吸收的沉淀物。

⑤酶制剂胃蛋白酶、淀粉酶、胰酶、多酶等与黄连、黄柏、川乌、附子、贝母、麻黄、延胡索等含生物碱的中药及其制剂如复方川贝片、热参片等配伍，生物碱能与酶制剂产生沉淀，从而使药效降低或失效。与地榆、五倍子、大黄、虎杖、诃子等含鞣质的中药及其制剂，如肠风槐角丸、十味石榴丸、大黄牡丹汤等合用，能形成氢键螯合物而降低生物利用度，使疗效降低。与雄黄、信石等含砷中药及制剂牛黄解毒丸、六神丸、安宫牛黄丸等合用，因砷能与酶的酸性基团结合形成不溶性沉淀物而降低吸收，抑制酶活性，所以疗效降低。与血余炭、大黄炭、蒲黄炭、槐米炭等制炭中药及其制剂如十灰散等联用，后者能吸附前者，降低酶活性，使疗效降低。与黄连、黄芩、栀子、连翘及黄连上清丸等具有抑制微生物活性的中药及其制剂联用，疗效降低；因后者能抑制酶制剂的活性。与大黄及其固体制剂如清宁片等配伍，大黄粉可通过吸收或结合的方式抑制酶的活性使得疗效降低。与陈香白露片、健胃片、安胃片、红灵散及煅龙骨、煅牡蛎等碱性中药联用，产生沉淀导致疗效降低。

⑥枸橼酸铋钾与陈香白露片、健胃片、安胃片、红灵散及煅龙骨、煅牡蛎等碱性中药合用后疗效降低，因后者能中和胃酸，阻止前者在胃中形成的保护膜。

⑦鞣酸、鞣酸蛋白与麻黄及其制剂如止咳定喘丸、小青龙汤等合用，在

胃肠道中，鞣酸与麻黄碱结合产生沉淀使得疗效降低。

⑧氢氧化铝与山楂、乌梅、山茱萸、五味子等含有机酸的中药及制剂如山楂丸（冲剂）、保和丸、五味子丸、健胃消食片等合用，能发生中和反应使得疗效降低。与柴胡、桑叶、槐米、侧柏叶、山楂等含有槲皮苷、芸香苷等能水解生成槲皮素的中药及制剂配伍，药效降低，因为两者能形成螯合物而降低药物的生物利用度。氢氧化铝凝胶与复方丹参片、针、糖浆等复方丹参制剂合用，后者中的丹参酮与前者中的铝离子能生成螯合物，导致疗效降低。

⑨碳酸铋与柴胡、桑叶、槐米、侧柏叶、山楂等含有槲皮苷、芸香苷等能水解生成槲皮素的中药及制剂联用，药效降低，因两者能形成螯合物而降低药物的生物利用度。

⑩碳酸钙等金属盐类与黄连、黄柏、川乌、附子、贝母、麻黄、延胡索等含生物碱的中药及其制剂如复方川贝片、热参片等合用，可产生沉淀反应使药效降低或失效。与柴胡、桑叶、槐米、侧柏叶、山楂等含有槲皮苷、芸香苷等能水解生成槲皮素的中药及制剂配伍，两者能形成螯合物而降低药物的生物利用度使药效降低。与地榆、五倍子、大黄、虎杖、诃子等含鞣质的中药及其制剂，如肠风槐角丸、十味石榴丸、大黄牡丹汤等联用，两者在胃肠道结合，形成难以吸收的沉淀物，疗效降低或失效。

⑪碳酸氢钠与朱砂、轻粉等含汞中药及制剂如朱砂安神丸、梅花点舌丹、人丹等合用，生成可溶性汞盐引起汞中毒而使毒性增强。与黄连、黄柏、川乌、附子、贝母、麻黄、延胡索等含生物碱的中药及其制剂如复方川贝片、热参片等联用后疗效降低，因前者能影响中药生物碱的解离度，妨碍吸收。与山楂、乌梅、山茱萸、五味子等含有机酸的中药及制剂如山楂丸（冲剂）、保和丸、五味子丸、健胃消食片等联用，能发生中和反应而使疗效降低。

⑫西咪替丁与石膏、龙骨、牡蛎、珍珠、蛤壳、海螵蛸等含钙较多的中药及其制剂如龙牡壮骨冲剂、珍珠丸等合用，后者能降低前者的吸收，使疗效降低。

⑬甲氧氯普胺与藿香正气丸配伍，因后者能抑制胃肠平滑肌收缩，前者则加强胃窦部的吸收，呈相互拮抗作用，降低疗效。

⑭胃酶合剂与人参、白芍、远志、桔梗等含苷类有效成分中药及制剂如人参养荣丸等配伍，前者能使后者的有效成分苷类分解，从而使疗效降低或失效。与煅龙骨、煅牡蛎及硼砂等碱性中药联用，发生中和反应，导致疗效降低或失效。

⑮复方氢氧化铝与地榆、五倍子、大黄、虎杖、诃子等含鞣质的中药及其制剂如肠风槐角丸、十味石榴丸、大黄牡丹汤等合用，两者在胃肠道结合，形成难以吸收的沉淀物，使疗效降低或失效。与山楂、乌梅、山茱萸、五味

子等含有机酸的中药及制剂如山楂丸（冲剂）、保和丸、五味子丸、健胃消食片等发生中和反应疗效降低。与复方丹参片、注射剂、糖浆等复方丹参制剂合用，疗效降低，因为后者中的丹参酮与前者中的铝离子能生成螯合物。

⑯药用炭与麻黄及其制剂如止咳定喘丸、小青龙汤等配伍，前者有很强的吸附性，在胃肠道中可吸附麻黄碱而使疗效降低。

4. 内分泌系统用药

（1）肾上腺皮质激素类药　泼尼松龙（强的松龙）与磁石、自然铜、代赭石、礞石、龙骨、石膏、赤石脂、明矾等含铁、镁、铝、钙等金属离子的中药及制剂合用，后者能使强的松龙的生物利用度显著下降而导致疗效降低。

（2）甲状腺激素及抗甲状腺药

①甲巯咪唑、丙硫氧嘧啶与海藻及海藻丸联用，疗效降低。因海藻中含有丰富的碘，碘能促进酪氨酸的碘化，使体内甲状腺素合成增加，不利于治疗。

②碘及碘化物类碘化钾、碘化钠、碘喉片等与黄连、黄柏、川乌、附子、贝母、麻黄、延胡索等含生物碱的中药及其制剂如复方川贝片、热参片等联用，在胃酸作用下，碘离子能沉淀大部分生物碱，影响吸收，使药效降低或失效。与朱砂、轻粉等含汞中药及制剂如朱砂安神丸、梅花点舌丹、人丹等合用，毒性增强，因生成可溶性汞盐引起汞中毒。与羊肝丸、鸡肝散配伍，因为动物肝中含有大量酪胺，两者合用可致高血压病，不良反应增加。

（3）胰岛素及口服降糖药

①甲苯磺丁脲与中药酒剂如国公酒、人参酒、冯了性药酒、丁公藤药酒等，延生护宝液、藿香正气水等酊剂，以及酒当归、酒大黄等酒制中药合用，后者能显著地加快前者的代谢速度而使药效降低。与鹿茸及其制剂如参茸片、鹿茸片、参茸王浆等合用，疗效降低，因后者能拮抗前者的降血糖作用。与甘草及其制剂联用，后者有升高血糖作用，能拮抗前者的降血糖作用，使药效降低。

②其他降糖药如苯乙双胍、胰岛素、格列本脲等与鹿茸及其制剂如参茸片、鹿茸片、参茸王浆等联用，后者能拮抗前者的降血糖作用导致疗效降低。与甘草及其制剂配伍，药效降低，因后者有升高血糖作用，能拮抗前者的降血糖作用。与蜂蜜、大枣、金樱子以及糖浆剂、膏剂、冲剂、大蜜丸等含糖分多的中药及制剂合用，后者含有大量的糖分，影响前者的降糖疗效，使疗效降低。与中药酒剂如国公酒、人参酒、冯了性药酒、丁公藤药酒等，延生护宝液、藿香正气水等酊剂，以及酒当归、酒大黄等酒制中药合用，不良反应增强，同时使用可使患者出现严重低血糖、双硫仑反应及不可逆的神经系统病变。

5. 作用于自体活性物质的药物

（1）组胺受体阻断药　抗组胺药与中药酒剂如国公酒、人参酒、冯了性药酒、丁公藤药酒等，延生护宝液、藿香正气水等酊剂，以及酒当归、酒大黄等酒制中药联用，不良反应增加。因乙醇能增强前者的镇痛作用，加深中枢抑制的不良反应。

（2）解热镇痛抗炎药

①阿司匹林与麻黄汤合用，因两者均有发汗作用，发汗太过易导致虚脱。与鹿茸及其制剂如参茸片、鹿茸片、参茸王浆等联用，后者能增加前者消化道溃疡发生率使不良反应增强。与甘草及其制剂合用后，使消化道溃疡发生率增加。与山楂、乌梅、山茱萸、五味子等含有机酸的中药及制剂如山楂丸（冲剂）、保和丸、五味子丸、健胃消食片等联用，后者能增加前者在肾脏的重吸收而加重对肾脏的毒性，导致不良反应增加。与中药酒剂如国公酒、人参酒、冯了性药酒、丁公藤药酒等及延生护宝液、藿香正气水等酊剂，以及酒当归、酒大黄等酒制中药合用，不良反应增强，因后者能增加前者对胃肠道的刺激，严重的可致胃肠出血。与陈香白露片、健胃片、安胃片、红灵散以及煅龙骨、煅牡蛎等碱性中药联用，后者使前者离子化程度增高，减少肾小管的重吸收，降低血药浓度而使得疗效降低。与醋等酸性药物及醋制中药合用，后者可使阿司匹林分解失效，从而疗效降低。与银杏叶制剂合用，可增加血小板功能的抑制，造成出血现象，不良反应增强。

②安乃近与中药酒剂如国公酒、人参酒、冯了性药酒、丁公藤药酒等及延生护宝液、藿香正气水等酊剂，以及酒当归、酒大黄等酒制中药联用，后者能显著加快前者的代谢速度使疗效降低。

③氨基比林及含氨基比林成分的西药如去痛片、优散痛、克感敏等与地榆、五倍子、大黄、虎杖、诃子等含鞣质的中药及其制剂如肠风槐角丸、十味石榴丸、大黄牡丹汤等合用，在胃肠道中能生成沉淀，不易吸收，导致疗效降低。

④超剂量对乙酰氨基酚与中药酒剂如国公酒、人参酒、冯了性药酒、丁公藤药酒等及延生护宝液、藿香正气水等酊剂，以及酒当归、酒大黄等酒制中药联用后毒性增强，可引起严重肝坏死及急性肾衰竭。

⑤水杨酸类及其衍生物对氨基水杨酸钠等与甘草及其制剂合用，消化道溃疡发生率增加导致不良反应增强。与鹿茸及其制剂如参茸片、鹿茸片、参茸王浆等联用，后者能增加前者消化道溃疡发生率使不良反应增强。水杨酸类抗风湿药与中药酒剂如国公酒、人参酒、冯了性药酒、丁公藤药酒等及延生护宝液、藿香正气水等酊剂，以及酒当归、酒大黄等酒制中药合用后不良反应增强，因后者能增加前者对胃肠道的刺激，严重的可

致胃肠出血。

⑥吲哚美辛与山楂、乌梅、山茱萸、五味子等含有机酸的中药及制剂如山楂丸（冲剂）、保和丸、五味子丸、健胃消食片等联用，后者能增加前者在肾脏的重吸收而加重对肾脏的毒性，导致不良反应增加。与陈香白露片、健胃片、安胃片、红灵散以及煅龙骨、煅牡蛎等碱性中药合用，后者使前者离子化程度增高，减少肾小管的重吸收，降低血药浓度而使疗效降低。

6. 小结　中西药配伍合用是治疗疾病的有效途径，合理的中西药联用可以增强疗效。然而中药种类繁多且成分复杂，有些药物的药理作用也并未完全明确，与西药的联用不只是简单的叠加使用。由以上归纳可知，临床上常用西药与中药的不合理配伍主要导致药物的疗效降低与不良反应增加的结果。中西药临床药师必须严格掌握西药与中药各自的特性，与实践相结合，合理地控制西药与中药的联合使用，从而达到理想的协同作用。

二、抗菌药物与中药的配伍禁忌

1. 氨基糖苷类

（1）链霉素、卡那霉素、庆大霉素

①与山楂、乌梅、山茱萸、五味子等含有机酸的中药及制剂如山楂丸（冲剂）、保和丸、五味子丸、健胃消食片等合用，后者能减少前者的吸收，降低其抗菌活性，从而疗效降低。

②与陈香白露片、健胃片、安胃片、红灵散以及煅龙骨、煅牡蛎等碱性中药合用，毒性增强，因为后者碱化尿液，增加了前者的吸收，增加对听神经的损害。

③与硼砂及其制剂合用后毒性增强，因为后者增加前者在脑中的药物浓度，增强对神经的毒性。

④与磁石、自然铜、代赭石、礞石、龙骨、石膏、赤石脂、明矾等含铁、镁、铝、钙等金属离子的中药及制剂联用，二者合用形成络合物，降低前者在胃肠中的溶解度，使疗效降低。

（2）链霉素、卡那霉素、庆大霉素等注射液　与汉防己、八角枫、锡生藤等含有肌肉松弛成分的中药及其制剂，如汉肌松注射液、八角枫注射液、锡生藤碱（Ⅱ）注射液等联用，若二者同时腹腔注射，毒副作用增强。因为可发生肌肉麻痹和呼吸抑制等毒副作用增强的反应。

（3）庆大霉素　与柴胡注射液合用后毒副作用增加，可引起过敏性休克，严重的出现无尿，致急性肾衰。

（4）新霉素

①与地榆、五倍子、大黄、虎杖、诃子等含鞣质的中药及其制剂，如肠

风槐角丸、十味石榴丸、大黄牡丹汤等合用，可生成鞣酸沉淀物，不易吸收，使疗效降低。

②与大黄及其制剂合用，前者抑制肠道细菌而影响大黄的泻下作用，使疗效降低。

2. 四环素类

（1）米诺环素、四环素、多西环素

①与磁石、自然铜、代赭石、礞石、龙骨、石膏、赤石脂、明矾等含铁、镁、铝、钙等金属离子的中药及制剂合用，生成难溶性络合物，使疗效降低。

②与硼砂、海螵蛸、瓦楞子、皂角等碱性中药及其制剂合用，后者加速前者从尿中排出，血药浓度降低而导致疗效降低。

（2）四环素

①与含水合型鞣质的中药如诃子、五倍子、地榆、四季青及其制剂联用，毒性增强。因二者对肝脏均有较强的毒性，可诱发中毒性肝炎。

②与山楂、乌梅、山茱萸、五味子等含有机酸的中药及制剂如山楂丸（冲剂）、保和丸、五味子丸、健胃消食片等合用，后者使肾小管对前者的吸收减少，排泄增加，疗效降低。

③与陈香白露片、健胃片、安胃片、红灵散及煅龙骨、煅牡蛎等碱性中药联用，后者使前者溶解度下降，影响吸收而使疗效降低。

④与地榆、五倍子、大黄、虎杖、诃子等含鞣质的中药及其制剂，如肠风槐角丸、十味石榴丸、大黄牡丹汤等合用，二者可生成鞣酸沉淀物，不易吸收而导致疗效降低。

3. 大环内酯类

（1）红霉素

①与地榆、五倍子、大黄、虎杖、诃子等含鞣质的中药及其制剂，如肠风槐角丸、十味石榴丸、大黄牡丹汤等合用，二者可生成鞣酸沉淀物，不易吸收，使疗效降低。

②与生姜、龙胆草联用，后者能促使胃酸分泌，对红霉素有破坏作用而使疗效降低。

③与山楂、乌梅、山茱萸、五味子等含有机酸的中药及制剂如山楂丸（冲剂）、保和丸、五味子丸、健胃消食片等合用，后者使肾小管对前者的吸收减少，排泄增加，使疗效降低。

（2）乙酰螺旋霉素　与血余炭、大黄炭、蒲黄炭、槐米炭等制炭中药及其制剂如十灰散等联用，后者能吸附前者，使其抗菌活性降低从而使疗效降低。

（3）依托红霉素　与含水合型鞣质的中药如诃子、五倍子、地榆、四季

320

青及其制剂联用，毒性增强。因二者对肝脏均有较强的毒性，可诱发中毒性肝炎。

4. β - 内酰胺类

（1）羟氨苄青霉素　与地榆、五倍子、大黄、虎杖、诃子等含鞣质的中药及其制剂，如肠风槐角丸、十味石榴丸、大黄牡丹汤等合用，二者可生成鞣酸沉淀物，不易吸收，使疗效降低。

（2）青霉素 G

①与鱼腥草注射液联用后增加过敏反应的发生率，从而使不良反应增加。

②与板蓝根、穿心莲、鹿茸精注射液联用可使过敏反应的发生率增加。

（3）头孢菌素类药物

①头孢氨苄、头孢哌酮、头孢曲松、头孢唑林、头孢拉定、拉氧头孢、头孢甲肟、头孢克洛等头孢菌素类药物与国公酒、人参酒、冯了性药酒、丁公藤药酒等中药酒剂，延生护宝液、藿香正气水等酊剂，以及酒当归、酒大黄等酒制中药合用后引起双硫仑反应，出现胃肠道、中枢神经系统及心血管系统的不良反应。

②与地榆、五倍子、大黄、虎杖、诃子等含鞣质的中药及其制剂，如肠风槐角丸、十味石榴丸、大黄牡丹汤等联用后形成难溶性沉淀物使疗效降低。

③与陈香白露片、健胃片、安胃片、红灵散及煅龙骨、煅牡蛎等碱性中药合用，后者使前者离子化程度增高，减少肾小管的重吸收，降低血药浓度而使疗效降低。

5. 苯烃基胺类

氯霉素

①与地榆、五倍子、大黄、虎杖、诃子等含鞣质的中药及其制剂，如肠风槐角丸、十味石榴丸、大黄牡丹汤等联用，二者可生成鞣酸沉淀物，不易吸收，使疗效降低。

②与茵陈及其制剂合用，茵陈对氯霉素的抗菌作用有拮抗作用，使疗效降低。

③与雷公藤及其制剂联用，二者均有骨髓造血机能抑制作用，同类相加，毒副作用增强。

④与大黄及含大黄（具泻下作用）的制剂联用，前者能抑制肠内菌株，使大黄致泻作用减弱或受到抑制，使疗效降低。

6. 硝基咪唑类

（1）甲硝唑、替硝唑、酮康唑与国公酒、人参酒、冯了性药酒、丁公藤药酒等中药酒剂及延生护宝液、藿香正气水等酊剂，以及酒当归、酒大黄等酒制中药合用会产生双硫仑反应，使毒副作用加强。

（2）酮康唑与陈香白露片、健胃片、安胃片、红灵散及煅龙骨、煅牡蛎等碱性中药合用后降低吸收，使疗效降低。

7. 多烯类 制霉菌素与地榆、五倍子、大黄、虎杖、诃子等含鞣质的中药及其制剂，如肠风槐角丸、十味石榴丸、大黄牡丹汤等联用，二者可生成鞣酸沉淀物，不易吸收，使疗效降低。

8. 磺胺类

（1）与山楂、乌梅、山茱萸、五味子等含有机酸的中药及制剂如山楂丸（冲剂）、保和丸、五味子丸、健胃消食片等联用，后者降低前者在尿液中的溶解度，导致其在尿道结晶，引起血尿。

（2）与地榆、五倍子、大黄、虎杖、诃子等含鞣质的中药及其制剂，如肠风槐角丸、十味石榴丸、大黄牡丹汤等联用，毒副作用增加。因鞣质可与磺胺结合而致排泄困难，导致血液及肝脏内磺胺药物浓度提高而发生中毒性肝炎。

（3）与国公酒、人参酒、冯了性药酒、丁公藤药酒等中药酒剂及延生护宝液、藿香正气水等酊剂，以及酒当归、酒大黄等酒制中药合用，毒性增强。因前者能抑制乙醇的代谢，增加乙醇对机体的毒性，而乙醇又能加强上述药物对中枢神经的毒性。

9. 林可酰胺类 克林霉素、林可霉素与地榆、五倍子、大黄、虎杖、诃子等含鞣质的中药及其制剂，如肠风槐角丸、十味石榴丸、大黄牡丹汤等联用，生成难溶性沉淀物而难以吸收，使疗效降低。

10. 其他

（1）呋喃类抗菌药、利福平与国公酒、人参酒、冯了性药酒、丁公藤药酒等中药酒剂及延生护宝液、藿香正气水等酊剂，以及酒当归、酒大黄等酒制中药联用，能抑制乙醇的代谢，增加乙醇对机体的毒性，而乙醇又能加强上述两类药物对中枢神经的毒性。

（2）呋喃坦啶、利福平与陈香白露片、健胃片、安胃片、红灵散及煅龙骨、煅牡蛎等碱性中药合用，可使疗效降低。

（3）口服吸收的抗菌药制剂与巴豆、牵牛子等泻下药联用，后者能缩短抗菌药在胃肠道中停留时间，减少吸收，使疗效降低。

（4）灰黄霉素、利福平与含水合型鞣质的中药如诃子、五倍子、地榆、四季青及其制剂合用，毒性增强。因二者对肝脏均有较强的毒性，可诱发中毒性肝炎。

（5）利福平等利福霉素类、异烟肼与地榆、五倍子、大黄、虎杖、诃子等含鞣质的中药及其制剂，如肠风槐角丸、十味石榴丸、大黄牡丹汤等合用后生成沉淀，而使前者失去活性使疗效降低。

（6）利福平与山楂、乌梅、山茱萸、五味子等含有机酸的中药及制剂如山楂丸（冲剂）、保和丸、五味子丸、五子衍宗丸（汤）等合用，毒副作用增加。因为后者能增加前者在肾脏的重吸收而加重对肾脏的毒性。

（7）利福平、异烟肼、黄连素与磁石、自然铜、代赭石、礞石、龙骨、石膏、赤石脂、明矾等含铁、镁、铝、钙等金属离子的中药及制剂合用后生成难溶性化合物或络合物使疗效降低。

（8）盐酸黄连素片与犀角、珍珠及其制剂如犀角丸、珍珠丸、至宝丹、安宫牛黄丸等合用，后者能拮抗前者的抗菌作用，使药效降低。

（9）异烟肼与海藻及海藻丸合用，海藻中的碘可与异烟肼发生氧化反应使疗效降低。

三、神经系统类西药与中药的配伍禁忌

1. 外周神经系统用药

（1）胆碱能受体激动药与阻滞药

①拟胆碱药甲硫酸新斯的明与麻黄及其制剂（如止咳定喘丸和小青龙汤等）联用，麻黄碱有拟肾上腺素样作用，二者药理机制拮抗致疗效降低或失效。

②抗胆碱药硫酸阿托品过量可导致中枢神经系统症状，严重时可致昏迷甚至呼吸麻痹等。与黄连、黄柏、川乌、附子、贝母、麻黄和延胡索等含生物碱的中药及其制剂如复方川贝片和热参片等联用，同类药物相加，毒副作用增强。与含有阿托品类生物碱的复方天仙子胶囊联用，毒副作用增强。与地榆、五倍子、大黄、虎杖和诃子等含鞣质的中药及其制剂如肠风槐角丸、十味石榴丸和大黄牡丹汤等联用，鞣质为生物碱沉淀剂，二者结合生成难溶性沉淀物，阻碍吸收，致疗效降低或失效。与甘草及其制剂联用产生沉淀，阻碍吸收，降低疗效。

③东莨菪碱与山楂、乌梅、山茱萸和五味子等含有机酸的中药及制剂如山楂丸/冲剂、保和丸、五味子丸和健胃消食片等联用，能减少肾小管对东莨菪碱吸收，致疗效降低。

（2）作用于肾上腺素受体的药物

①麻黄碱与地榆、五倍子、大黄、虎杖和诃子等含鞣质的中药及其制剂联用，由于鞣质为生物碱沉淀剂，二者结合可生成难溶性沉淀物，阻碍吸收，致疗效降低或失效。与甘草及其制剂也易产生沉淀，阻碍吸收，致疗效降低。与血余炭、大黄炭、蒲黄炭和槐米炭等炭药及其制剂（如十灰散）等联用，炭药能吸附生物碱，使吸收量减少，致疗效降低。与黄连、黄柏、川乌、附子、贝母、麻黄和延胡索等含生物碱的中药及其制剂（如复方川贝片和热参

片等）联用，麻黄碱有致头痛、失眠等毒副作用，同类药物相加，毒副作用增强。

②肾上腺素、去甲肾上腺素和异丙肾上腺素分别与麻黄及其制剂联用，麻黄有类肾上腺素作用，也可使毒副作用增强。

③血管扩张剂酚妥拉明与麻黄及其制剂联用，麻黄能收缩血管，二者药理机制拮抗致疗效降低或失效。

（3）局部麻醉药　含普鲁卡因的局部麻醉西药制剂与八厘麻及其制剂八厘麻毒素片等联用，前者可减弱后者的降压作用，导致疗效降低。

2. 中枢神经系统用药

（1）镇静催眠药

①巴比妥与朱砂、轻粉等含汞中药及其制剂（如朱砂安神丸、梅花点舌丹和人丹等）联用，可生成可溶性汞盐，引起汞中毒。巴比妥盐类药物与桃仁、苦杏仁、白果和枇杷仁等含氰苷的中药及其制剂联用，可加重巴比妥盐类药物的呼吸中枢抑制作用，致毒副作用增强。

②苯巴比妥与牛黄及其制剂牛黄上清丸、牛黄解毒丸等联用，能拮抗苯巴比妥镇静催眠的药理机制或增强其中枢神经抑制作用，致疗效降低或毒性增强。与陈香白露片、健胃片、安胃片、红灵散、煅龙骨和煅牡蛎等碱性中药联用，使苯巴比妥离子化程度增强，减少肾小管的重吸收，降低血药浓度，致疗效降低。与麻黄及其制剂联用，麻黄的中枢兴奋作用能拮抗苯巴比妥的中枢抑制作用，致疗效降低。与国公酒、人参酒、冯了性药酒和丁公藤药酒等中药酒剂，延生护宝液和藿香正气水等配剂，以及酒当归和酒大黄等酒制中药联用，均能加速苯巴比妥的代谢速度，致疗效降低。

③地西泮与中药酒剂、酊剂及酒制中药联用，均能加速地西泮的代谢，致疗效降低。与桃仁、苦杏仁、白果和枇杷仁等含氰苷的中药及其制剂联用，可抑制呼吸中枢，损害肝功能致毒副作用增强。

④环己巴比妥等镇静催眠药与同样具有镇静催眠作用的延胡索及其制剂联用，也会致毒副作用增强。与麻黄及其制剂联用，麻黄的中枢兴奋作用能拮抗环己巴比妥的中枢抑制作用，致疗效降低。与桃仁、苦杏仁、白果和枇杷仁等含氰苷的中药及其制剂联用，会抑制呼吸中枢，损害肝功能。

⑤水合氯醛与中药酒剂、酊剂及酒制中药联用，可生成毒性较强的醇合三氯乙醛，严重者可致死亡。与牛黄及其制剂牛黄上清丸和牛黄解毒丸等联用，能拮抗水合氯醛的药理机制或增强其中枢神经抑制作用，致疗效降低或毒性增强。

（2）抗癫痫与惊厥药

①抗癫痫药苯妥英钠与中药酒剂、酊剂及酒制中药联用，能加速苯妥英

钠代谢，致药效降低。

②抗惊厥药硫酸镁与柴胡、桑叶、槐米、侧柏叶和山楂等含有槲皮苷和芸香苷等能水解生成槲皮素的中药及其制剂联用，形成螯合物，致药物的生物利用度和疗效降低。与石膏、龙骨、牡蛎、珍珠、蛤壳和海螵蛸等含钙较多的中药及其制剂（如龙牡壮骨冲剂和珍珠丸等）联用，能拮抗硫酸镁的泻下作用。

（3）治疗神经退行性疾病的药物　治疗神经退行性疾病的药物左旋多巴与磁石、自然铜、代赭石、礞石、龙骨、石膏、赤石脂和明矾等含铁、镁、铝和钙等金属离子的中药及其制剂联用，可生成左旋多巴铁、镁、铝和铋等络合物，阻碍吸收，致疗效降低。与陈香白露片、健胃片、安胃片、红灵散、煅龙骨和煅牡蛎等碱性中药联用，可使左旋多巴分子迅速降解，生成无生物活性的黑色素，致疗效降低。

（4）抗精神病药

①抗精神病药物单胺氧化酶抑制剂（如异唑肼、甲苄肼和苯乙肼等，以及这一类抗菌药呋喃唑酮、异烟肼等）与麻黄及其制剂联用，能使贮存的神经介质释放，单胺氧化酶抑制剂则阻滞介质的分解破坏，使药物毒副作用增强，严重者出现高血压症或脑出血。与中药酒剂、酊剂及酒制中药联用，既增加机体对乙醇敏感性，又可致醛中毒，严重者出现休克甚至死亡。与含扁豆的中成药联用，致体内酪胺增加，出现高血压症等不良反应的概率增加。与羊肝丸和鸡肝散联用，因动物肝脏中含有大量酪胺，联用可致高血压症。与含萝芙木生物碱的萝芙木及其制剂联用，单胺氧化酶抑制剂可抑制组织释放色胺，对萝芙木生物碱产生破坏，致毒副作用增强。

②奋乃静等抑制乙醇代谢的药物与中药酒剂、酊剂及酒制中药联用，能延缓乙醇分解，增强乙醇对机体的毒副作用。

③吩噻嗪类药物乙酰普马嗪等与麻黄及其制剂联用，麻黄碱可增强吩噻嗪类药物的低血压反应。

④氯丙嗪与麻黄及其制剂联用，麻黄的中枢兴奋作用能拮抗氯丙嗪的中枢抑制作用。与中药酒剂、酊剂及酒制中药联用，氯丙嗪可延缓乙醇分解，致乙醇对机体的毒性作用增强。与硼砂、海螵蛸、瓦楞子和皂角等碱性中药及其制剂联用，可阻碍吸收，致疗效降低。

⑤三环类抗抑郁药如丙咪嗪、阿米替林和盐酸多塞平等与中药酒剂、酊剂及酒制中药联用，能增强三环类抗抑郁药的药物毒性，严重者可致死亡。

（5）镇痛药

①成瘾性镇痛药与中药酒剂、酊剂及酒制中药联用，乙醇能增强镇痛药的镇痛作用，但同时产生中枢抑制的副作用。

②杜冷丁与蛇胆川贝液联用可致呼吸衰竭。

③吗啡与牛黄及其制剂联用，牛黄能拮抗吗啡的药理机制或增强其中枢神经抑制作用，致疗效降低。与蛇胆川贝液联用，可导致呼吸衰竭。

④罂粟碱与山楂、乌梅、山茱萸和五味子等含有机酸的中药及其制剂联用，能减少肾小管对罂粟碱的吸收，致疗效降低。

（6）全身麻醉药

①全身麻醉药环丙烷与麻黄及其制剂联用，可使心肌毒性增强，易致心律失常。

②硫喷妥钠与含水解蛋白的制剂联用，混合产生浑浊、沉淀，致疗效降低。与桃仁、苦杏仁、白果和枇杷仁等含氰苷的中药及其制剂联用，可加重硫喷妥钠的呼吸中枢抑制作用。

（7）其他药物

①苯丙胺与山楂、乌梅、山茱萸和五味子等含有机酸的中药及其制剂联用，能减少肾小管对苯丙胺的吸收，致疗效降低。与延胡索及其制剂联用，能对抗苯丙胺的中枢兴奋作用，使疗效降低。与黄连、黄柏、川乌、附子、贝母、麻黄和延胡索等含生物碱的中药及其制剂联用，可产生拮抗作用，致疗效降低。

②咖啡因与大黄及其制剂如大承气汤和大黄牡丹汤等联用，咖啡因能降低大黄的抑菌作用，致疗效降低。与延胡索及其制剂联用，能对抗咖啡因的中枢兴奋作用。与黄连、黄柏、川乌、附子、贝母、麻黄和延胡索等含生物碱的中药及其制剂联用，同类药物的毒副作用相加。与银杏叶及其制剂联用，致硬膜下血肿。具有中枢兴奋作用的盐酸呱醋甲酯与麻黄及其制剂联用，可致失眠。

③番木鳖碱等生物碱类西药与黄连、黄柏、川乌、附子、贝母、麻黄和延胡索等含生物碱的中药及其制剂联用，可使同类药物毒副作用相加。与血余炭、大黄炭、蒲黄炭和槐米炭等炭药及其制剂联用，炭药能吸附生物碱，降低疗效。与地榆、五倍子、大黄、虎杖和诃子等含鞣质的中药及其制剂联用，鞣质是生物碱沉淀剂，易生成难溶性沉淀物。

④中枢兴奋药如尼可刹米、戊四氮和山梗菜碱等与延胡索及其制剂联用，延胡索能对抗中枢兴奋药的作用。与天麻和僵蚕等平肝息风中药及其制剂如密环片和天麻胶囊等联用，后者的镇静作用能拮抗中枢兴奋药的中枢兴奋作用，致疗效降低。

⑤中枢抑制剂艾司唑仑、地西泮、水含氯醛等与中药酒剂、酊剂及酒制中药联用，乙醇能增强中枢抑制剂的镇痛作用，增加中枢抑制的副作用。

3. 小结 神经系统类西药与中药的不合理配伍可导致药物的疗效降低与

毒副作用增加，作用机制主要包括导致药物疗效降低的拮抗作用、生成沉淀、离子化程度增高、吸收减少、排泄增加、代谢加快、导致毒副作用增加的协同作用、生成毒性物质、延缓分解等。中西药配伍是治疗疾病的有效途径之一，合理的中西药联用可提高药物疗效、缩短疗程。中药品种繁多、成分复杂，部分药理机制尚未完全明确，与西药联用并不能简单地叠加使用，配伍不当会造成严重后果。神经系统作为人体起主导作用的功能调节系统，用药更需谨慎，配伍时须根据其共性与区别，在中西医理论的指导下，避免配伍禁忌，达到理想的协同作用，从而使药物疗效增强，疗程缩短，不良反应较低，使神经系统类西药与中药的配伍更加合理、安全、有效。

第三节　含西药成分中成药的合理应用

在使用含有西药组分的中成药时，要注意不能使用含有相同成分的西药或随意加大该中成药的剂量，以避免重复用药或用药过量；同时也要注意和其他西药联用的药物相互作用，避免药物疗效降低并出现药物不良反应。

一、糖脂宁胶囊问题事件回顾

2009 年 1 月 17 日、1 月 19 日，新疆喀什地区莎车县分别有两名糖尿病患者在服用标示为平南制药厂生产的"糖脂宁胶囊"后，出现疑似低血糖并发症，相继死亡。后经检验，该药品中非法添加了化学药物格列本脲，超过正常剂量 6 倍。

2009 年 1 月 30 日，国家食品药品监督管理局稽查局与卫生部分别发出《关于查处假药糖脂宁胶囊的通知》和《关于立即停用"糖脂宁胶囊"（批号为 081101）的紧急通知》，全国各地的药品监管人员迅速行动起来，严查假药流向。

2 月 5 日，公安部向全国公安机关发出 B 级通缉令，全力抓捕假糖脂宁胶囊案件主要犯罪嫌疑人李冬。

2 月 7 日，销售假糖脂宁胶囊犯罪嫌疑人李冬被辽宁警方抓获。

2 月 8 日，生产假糖脂宁胶囊的主要犯罪嫌疑人付其长在山东省潍坊市落网。据付其长交代，为谋取高额利润，2008 年 8 月至 11 月间，其与李冬合作，在山东临沂租用的民宅内非法生产了一批假糖脂宁胶囊，并分别发往辽宁、新疆等地销售，并称假糖脂宁胶囊生产窝点在山东省泰安市。

2 月 11 日，涉嫌制假的张安杰（山东泰安中信灵芝科技开发有限公司销售经理）、马元杰（山东泰安中信灵芝科技开发有限公司生产经理）被抓获。

虽然这次糖脂宁事件是人为制造的假药，但正规生产的糖脂宁、消渴丸等也是含有格列苯脲的中西药复方制剂，这一类制剂比较容易引起不良反应，应予以重视。

二、含西药组分中成药的特点及使用注意事项

在我国批准注册的中成药中，有200多种是中西药复方制剂，即含有化学药的中成药。此类中西药复方制剂既不同于纯中药制成的中成药，又不同于纯化学成分制成的西药，尤其是在组方特点、适应证及使用注意事项等方面更有其特别的地方，不能简单地按中成药或西药的用法去使用，而这些中西药复方制剂的一些特殊注意事项在临床的实际使用中并没有得到很好的遵循，有些还因使用不当而引致不良反应的发生。因此，中西药复方制剂的合理使用已成为当前必须重视的一个合理用药问题。为方便临床医师、药师及患者了解、使用含西药组分的中成药，现介绍该类中成药的有关组方特点及使用注意事项，以供参考。

1. 含西药组分中成药的组方特点 中西药复方制剂是我国独创的一种与疾病斗争的"武器"，它有机地结合了中西药的精华，重新组成为一个更为有效治疗疾病的药品。它比单纯的纯中药或纯西药制剂更有效。在它的组成方面也有自己的一定规律和特点，下面按药物的功能分类别介绍含西药组分中成药的组方特点。

（1）含西药组分中成药中抗感冒药的组方特点　在抗感冒药的中成药中绝大部分都为中西药复方制剂，如常用的维C银翘片、复方感冒灵片、感冒清片、速感康胶囊等。此类中成药的特点是以常规治疗感冒的中药为主，配以解热镇痛类、抗过敏类西药，西药主要包括对乙酰氨基酚、马来酸氯苯那敏等。

（2）含西药组分中成药中补虚药的组方特点　在补虚药的中成药中有一部分为中西药复方制剂，如常用的脑力宝丸、复方酸枣仁胶囊、维血康糖浆、健脾生血颗粒等。此类中成药的特点是以具有补益作用的中药为主，配以维生素类西药，主要包括维生素 E、维生素 B_1、维生素 B_6、维生素 C 等多种维生素。

（3）含西药组分中成药中降压药的组方特点　在降压药的中成药中有少部分为中西药复方制剂，如常用的珍菊降压片、降压避风片等。此类中成药的特点以平肝潜阳类中药为主，配以降压类西药，西药主要包括氢氯噻嗪、盐酸可乐定等。

（4）含西药组分中成药中消化系统用药的组方特点　在消化系统用药的中成药中有一部分为中西药复方制剂，如常用的珍珠胃片、复方陈香胃片、

复方猴头颗粒、神曲胃痛片（胶囊）等。此类中成药的特点是以健胃消食理气中药为主，配以制酸类西药，西药主要包括碳酸氢钠、碳酸钙（镁）、氧化镁、氢氧化铝等，而用于治疗痢疾的痢特敏片、消炎止痢灵片则都含有甲氧卞氨嘧啶。

（5）含西药组分中成药中糖尿病用药的组方特点　在降糖药的中成药中有少部分为中西药复方制剂，如常用的消渴丸、消糖灵胶囊等。此类中成药的特点是以治疗消渴病中药为主，配以降糖类西药，西药组分主要为格列本脲。

（6）含西药组分中成药中止咳平喘化痰药的组方特点　在止咳平喘化痰药的中成药中也有一部分为中西药复方制剂，如常用的咳痰净散、咳痰清片、化痰平喘片、镇咳宁糖浆等。此类中成药的特点是以中药的止咳平喘祛痰药为主，配以镇咳平喘祛痰类西药，西药主要包括盐酸麻黄碱、氯化铵、克仑特罗等。

（7）含西药组分中成药中心脑血管药的组方特点　在心脑血管药的中成药中也有一部分为中西药复方制剂，如常用的脉络通颗粒、冠通片、脂降宁片等。此类中成药的特点是以中药的活血化瘀药为主，所配西药主要包括维生素 C 等。

（8）含西药组分中成药中五官科用药的组方特点　在五官科用药的中成药中也有一部分为中西药复方制剂，如常用的鼻炎康、康乐鼻炎片、鼻舒适片等。此类中成药的特点是以宣肺通窍和辛凉解表类中药为主，配以抗过敏类西药，西药组分都为马来酸氯苯那敏。

2. 含西药组分中成药的使用注意事项　虽然中西药复方制剂比单纯的纯中药或纯西药制剂更为有效，但它们的使用注意事项也比单纯的中药或西药制剂更为复杂，出现不良反应的概率也比单纯的中药或西药制剂更高，因此应该重视和关注中西药复方制剂的使用注意事项。最基本也是最重要的要求就是在使用含有西药组分的中成药时，应注意不能再使用同种成分的西药或随意加大该中成药剂量，以免重复用药或用药过量；同时也要注意和其他西药联用的药物相互作用，以防降低药物疗效和出现不良反应。现对临床常用的中西药复方制剂的使用注意事项介绍如下。

（1）以含格列本脲成分的消渴丸为例的中成药使用注意　消渴丸是含有格列本脲的中西药复方制剂，用于治疗 2 型糖尿病效果显著，深受众多糖尿病患者的欢迎。但有不少糖尿病患者并不知道消渴丸里含有西药组分，认为是纯中药制剂，随意加大用量，随意与其他降糖西药合用，更没有关注到与其他西药的配伍禁忌，以至服用消渴丸而出现不良反应。现以消渴丸为例介绍中西药复方制剂的使用注意事项。

1）应严格掌握其适应证：众所周知，每个药品都有其严格的适应证，含西药组分的中成药也不例外，只有了解每个药品的适应证才能正确使用该药。如消渴丸只适用于确诊为 2 型糖尿病的患者，且对于较轻型患者一般不适合选用该药，尤其是一些仅血糖升高尚达不到糖尿病诊断标准的病例，更不宜选用。

2）应严格遵循药品说明书：药品说明书是指导临床合理用药，保障患者用药安全最直接也是相当重要的参考资料，是药品最基本、最重要的信息源，是医师开处方、药师调配、护理给药、患者用药的重要依据，具有医学和法律上的意义。因此，不管是临床医师、药师、护师还是患者本身都必须严格遵循药品说明书使用药品，含西药成分的中成药更应如此。如消渴丸中的格列本脲本身可促进胰岛 β 细胞分泌胰岛素，抑制肝糖原分解和糖原异生，增加胰外组织对胰岛素的敏感性和糖的利用，可降低空腹血糖与餐后血糖。其常用量一般每次为 2.5mg，每天 3 次。磺胺过敏、白细胞减少患者禁用，孕妇及哺乳期妇女不宜使用，肝肾功能不全、体虚高热、甲状腺功能亢进者慎用。服用过量易致低血糖。按药品说明书用法：消渴丸中格列本脲每次达 1.25～2.5mg。消渴丸是一种治疗糖尿病比较有效的中成药，应用较广，但不少患者对其含有格列本脲并不太了解，以为是中成药多服无害。因服用消渴丸致低血糖休克甚至死亡的病例已有报道，因此在服用此类药物时必须高度重视格列本脲的不良反应。经报原国家食品药品监督管理局批准，广州中一药业还对消渴丸说明书进行了修改，在新版说明书中将消渴丸的服用方法由"餐后服用"改为"餐前服用"，根据专家论证，消渴丸从餐后服用改为餐前服用，能更安全有效地发挥治疗作用。消渴丸所含格列本脲降糖作用强，起效迅速，发挥作用的高峰期一般出现在服药后的 0.5～2 小时内。进餐通常需要 0.5 小时左右，如果进餐前 0.5 小时内服用消渴丸，进餐完毕正好是消渴丸发挥降糖作用的高峰期，此时由于进餐后的食物在体内转化为葡萄糖，因此餐前服用可以更好地避免低血糖，因而更安全。另外，糖尿病的治疗，最理想的目标就是空腹血糖和餐后血糖都能得到满意控制。消渴丸在餐前服用的话，既能有效降低空腹血糖，又能有效降低餐后血糖，使得机体内的血糖能长时间保持相对平稳状态而更有效。

3）使用方法要得当：药物的治疗（使用）方法是临床医师有效治疗疾病的独特途径，不同治疗方法可产生不同疗效，合理、得当的治疗方法可提高疗效，减少不良反应的发生。以消渴丸为例，由于消渴丸的降糖作用较强，治疗初期要从小剂量开始，即根据病情从每次 5 丸起逐渐递增，每次服用量不能超过 10 丸，每日不能超过 30 丸；至疗效满意时，可逐渐减少每次服用量或减少服用次数至每日 2 次的维持剂量。每日服用 2 次时，应在早餐及午餐前各服用 1 次，晚餐前尽量不用。或根据患者的具体情况由医师指导，进行用量控制。另外，该药所含格列本脲作用持续时间较长，$t_{1/2}=8 \sim 12$ 小时，故给药应每天不超过 3 次，且应尽量避免晚间临睡前服药，因睡眠后低血糖反应不易被发现，将影响及时治疗。

4）注意老年及肝肾功能状况不好的患者：许多西药对成人（特别是老人）的肝肾功能有显著影响，因此服用中西药复方制剂要特别注意老年患者及患者的肝肾功能状况。消渴丸中的格列本脲代谢产物仍有活性和降糖作用，部分在肝脏代谢，部分经肾脏排出。因此，对肝肾功能不全者原则上禁用含格列本脲成分中成药。老年患者（特别是 65 岁以上患者）肝肾功能一般较年轻者衰退，减慢药物代谢，用于成年患者的一般剂量对年老、体弱者即可能过量，故老年糖尿病患者发生低血糖通常较严重，且老人较少出现肾上腺释放反应，常无先兆而转入嗜睡或昏迷。另外，有些老年患者精神状况较差，记忆力减退，造成重复过量服药，也是一个不可忽视的因素。因此，对老年及肝肾功能状况不好的患者应适当减低用量。

5）注意联合用药：由于含西药组分中成药中某些成分与其他中药或西药联用有产生或增加毒副作用、降低疗效等反应，因此临床上应避免与与其有配伍禁忌的中药或西药联用，以避免或减少联用后毒副反应的发生。如消渴丸和某些药物同时应用就可诱发或增加低血糖的发生，这些药物包括：①抑制磺脲类药物由尿中排泄的药物，如治疗痛风的丙磺舒、别嘌醇。②延迟磺脲类药物代谢的药物，如酒精、H_2 受体阻滞剂（西咪替丁、雷尼替丁）、氯霉素、抗真菌药咪康唑、抗凝药。磺脲类与酒精同服可引起腹痛、恶心、呕吐、头痛及面部潮红（尤以使用氯磺丙脲时），与香豆素类抗凝剂合用时，开始二者血浆浓度皆升高，以后二者血浆浓度皆减少，故应按情况调整两药的用量。③促使与血浆白蛋白结合的磺脲类药物分离出来的药物，如水杨酸钠、贝特类降血脂药。④本身具有致低血糖作用的药物，如酒精、水杨酸类、胍乙啶、单胺氧化酶抑制剂、奎尼丁。⑤其他降血糖药物，如胰岛素、二甲双胍、阿卡波糖、胰岛素增敏剂。⑥ β 肾上腺素受体阻滞药，此药可干扰低血糖时机体的升血糖反应，阻碍肝糖酵解，同时又可掩盖低血糖的警觉症状。此外，消渴丸已含有格列本脲，故不宜与其他磺脲类药物合用，否则会增加低血糖的发生，如格列本脲、美吡达、达美康、瑞易宁、糖适平等。

6）药品不良反应的防治措施：含西药组分中成药是中西药组合的复方制剂，如用药不慎则易发生不良反应。因此，如何防治该类药物的不良反应也值得关注。如消渴丸的不良反应主要表现为药物性低血糖，而药物性低血糖反应关键在于预防。在消渴丸治疗过程中，应密切注意监测血糖，尤其是治疗初始的 1 周，如果血糖下降过低应注意将药物减量。治疗中如果患者出现心慌、出汗、焦虑或昏迷等表现时，应立即想到低血糖反应的可能性，应不失时机地给予救治。如果患者尚清醒可给予甜果汁、糖水或进食少量食物，昏迷时应给予50%葡萄糖静脉推注及5%葡萄糖静脉滴注。由于其代谢产物有持续性降血糖作用，低血糖清醒后可再度昏迷，因而治疗持续滴注1～2天，血糖平稳后方可停止。在用葡萄糖治疗中，应注意监测血糖、尿糖、尿酮体及血电解质等指标，以防导致治疗后高血糖和高渗性昏迷。

（2）含其他西药组分的中成药使用注意

1）含西药组分的感冒中成药使用注意：患者在感冒发热时往往急于求愈，常常既服西药又服中药，或几种感冒药、退热药同服，若患者不了解所服每种药物的成分及其作用，加之目前西药解热镇痛药同物异名的情况很多，则易导致重复用药、过量用药，存在严重的用药安全隐患。

①含安乃近成分中成药的使用注意：安乃近多用于急性高热时退热，其退热作用强，易致患者大汗淋漓，甚至发生虚脱。长期应用可能引起粒细胞缺乏症、血小板减少性紫癜、再生障碍性贫血。因此，在服用含有安乃近成分的中成药时，切不可随意加大剂量，更不能长期使用，年老体弱者用药尤其应慎重，不能再同时加用西药解热。对安乃近、吡唑酮类及阿司匹林类药物过敏者禁用。

②含对乙酰氨基酚成分中成药的使用注意：对乙酰氨基酚也称扑热息痛，是乙酰苯胺类解热镇痛药，可用于感冒或其他原因引起的高热和缓解轻中度疼痛，一般剂量较少引起不良反应。长期大量使用对乙酰氨基酚，尤其是肾功能低下时，可出现肾绞痛或急性肾功能衰竭、少尿、尿毒症。若与肝药酶诱导剂尤其是巴比妥类并用时，发生肝脏毒性反应的危险增加。肝肾功能不全的患者应慎用，有增加肝脏、肾脏毒性的危险。服用超量可出现恶心、呕吐、胃痛、胃痉挛、腹泻、多汗等症状。大多数含西药的中成药及西药治疗感冒药均含有对乙酰氨基酚，若在治疗感冒发热时习惯使用中药加西药，则容易使对乙酰氨基酚的剂量过大，增加药物的不良反应。

③含马来酸氯苯那敏成分中成药的使用注意：氯苯那敏也称扑尔敏，常用其马来酸盐，用于各种过敏性疾病，并与解热镇痛药配伍用于感冒，但有嗜睡、疲劳乏力等不良反应。因此，在服药期间，不得驾驶车船、登高作业或操作危险的机器。

2）含有盐酸麻黄碱中成药使用注意：麻黄碱虽然是中药麻黄中的一个主要成分，但是两者之间功效并非等同。盐酸麻黄碱有舒张支气管、加强心肌收缩力、增强心输出量的作用，并有较强的兴奋中枢神经作用，能收缩局部血管。对于前列腺肥大者可引起排尿困难，大剂量或长期应用可引起震颤、焦虑、失眠、头痛、心悸、心动过速等不良反应。故甲状腺功能亢进症、高血压病、动脉硬化、心绞痛患者应禁用含盐酸麻黄碱的中成药。

3）含吲哚美辛中成药使用注意：吲哚美辛的不良反应发生率高达35% ~ 50%，其中约20%的患者常因不能耐受而被迫停药。常见不良反应有胃肠道反应、中枢神经系统反应、造血系统损害、过敏反应及可引起肝肾损害。鉴于此，溃疡病、哮喘、帕金森病、精神病患者及孕妇、哺乳期妇女禁用；14岁以下儿童一般不用；老年患者及心功能不全、高血压病、肝肾功能不全、出血性疾病患者慎用；且不宜与阿司匹林、丙磺舒、钾盐、氨苯蝶啶等西药合用。

4）含有氢氯噻嗪中成药使用注意：氢氯噻嗪引起的不良反应最常见为低血钾，同时因其可抑制胰岛素释放，可使糖耐量降低、血糖升高，故肝肾疾病、糖尿病患者及孕妇、哺乳期妇女不宜使用。所以，使用含有氢氯噻嗪的中成药时要注意氢氯噻嗪本身所具有的不良反应，同时也要避免重复用药，以防止药物自身不良反应的发生。

综上，含西药组分中成药组方有其独特的特点，通常为中药功能主治与西药药理作用相似的中西药组合在一起，使中西药成分具有协同作用，增强组合后的中西药复方制剂的临床疗效。因此，使用含西药组分中成药关键是要防止重复给药和用药过量，其次是要关注所含西药的配伍禁忌。所以，笔者认为通过对含西药组分中成药组方特点及其使用过程中的注意事项的了解，临床医师、药师及患者就可以安全、合理、有效地使用该类中成药。

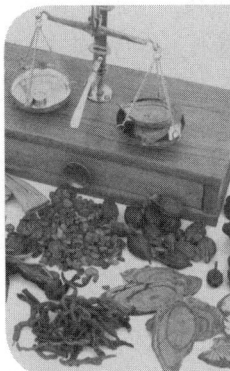

第八章
中药的安全合理应用

　　近年来国内外频繁发生的一系列中药安全性事件，使中药安全性问题成为人们讨论的热门话题，有人（包括医务人员和普通群众）坚持"中药安全无毒论"，有人宣扬"中药毒性严重泛滥论"，认为中药的安全性已到了无法接受、无法控制的地步了。我们如何认识和对待中药安全性的问题呢，笔者认为对待中药安全性问题，既要做到充分认识，又要做到理性对待，更要做到加强研究、积极宣传、合理应用，以避免或减少中药安全性事件的发生，这才是广大医药人员和普通人民群众对待中药安全性的正确态度。为此笔者在 2007～2008 年度曾就"中药（或中成药）安全性问题"这个讲题在中华中医药学会、广东省中医药学会、广东省药学会、广东省执业药师培训中心及部分医院主办的科普论坛、培训班、学习班及学术会议上做过近 20 场讲座或报告，深受广大医药工作者和普通人民群众的欢迎。广大的医药人员都应该积极行动起来，充分发挥自己应有的作用，通过科学普及宣传，让更多的人能正确认识到中药的毒副作用，避免或降低中药不良反应的发生，做到安全有效、合理地使用中药。

第一节　普及中药安全性知识，提高医患对中药安全性的认识

　　从"马兜铃酸事件"到"含汞、砷中药安全性事件"，再到笔者亲历参与医疗事故鉴定的"云南白药中毒致死事件"，中药安全性问题事件在近些年来频频发生，人们不仅要问，一向被视为"安全、有效"的中药究竟出现了什

334

么问题？作为需要使用中药的中医药人员和病患者的我们又应如何应对中药安全性问题？具体需从哪些方面着手开展工作？为找寻以上问题答案，笔者试图从国内外频繁发生的一系列中药安全性事件进行回顾、分析、探讨入手，就如何认识和应对中药安全性问题提出看法，以供参考。

一、近年来国内外中药安全性问题事件回顾

1. 马兜铃酸事件　1993 年，比利时学者报道，部分女性服用了含有广防己的减肥药"苗条丸"后，出现慢性肾功能衰竭。1999 年，英国药物安全委员会（CSM）建议应立即禁止使用含有马兜铃酸的中草药，同时英国医药管理局（MCA）也提出了对含马兜铃酸的中药在全英范围内进行暂时性禁用。2000 年 6 月，美国食品药品监督管理局（FDA）命令停止进口、制造和销售已知含有和怀疑含有马兜铃酸的原料和成品，结果多达 70 余种中药材被列入名单。2000 年 11 月，世界卫生组织（WHO）在其药物通讯中发出类似的警告，西班牙、奥地利、埃及、马来西亚、菲律宾、日本等国纷纷效仿。2003 年 2 月，包括新华网在内的国内众多媒体发布了"龙胆泻肝丸有可能导致尿毒症"的消息，引起国人的高度关注。3 月，国家食品药品监督管理局发文，"决定对含关木通的'龙胆泻肝丸'严格按处方药管理，在零售药店购买时必须凭医师处方。患者应在医师指导下严格按适应证服用。"近年来，有因长期服用龙胆泻肝丸而致肾衰的患者状告北京同仁堂。2003 年 4 月，国家食品药品监督管理局取消了关木通的药用标准。2004 年 8 月又取消了广防己、青木香的药用标准，并对含马兜铃、寻骨风、天仙藤和朱砂莲的中药制剂严格按处方药管理。

2. 千里光事件　2004 年初，在英国市场销售的中国产"千柏鼻炎片"，由于含有千里光，引起了（英国）药品和保健品管理机构（MHRA）的注意。考虑到可能对公众健康造成严重危害，英国各部和 MHRA 建议制定法令，禁止任何未经当局许可的由千里光属（植物）组成或含有千里光属（植物）的内服药品在英国销售、供应或进口。MHRA 称，千里光属的各类植物均含有不饱和吡咯里西啶类生物碱（PA），是一种肝毒性成分，会对肝脏造成严重损害，引起人类肝小静脉闭塞症。不饱和吡咯里西啶类生物碱对动物也显现致癌性、诱导有机体突变和生殖毒性。千里光为菊科千里光属植物千里光，具有清热解毒、凉血消肿、清肝明目的功效，多用于治疗上呼吸道感染、咽喉炎、扁桃体炎、眼结膜炎、肠炎等。《全国中草药汇编》中收载了千里光属植物 17 种，《中国药典》（1977 年版）收载 1 种（千里光）。千里光在临床上入中药汤剂使用不多，但是以其组方的中成药品种数量却较多，应用较广。已经获得原国家食品药品监督管理局批准的以千里光组方的中成药品种有 27

种，已经被批准为 OTC 药物的品种有 12 种。不饱和 PA 是世界公认的"毒性成分"，较多的研究证据表明，千里光属植物普遍含有不饱和 PA。但是，由于该属植物不同品种所含 PA 的种类及其含量相差较大，因而不同品种的致毒剂量必然有差别。甚至有些是同一品种，但不同产地，其毒性差别也很大。我国千里光属中草药品种的毒理学研究开展得很少，尚没有足够的研究数据来估计相关品种的无毒剂量。迄今为止，国内外文献中均未检索到我国千里光品种致中毒的报道，但英国的禁用引起了国内的高度重视。

3. 日本小柴胡汤事件 20 世纪 70 年代初期，日本的津村顺天堂制成了小柴胡汤颗粒制剂，同时日本肝病专家有地滋教授发表了"津村小柴胡汤颗粒对慢性肝炎有治疗效果"的报告，霎时间在日本引起不同凡响。小柴胡汤成了畅销药，舆论认为日本汉方走向现代化。短短的几年里，津村顺天堂便成了日本乃至世界注目的制药企业，财富积累走向巅顶。1990 年，日本厚生省宣布首先对小柴胡汤应用现代医学、药学的再评价方法确认其安全性和有效性。经过大量研究，1994 年厚生省对小柴胡汤改善肝病患者的肝功能障碍之功效予以认可，于是该方作为肝病用药被正式收入国家药典，日本出现百万肝病患者同服小柴胡汤的盛况。小柴胡汤成了肝病患者治疗首选药物，且贯穿治疗全程。例如，一位患者连续三年服用，累积服用了 7.5kg 小柴胡汤制剂（每天服 7.5g）。1995 年，小柴胡汤制剂的年销售额超过当年日本医疗保险范围内 147 种汉方制剂总销售额的 25%。但自 20 世纪 90 年代初起不断爆出小柴胡汤有副作用的新闻，1991 年 4 月日本厚生省向医师、药剂师下达了要注意小柴胡汤导致间质性肺炎的通告。1996 年 3 月，媒体披露，自厚生省认可小柴胡汤治疗肝病功效以来的两年内，有 88 名慢性肝炎患者因服用小柴胡汤而致间质性肺炎，更有 10 例死亡。厚生省为此立即发出紧急通知，结果津村顺天堂 1997 年因此破产。据后来统计 1994 年 1 月～1999 年 12 月共报道了因小柴胡汤颗粒的副作用发生 188 例间质性肺炎，其中 22 人死亡。

4. 鱼腥草注射剂被停用事件 2006 年 2 月 22 日，浙江省金华市一位 4 岁女孩，因治疗呼吸道感染，在静脉滴注鱼腥草注射液过程中，出现抽搐昏迷的严重不良反应，后昏迷达 3 个多月，经抢救脱离危险。3 月 9 日，金华在全市范围内叫停同一批次的鱼腥草注射液。2006 年 5 月 27 日，湖北省武汉市一位 3 岁女孩在静脉滴注鱼腥草注射液过程中，出现了过敏性休克的不良反应，导致死亡。5 月 28 日，武汉市卫生局紧急下文，要求有心脏病史、药物过敏史者和 10 岁以下患儿，暂停使用鱼腥草类针剂。1988 年～2006 年 4 月 13 日，国家食品药品监督管理局统计的不良反应有 5000 余例（不排除有未上报病例在内），其中严重不良反应 222 例。2006 年 6 月 1 日，国家食品药品监督管理局根据国家药品不良反应监测中心对鱼腥草注射液不良反应监测的数据发布通告，暂停使用和审批 7 类鱼腥草注射液。

5. 含汞、砷中药安全性事件 2006 年 8 月，英国药物安全机构在艾塞克斯的一个批发商和萨里的一家药店里检测一种名叫"复方芦荟胶囊"的药品时，发现该药物中的汞含量超过英国标准 11.7 万倍。英国政府随后便下令封杀数种中药，对传统中药的"有害性"调查进入"空前严厉的阶段"。同时，国内也提出含汞、砷如牛黄解毒丸（片）等中成药的安全性问题。

6. 云南白药中毒致死事件 该事件为笔者亲身经历的一起医疗事故鉴定的事件，事件经过如下：2004 年 10 月 12 日华南农大的一位学生，因内服扶他林片而致胃出血入住广州某三甲医院，经 13、14 日的积极治疗，胃出血基本控制。15 日主治医师（西医）给予云南白药内服，每次 4g，1 日 3 次，患者从中午 12 点开始到晚上 10 点共服大约 11g。16 日凌晨 4 点出现危象，经抢救无效（未做任何云南白药中毒的急救措施），患者一直昏迷，最后死亡。此事件首次由市医学会组织医疗事故鉴定，结果为患者失血过多而致，不属于医疗事故。患者家属不服，提出第二次医疗事故鉴定，笔者参加了第二次由省医学会组织的医疗事故鉴定，结果为：患者为云南白药中毒所致，属于医疗事故。

7. 中药安全性事件对中医药界产生了严重的影响 频繁的中药安全性事件的发生对中医药的发展极为不利。因马兜铃酸事件国外对中医药的打击是非常大的，使许多已逐步接受中医药的外国人对中医药产生了畏惧、排斥、抵制心理，有人预测马兜铃酸事件严重阻碍了中医药走向世界的进程，甚至使其向后倒退至少 10 年以上。而中南大学张功耀教授在回答凤凰卫视"一虎一席谈"节目主持人胡一虎向他提出"你为什么要提出取消中医药？"的问题时说：第一中医药不科学；第二中药对人体有毒害作用，可致人死亡。可见，中药的安全性问题已成为某些人提出取消中医药的理由。中药安全性问题不仅影响人们的生命安全，而且阻碍了中医药走向世界的进程，更为严重的是影响到中医药自身的生存。因此，"中药安全性问题"已到了必须认真对待、十分重视的时候了，不能再抱着过去的那种"中药安全无毒"的错误观点。

二、我国中药安全性现状分析

我国自 20 世纪初即开始对中药安全性问题进行研究，有关中药不良反应的问题也逐渐引起学术界的重视。近年来，中药不良反应报告数量有明显增多的迹象。据统计，自 1915 ～ 1994 年 110 种医药期刊中有关中药中毒和不良反应的报道中，累计病例 6061 个。按时间划分，20 世纪 50 年代以前仅有 26 例，60 年代 147 例，70 年代 398 例，80 年代 2217 例，1991 ～ 1994 年的 4 年中就有 3273 例，呈急剧攀升趋势。国家药品不良反应监测中心 2003 年收到不良反应报告 36852 份，其中就有 10% 为中药不良反应。同时，随着中药在世界应用的日益广泛，中药不良反应也越来越引起国际的关注。截至 2004 年 5 月，世界卫生组织（WHO）共收到有关中草药的可疑不良反应报告 11716 份。

中药不良反应不仅可在使用单味中药时发生，还可发生在复方中药煎剂及中成药等各种剂型中。随着中成药的广泛使用，其已成为中药发生不良反应的主要品种，而中药注射剂又在其中占绝对多数。有人对有关中药引起的 392 例不良反应病例报告进行分析，发现注射剂有 302 例，占 77.04%；内服中成药有 81 例，占 20.66%；内服中草药 7 例，占 1.79%；外用 2 例，占 0.51%。另有学者对我国 1990 ～ 1999 年发生的 1291 例次中药不良反应的文献分析发现，注射剂有 718 例次，占 55.62%。

中药不良反应按其发生特点可分为与药物剂量有关型、与药物剂量无关型、与中药配伍有关型、药物依赖型等，临床表现涉及循环、呼吸、消化、泌尿、血液等多个系统。中药不良反应中以过敏反应数量最多，约占不良反应总数的 44%，在中药注射剂的不良反应中过敏反应占绝大多数。其临床表现多样，以皮肤及其附件损害最为多见，严重者可导致心、肝、肾等脏器的损伤，甚至发生过敏性休克，危及生命。

三、影响中药安全性的因素

1. 对中药安全性认识的误区 　长期以来，人们一直认为中药是安全、有效、无毒的。有些中药药品广告也往往片面或夸大宣传疗效，而对其毒副作用及可能发生的不良反应避而不提或避重就轻，且常以"本品系纯天然药物，无毒副作用"误导患者；而患者在用药时也往往忽视中药的用法用量及其毒性，形成了认识的误区。正是由于人们对中药安全性问题存在片面认识，中药的毒副作用往往容易被忽视，在中药"有病治病、无病健身"的观念下，长期、过量或者不恰当使用中药情况时有发生，必然会引发中药安全性不良事件发生。

不仅普通民众没有安全使用中药的意识，代表国家水平的《中国药典》，对中药药物的警戒表述也是少之又少。据统计，2005 年版《中国药典》（一部）收载的 564 种中药成方制剂和单味制剂中，无药物警戒表述的达 329 种，占 58.33%；有药物警戒表述的 235 种中，也只是简单地提到"禁用""忌用""慎用"或"忌食油腻、辛辣食物"或"某病慎用"之类；即便是药物警戒表述最详细的清开灵注射液，其内容也不及香港产的普通内服中药（如京都念慈庵蜜炼川贝枇杷膏，其注意事项有 11 条）内容丰富。这种过于简单的表述，很容易给公众造成"中药没有不良反应"或"中药无毒"的印象。另外，一些中药企业由于担心如果在药物说明书上标注药物不良反应或警戒性语言，会使患者将之与不合格药品或假冒伪劣药品挂钩，从而影响药品的销售，因此在说明书上不注明药品的不良反应及毒副作用，这也可能给人们造成"中药无毒副作用"的误解。

2. 中药品种复杂　我国地域辽阔，药用资源极为丰富，中药品种繁多，现有药物基原10000多种，其中一些中药的基原有数种甚至10多种，发生同名异物、同物异名、家种和野生混淆不清等情况都是不可避免的。而由于药物基原不同，其所含的化学成分、生物活性和毒性也会有所差异，这也是直接影响中药安全性的原因。如商品生药"白头翁"就有16种不同植物来源，它们在化学成分、药理作用、毒理特性等方面存在较大差异，若应用时选择不慎，容易发生中毒。而在"马兜铃酸事件"中，国外就有减肥中心将马兜铃科的关木通作为木通科的木通、将马兜铃科的广防己当作防己科的粉防己来使用，结果出现了由马兜铃酸引起的急性肾功能衰竭病例。2004年在英国发生的"千里光事件"，人们对其主角千里光的属性也存在争议：菊科千里光属植物在全球有1500多种，我国有160余种，其中作为药用的品种在我国《全国中草药汇编》（1996年第2版）中收载17种，《中国药典》中收载了1种（1977年版）；由于该事件报道中仅指出中毒源为千里光属，并未指出具体的品种。因此这些中毒品种是否与我国的某些千里光属中草药为相同品种尚不清楚，值得进一步研究。此外，不同产地、不同采收季节和不同加工方法也会对中药质量产生很大影响。

3. 中药炮制不当　中药炮制是中医药学的一大特色，伴随着中药的应用而产生。中医药学自古以来就非常重视中药的炮制，几千年前的古人在治病过程中就发现，中药经炮制后可以降低或消除药物的毒性，提高药效。因此，中药在进入临床使用和制剂投料前均应经过严格、规范的炮制。如川乌、草乌所含双酯型乌头碱类成分毒性较强，可引起心血管、消化、神经等多系统中毒反应；而川乌、草乌经炮制后其乌头碱水解生成毒性较小的苯甲酰乌头胺，并进一步水解生成乌头原碱，其毒性仅为原来的1/2000。又如朱砂，按照规定应用水飞法炮制毒性较低，如采用球磨法加工，则毒性较强，极易发生中毒。如何首乌，生品应用容易出现肝毒性，炮制品应用出现肝毒性较少。近年来忽视中药材炮制的情况比较严重，有些地方和个别医疗单位忽视中药炮制，该制不制、生熟不分，使发生毒性反应的可能性大大增加。

4. 中成药本身的缺陷　中成药是由古籍中的经典方或老中医长期临床实践的经验方经提取、纯化、成型等一系列现代制药工艺制成的。从理论上讲，中成药作为中医药的一部分，也需要体现中医辨证施治的特色和优势，即用药具有高度的针对性和灵活性，处方可随证加减。然而，由经典方和经验方在开发成中成药的过程中，不可避免会淡化辨证论治的特色，这主要是由于中成药的产业化决定了它的组成必须是固定的，难以随证加减。此外，在新药研发中，通常少有完全保留原方药味的，这主要有以下两方面的原因：第一，现在的中医临床多用古代的小方、精方加几味使用或者几个方剂复合使用，遇上病机复杂的疾病，药味势必多多益善，因此很可能导致功能近似的药被选用。所以，为了控制中成药的剂量，研发人员务必简化原方。第二，在实际操作中，为了适应工业化大生产，优化制备工艺和控制质量都难免会造成原方药味的加减，但组方确定的全过程却少有与原方进行药效及安全性对比的探讨。这种中成药在组方、研发过程与原处方产生了不少偏差，而这种偏差势必对中成药的安全性带来影响。

另外，如中药注射剂成分复杂、工艺不合理、质量标准不完善也是造成安全性不良事件的主要原因。

5. 中药临床使用不规范 中医用药讲究的是在中医药理论指导下辨证施治，"有是证用是药"。但近年来随着中药应用范围日益广泛，在使用中药过程中存在不遵守辨证论治的原则、辨证不当、组方不合理等现象。特别是一些西医医师及国外医师，很难在中医药理论指导下正确使用中药，往往导致配伍不合理，或超量使用，或疗程延长等。在"龙胆泻肝丸"事件中，国外就有人把龙胆泻肝丸作为减肥药物长期使用，国内一例服用龙胆泻肝丸长达20多年而出现肾损害。又如中药新剂型——中药注射剂在临床上还普遍存在"中药西用"等不辨证使用和受"经济利益驱使"的滥用现象。不辨证使用中药不仅不能取得应有的疗效，还是诱发不良反应的主要因素。此外，受"中药安全无毒"观念的影响，人们超剂量、长期使用中药的现象时有发生。殊不知，中药也是药品，而非保健品、食品，长期应用某种中药，也容易引起药物在体内蓄积而发生不良反应；特别是有一定毒性的药物，短期应用尚不致有害，但用药时间过长即会蓄积中毒。另外，中药剂型选择的合理与否也是导致中药安全性问题产生的一个诱因。从前文分析可知，中药注射剂为中药发生药品不良反应的主要"元凶"，2006年6月发生的"鱼腥草注射液事件"就是例证。因此，临床使用中药时应遵循"能外用不口服，能口服不注射"的原则。目前，中西药联用是临床医师常用的治疗方式，也是我国中西医结合医疗的一大特色，但一些不合理的中西药联用也是诱发中药安全性问题的重要因素。

6. 中药市场监管不力 中药市场虽经几次整顿，但仍旧比较混乱，这也是造成中药不安全的一个重要因素。其主要表现为：①中药经营人员素质低，不能识别混入药材中的伪品、混淆品及非药用部分；②不法商贩为谋私利，以次充好，以假乱真，造成中药质量下降，疗效降低，甚至毒性增加；③有毒中药管理不严，因中药属天然药物，包含植物药、动物药和矿物药，如果没有一套严格的管理办法将很难控制好有毒中药不流入社会，特别是农村；④农药、化肥、杀虫剂的广泛应用，使中药中有毒、有害物质的残留量可能增加，也影响了中药的安全使用；⑤社会上的一些"黑"诊所和"游医"打着"祖传秘方"的幌子卖假劣中药给患者，引发中药安全性问题。

四、如何应对中药安全性问题

1. 要充分认识中药的毒副作用　对于中药毒副作用的认知是伴随我国传统中医药的应用而出现的，最早从"神农尝百草，日遇七十毒"开始。我国最早的本草著作《神农本草经》就把药物分为上、中、下三品，是根据药性的无毒、有毒来分类的，下品指的就是有毒药材，不可久服多服。此后便发明了炮制"毒性药材"的技术以达到去毒的目的。对中药用量的归纳，如"细辛不过钱"，对配伍"十八反"的总结等，都是对药物毒副作用的充分认识。中医传统自古以来就认为"是药三分毒"，中医理论也强调用药物治病应"中病即止"。《素问》中说："大毒治病，十去其六；常毒治病，十去其七；小毒治病，十去其八；无毒治病，十去其九。"近年来，中成药不良反应病例不断增加，严重中毒的病例屡屡发生，甚至过去被认为完全无毒的中药如人参、何首乌、甘草等也有引起不良反应，甚至致人死亡的报道。其实，中医传统早就认识到这一点，故有"人参杀人不为过"的说法。因此，中医传统上对中药的毒性是有充分认识的，只是到了近现代才出现中药安全无毒的论调。在中药严重不良反应事件不断发生的今天，作为中医药人员，有必要在重温前人对中药毒副作用认知的基础上进一步加深对中药安全性的认识，真正能发挥指导患者合理用药的作用，以防止中药被滥用。而作为一个普通的病患者更应放弃过去那种"中药安全无毒论"的观点，提高对中药毒副作用的认识，在中药应用中做到遵守医嘱用药，不随意胡乱使用中药，以尽量减少或避免不良反应的发生。

2. 理性对待中药的毒副作用　对中药的毒副作用要重视，要充分认识，但也要正确认识，理性对待，要在分析中药的毒副作用产生的根源的基础上采取必要措施减少或避免毒副作用的发生，切忌谈"毒副作用"色变，夸大事实，甚至以此来否定中医药。目前，中药不良反应及中毒事件原因比较复杂，不仅与中药本身的毒性有关，还与人们使用药物的方法等人为的主观因素有关。下面从几个中药安全性事件来具体探讨中药不良反应及中毒事件产生的原因，以便使人们更清楚认识中药安全性问题，有利于树立人们对中药安全性问题的正确观念。

在"马兜铃酸事件"的原因调查中发现，导致"马兜铃酸肾病"根本原因也并非与中药本身有关，主要还是与某些人为因素有关，主要有以下几点：①剂量过大：《中国药典》（2000 年版）所规定的关木通和广防已日用量分别为 3～6g 和 4.5～9g。如果按马兜铃酸含量为 0.1% 计，全部被吸收也只有 3～9mg，即 0.05～0.15mg/kg，与现时的一些实验研究报道的用 3～5mg/kg 马兜铃酸的量相比，相差约 50 倍，在国内外报道引起急性肾功能衰竭的剂量也比较大，超过《中国药典》规定的 20～50 倍。②疗程过长：比利时中毒的患者错服广防已平均时间长达 12 个月；国内临床有患者长年服用如龙胆泻肝丸，最长 20 余年。③不合理应用：引发所谓"中草药肾病"的减肥药"苗条丸"（配方包含了芬氟拉明、安非拉酮、波希鼠李皮、颠茄浸膏、乙酰唑胺、防己、厚朴），西药与中药混用，根本看不出传统中医理论中"理、法、方、药"的指导原则，而且芬氟拉明、安非拉酮也可以引起肾脏损害。④个体差异：在其数千名服同样减肥药者中，也仅百余例发生肾脏损害。"马兜铃酸肾病"患者多为中老年人，尤以中年以上女性居多。这说明服药反应存在着个体差异，有肾脏实质性疾病的患者反应更为敏感。我们进行的实验研究结果也表明，关木通和广防已按《中国药典》剂量短期应用是没有明显毒性的，复方配伍和炮制可以降低其毒性。此外，中成药由于不是作为药品而是作为食品、保健食品或营养添加剂的名义出口到欧美国家的，中成药在国外的零售是通过食品店、杂货店来买的。然而"药品是可以有毒副作用的，但食品是绝对不允许有毒副作用的"，这是世界上任何一个（包括中国在内的）国家对药品、食品要求的通则。所以，欧美国家禁止马兜铃酸类中药进口使用的做法是可以理解的。

日本小柴胡颗粒事件更是药物滥用导致严重不良反应的一个典型事件。在小柴胡颗粒上市不久，日本肝病专家有地滋教授就在多种场合强调"慢性肝炎、肝硬化患者有关小柴胡汤的'证'消失了，还要继续长期服用小柴胡汤""汉方药非常安全，长期服用也没有问题"，这无疑给滥用小柴胡汤开了绿灯。再加上厂家通过杂志、学术会议等宣传，小柴胡颗粒还能治各种急性热性病、感冒、肺炎、慢性胃肠障碍等，最终出现小柴胡颗粒副作用造成间质性肺炎甚至死亡的情况发生。

另外，"鱼腥草注射液事件"中其不良反应的原因也包括个体差异、产品质量控制和提取工艺不完善、联合用药不合理、静脉注射时滴速过快等。从鱼腥草注射液不良反应发生率与抗生素比较来看，鱼腥草注射液不良反应发生率还是远远低于西药抗生素。根据国家药品不良反应监测中心统计的数据显示，鱼腥草等 7 个注射液从 1988 ～ 2006 年 4 月 13 日不良反应有 5000 余例，其中严重不良反应 222 例。按此计算鱼腥草注射液不良反应大致发生率为五万分之一，严重不良反应大致发生率不到千万分之一，严重不良反应占整个不良反应的 4.44%。而青霉素 G 的过敏反应发生率为 1% ～ 10%，严重不良反应发生率也达到万分之四，虽然有皮试预防，但各地因青霉素过敏而致死的情况屡有发生。阿奇霉素的不良反应率则高达 12%，而其严重不良反应（过敏性休克）占其不良反应的 22.2%。西药抗生素类药物的不良反应发生率远远高于鱼腥草注射液。

在"云南白药中毒致死事件"的原因调查中发现，患者死亡原因也为超剂量使用所致，根据云南白药药品使用说明书可知，本品每次 0.25 ～ 0.5g，每日 3 ～ 4 次，每日用量超过 2 ～ 4g 时可引起中毒。而本事件中患者用量是 10 个小时之内服用云南白药 11g，为严重超剂量使用（而且患者本身是一个身体极度虚弱的人）。

从以上中药安全性事件分析来看，中药的毒副作用是可以避免的，出现中成药毒副作用的原因主要是两大方面：①人为因素（通过人为控制可以避免）：剂量过大、疗程过长、使用不当（误服伪品、品种混乱、同名异物）、质量欠佳、炮制及制剂不当、配伍不合理（十八反、十九畏、中西药联用）、选用制剂不当、煎服方法不当（先煎、包煎）、禁忌用药（妊娠用药禁忌、病症禁忌、饮食禁忌）。②个体差异（通过关注与设定条件避免）：如因不同个体差异引起的过敏反应等。因此，只要控制和避免人为因素，关注个体差异，是可以降低或消除毒副作用的。总之，通过对以上几件中药安全性事件起因分析，可加深我们对中药安全性认识，使我们能科学、正确、理性对待中药安全性问题。

3. 积极正确"宣传"中药的毒副作用　由于历史的原因，使许多人（甚至是医务人员）认为中药是安全无毒的（"云南白药中毒致死事件"中的主角——临床主治医师就以为该药是无毒的）；一些违法的药品广告也宣称：所谓纯中药配制，安全无毒，有病治病，无病强身，对人们的错误认识起到推波助澜的作用。一些科普读物也都在宣扬"中药安全无毒论"，一些学术专著不愿意收载中药的毒副作用。另外，国家监管部门的监管措施也不到位。如过去对药品说明书规范管理不严，对说明书的内容没有强制性要求，药品生产企业对于药物的毒副作用尽量少写或不写，致使绝大多数中成药的说明书不规范、不标准，突出表现在药理毒理、不良反应、禁忌证、注意事项、药物过量、儿童及老年患者用药等项目上多是空白。即使有明显毒副作用的也只是轻描淡写地一笔带过，这些都是不正常现象。

此外，《中国药典》的记载也存在不足，2005 年版一部收载的 564 种中药成方制剂和单味制剂中：无药物警戒表述有 329 种，占 58.33%；有药物警戒表述 235 种，占 41.67%。如《中国药典》2005 年版一部（348 页）收载的"小儿惊风散"，处方组成中包含全蝎、雄黄、朱砂等，雄黄含二硫化二砷，易氧化成剧毒的三氧化二砷；朱砂含硫化汞，二者均为有毒之品，不可过量、久服，而《中国药典》在该药项下无任何的药物警戒表述。另牛黄解毒丸是有 800 年历史的名药，牛黄解毒片系由牛黄解毒丸改变剂型研制而成，是许多家庭常备的"祛火药"。近些年来，牛黄解毒片不良反应或事件发生有上升趋势，引起了专家学者的注意。从 1960 年到现在，我国医药卫生期刊上报道的牛黄解毒片不良反应或事件病例约为 70 余例，雄黄可能是引起牛黄解毒片（丸）安全性问题的主要原因，常见不良反应主要为过敏反应和长期大量服用引起的慢性砷中毒症状，其中严重的不良反应主要表现为重症药疹或固定药疹、过敏性休克、肝损害和成瘾性等。更应引起注意的是，牛黄解毒片使用说明书上至今仍然没有注明药物不良反应，也缺乏安全性问题警示语，甚至未注明疗程，仅在禁忌中注明"孕妇禁用"。虽然该药在我国是作为处方药进行管理，但由于用药习惯的延续，牛黄解毒片还是成为部分患者的家庭常备药物，很多患者在服用此药时并未在医生指导下进行，且往往随意增加药量、延长用药时间。

类似于牛黄解毒片这样含有毒性成分应该有明确药物警戒表述而没有的品种在《中国药典》2005 年版一部收载的还有（仅统计牛黄类中成药）：牛黄清心丸（含朱砂、雄黄）、牛黄消炎片（含雄黄）、牛黄千金散（含朱砂）、牛黄镇惊丸（含朱砂、雄黄）、牛黄抱龙丸（含朱砂、雄黄）、牛黄至宝丸（含雄黄）等，这些药物长期大量服用对人体是有毒副作用的，应引起重视。

目前，人们对中药毒副作用的错误认识和态度是十分严重的，已经产生了严重的不良后果。医药工作者，特别是中医药人员有义务、有责任向患者告知中药的毒副作用，向社会宣传中药的毒副作用。笔者作为一名中医药人员在 2007 年度曾就"中药（或中成药）安全性问题"这个讲题在广东省中医药学会、广东省药学会、广东省执业药师培训中心及部分医院主办的科普培训班、学习班、论坛及学术会议做过近 20 场讲座或学术报告，深受广大医药工作者和普通人民群众的欢迎。广大的中医药人员都应该积极行动起来，充分发挥自己应有的作用，通过科学普及宣传，让更多的人能正确认识到中药的毒副作用，避免或降低中药不良反应发生率，做到安全有效、合理地使用中药。

4. 加强中药安全性基础研究 对于中药安全性的研究，我国传统中医药学历来都很重视，也从来不回避中药不良反应的问题，自古就有"是药三分毒"之说，更有中药应用中的"十八反"和"十九畏"之论述；就连我国现存最早的本草著作《神农本草经》对其收载的 365 种药物都根据药效和毒性分列出上、中、下三品。近年来，我国国家和地方药品不良反应监测机构还根据《药品不良反应信息通报》公告的不良反应信息，组织实施了"双黄连注射剂的安全性研究"、"葛根素注射液安全性评价"和"马兜铃酸的安全性文献评价"等中药安全性研究。但从总体来看，我国中药安全性的评价与研究尚处于初级阶段，病例报告和文献综述较多，科学评述和深入的流行病学研究很少，缺少针对中医药特点的中药不良反应研究，没有真正符合中国国情的不良反应评价方法，未能就中药不良反应的发生原因、发病机制、临床表现、防治措施等做出系统的整理和研究，这与中药学源远流长的发展史、中药临床应用的广泛性及其在防治疾病中的重要地位极不相称。因此，加强中药的安全性基础研究迫在眉睫。首先，应加强中药材种植、炮制（制剂）的研究，从源头上解决中药原料的质量问题，从而避免中药不良反应的发生。具体说来，应加快推进《中药材生产质量管理规范》（GAP）的步伐，建立中药材种植的 GAP 基地，同时规范中药炮制（制剂）工艺，提高炮制（制剂）水平。其次，应加强中药有毒成分、毒性机制的研究，对一些剧毒中草药不仅要测出单次给药的毒性剂量，还要了解长期连续给药产生毒性作用的剂量。要利用现代药理、毒理学的方法对有毒中药进行实验研究，确定治疗量与中毒量之间的关系、急性中毒的剂量、慢性中毒的主要症状和靶器官、中毒机制和解救的方法，为临床用药的安全性监护和药物的毒性防治提供依据。最后，应加强中西药相互作用的基础研究，研究中西药合用在吸收、分布、代谢、排泄过程中所发生的药动学变化，提供更多的资料给临床，从而减少中西药合用带来的不良反应。

5. 规范中药的临床使用　针对目前中药在临床使用中存在的问题，必须规范中药在中医药理论指导下使用。中医理论认为疾病有寒热虚实之分，中药有寒热温凉之性，治病用药必须按照中医理论和辨证论治的原则，具体用药要因人、因时、因地、因病而异，辨证处方选药配伍，随证加减，同时要注意用药禁忌和用量，要"中病即止"。对一些对中医不甚了解的西医医师和国外医师，应加强对其中医药基础理论的培训，使他们掌握一定中医药基础理论，以减少其滥用中药行为的发生。另外，由于目前对中西药配伍的研究尚不完善，一些中西药联用常可导致疗效降低，甚至产生毒副作用，所以在没有明确联用可增强疗效、减少毒副作用的情况下，应尽量避免中西药联用。

6. 建立适宜的中药标准　中医药标准化体系的缺失是影响中药安全性的另一个深层次的原因。目前中药大多缺乏科学的质量标准，单一指标成分的定性、定量分析，并不能切实、全面地反映其临床功效。加之次生代谢产物的多态性、微量性、不稳定性，致使质量标准化研究进展缓慢，严重制约着我国中药产品的开发和质量水平的提高。同时，"巧妇难为无米之炊"，可供质量控制的化学对照品、标准品数量极其有限，严重制约了中药质量标准的制定与产品的检测、分析。现有中药复方成药大多组方药物过多、用量大、工艺粗糙、剂型落后、有效成分不明确、质量不稳定、标准水平低，不能为国际市场接受，也使得中药在临床治疗上的应用无法和西药抗衡。中药标准化研究是一项复杂的系统工程，涉及药材的种质基因、生态环境、栽培驯化、采收加工、贮藏运输、饮片炮制、制剂工艺等复杂过程。因此，应在前期研究的基础上，采用多学科理论和技术，利用现代分析技术手段，建立既达到国际标准，又符合中药实际状况，具有中药自身特色的质量标准评价方法学体系，使之达到科学化、标准化，确保临床用药的安全性、有效性。

7. 加强中药材流通环节的监管　中药材流通环节是中药从采收加工到患者身上使用中的重要环节，如中药材在流通环节出现问题，必将对以后的临床使用带来安全性隐患。因此，应加强中药材流通环节的监管力度，主要可从以下几方面着手：①加强对中药从业人员的培训，并进行严格业务考核，以提高从业人员的专业素质；②加大对不法商贩、"黑"诊所和"游医"的打击力度，营造一个安全、和谐的中药流通和使用环境；③加强对中药材种植的监管，从源头上杜绝农药、重金属等指标超标的药材流入市场；④加强对流通环节中有毒中药的监管，对一些有毒中药，也应严格按毒性中药监管，防止出现混淆、掺混情况，这样不但可以保证疗效，也可以最大限度地保障公众的用药安全，保证人民身体健康。

8. 合理地使用中药　严格来说，某些中药严重毒副反应如关木通、广防己引起的肾毒性，小柴胡汤引起的间质性肺炎等，主要与长期加量服用、品种误用及中西药不合理联用等不合理用药有关，不应属于不良反应的范畴，应属"不良事件"。那么怎样合理应用中药是我们努力探讨研究的方向。首先，临床医生应该在精通药性的基础上才能做到合理地使用中药，要在充分了解中成药本身药物特性的基础上才能做到合理地使用，包括了解中成药处方组成、有无毒性、药品不良反应、禁忌证、注意事项等。众所周知，西药的适应证是由其化学结构决定的，而中药的作用取决于药性，饮片如此，中成药也不例外，中药或中成药本身属什么药性，一般情况下，在药品说明书上是看不出来的，不了解中药其结果必然是盲目使用。然而现今许多临床医师在应用中药或中成药时，缺乏对中药药性认识，或有非纯中医的医生使用该药，就可能存在误用、多用等问题，也就可能导致药物毒性反应发生。其次还要关注中成药与中成药、中成药与西药之间的配伍禁忌问题。中药与中

药的配伍禁忌有十八反与十九畏；中药与西药的配伍禁忌方面目前没有引起
重视。中西药物科学合理地配伍应用能提高疗效，降低药物毒副反应，但长
期的临床实践及药理研究表明，有些中西药配伍应用能使药物疗效降低，毒
副反应增强。笔者曾就中西药不合理联用问题进行过统计分析研究，发现中
西药不能联用的有165组，涉及中西药物达300多种。因此，中西药物联用
也有配伍禁忌，应予以重视并进一步深入研究。

合理地使用中成药再就是要注意辨证施治，对症下药。只有对患者疾
病做出正确中医辨证后，才能合理安全地使用中药，并使其药效得到完全发
挥，毒副作用降至最低限度。中药与西药在使用上有所不同，西药的使用是
对病的，中药的使用是要求对证的，同一种病，证型不同，用药不同（同病
异治）；不同的病，证候相同，用药相同（异病同治），这才是中医药的特色。
例如感冒分风寒、风热等，咳嗽也分寒咳、热咳等，眩晕中医分为风阳上扰、
肝火上扰、气血亏虚和肝肾阴虚等多种证型，前二者属实证，后二者属虚证。
不同的证型用药是不同的，若用错或者用反了不仅无效，反而会贻误病情，
甚至加重病情，导致不良反应发生。

作为普通的病患者，一定要遵照医嘱用药，不可随意增加用量、延长用
药时间，不可随意配伍他药使用，或随意购买处方药服用，以确保药物能得
到合理应用。总之，加强中药临床合理应用是减少中药不良反应发生的最有
效措施之一，也是保障临床安全用药的有效手段。合理用药与安全用药是相
辅相成的，合理用药是安全用药的保障，安全用药是合理用药的前提。

五、中药安全性知识普及中应重视的几个方面

宣传普及中药安全性知识应该有针对性、有重点，根据目前中药安全性
方面存在的问题，笔者特提出应对医药护理人员进行宣传普及中药安全性知
识，特别是应把以下几个方面作为重点。

1. 含汞砷成分的中成药的安全性问题 《中国药典》2010年版一部（494
页）收载的"小儿惊风散"，处方组成中包含全蝎、雄黄、朱砂等，雄黄含二
硫化二砷，易氧化成剧毒的三氧化二砷；朱砂含硫化汞。二者均为有毒之品，
不可过量、久服。而《中国药典》在该药项下无任何的药物警戒表述。还有
如安宫牛黄丸、牛黄解毒丸、六神丸等著名中成药也都含有汞、砷这一类毒
性的药物，牛黄解毒丸是有800年历史的名药。牛黄解毒片系由牛黄解毒丸
改变剂型研制而成，是许多家庭常备的"祛火药"。近些年来，牛黄解毒片不
良反应或事件发生有上升趋势，引起了专家学者的注意。从1960年到现在，
我国医药卫生期刊上报道的牛黄解毒片不良反应或事件病例为70余例，雄黄
可能是引起牛黄解毒片（丸）安全性问题的主要原因，常见不良反应主要为

过敏反应和长期大量服用引起的慢性砷中毒症状，其中严重的不良反应主要表现为重症药疹或固定药疹、过敏性休克、肝损害和成瘾性等，在呼吸系统、消化系统、泌尿系统、血液系统及神经系统均有明显不良反应。更应引起注意的是，牛黄解毒片使用说明书上并没有注明药物不良反应，也缺乏安全性问题警示语，甚至未注明疗程，仅在禁忌中注明"孕妇禁用"。虽然该药在我国是作为处方药进行管理，但由于用药习惯的延续，牛黄解毒片还是成为部分患者的家庭常备药物，很多患者在服用此药时并未在医生指导下进行，且往往随意增加药量、延长用药时间。

类似于牛黄解毒片这样含有毒性药物应该有明确药物警戒表述而没有的品种在《中国药典》2010年版一部收载的还有（仅统计牛黄类中成药）：牛黄清心丸（含朱砂、雄黄）、牛黄消炎片（含雄黄）、牛黄千金散（含朱砂）、牛黄镇惊丸（含朱砂、雄黄）、牛黄抱龙丸（含朱砂、雄黄）、牛黄至宝丸（含雄黄）等，这些药物长期大量服用对人体是有明显毒副作用的，应加强宣传，引起医药护理人员及普通群众的重视。

2. 中药注射剂的安全性问题　中药注射液安全性问题事件在近年来频频发生，已引起社会广泛的关注。目前，社会上普遍认为中药注射剂的不良反应主要是由于注射剂本身的质量原因引起的，因而有不少医疗单位拒绝使用中药注射剂，甚至有些人全盘否定中药注射剂。其实不然，中药注射剂不良反应发生的因素是多方面的，不仅包括中药注射剂本身存在缺陷的客观问题，还包括中药注射剂在临床使用等过程中的一些不规范的人为因素。笔者从实际工作中体会到中药注射剂的不良反应大多是在临床使用不当而导致的，这一点尤其应引起重视。常见的临床使用不当的原因有：①使用中药注射剂不对症；②配伍不合理；③超剂量使用；④选用溶媒不当；⑤滴速过快；⑥改变注射剂的输注方式；⑦忽视特殊人群用药禁忌；⑧配药操作不规范等。应加强对医护人员这方面知识的宣传和普及，使医护人员能严格按照原卫生部、国家中医药管理局公布的《中药注射剂临床使用基本原则》使用中药注射剂，以减少中药注射剂不良反应的发生，确保用药安全。

3. 中西药配伍应用的安全性问题　随着中西医结合工作的深入开展，中西药并用的概率也越来越高了。中西药物科学合理地配伍应用能提高疗效，降低药物毒副反应，但长期的临床实践及药理研究表明，有些中西药配伍应用能使药物疗效降低，毒副反应增强。因此，中西药物联用也有配伍禁忌。笔者对常见不合理联用的中西药物配伍后出现的不正常现象、结果及配伍机理进行了总结，发现导致毒副作用增加的主要有以下几个方面：

（1）二类药物毒性相类似，合并用药后出现毒副作用的同类相加。如地榆、虎杖、五倍子等含鞣质的中药与四环素、利福平等西药，二者均有肝毒性，可引起药物性肝炎。

（2）产生有毒的化合物。含雄黄、信石等含砷中药及制剂牛黄解毒丸、六神丸等与硝酸盐、硫酸盐同服，在体内砷能被氧化成有毒的三氧化二砷，可引起砷中毒。

（3）中药能增加西药的毒副作用。如杏仁、桃仁、白果等含氰苷的中药可加重麻醉、镇静止咳药如硫喷妥钠、可待因等呼吸中枢抑制作用，使副作用增加，严重的可使患者死于呼吸衰竭；如麻黄，含钙离子的矿物药如石膏、海螵蛸等能兴奋心肌而加快心率，增强心脏对强心苷类药物的敏感性而增加对心脏的毒性。

（4）加重或诱发并发症，诱发药源性疾病及过敏反应。鹿茸、甘草具有糖皮质激素样成分，与刺激胃黏膜的阿司匹林等水杨酸衍生物合用，可诱发消化道溃疡；板蓝根、穿心莲及鱼腥草注射液、鹿茸精注射液等与青霉素 G 联用会增加过敏的危险。

（5）改变体内某些介质成分含量或环境也能增加毒副作用。某些中药能促进单胺类神经介质的释放，与单胺氧化酶抑制剂合用可使毒副作用增强，严重时可致高血压危象，如麻黄、中药酒剂与痢特灵、优降糖、灭滴灵等。含钾离子高的中药如扁蓄、金钱草、丝瓜络等与留钾利尿药安体舒通、氨苯蝶啶等合用可引起高血钾症。含有机酸类中药山楂、乌梅、五味子等能酸化体内环境，与磺胺类药合用降低其溶解度而在尿中析出结晶，引起血尿；与呋喃坦啶、阿司匹林、消炎痛等联用可增加后者在肾脏的重吸收而加重对肾脏的毒性。

不要说普通的老百姓，就是医药护理人员对这些也知之甚少，因此，加强对中西药配伍应用安全性知识的宣传和普及也是很有必要的。

4. 含西药成分的中成药的安全性问题　含西药成分的抗感冒中成药的滥用问题比较突出，这一类中成药如三九感冒灵颗粒、扑感片、速感康胶囊、维 C 银翘片、感冒清、感冒灵、抗感灵、强力感冒片等均含有对乙酰氨基酚，而我国市售的西药治感冒药如泰诺林缓释片、氨酚待因片、泰诺、散利痛片、白加黑片、日夜百服宁、扑热息痛片等也都含有对乙酰氨基酚，这两类中西药物是不可以同时服用的，否则容易导致乙酰氨基酚过量，不仅对肝肾有明显毒性，对消化系统也有损害，还可引起过敏反应。而笔者经常听到不少人说到，用中西药合用治疗感冒效果好。更有甚者是一位医师向笔者介绍他治疗感冒的经验："用三九感冒灵颗粒 2 包，白开水溶化，送服白加黑片，若感冒较重则加服维 C 银翘片，效果很好！"这样的患者虽然感冒会好得快，但肝肾损害也严重。也许这个医师不知道对乙酰氨基酚的毒性，更可能的是这个医师不知道这三种药物里均含有对乙酰氨基酚。不管是哪种原因，都说明这个医师的安全性知识不够。加强这类含西药成分中成药合理使用知识的宣传和普及工作是中医药科普工作者义不容辞的责任。

六、在普及中药安全性知识方面所做的工作

中药安全性问题不仅影响人们的生命安全，而且阻碍了中医药走向世界的进程，更为严重的是影响到中医药自身的生存。因此，"中药安全性问题"已到了必须认真对待、十分重视的时候了，不能再抱着过去的那种"中药安全无毒"的错误观点。故从2007年开始，笔者就利用被邀请讲座的机会为广大医药工作者和普通群众宣讲中药安全性问题，以求为普及中药安全性知识尽自己的一份绵薄之力。

1. 积极宣讲中药安全性知识 从2007年1月首次宣讲中药安全性问题的讲座开始，先后在中华中医药学会、广东省中医药学会、广东省药学会、广东省执业药师培训中心及部分医院主办的科普论坛、培训班、学习班及学术会议上做过20多场讲座或报告（至今天为止，已超过200场）。讲座内容涉及中药、中成药及中药注射剂的安全性与合理应用等方面，听众有医药工作者、科普工作者、普通群众、学生等多达3500人次（至今天为止，听众已超过10万人次），深受广大医药工作者和普通人民群众的欢迎，为普及中药安全性知识做出了自己的努力。

2. 撰写发表宣传中药安全性知识的论文及科普文章 为了更好地普及中药安全性知识，笔者除了撰写中药安全性知识的科普文章在报刊上刊登外，还围绕中药安全性问题撰写学术论文在专业杂志上刊登，以普及和提高普通群众及医药技术人员的中药安全性知识。在科普报刊及专业杂志上发表了《对中药安全性问题的探讨》《试论中药现代化与中药安全性》《对中药注射剂安全性问题的探讨》《从糖脂宁胶囊事件看中西药复方制剂的使用》《如何避免中药注射剂的不良反应》《应理性对待含马兜铃酸类中药》《普及中药安全性知识，提高医患对中药安全性的认识》等关于中药安全性问题的文章，对于提高医药人员的中药安全性意识，普及中药安全性知识发挥了一定的作用。

先后在各级报刊及新媒体上发表中药科普文章200多篇，向普通民众宣传中药安全合理应用知识，取得较好效果。

早在前些年笔者就关注到中药注射剂的安全性问题，并带领团队对中药注射剂的不良反应开展研究工作，先后在各种国内医药杂志发表中药注射剂不良反应分析探讨的论文40多篇，并整理出专著《中药注射剂不良反应分析及防治措施研究》《中药注射剂不良反应速查》等书，由人民卫生出版社、人民军医出版社出版，对于普及和提高中药注射剂安全使用知识，确保中药注

射剂的安全合理使用，减少或避免中药注射剂不良反应的发生起到积极而重要的作用。

3. 主办学术会、继续教育培训班等推动中药安全性知识的普及工作　为了推动中药安全性知识的普及和提高，2009 年我们以广东省中医药学会、广州中医药大学附属中山中医院的名义向中华中医药学会申报并成功主办了国家级继续教育项目"中药安全性问题研修班"（编号 290104001，负责人梅全喜）。2009 年 7 月为了探讨和宣传中药注射剂的安全性问题还承办了"全国中药注射剂安全性学术研讨会"，重点探讨中药注射剂的临床使用安全性问题，邀请了国家药品不良反应监测中心及北京、安徽、江西、江苏和广东等地专家学者做了有关中药注射剂安全性方面的学术讲座，笔者也做了"临床使用不当导致中药注射剂不良反应的分析探讨"的学术报告。来自全国各地的医药专业技术人员 260 多人参加，这次会议主要的贡献是率先提出了中药注射剂出现不良反应不仅仅是由于其本身的质量造成的，而最重要的是与临床使用不当有密切关系，已报道的中药注射剂不良反应大部分是因临床使用不当造成的。而此前的评论多是指中药注射剂本身的质量导致不良反应的发生。这一学术活动对于提高医药护理人员对中药注射剂安全性的认识、普及中药注射剂安全使用知识具有重要的现实意义。

2011 年 12 月牵头在中山市举办了全国毒性中药饮片学术研讨会暨国家级继续教育项目"毒性中药饮片研究现状与使用管理培训班（负责人：梅全喜）"，宣传普及毒性中药的管理与安全合理使用知识，取得了较好的效果。

由于近年来有关"中药安全性问题事件"频繁曝光，在社会上造成人们对"中药不安全"认识的负面影响，使人们对中药产生信任危机，也给一些中药企业造成了巨大损失，如在"鱼腥草注射液停用事件"发生后，个别生产鱼腥草注射液的大型企业损失惨重，从停产以来每天的损失就有上千万元。如今有关中药安全性问题的讨论也经常见诸有关报刊、杂志，对于解决中药安全性问题也提出了不少建议，但其侧重点有所区别，有一定局限性。就是到了今天，对待中药安全性问题的认识，还有不少人是在走向两个极端：一个极端是坚持"中药安全无毒论"；另一个极端就是认为"中药毒性严重论"，中药的安全性已到了无法接受、无法控制的地步了。这两种观点和态度都是错误的，笔者通过以上的探讨认为对待中药安全性问题，既要做到充分认识，又要做到理性对待，更要做到加强研究、积极宣传、合理应用，以避免或减少中药安全性事件的发生。这才是广大医药人员和普通人民群众对待中药安全性的正确态度。

第二节　妊娠禁忌中药的安全合理应用

一直以来中药安全无毒的传统观念在人们心中根深蒂固，然而"是药三分毒"，中药亦不例外。因此，"中药安全无毒"的说法是不科学的。加之孕妇是一个特殊的群体，即使只是服用中药也并非一定安全，一般药物可以通过胎盘进入胎儿体内，特别是长期的超剂量使用。近年来，中药及其制剂不良事件接连不断，如20世纪90年代日本厚生省给肝病患者使用小柴胡汤而致间质性肺炎甚至死亡的小柴胡汤事件，新加坡的孕妇服用黄连而致新生儿出现严重黄疸的黄连事件，比利时中年妇女服用减肥的中药制剂引起肾衰的马兜铃酸事件等，使得人们尤其孕妇对服用中药或中药制剂后所发生的不良反应产生恐慌。而现代药理学实验对中药毒性的研究尚浅，尤其是妊娠禁忌中药的研究更是少之又少。所谓妊娠禁忌中药是指某些具有损害胎儿或者导致孕妇流产甚至可以导致胎死腹中等副作用，并且在妊娠期间需要严加注意并慎用或避免服用的中药。

一、妊娠禁忌中药研究概述

鉴于妊娠期间服用中药和中药制剂导致很多不良反应，使得人们对妊娠期间中药和中成药的使用也越来越关注，尤其是妊娠禁忌的中药，但近现代对这方面的研究较少。因此，为减少妊娠期用药不良事件的发生及提高对妊娠禁忌中药的重视，现对妊娠禁忌中药的古今记载及作用机制进行如下综述，为今后临床工作者提供参考。

1. 妊娠禁忌中药的古今记载

（1）古代经典医籍记载情况　对于妊娠禁忌中药，中医在古代长期的临床实践中早有所认识，如在《神农本草经》最早出现堕胎药的记载，全书记载了牛膝、水银等6种具有堕胎作用的中药，率先提出注意孕期药物使用的问题，后经历代医学家的实践经验，对妊娠禁忌中药的发现逐渐增加。梁代陶弘景在《本草经集注·序例·诸病通用药》一书中专设堕胎药一项，共收录了41种堕胎药。唐代孙思邈在其《千金翼方》《备急千金要方》中着重提出要对孕期进行保护，提出在妊娠期选食选药应避开毒性物质，并收载了约156种妊娠禁忌中药。隋代德贞常的《产经》已记载有82种妊娠禁忌药物。到北宋初年，《嘉祐补注本草·药性论》云虎杖"有孕人勿服，破血"，进一步强调妊娠期用药有所禁忌。南宋朱瑞章的《卫生家宝产科备要》中，以歌诀的形式收载了妊娠禁忌药，至后来宋代陈自明的《妇人大全良方》等，均在原有基础上增加许多妊娠禁忌歌诀。明代李时珍的《本草纲目》一书列举了牛膝、巴豆、厚朴、大戟、天南星、通草、红花、水银、乌头、桃仁等80多味妊娠禁忌中药，其中造成堕胎的有38种，引起滑胎的8种，破血消癥的有13种，导致绝育的有1种。由此，可以看出在我国古代医籍中早已对妊娠禁忌中药有所记载，但从历史文化来看，堕胎在我国古代是违反传统道德观念的。所以，古人记载堕胎药主要是为了认识妊娠禁忌中药并避免在孕期使用，而不是用于堕胎。

（2）现代权威书籍收载情况　妊娠禁忌中药不仅在我国古代有丰富的记载，现代权威的《中国药典》及《中药学》等高等院校教材都有所记载。在众多的妊娠禁忌中药中，对妊娠的危害程度因药材而异，因而在临床应用上要区别对待。古代对妊娠禁忌中药主要提到忌用药与禁用药，很少提及慎用药。现代则多根据实际情况，将妊娠禁忌中药分为慎用药、忌用药与禁用药三大类。禁用药大多是剧毒药，或药性比较剧烈，服用后可导致滑胎或死胎等；忌用药是指避免使用或最好不用的药物；慎用药则主要是攻下药、温里药、行气药、活血祛瘀药中的部分药，没有毒性，但药性猛烈或下行容易损伤胎元。如2015年版《中国药典》一部收载了妊娠期孕妇慎用的单味药60种，忌用单味药2种，禁用单味药37种，总计99种，详情见表8-1。在全国高等院校教材《中药学》中亦收载了妊娠禁忌中药，并将其分为孕妇慎用（34种）、忌用（62种）及禁用（5种）药物，详情见表8-2。由以上《中国药典》及中药学界权威的著作可以看出都对妊娠禁忌中药进行分类，但在药物分类的数目上有较大的出入，有待于在进一步的研究中统一认识，以便于临床医师正确把握用药。

表8-1　2015年《中国药典》（一部）妊娠禁忌中药

慎用药（60种）	忌用药（2种）	禁用药（37种）
人工牛黄、三七、大黄、川牛膝、制川乌、小驳骨、飞扬草、王不留行、天花粉、天南星、制天南星、天然冰片、木鳖子、牛黄、牛膝、片姜黄、艾片（左旋龙脑）、白附子、玄明粉、西红花、肉桂、华山参、冰片（合成龙脑）、红花、芦荟、苏木、牡丹皮、体外培育牛黄、皂矾、没药、附子、苦楝皮、郁李仁、虎杖、金铁锁、乳香、卷柏、制草乌、草乌叶、枳壳、枳实、禹州漏芦、禹余粮、急性子、穿山甲、桂枝、桃仁、凌霄花、益母草、通草、黄蜀葵花、常山、硫黄、番泻叶、蒲黄、漏芦、赭石、薏苡仁、瞿麦、蟾酥	大皂角、天山雪莲	丁公藤、三棱、干漆、土鳖虫、千金子、千金子霜、川乌、马钱子、马钱子粉、马兜铃、天仙子、天仙藤、巴豆、巴豆霜、水蛭、甘遂、朱砂、全蝎、红粉、芫花、两头尖、阿魏、京大戟、闹羊花、草乌、牵牛子、轻粉、洋金花、莪术、猪牙皂、商陆、斑蝥、雄黄、黑种草子、蜈蚣、罂粟壳、麝香

表 8-2 《中药学》妊娠禁忌中药

慎用药（34种）	忌用药（60种）	禁用药（5种）
桂枝、蝉蜕、贯众、大血藤、射干、鸦胆子、芒硝、郁李仁、伸筋草、厚朴、泽漆、通草、冬葵子、枳实、槟榔、三七、川芎、五灵脂、丹参、王不留行、月季花、刘寄奴、穿山甲、洋金花、华山参、合欢皮、珍珠母、代赭石、刺蒺藜、牛黄、全蝎、冰片、赤石脂、禹余粮	漏芦、射干、锦灯笼、大黄、芒硝、番泻叶、芦荟、甘遂、京大戟、红芽大戟、芫花、商陆、牵牛子、巴豆、千金子、川乌、丁公藤、昆明山海棠、雪上一枝蒿、路路通、雷公藤、雪莲花、蝼蛄、滑石、木通、瞿麦、虎杖、附子、肉桂、阿魏、鹤虱、花蕊石、姜黄、乳香、没药、枫香脂、红花、桃仁、牛膝、凌霄花、土鳖虫、苏木、血竭、莪术、三棱、水蛭、虻虫、天南星、皂荚、礞石、蜈蚣、海马、瓜蒂、硫黄、蟾蜍、樟脑、木鳖子、大蒜、轻粉、砒石	马钱子、斑蝥、朱砂、麝香、雄黄、

由以上可以看出，历代医家对妊娠禁忌中药的了解逐渐增多，对妊娠禁忌中药的书籍记载也越来越多。尽管目前大多数书籍对大部分有妊娠禁忌的中药材都会明确记载，但仍有部分中药的妊娠禁忌没有得到明确。比如当归虽然有活血的功效（兴奋子宫平滑肌的作用），但无论是历代的本草专著还是现代的《中国药典》均未将其列为妊娠禁忌药。在2015年版《中国药典》（一部）和各版教材《中药学》中没有明确记载其是否是妊娠禁忌药，而《中药志》中提到当归对子宫有兴奋和抑制的双向作用，《中医妇科学》中的"百合固金汤"方药明确指出孕妇使用当归时需减量或者使用其他药物代替，梅全喜教授主编的《现代中药药理与临床应用手册》中提到当归对子宫平滑肌具有双向性作用——兴奋和抑制作用，并明确记载"孕妇忌用当归"。又如马鞭草在2015年版《中国药典》（一部）中没有被列为妊娠禁忌中药，但有文献报道当马鞭草浓度达到1.6×10^{-2}g/mL时会引起妊娠人体子宫肌条兴奋，且收缩振幅增加。2015年版《中国药典》（一部）还有许多具有活血作用的中药，如半夏、儿茶、九里香、山香圆叶、山楂、川芎、小叶莲、丹参、北刘寄奴、延胡索、血竭、合欢皮、灯盏细辛、安息香、红景天、两面针、鸡血藤、郁金、肿节风、泽兰、茺蔚子、独一味、穿山龙、桃枝、夏天无、银杏叶及玫瑰花等都没有明确提及是否具有妊娠禁忌作用，这无疑给孕妇应用中药时增加许多不安全因素，因此开展中药在孕期的安全性探究刻不容缓。

2. 妊娠禁忌中药的现代药理机制研究概述 一直以来，妊娠禁忌中药都是一个颇有争议的问题。随着科学技术的进步、临床实践经验的积累及实验的深入研究，妊娠禁忌中药的范围不断发生变动，药理作用也不断被确认。历代医药学家对于妊娠禁忌中药，主要考虑药物与堕胎及是否引起流产等中断妊娠行为有关。经过近年来中医药学者的研究发现，妊娠禁忌中药的作用机制广泛，主要分为抗早孕作用、引产作用及致畸形作用三个方面，现将其综述如下。

（1）抗早孕作用　现代众多药理研究表明，红花、半夏、莪术、牛膝、马鞭草、紫草、益母草、水蛭、牡丹皮等具有抗早孕的作用。如实验研究表明，按照红花生药量 5、3、1g/kg 的高、中、低剂量组的单品水煎剂对孕鼠灌胃，止孕率分别为 100%、66.7%、46.7%，主要由于红花可以兴奋在体或离体子宫平滑肌细胞，小剂量可使子宫紧张性收缩，大剂量可增加子宫兴奋性，增加收缩频率，易导致已孕子宫出血，出现流产。又有研究表明，25g/L 剂量的马鞭草提取液能明显抑制孕妇绒毛组织滋养层细胞生长及 HCG 激素的分泌，主要因为马鞭草提取液能显著抑制细胞的增殖分化，对细胞的超微结构具有一定的损伤，并干扰其能量的代谢，减少细胞对 HCG 的合成与分泌，减少胎盘血流量而致胎儿停止生长发育。半夏是妊娠禁忌中药，但传统中医又将它作为止呕中药应用于孕妇呕吐的临床。而现代实验研究表明半夏提取物具有抗早孕作用，当半夏蛋白剂量达到 30mg/kg 时，对小鼠的抗早孕率（止孕鼠数与孕鼠数的百分比）为 100%，其抗早孕作用可能是由于半夏蛋白与子体或母体细胞膜上的某些结构结合，导致细胞膜的生物学行为发生改变所致。亦有研究表明益母草水煎剂对小鼠有一定的抗早孕作用，12 只小鼠每次口服水煎剂 0.1mL，每天 4～5 次，结果显示小鼠抗早孕率为 83%。益母草水煎剂对子宫的收缩具有兴奋作用，通过子宫的收缩而影响胚胎的血供，从而使妊娠所需的激素不足而起到抗早孕的作用。还有研究表明，紫草的根、皮的生理盐水混悬液通过抑制大鼠卵泡发育与成熟的作用，从而使血清中的黄体生成激素和促卵泡成熟激素浓度降低而发挥显著的抗早孕作用。

（2）引产作用　在众多的妊娠禁忌中药中，妊娠禁忌的理由也是多种多样的，其中，能引起孕妇流产是妊娠禁忌的主要理由之一。现代众多药理研究表明，桃仁、红花、三棱、当归、川芎、赤芍、丹参、芫花、牛膝及天花粉等具有引产作用。研究表明妊娠期服用破血活血中药可以导致流产甚至死胎，如苗晓玲等用破血活血药桃仁、三棱、红花、赤芍、丹参、川芎 6 味中药的单味水煎剂，按低、中、高剂量组给 285 只妊娠早期的小鼠灌胃，结果表明，在低剂量组中，只有桃仁、红花、三棱 3 组出现小鼠流产，完全流产率（流产孕鼠数与孕鼠数的百分比）分别为 28.6%、14.3%、14.3%；在中剂量组中，只有桃仁、红花、三棱、赤芍 4 组出现小鼠流产，完全流产率分别为 60.0%、22.2%、25.0%、25.0%；在高剂量组中，桃仁、红花、三棱、赤芍、丹参 5 组出现小鼠流产，完全流产率分别为 66.7%、22.2%、60.0%、33.3%、13.0%，提示此类药物在动物身上明确有致流产的作用。亦有研究表明，当归中的阿魏酸对子宫平滑肌具有收缩作用，并且阿魏酸可以促进性激素的释放并抑制催乳素和脑黄体生成素的分泌，造成黄体损伤和血浆孕酮水平下降而流产。又如芫花中的二萜原酯类成分可致使多种动物孕期流产，这类成分可使离体子宫平滑肌收缩，使脱膜细胞坏死而引起流产。牛膝为催产下胎、破血通经之品，据药理研究报道，牛膝由于对子宫有兴奋作用，并且局部使用会使宫颈管松弛和充血而常用于临床引产。有研究报道，天花粉中的天花粉蛋白可使胎盘滋养层绒毛破损，细胞内的促凝物质外流而致胎盘营养障碍，从而增加前列腺素的分泌，引起子宫收缩而导致流产。

（3）致畸形作用　众多药理研究表明，地龙、芦荟、生草乌、朱砂、白术等具有致畸形的作用。如有研究表明，地龙对孕鼠具有致畸形作用，用 100% 和 50% 的地龙水煎液对 44 只孕鼠进行灌胃，畸胎率（畸胎鼠数与孕鼠数的百分比）分别为 33.33% 和 5.36%。研究表明，20% 和 10% 的芦荟水煎液对 32 只孕鼠分别灌胃，结果显示高剂量组与低剂量组的畸胎率分别为 27.27% 和 14.89%，提示芦荟水煎液可能通过细胞遗传结构的改变而降低雌性小鼠的妊娠率，并使畸胎率升高，并呈剂量依赖性。有实验研究表明，当生草乌的剂量超过 2.5mg/mL 就会诱发卵黄囊生长和血管分化不良、生长迟缓及形态分化，甚至婴儿会出现小头等畸形情况。同时有研究表明当白术剂量达到 0.5mg/mL 时就会引起体外培养的小鼠胚胎生长和发育异常；当等于或大于 1mg/mL 时，白术可引起胚胎生长迟滞、肢芽发育迟缓或缺失，以及颅脑神经管缺损和内脏裸露等多种胚胎畸形，属弱胚胎毒性（IC50 为 2.31mg/mL）。其作用机制主要是通过增加肢体发生细胞凋亡并抑制肢体的发育基因 Tbx 表达从而来影响小鼠的肢体发育。还有研究表明用 2.5% 朱砂混悬液对孕兔进行灌胃，可使孕兔血汞浓度升高，朱砂中的汞能透过孕兔胎盘屏障进入新生兔体内而致畸形，其致畸形作用可能是朱砂中的汞穿过胎盘屏障而损伤胎儿的中枢神经系统，导致胎儿畸形率增加。

中医药是中华民族特色文化的瑰宝，对人类的健康起着重要作用。妊娠期的用药安全性是我国历代医家十分关注的问题，妊娠禁忌中药具有一定的妊娠毒性，主要表现在胎儿和孕妇两个方面，一是引起孕妇早孕或流产，二是导致胎儿畸形或死胎。由于妊娠禁忌中药具有抗早孕和引产的作用，故某些妊娠禁忌中药在现代临床上常引申用作避孕药，并且妊娠禁忌中药有致畸形作用，故孕妇在临床上应谨慎使用。因此，开展妊娠禁忌中药的研究，不仅对妊娠期的安全用药、优生节育及提高人口素质有重要意义，更对人类健康发挥着重要作用。

从目前科学研究方面来看，中医药虽然在妊娠禁忌方面积累了丰富的临床经验，但对妊娠禁忌中药的毒理及药理作用研究还不够深入。因此，为确保中药临床使用的安全性，推动中药走向国际，首先，应加强妊娠禁忌中药作用机制的研究，并建立健全妊娠期中药临床应用的安全性评价体系，使医学工作者在妊娠期合理应用中药，但如何建立和健全该体系是妊娠禁忌中药的重点研究方向。其次，妇女在怀孕时期应正确使用中药，在服药前，应认真询问医生这类中药能否服用，并明确该药物所含成分，同时还应考虑自身的怀孕时间。最后，临床工作者在治病过程中应充分学习文献、专著及实验的研究成果，根据文献、专著的相关内容、临床的实践经验，以及毒理、药理实验研究结果，对妊娠禁忌药的临床应用进行重新学习和定位，系统归纳和整理，权衡利弊，安全用药，使妊娠用药更加科学化、规范化。

二、当归用药禁忌的研究进展

当归为伞形科植物当归 *Angelica sinensi*（Oliv.）Diels 的根，始载于《神农本草经》，属中品，别名干归、秦归、岷当归等，以甘肃岷县质量最佳。性温，味甘、辛，具有补血调经、活血止痛、润肠通便的功效，有"补血圣药"之称。主要用于血虚诸证如血虚月经不调、血虚血瘀而致经闭等；还可用于痈疽疮疡、跌打损伤等证。因当归显著的功效和广泛的适用证，所以在中医临床治疗上运用非常普遍，素有"十药九归"之说。虽然当归应用范围广泛，但当归在临床应用中也有不少的禁忌，现进行探讨如下。

1. 当归用药禁忌的本草考证

（1）用药禁忌

①配伍禁忌：当归配伍禁忌始载于梁代陶弘景编撰的《本草经集注》，当归"恶䕡茹，畏菖蒲、海藻、牡蒙"，后世对当归配伍禁忌的记载并无大的改变。到宋代，唐慎微《证类本草》增添了当归恶热面的禁忌。王好古《汤液本草》一书中还增加了当归畏生姜的配伍禁忌。而到了明朝，李时珍《本草纲目》中又增加了当归畏制雄黄的配伍禁忌。后世则多为延续这些记载，并无增添新的配伍禁忌。当归配伍禁忌的具体描述见表8-3。

表8-3　当归配伍禁忌历代文献记载

时期	作者	书籍	描述
梁代	陶弘景	《本草经集注》	"恶䕡茹，畏菖蒲、海藻、牡蒙"
五代	韩保昇	《蜀本草》	"恶䕡茹，畏菖蒲、海藻、牡蒙"

续表

时期	作者	书籍	描述
宋朝	刘翰等	《开宝本草》	"恶蔄茹，畏菖蒲、海藻、牡蒙"
	唐慎微	《证类本草》	"恶蔄茹，畏菖蒲、海藻、牡蒙""药性论云：当归，臣，恶热面"
元朝	王好古	《汤液本草》	"与菖蒲、海藻相反""臣，畏生姜、湿面"
明朝	刘文泰等	《本草品汇精要》	"畏菖蒲、海藻、牡蒙，恶蔄茹、湿面"
	陈嘉谟	《本草蒙筌》	"畏生姜、海藻、菖蒲、牡蒙，恶蔄茹、湿面"
	李时珍	《本草纲目》	"恶蔄茹、湿面，畏菖蒲、海藻、牡蒙、生姜、制雄黄"
	缪希雍	《炮炙大法》	"恶蔄茹、湿面、制雄黄，畏菖蒲、海藻、生姜、牡蒙"
清朝	汪昂	《本草备要》	"畏菖蒲、生姜，恶湿面"
	吴仪洛	《本草从新》	"畏菖蒲、海藻、生姜，恶湿面"
	严西亭	《得配本草》	"当归畏菖蒲、生姜、海藻、牡蒙；恶蔄茹、湿面、制雄黄"
	黄宫绣	《本草求真》	"畏菖蒲、海藻、生姜，恶湿面"
	邹澍	《本经疏证》	"恶蔄茹，畏菖蒲、海藻、牡蒙"
	凌奂	《本草害利》	"恶蔄茹、湿面，畏菖蒲、海藻、牡蒙"
现代	《中华本草》编委会	《中华本草》	"恶蔄茹，畏菖蒲、海藻、牡蒙，恶热面"
	南京中医药大学	《中药大辞典》	"恶蔄茹，畏菖蒲、海藻、牡蒙，恶热面"

②证候禁忌：当归的证候禁忌始见于明朝时期陈嘉谟编写的《本草蒙筌》，谓当归"甚滑，大便泻者需忌"。当归证候禁忌的汇总是在《中华本草》中，集明朝以后当归的所有证候禁忌。而《现代中草药汇编》中当归的证候禁忌描述除了有"热盛出血患者禁服，湿盛中满及大便溏泻者慎服""当归甚滑，大便泻者须忌""风邪初旺及气郁者，宜少用之"等记载外，还叙述了当归的一些其他禁忌与不良反应。如口服当归散剂、煎剂可引起一般不良反应如疲倦、嗜睡等；当归大剂量给药可致血压降低，更大剂量可致血压骤降，甚至呼吸停止；乙醚提取当归的提取物毒性较大，少量即可导致实验动物死亡。因此在临床使用时，不可过量并且需要观察服后是否有不良反应及变态反应。当归证候禁忌详细阐述见表8-4。

表 8-4　当归证候禁忌的文献记载

时期	作者	书籍	描述
明朝	陈嘉谟	《本草蒙筌》	"甚滑，大便泻者须忌"
	倪朱谟	《本草汇言》	"大凡脾胃不实，泄泻溏薄，与夫风寒未清，恶寒发热，表证未清者，并禁用之"
	缪希雍	《神农本草经疏》	"肠胃薄弱，泄泻溏薄，及一切脾胃病，恶食不思食，及食不消，并禁用之"
清朝	郭佩兰	《本草汇》	"风邪初旺，及气郁者，宜少用之，凡肠胃薄弱泄泻，及一切脾胃病，恶食不思食者，并禁用之"
	刘若金	《本草述》	"肠胃薄弱，泄泻溏薄，及一切脾胃病，恶食，不思食及食不消，并忌之"
	汪昂	《本草备要》	"然滑大肠，泻者禁用"
	张璐	《本经逢原》	"惟泻家、痰饮家禁用"
	吴仪洛	《本草从新》	"极善滑肠，泻者禁用"
	严西亭	《得配本草》	"大便滑泻自汗，辛散气；肺虚，辛归肺，气散也；肺肝火盛，归性温；吐血初止，归动血；脾虚不食，恐其散气润肠；六者禁用"
	凌奂	《本草害利》	"故肠胃薄弱，泄泻溏薄，以及一切脾胃病，恶食不思食，及食不消者，并禁用"
	黄宫绣	《本草求真》	"凡因火动血者忌之，因火而嗽，因湿而滑者，皆忌之"
现代	《中华本草》编委会	《中华本草》	"热盛出血患者禁服，湿盛中满及大便溏泻者慎服""当归甚滑，大便泻者须忌""风邪初旺及气郁者，宜少用之""肠胃薄弱，泄泻溏薄及一切脾胃病恶食、不思食及食不消，并禁用之""凡阴中火盛者，当归能动血，亦非所宜""风寒未消，恶寒发热，表证外见者，禁用之""不宜于多痰、邪热、火嗽诸证"
	南京中医药大学	《中药大辞典》	"热盛出血患者禁服，湿盛中满及大便溏泻者慎服""风邪初旺及气郁者，宜少用之""肠胃薄弱、泄泻溏薄及一切脾胃病恶食、不思食及食不消，并禁用之""凡阴中火盛者，当归能动血，亦非所宜""风寒未消，恶寒发热，表证外见者，禁用之""不宜于多痰、邪热、火嗽诸证"
	王国强	《现代中草药汇编》	"当归辛香走窜，月经过多、有出血倾向、阴虚内热、大便溏泄者均不宜服用""热盛出血患者禁用，湿盛中满及大便溏泄者慎服"

③妊娠禁忌：当归的妊娠禁忌始载于明朝，由倪朱谟撰写的《本草汇言》载当归"即在胎前产后亦不得概投"，表明在明朝时期已有人意识到当归这味药在用于孕妇时是存在一定的危险性的。到了现代，随着科学技术的发

展，对当归药理作用的研究也越来越多。《中药志》中阐述表明当归对子宫有兴奋和抑制双向性作用，即当归既含有兴奋子宫的成分，主要为非挥发性物质（醇溶性成分与水溶性成分）；又含有抑制子宫的成分，主要是挥发油。当归的流浸膏或煎剂主要以兴奋作用为主。此外，有实验表明含 5% 当归粉末的食物喂食小鼠后，子宫利用葡萄糖的能力增强，子宫组织内的 DNA 含量也有明显的提高，因此推测当归也许能促进子宫生长。由妇科名医罗元恺主编的《中医妇科学》中有一方药为"百合固金汤"，主要用来治疗妊娠妇女肺肾阴虚咳嗽。方中也特别提出妊娠妇女应用时应将当归减量使用或者用其他中药代替当归这一味药，说明该书作者已经认识到当归有可能对孕妇有一定的影响。而《中华本草》中当归的妊娠禁忌除了有"即在产后胎前亦不得入"的描述以外，在药理作用的阐述中也表明了当归的"双向作用"，还表明了对离体子宫大量或多次给药当归成分中的非挥发性物质（醇溶和水溶成分）时，出现强直性收缩，并且醇溶性物质的兴奋作用大于水溶性物质；对于在体子宫，静注挥发油与非挥发性物质都为兴奋作用。家兔子宫瘘管实验表明当归对子宫的作用确实受到子宫机能状态的影响，未对子宫加压时，轻度抑制；对子宫内加压时，子宫收缩变得有规律并且收缩力也加强。另外，有相关实验显示当归成分中的阿魏酸可拮抗促性腺激素，促进性激素的释放，还可抑制催乳素的分泌和垂体分泌脑黄体生成素，使得血浆孕酮水平降低和黄体损伤，从而导致流产。当归妊娠禁忌具体描述见表 8–5。

表 8–5　当归妊娠禁忌的文献记载

时期	作者	书籍	描述
明朝	倪朱谟	《本草汇言》	"即在胎前产后不得概投"
	缪希雍	《神农本草经疏》	"产后胎前，亦不得入"
清朝	郭佩兰	《本草汇》	"即在产后胎前亦不可用"
	刘若金	《本草述》	"即产后胎前亦须慎之"
	凌奂	《本草害利》	"即在产后胎前亦忌"
现代	《中华本草》编委会	《中华本草》	"即在产后胎前亦不得入"
	南京中医药大学	《中药大辞典》	"即在产后胎前亦不得入"
	梅全喜	《现代中药药理与临床应用手册》	"孕妇忌用"

（2）结论与展望　由考证可知，当归始记于汉朝，广泛用于妇科疾病的治疗。当归的配伍禁忌始记于梁朝，而证候禁忌与妊娠禁忌都始载于明朝。对于当归的配伍禁忌与证候禁忌已是较为明确的，明代之前当归的妊娠禁忌并未被明确提到，在明清时期才有少数本草医籍提到当归的妊娠禁忌。到了

近代则少见到有记载当归妊娠禁忌的了。2015年版《中国药典》中对于当归的妊娠禁忌就无明确记载，目前临床上对于当归用于孕妇时也无明确的指南。然而临床上有出现过当归应用于孕妇时导致流产的现象，所以当归对于孕妇是有一定影响的，因此孕妇需慎用当归。

人们普遍认为早孕妇女食用当归后会发生子宫收缩而出现阴道流血，造成孕妇流产。因此，当归主要适用于月经过少、经期延后、闭经、痛经等患者，而妇女孕早期月经过多、功能性子宫出血、产后恶露不净等应禁止食用。当归有活血调经的功效，其碱性物质挥发油有兴奋子宫的作用，早孕妇女食用后会发生子宫收缩而出现阴道流血。近年也有相关研究发现当归对子宫的双向作用，如阎升等证实了当归油低浓度（0.01~0.08mg/mL）能够增加子宫的收缩频率，而高浓度（0.32mg/mL）则可以抑制子宫，抑制子宫的活动力及收缩幅度的作用呈现出剂量依赖性。肖军花等也发现了当归油小剂量（≤0.02mg/mL）对离体子宫（正常大鼠）有兴奋作用，0.04~0.32mg/mL剂量的当归油则对子宫有剂量依赖性抑制作用。除此之外，还研究了当归抑制子宫平滑肌收缩的机制（A3部位），结果显示A3可拮抗PGF2α导致的子宫痉挛，且不可反转。《中药应用禁忌速查》一书在临证应用注意中也明确指出孕妇应慎用。《中华本草》中有相关记载表示当归成分中的阿魏酸可导致孕妇流产，然而并没有提到当归成分中除了阿魏酸还有哪些成分对孕妇有影响，以及当归剂量不同对孕妇有什么样的影响，等等。因为临床上确有应用当归导致孕妇流产的案例，结合我们对历代本草的考证结果，笔者认为当归对孕妇是有一定影响的，有必要将其列为妊娠禁忌药。然而作为用药法典的《中国药典》所记载的当归却没有妊娠禁忌，这就势必导致当归广泛地被应用到妊娠妇女身上，很有可能导致孕妇流产不良事件的出现。所以，笔者认为应当加强对当归妊娠禁忌方面的理论探讨和实验研究，探明当归对孕妇的安全性，为临床提供更可靠的数据和资料，使当归在临床上的应用更为合理安全。

2. 当归补血活血功效考辨及其妊娠用药安全性考辩 现代药理学研究证明，当归可促进血红蛋白和红细胞的生成，又能降低血小板聚集率及抗血栓，一般认为当归既能补血又能活血。当归是以补血为主还是以活血为主呢？是否可以用于妊娠期妇女？面对上述问题，笔者在查阅大量历代本草、方书和文献的基础上，从对当归补血活血功效记载的变更，分析不同历史时期医家对当归补血、活血功效认识的演变过程及其临床应用，以期从新的角度重新认识当归补血活血之功效，评价其在临床应用于妊娠期妇女的安全性。

（1）历代本草对当归补血活血功效认识的演变 当归作为药物始载于汉代《神农本草经》，列为中品，"主咳逆上气……妇人漏下绝子，诸恶创疡、金创"。"妇人漏下"即崩漏，月经淋漓不尽，则难以受孕，故主"绝子"，属月经不调;"诸恶创疡、金创",指经脉受损,气血离经成瘀血,导致卫气营血不能营养生长肌肉、愈合疮口。这两类病症均因经络不通所致,故其在临床应用之初,更为强调其"通经络"作用。西晋张华《博物志》曰:"《神农经》云:下药治病,谓大黄除实,当归止痛。"虽然目前没有足够的证据证明《神农经》即为《神农本草经》,但可肯定两本书都是介绍中药知识的古代文献,可从侧面反映出当时医家对于当归强调其通经络可以止痛的功效。

东汉张仲景所著的《伤寒杂病论》中当归用于治疗妇科疾患的方剂,如当归芍药散,主治"妇人怀娠腹中疞痛""妇人腹中诸疾痛",民国时期名医曹家达曾对"腹中疞痛"做出解释:"妇人怀孕,全恃养胎之血,因怀孕之故,周身气血,还转较迟,水湿不能随之运化,乃停阻下焦,而延及腹部,此即腹中疞痛所由来。"其中"因怀孕之故,周身气血,还转较迟",即经络"不通则痛",因当归通经络,经络通血分调,疼痛自然止。故张仲景对当归的功效认识与《神农本草经》相一致,取其"通经络"之效,通过配伍可治疗妇女各种类型腹痛。又如内补当归建中汤,"治妇人产后虚羸不足,腹中刺痛不止",方中当归配伍通阳之桂枝、缓急之芍药,其意非补血,而在通经络止痛。又如当归生姜羊肉汤,主治"寒疝,腹中痛及胁痛里急者""产后腹中疞痛"及"腹中寒疝,虚劳不足",当归配散寒温中之生姜,又配温补气血之虚的羊肉,其意在以其辛散之性,散寒止痛。又如后人多言体现当归补血之效的胶艾汤,主治"妇人有漏下者;有半产后因续下血都不绝者;有妊娠下血者,假令妊娠腹中痛,为胞阻",其实该方主要以止血为主,正如黄元御在《长沙药解》中所言:"胶艾汤,方在阿胶……与其温经而止血也。"阿胶主女子下血,配温经止血的艾叶和凉血止血的生地黄;地黄乃补肾血之君药;芍药和甘草取其缓急止痛之效;方中的芳香类药物当归和川芎主要是温通经络止痛。赵以德所著的《金匮方论衍义》对妇女妊娠服用当归芍药散,曾言:"是以妊娠之血不可以静,静则凝,凝则泣,泣则亏少而虚,皆不得与化胎之火相合。要其胎孕生化,必脉动搏。故调之者,先和阴阳,利其气血……芎、归、芍药之安胎补血,如上条之所云。"可见妊娠期妇女服用当归所谓"安胎补血"之效,实则以"利其气血"为基础,且"妊娠之血不可以静",可推断应指其"行血"之效。"经络通则气血行","行血"功效是对当归"温通经络"功效的进一步延伸。"然当以脉之迟数虚弱加减之,有病可服,否则不必也,药者但宜攻邪扶正,不比米谷,性味偏而不正,不可久服"正是基于对当归功效虽可"补"但仍以"行"为主的理解,极为关注妊娠期妇女使用当归的安全性。可见古人对当归的补血活血功效已有明确认识,并且认识到当归的活血、温通经络之功效是妊娠妇女应用时应该注意的。

基于当归配伍使用的临床经验,《名医别录》对其功效的认识得以拓宽:

"味辛，大温，无毒。主温中止痛，除客血内塞，中风汗不出，湿痹中恶，客气虚冷，补五脏，生肌肉。"性味定为辛、大温，功效以"温、通、散"为主，虽言其可"补五脏，生肌肉"，并非指补血之效，而是"温补脏腑经络之气"，利其气血，卫气营血充足则可生长肌肉，这是对《神农本草经》中治疗"诸恶创疡、金创"原因的进一步解释，如同期外科专著《刘涓子鬼遗方》中治金疮虚竭之内补当归散方和治金疮痈疽生肉膏方。正是受到当时主流本草《名医别录》的影响，医家认为当归可"温补脏腑经络之气"，因"气行则血行"，故有活血行血、散瘀止痛之功，所以当归在古代就已成为治疗各种瘀血、疼痛的重要药物之一。葛洪所著的《肘后备急方》中对于眼疾的治疗，认为"凡眼目之病，皆以血脉凝滞使然，故以行血药合黄连治之，血得热即行"，并附方"以当归、芍药、黄连等份……甚益眼目"，行血药指的就是当归、芍药。因"血脉凝滞"，当归可"温通经络"，味辛温宣通其阳血，芍药味酸寒宣通其阴血，故而阴阳调和，利其气血，故可行血。

隋唐时期甄权的《药性论》云："当归……破宿血，主女子崩中，下肠胃冷，补诸不足……主女人沥血腰痛，治牙疼痛不可忍。"在沿袭先贤治妇科诸疾为主基础上，更加突出当归在妇科临证中"破宿血"，使得经络通，从而止痛的功效；并明确指出"患人虚冷，内虚血不荣于肉分故冷也；当归加而用之"，因虚畏冷，取其"温通经络"之功使气血荣养肌肉。从同期孙思邈的著作《备急千金要方》中可得到佐证，"治妊娠二三月，上至八九月，胎动不安，腰痛，已有所见方：艾叶、阿胶、川芎（肘后不用芎）、当归各三两，甘草一两"，"治妊娠胎动去血腰痛方：川芎、当归、青竹茹各三两，阿胶二两"，"治妊娠胎动不安、腹痛，葱白汤方：葱白切一升，阿胶二两，当归、续断、川芎各三两"等，当归可"温通经络"用于胎动不安之腰痛、腹痛。书中同为治疗胎动不安的方子，旋覆花汤方与葱白方相比，因无疼痛症状，故不用当归。虽然所载的"徐之才逐月养胎方"中多方配伍当归，表明未将其列为妊娠禁用药，但从用药适应证可反映出其功效认识的拓宽仍以"温、通、散"为基础，"温通经络"不仅止痛，还使气血调和荣养肌肉、安胎，但其功效"补"仍是建立在"活"的基础之上。

宋代《日华子本草》载当归："主治一切风，一切血，补一切劳，破恶血，养新血及主癥瘕。"在总结前人使用当归的功效主治基础上，又增加了"养新血"之功，但是这个新功效仍是建立在"破恶血"的基础上。《大观经史证类备急本草》："治胎动下血，心腹疼，死生不知，服此汤，活即安，死即下。"指出因当归"温通经脉"治疗妊娠期腹痛会出现两种结果，体现了当归的双向调节作用：一方面对于经络不通、气血运行不畅所致的胎动不安，可利气血，气血调和胎自安；另一方面，若胎已死，对于母体可视为瘀阻经络，

"温通经脉"可排出死胎。"活即安，死即下"生动地表现出当时医家对于当归"补"和"活"功效的理解，同时利用当归"温通经络"之"破宿血"特点，用于治疗"子母秘录治倒产，子死腹中"，这是对当归具有"堕胎"作用的最初认识，说明已意识到其对部分胎停育、习惯性流产的妊娠期妇女而言存在风险。

元代《汤液本草》载当归："气温，味辛甘而大温，气味俱轻，阳也。"相比于之前味辛的认识基础上，增加了味甘，这可能与"辛散行，甘缓补"的理论相关，表明开始重视当归的温补功效，认为其既能"活"又能"补"。

到了明代，由于中医药得到极大发展，不同的医家对于当归功效的认识开始呈现分化。陈嘉谟《本草蒙筌》曰："当归能逐瘀血、生新血，使血脉通畅与气并行，周流不息，因以为号。"表明作者认同当归温通经络、行气血，故有"活血"之功。同时结合《神农本草经》所记载"主咳逆上气"之功效，认为"今用血药补阴，与阳齐等，则血和而气降矣"，说明较之前世医家开始更为重视其"补血"之功效。同一时期李时珍《本草纲目》载当归："治头痛、心腹诸痛，润肠胃筋骨皮肤。治痈疽，排脓止痛，和血补血。"则开始回归早期本草对于其"温通经络"功效的认识，经络通气血调和，"和血"则可止痛，用于治疗各种疼痛；则可荣养肌肉，用于治疗各类痈疽脓肿。基于上述认识，明确提出当归"补血"的概念，意在突出当归"甘能缓能补"之性。

明末对于强调当归"补血"功效的观点开始改变，如张景岳《本草正》曰："当归，其味甘而重，故专能补血、活血；其气轻而辛，故又能行血……惟其气辛而动，故欲其静者当避之……凡阴中火盛者，当归能动血，亦非所宜；阴中阳虚者，当归能养血，乃不可少。"从性味角度全面认识补血、活血之功，且开始意识到因"辛散"之性有行血之力，故明确指出其在临床应用中的禁忌证。同一时期的医家缪希雍《神农本草经疏》言："当归性辛温，虽能活血补血，终是行走之性，故致滑肠。又其气与胃气不相宜，故肠胃薄弱，泄泻溏薄，及一切脾胃病，恶食不思食，及食不消，并禁用之。即在产后胎前，亦不得入。主治参互：同人参、川芎，治难产及倒生。"指出当归虽具有"活血补血"之功，但因其"行走之性"易"滑肠"，且其味厚重易损伤中焦胃气，反而不利于气血生化。这表明随着在临床应用当归"补血"功效，医家开始意识到虽为温补之品，但是因其自身特点，并非人人适宜，特别指出其"补血"之功不适用于脾胃虚弱及"产后胎前"者，这也是最早明确指出当归不能用于妊娠妇女的记载。

"药有个性之特长，方有合群之妙用"。在元明清的本草著作中，对于当归活血补血功效的认识，更强调通过方剂配伍来实现对其药效的控制，扬长避短，更好地利用和发挥其作用。如《汤液本草》："若全用，在参、芪皆能补血，在牵牛、大黄皆能破血。"《本草品汇精要》："合治：合人参、黄芪能补血。合大黄、牵牛能破血。"《得配本草》："惟得生地、白芍以为之佐，亦有活血之功。""入失笑散破血。"《本草辑要》："得人参，黄芪，则补气生血；得黄芩、栀子，则凉血；得大黄、牵牛，则破血。"《本经逢原》："同人参、黄芪则补气而生血。同牵牛、大黄则行气而泻血。同桂、附、吴萸则热。同大黄、芒硝则寒。血虚以人参、赤脂为佐，血热以生地、条芩为佐。"《本草新编》："但其性甚动，入之补气药中则补气，入之补血药中则补血，入之升提药中则提气，入之降逐药中则逐血也。而且用之寒则寒，用之热则热，无定功也。"

（2）对当归补血活血功效及妊娠用药安全性的讨论

①当归"补血"基于其"活血"之功效：从当归功效的历史沿革来看，最初对于当归性味认识为"辛、温"，"辛则散、温则通"，故其功效也是以"温、通、散"为基础。因"不通则痛"，当归可"温通经络、活血散瘀"，故最初本草著作对其功效主要定位为"止痛"。随着当归配伍其他药味在临床应用中的拓展，古人对于当归药性的认识经历了由"辛"到"辛甘"；对其功效的认识也由最初的以"辛散行"为主，转而"甘缓补"，继而又出现了反思，意识到其"性辛温，终是行走之性"；故而对其临床应用范围也由"妇女漏下绝子"到"和血补血"，又因其"行走之性"转而到"产后胎前，亦不得入"。但值得注意的是，从对于当归功效的拓展历程不难看出，大多数医家都认为其"补血"功效主要基于其温通经络，经络通则气血调和，可"祛瘀生新"，故言其"破恶血、养新血"；因其自身性味特点，"补血"功效并非适用于所有人，故在临床实际应用其"补血"功效时，更为强调配伍的重要性。

②当归在妊娠期妇女中应用的安全性：最早的医学著作《黄帝内经·素问》"六元正纪大论第七十一"云："黄帝问曰：妇人重身，毒之何如？岐伯曰：有故无损，亦无损也。"重身俗称"双身"，指怀孕、妊娠。可见最初并没有妊娠禁忌药之说，只强调用药的适宜性。后世本草多将当归列为中品，《神农本草经》所提出的三品分类方法其核心思想在于重视中药的功效性和安全性，孙思邈曾言："中药一百二十种，为臣，主养性以应人，有毒无毒，斟酌其宜，欲遏病补虚羸者，本中经。"表明古代医家在临床中对其应用也需辨证用药，尤其对妊娠期妇女使用时，多配伍使用以纠其"行走之性"，对用药疗程都有明确的要求。《现代中药药理与临床应用手册》（梅全喜主编）上也有记载：含当归制剂虽然不良反应小，但妇女月经过多或有出血倾向者应慎用，而孕妇应忌用。《中医妇科学》（高等医药学院教材）在介绍应用百合固金汤治疗肺肾阴虚咳嗽的孕妇时，就建议把当归减量或用其他药物代替。相比之下，现行的《中药学》教材多奉《本草纲目》为圭臬，故多沿"和血补血"之性，将其列为补血药之首，反而忽略其最初的温通经络、活血之功。

365

临床医师多认为当归为无毒安全的中药，常不经辨证就将其作为补药应用于妊娠期妇女，其用药安全问题堪忧。自《雷公炮炙论》始，历代医家们开始关注当归不同药用部位的功效差异。元代王好古《汤液本草》曰："当归头能破血，身能养血，尾能行血，用者不分，不如不使。"《上海市中药饮片炮制规范》(1980年)中分别收载了当归、当归身、当归尾三种规格，明确指出当归"补血活血，调经止痛"、当归身"补血"、当归尾"破血，祛瘀"。但是同时仍有很多工具书如《中药大辞典》《中华本草》及《中国药典》(2015年版)等均未有当归妊娠禁忌的相关规定，以至于临床医生常忽视当归不同用药部位的药性和功效差异，且很多饮片公司从经济角度考虑，多以价格较便宜的归尾代全当归使用以降低成本，造成当归饮片使用混乱，更为妊娠期妇女用药埋下了极大的安全隐患，故对当归不同用药部位的饮片管理当引起医务人员的重视。清代凌奂曾言："凡药有利必有害，但知其利，不知其害，如冲锋于前，不顾其后也。"其所撰《本草害利》言："当归能补血活血，终是行血走血之性……即在胎前产后宜忌。"故当归虽然被誉为"血中之气药"，但因其"行而有余，守而不足"，临床使用中对崩漏、月经过多及产后胎前者，不可将其一味当作补药，应仔细辨证、谨慎"对症下药"，才能真正做到"有故无损，亦无损"。

（3）结语　现代药理研究表明其对子宫呈双向调节作用，既抑制又兴奋子宫平滑肌，这与其补血活血功效相吻合，故多用于妇科疾患和妊娠期妇女，有"妇科圣药"之称。虽然当归具有活血功效（兴奋子宫平滑肌的作用），但无论历代主流本草还是现代药典均未将其列为妊娠慎用药。在个别医家的著作中曾记载过当归对于妊娠的影响，民间也有种说法"孕妇是应该忌食当归"，也曾出现过孕妇服用当归致流产的情况，但是对于其在妊娠期使用的安全性尚未有明确结论，特别是作为国家标准的《中国药典》、作为教材的《中药学》及作为国内重要中药专著的《中华本草》等均没有提及当归的妊娠禁忌，这无疑给妊娠期妇女应用该药增加不安全因素，因此开展对当归在妊娠期用药的安全性研究刻不容缓。

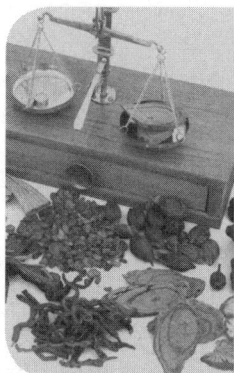

第九章

医院药事管理与其他

医院药学包含的范围比较广，凡是在医院范围内从事的药学工作都可以纳入医院药学的范畴，比如药品供应、药物分析、药学研究、药物信息、临床药学及药学服务等都是医院药学的范畴，凡是与医院药学有关的人、物、事的管理都属于医院药事管理。传统的医院药事管理主要是指采购、贮存、分发药品的管理，自配制剂的管理，药品的质量管理和经济管理等，即对物的管理。随着现代医药卫生事业的发展，医院药事管理的重心，也从对"物"的管理，逐步转变为重视"人"用药的管理，即以对患者合理用药为中心的系统药事管理。它侧重于药物和人的关系，直接涉及药物本身、用药对象和给药方式。目前，医院药学的重点专科就是临床药学，中医院药学的重点专科是中药临床药学，所以，医院药事管理与中药临床药学工作是密切相关的。本章主要介绍与中药临床药学相关的药事管理问题。

第一节　医院药事管理的实践与探讨

新医改工作开展以来，国家卫生行政主管部门及医保部门陆续出台了一系列医改政策和措施，药学部门作为医院推行、落实医改政策的重点部门，应如何调整管理策略，适应新医改政策的要求，如何做到切实加强药事管理工作，提高药学服务水平，都是当前药学部门亟待解决的问题。现就我们的思考与做法介绍如下。

一、新形势下医院药学管理工作的思考

随着《医疗机构药事管理规定》(以下简称《规定》)的颁布实施，医院药学管理模式从药品供应型转变为医药结合与协作的临床应用技术服务型新模式。患者对药师的要求不再是只满足于提供安全有效的药品，而是要求得到安全有效的药物治疗和合理用药指导等。在此新形势下，笔者就医院药学部门如何提高管理水平谈谈看法。

1. 加强临床药师队伍建设　现阶段，临床药师的特点是临床实践性，特别强调要面对患者和临床，要求在 80% 以上的时间参与药物治疗工作实践。其工作的核心是临床药物治疗，职责是促进药物安全、有效、经济使用，维护患者权益。临床药师对血药浓度监测 (TDM)、药品不良反应 (ADR) 监测、用药错误监测 (ME)、药物信息咨询服务和安全用药指导等工作的开展，主要应为查房、会诊、病例讨论。药师查房与药学监护是临床药师日常工作之一，通过参加药物治疗工作实践来体现和实施。临床药师作为医疗团队的成员，直接参与临床药物治疗和药物治疗方案设计，实施药学监护计划，重视临床用药知识与技能的提升和用药实践经验的积累。

临床实践应贯穿临床药师工作的始终。而药剂科工作人员在学校里系统学习了药理学、药剂学、药物化学等专业知识，但未在临床实践中学习如何用药，同时，在药剂科又承担着多方面的工作任务，如药库管理、药品检验、门诊调剂、药品采购等，这些工作难以学习如何"用药"。用药需要密切联系患者病情，分析用药是否符合药之理、病之理、人之理。因此，加强临床药师队伍建设尤为重要。建议医院积极培训临床药师，选送业务精、责任心强的药师到临床药师培训基地参加培训，或积极引进临床药学专业人才。而临床药师自身也需要不断积累经验，在实践中丰富自己的用药知识，做到理论联系实际，更好地理解和运用药学知识。

2. 提高临床合理用药水平　临床药学应该是药学与临床相结合，以患者为中心，开展临床用药实践，提高药物治疗水平。其中心任务是合理用药，保障患者用药安全、有效、经济。在新形势下，临床药学的地位应得到巩固，以促进合理用药及临床药学服务。

目前，医院严格按照有关规定使用和管理抗菌药物，这样使抗菌药物使用率逐年下降。加强抗菌药物使用管理是药学部门管理工作重点之一，也是促进合理用药的重要举措。医院每月对Ⅰ类切口手术抗菌药物使用情况进行调查。临床药师收集数据，对抗菌药物种类、使用时间、术后预防用药时间和抗菌药物使用种类等进行调查和分析，并在院内公布，加强监测和干预。住院患者外科手术预防性使用抗菌药物的时间控制在术前 30 分钟至 2 小时，

Ⅰ类切口手术患者预防性使用抗菌药物的时间不超过 24 小时。应努力控制住院患者抗菌药物使用率不超过 60%，门诊患者抗菌药物处方比例不超过 20%，抗菌药物使用强度力争控制在 40DDD 以下；Ⅰ类切口手术患者预防使用抗菌药物比例不超过 30%。

药物咨询是药剂人员提供药学技术服务的一种方式，是医院药学发展的方向之一。开放式的药物咨询门诊可为患者提供全方位的服务窗口，对门诊患者进行面对面的答疑及解答医护人员的药学问题。在此过程中，药师也需不断更新知识，提高自身素质，从而提高合理用药水平。

3. 充分发挥医院药事管理与药物治疗学委员会的作用　《规定》要求，各级医疗机构特别是大型医疗机构均应成立与本机构业务工作相适应的药事管理与药物治疗学委员会，根据所开展的工作，在该委员会的框架下设立药品质量监督组、药品采购管理组、制剂质量监督组、药品不良反应 / 事件监测组、抗菌药物使用管理监督组、合理用药监督组、特殊药品使用管理组和医疗（药品）费用审核组等，并制订相应的管理制度、岗位职责、操作规程、记录表格等，增强可操作性。药事管理与药物治疗学委员会是医院药事管理的最高权力机构，对药品审评制度的制订、药品收入比例的控制、医院药品种类的管理、药物制剂的开发决策、医务人员用药的管理制度等做出决策。药事管理委员会还应当对药剂科进行管理与监督，对药品评审所需资料进行收集、整理及管理药品的购进、储存、发放及临床用药等进行监督。医务部门则应当对药品评审过程中的评审专家进行召集，参与医务人员的用药管理、监督，防止不合理用药。此外，药事管理委员会应当积极参与药品购进价格的确定、品种的选择。对于有条件的医院，还可组织人员对单病种费用控制、临床路径管理等控制策略进行探索。因此，要做好医院药事管理工作，就必须重视医院药事管理与药物治疗学委员会这个组织，并充分发挥其重要作用。

4. 监控药品质量，实行目标管理及质量指标管理　药品从入库、储存、配制、调配等各环节均需要认真检查、核对，以确保药物的使用安全。临床药师应发挥专业特长，更好地监控药品质量。临床医生及护士如果发现药品问题，应及时反馈给临床药师，而临床药师应分析是药品不良反应还是质量问题，以便及时处理。

目标管理有助于提高管理效率，关键在于确定岗位工作的数量和质量指标。对于药品供应，要设置处方量、差错率、账物相符率、损耗率、库存量、资金占用率和利润率等指标；对于制剂生产，应制订生产量、合格率、人均利润率、设备完好率等指标；对于临床药学工作，要建立药品不良反应 (ADR) 报告、治疗药物浓度监测 (TDM)、处方分析、合理用药咨询、药师下临床等相应工作的数量和质量指标；对于药剂科的全面建设，应以患者和医务人员的满意度、采购药品的质量、发表论文情况、经济效益等情况为指标，进行综合评价。同时，应积极将一些新的管理方法、理念，如全面质量管理(TQC)、品管圈、精益管理等应用到医院药事管理工作中，为提高药剂工作质量和药学服务水平发挥积极作用。

5. 完善药品采购管理，明确制剂室发展方向　坚持把药品质量放在第一位，建立完善的采购管理制度及出入库验收制度。严格执行有关法规对药品储存期和质量的要求，定期检查库存药品质量，防止过期、变质药品进入临床。建立"药品调剂质量管理规范"，制订"药品调剂标准操作规程"，对药品领取、分装、调配、摆放、配制、核对、发出、处方摆药单和账册管理等所有调剂工作项目，包括岗位操作规程、仪器设备操作规程、药品管理细则等都做出具体要求，明确指标，量化管理。规范药品购销行为，运用市场经济基本运行规律，增加药品采购的透明度，建立规范的中标药品确认制度，由医院药事管理委员会公开、公平、公正确定中标药品品种，对引进新药的资质认真审核，尤其注意材料的有效性、真实性、时效性和完整性，严格把关。

医疗机构制剂应该紧密配合临床需要，压缩标准制剂，发展特色制剂，尤其是特色中药制剂，创新专科制剂。专科制剂目前相对缺乏，特色品种不多，医院既有临床优势，又具备一定科研能力，可开发一些新品种专科剂型。

6. 开展静脉用药集中调配工作　静脉用药调配中心的建设是临床药学服务的重要内容。2011 年实施的《医疗机构药事管理规定》中明确规定，肠外营养液、危害药品静脉用药应当实行集中调配供应，医疗机构根据临床需要建立静脉用药调配中心（室），实行集中调配供应。卫生部 2010 年发布的《静脉用药集中调配中心质量管理规范》对医疗机构开展静脉药物调配工作有具体要求。静脉药物集中调配可保证溶液的无菌性、相容性和稳定性，防止微粒及细菌污染，并提供统一标签；可改善配液环境，保证输液质量，避免院内感染，使输液质量得到控制和保证，将给药错误率降至最低；可增强对医护人员的职业防护，保证配制人员的安全；减少药物在使用过程中的浪费，降低医疗成本。因此，积极开展静脉药物配置工作也是新时期医院药事管理工作的重点内容之一。

静脉用药集中调配的工作职责可划分为：药学人员审核处方，排药，加药，复核，进行药品管理等；护理人员负责复核，配置及配置间消毒；工勤人员负责药品的扫描，分科，运送及配置间的卫生清理等。静脉用药调配中心药师的主要工作是医嘱的审核和处方的调配，这对临床用药的合理、安全，保证医疗质量有非常重要的作用。药师必须从给药剂量、给药浓度、溶剂的选择、药物相互配伍及给药方法等方面对医嘱进行严格审核。

在新形势下，医院药事管理的重点是把服务意识贯彻始终，不但要提供安全的药品，还要做好患者的用药咨询、教育，提供安全有效的药物治疗，分析用药合理性，提供药学信息等。医院药学的培养模式和管理模式应随着时代要求而改变，不断发展进步。

二、现代医院中药管理理论与模式的应用

现代医院中药管理既是现代医院中药药事的管理，也是现代医院药事管理的重要组成部分。宏观上讲，现代医院中药管理包括医院中药生产、供应工作，中药质量的监督，中药临床药学工作的管理与医院药事管理工作改革。微观上讲，现代医院中药管理就是对医院中药人员、中药经济、中药设备、中药物资、中药质量、中药技术、中药信息与服务以及中药法规等一系列工作的管理。中药管理工作水平的高低对中药临床疗效和患者的生命安危都有重要的影响。然而，目前医院中药管理工作未能得到应有的重视和发展，在中医医院里重医务管理，轻视或忽略了与医务工作唇齿相依的药事管理工作；而在综合性医院里则是重视西药的管理，轻视或忽略了中药管理工作。

在新的"医改"形势下，现代医院特别是中医院还面临着完善中医医疗服务体系、深化改革、在市场经济条件下利用中医药及院内制剂更好地服务于人民、确保中医药生存和发展等诸多中药管理问题。为提升中山市中医院中药管理水平，促进医院药学事业不断向前发展，近几年来，参照梅全喜教授等主编的《现代医院中药管理学》的理论与模式，结合新颁布的《医疗机构药事管理规定》的要求，加强医院药事管理，取得了显著成绩，主要表现在以下几个方面。

1. 加快技术人员培养，提高药学人员整体水平　现代医院药事的内容是极其丰富的，它包括药品采购与保管、药品调剂与供应、制剂的配制与检验、临床药学与药学服务、质量管理、药学科研、经济管理等一切与药品和药学服务有关的医院药学全部流程与内容，是一项系统的、专业性很强的工作。因此，做好现代医院药事工作，人才是关键，没有高素质的专业药学人才是不可能开展好现代医院药事工作的。2000年以前，我院药学人员具有本科学历的很少，几乎是清一色的中专或大专生，有些还没有学历，药学人才队伍整体素质较差。为了解决这一难题，药学部几届领导都非常重视人才的培养与引进，确立了依靠自身培养、挖掘内部有潜力的人才为主，引进人才为辅的思路，培养青年人才，强化中年人才，保护老年人才，发挥人才最大效能，不拘一格地选拔和使用人才，让个人才华得以展示、个人价值得以体现、个人愿景得以实现，真正体现"以人为本"的人才观。

在药学部领导及学科带头人的带领下，已逐渐培养了多名科室管理骨干，形成了一个良好的药学管理团队。同时，近年来药学部还积极引进高素质人才，进一步加强队伍建设，其中包括引进了7名硕士研究生，分别充实到临床药学室、制剂室、中药药理实验室等药学部门，从而优化了药学部整体学历结构，提高了药学专业技术水平。我们还积极申报硕士研究生导师，自己开展培养硕士研究生工作，先后获得5名硕士研究生导师资格，培养硕士研究生10多人。此外，还加强了在职教育，组织药学专业技术人员参加毕业后规范化培训和继续教育，按照工作岗位实施培训，提高药剂人员知识水平，使医院药学和医学专业发展一样，专业方向有越来越明确的趋势。同时，每年均派出技术骨干参加各种进修、培训与学术会议，时刻掌握药学知识的前沿，从而给医院药事管理注入新的源泉和活力。经过十多年的努力，我院药学部已构建出从硕士研究生到本科生、大专生的基层医院药学人才队伍。目前我院共有药学专业人员130余人，其中包括教授3人、主任药师5人、副主任药师6人、主管药师16人、药剂师40余人、硕士研究生7人、在读硕士5人，形成良好的人才梯队。

2. 加强调剂管理，确保药品使用安全　即使在日益强调重视开展临床药学工作的今天，药品调剂工作仍然是医院药学的根本任务，是不可缺失的主题工作，也是一项技术性和咨询服务性很强的工作。调剂管理的目的是保证配发给患者的药品准确无误，质量优良，使用合理、安全、有效，并注重提高配方效率，改进服务态度，为患者提供优质服务。但是，多年来我国的药品调剂一直沿袭传统的照方发药工作模式，缺乏一系列行之有效的规范化的操作规程，工作模式简单、被动、忙而无序，缺乏科学、规范的管理手段，直接影响了调剂工作的质量，造成了药品调剂有法可依，却无章可循，工作难干，人才难留的现状，直接影响了临床药物治疗水平的提高。为提高调剂管理的科学性和有效性，我们根据《处方管理办法》《药品经营质量管理规范实施细则》与《药品经营质量管理规范》（GSP）等法规要求，参照《现代医院中药管理学》里介绍的模式，针对以往调剂室旧的管理方式，进行一系列管理模式改革和规范化建设。抓住医院整体异地搬迁建设的契机，在新医院规划建成的中西药房布局更加规范，药架摆放更加合理，药品分区标志更加醒目。同时，改革调剂工作模式，引入计算机信息化软件管理药品，建立健全各项规章制度、岗位职责和调剂技术标准操作规程，对可量化的工作制定量化指标，执行药学技术规范，如坚持执行双人双核对的发药制度、差错处方登记制度，努力做到"四查十对"，严禁凭印象发药，制定科室奖惩制度，定期组织检查并制定持续改进的措施，对药品调剂实行全面的规范化管理，包括实施"目标管理"、开展"全面质量管理"、引进"品管圈活动"等。经初步实践，药品的调剂效率得到提高，调剂的差错率显著下降，药患纠纷明显减少，收效显著。

在规范药品调剂流程的同时，我们还通过加强在岗培训，提高药学人员的业务素质和专业技术水平，如学习《药品管理法》《麻醉药品及精神药品管理办法》《处方管理办法》等一系列有针对性的法律法规，提高整体素质；同时提高药学人员的心理素质和道德修养，使药房员工树立"质量第一"的思想和"以患者为中心"的服务观念，热情为患者提供优质周到的服务。我院门诊药房先后获"放心药房""示范药房"称号。

由于我院是一所三级甲等中医医院，中药的使用量较大，中药调剂工作任务也较重，如何提高中药饮片的调剂效率、减少差错也是我们一直思考的问题。我们参照《现代医院中药管理学》调剂业务管理的理论和模式，结合《医院中药饮片管理规范》的要求，认真践行中药饮片调剂管理工作。众所周知，传统的中药饮片调剂就是以戥秤调配，自宋代以来，调配时先称取饮片总量，再按剂数进行等量分剂，这种调配方式存在称不准、分不匀、效率低、复核难、养护难、浪费大、卫生差等若干弊端。随着社会的发展与科技的进步，为确保中药处方的配方质量，并促进中药朝着规范化、标准化、现代化的方向发展，对中药饮片处方的调剂方法进行技术改造势在必行。20世纪90年代后，随着"小包装中药饮片""单味中药浓缩颗粒""中药超微饮片"和煎药机等在我国的出现，对我国传统的医院中药调剂管理带来一定挑战，也为医院中药药事管理增添了新内容，极大丰富和完善了我国医院中药药事管理的内涵。目前，我院已全面引进中药小包装饮片，这种按设定的剂量包装、能直接"数包"配方的中药饮片在我院应用后，虽然某些地方还存在改善空间，但其迅速提高配方准确性和调配速度，改善调配人员的工作环境等优点十分突出，值得推广应用。另外，为进一步改善中药煎药流程，提高服务质量，我们还成立了住院中药房，专为住院患者提供中药调剂与煎煮，并提拔了有中药专业知识和一定管理水平的人员担任负责人，不断充实住院中药房人员的技术力量，保证中药饮片的质量和煎剂质量，为临床疗效提供有力保障。

3. 重视药学科研工作，提高医院整体科研水平　医院药学科研工作是医院药学工作的重要组成部分。随着科学技术的发展，进入21世纪信息时代的医药科技的发展也是日新月异，医院药学科研工作需要不断引入新理论、新技术、新方法、新材料，使其成为满足临床药物治疗的重要途径，以适应广大人民群众对健康产业日益增加的需求。医院药学科研工作对提高医疗质量、保障人民身体健康、提高中药学术水平、提高医院的社会效益和经济效益都是有重要意义。而加强医院药学科研工作的管理，则利于保证医院药学工作的顺利进行，减少或避免因管理不善造成的不必要的损失和浪费，使科研工作获得更好的社会和经济效益。近年来，在医院领导对科研工作的高度重视和大力支持下，我院药学部积极转变观念，把药学科研工作的开展列入工作重点之一，并从机构设置、人员安排、规章制度等各个方面进行了配套改革，如成立了广东省地级市医院中第一家中药药理实验室，也是中山市首家SPF级动物实验室，为药学科研工作的开展提供了良好的硬件平台，有力地推动了药学科研工作的发展。到目前为止，我院药学部主持的国家、省、市级药学科研课题有20多项，获各类科研立项资助基金100多万元，其中有10多项已获得省级或市级科技进步奖，如中药科研项目"三角草的基础研究"分别获得广东省科技进步二等奖和中山市科技进步一等奖，实现了我院甚至中山市医疗卫生系统获省级医药卫生科技进步奖零的突破。此后，"昆藻调脂制剂治疗脂肪肝的实验与临床研究""复方土牛膝制剂治疗咽喉疾病的实验与临床研究"等中药科研项目也分别荣获广东省科技进步三等奖和中山市科技进步一等奖。"跌打镇痛液""昆藻调脂胶囊"和"复方土牛膝含片"还申请了专利，成为医院制剂专利产品。我院药学部还主办了多次国家级、省级药学学术研讨会及继续教育项目，并积极组织部门内药学技术人员多次参加全国及省市学术交流活动，先后主编出版中药学专著10多部，在医药杂志及学术会上发表论文近200篇。在广东省药学会组织的全省医院药师科研立项和发表学术论文统计排名中，2006年以来我院药学部连续多年居全省前六名，其中2013年获排名第一位的好成绩；自2007年广东省药学会开展省药学会医院药学科技进步奖以来，我院每年都有项目申报并获奖，提升了我院药学科研水平和我院药学部在全省的影响力，同时也推动了我院整体科研水平的提高。

4. 搞好制剂管理，提高医院社会效益和经济效益　近年来，随着国家对医院制剂监管日趋严格、《药品管理法》和《医疗机构制剂配制质量管理规范》（GPP）等制度的实施，加之不少医院对医院制剂认识的不足，出现医院制剂萎缩甚至全面取消的现象，使医院制剂包括中药制剂的生存与发展面临着严峻的挑战。我们认为医院制剂作为医院药事工作内容的重要组成部分，对开展临床医疗科研、弥补市场药品不足、保障人民身体健康、培养医院药学人才及开发新药等都有重要的作用，有其存在的必要性。为此，我们一直都非常重视医院制剂的发展，尤其突出有医院特色中药制剂的研发与生产，取得良好的经济与社会效益。近年来，我院采用科研立项取得研究基金与医院直接投入相结合的方式研发申报中药新制剂品种，加快了新制剂研发速度。近5年来我们新研发申报中药新制剂品种27个，其中已取得省食品药品监督管理局颁发生产批文的新制剂13个，还有14个正在申报中。目前我院已有医院制剂品种共70多个，2011年产值超过1500多万元。

医院制剂的效益产出不能用单纯的、直接的经济效益来评价，更重要的是看它的社会效益和间接经济效益，医院中药制剂在医院的整个诊疗活动中所起的作用是不可忽视的。如我院开发的三角草跌打喷雾剂、复方广东土牛膝含片、复方三叉苦泡茶、悦康外感凉茶等中药制剂，都是专科有特色的制剂品种，具有疗效好、安全性高、价格便宜等特点，深受广大人民群众的喜爱，而且临床用量也很大，有些品种还享誉海外，有许多身在海外的华侨、华人回中山后都专程来我院开些本院制剂带出国外以方便使用。对一些市场需求量不大、利润很低的中药制剂，很多制药企业不组织生产，其留下的空白需要医疗机构配制制剂来填补，以满足临床的需要。同时，专科中药制剂的研发也助推了医院专科建设发展，如我院骨伤科、康复科、肛肠科、肾内科等都通过近年来不断开发特色中药专科制剂，而成为国家、省、市重点专科或特色专科建设单位。我院突出特色制剂研制工作取得的显著成绩，受到省内外众多医院药学界同仁的肯定。我院2011年申报的"突出特色中药制剂研发，提升医院药学水平"项目获得广东省药学会医院药学创新奖二等奖的荣誉。

5. 转变服务观念，加强临床药学工作，确保医院用药安全合理 《医疗机构药事管理规定》明确指出，医院药学部门要建立以患者为中心的药学监护工作模式，开展以合理用药为核心的临床药学工作。随着医院药学从传统的药品供应模式向以患者为中心的药学技术服务模式的转变，以合理用药为核心的临床药学工作逐步开展起来，药学服务便成为热门话题见诸报刊。然而，其涉及内容基本上都是有关西药药学服务；中药临床药学由于情况更加复杂，重视程度不够、起步晚、难度大，需要在理论和实践上努力探索。近年来，我院逐步加强了中药临床药学工作力度，临床药学队伍的建设也得到充实与加强，3名临床药学专业硕士研究生充实到队伍中，使临床药学室专职人员达到6人，其中高级技术人员2人、硕士研究生4人，完全符合《医疗机构药事管理规定》对"三甲"医院临床药学室建设的要求。我院临床药师积极参与临床药物治疗，进行处方审核，开展药物安全性监测，阳光用药监测，抗菌药物及中成药、中药注射剂合理用药监测，并结合临床开展研究工作，加强临床用药监督与管理，开展处方点评和临床药物应用评价，对处方用药实行动态监测及超常预警，采取优化治疗的干预措施，同时开展药物咨询与药物知识宣传以及整理处方集等工作，促进合理用药。

在开展中药临床药学工作方面，目前我们已配备了专职的中药学专业临床药师，并参照《现代医院中药管理学》对中药临床药学工作管理的有关模式，结合现代临床药学管理要求，积极探讨了中药临床药学的现状、开展中药临床药学的最佳模式及未来发展思路等，撰写了《中药临床药学的现状与未来发展的思考》一文发表在《中国药房》杂志上，该文于 2009 年获得第三届中国中医药发展大会优秀论文一等奖。在找到适合本院开展中药临床药学的模式后，我院逐步安排中药师到临床参加会诊与查房，收集、整理、上报、反馈中药安全信息，提供中药咨询服务等，开展了中药的合理应用监测、中西药联用监测、中药注射剂不良反应监测、中药不良反应报告及中药安全性研究与宣传等中药临床药学工作，尤其对中西药联用和中药注射剂不良反应等热点问题做了比较深入的研究工作，如整理了有关中西药不合理联用、含西药组分中成药的特点及使用注意事项等有关文献资料，用于指导临床合理联合使用中西药。在对中药注射剂不良反应研究方面，药学部自从 2002 年发表首篇有关中药注射剂不良反应文献分析研究文章以来，近十多年来一直潜心连续开展中药注射剂不良反应文献分析研究，目前共发表有关论文 40 多篇，出版《中药注射剂不良反应与应对》《中药注射剂不良反应速查》等专著 3 部，得到了同行的好评与肯定。与此同时，该研究还申请到了科技计划立项资助项目，并于 2011 年 11 月通过了中山市科技局组织的成果鉴定，达到国内同类研究的领先水平。2009 年 7 月，我们还发起承办了"全国中药注射剂安全性学术研讨会"，来自全国各地的有关领导、专家、学者共聚一堂，从多方面深入探讨中药注射剂安全性问题，进一步深度剖析了影响中药注射剂安全性的因素，并提出了一定解决办法。通过以上我们为中药临床药学工作开展所做出的努力，使我院近年的临床用药更加规范、合理，这些有益的工作也为推动全国中药临床药学工作的开展，促进中药注射剂在临床的安全、合理应用发挥了积极作用。

现代医院中药管理是一门应用学科，是研究现代各级综合医院、中医院的中药药事管理活动的基本规律和一般方法的学科。学习、研究现代医院中药管理学的目的是按照医院中药工作的客观规律，遵循医院中药工作科学管理的理论和方法，以提高医院中药工作效率和效果。《现代医院中药管理学》一书是开启现代中药管理学之门的金钥匙，它内容丰富，包括医院中药管理的概论、药事管理与药事法规及医院中药的组织管理、人事管理、经济管理、设备管理、工作用房建设管理和中药调剂、制剂、煎剂与临方炮制、库存、质检、科研业务，以及中药临床药学工作管理、新技术在药事管理方面的应用等，并系统介绍了医院中药工作各个方面的技术要求、管理方法、操作规程、工作制度及考核办法等。我们参照《现代医院中药管理学》的理论与模式，结合新颁布的《医疗机构药事管理规定》的要求，积极加强医院药事管理，在加强药学人员培养、调剂管理、临床药学工作、药学科研、制剂管理工作等方面取得了良好效果。该理论与模式不仅使我院药学管理趋于标准化、规范化，还大大提升了我院药学管理水平，符合当前新"医改"形势下医院药事管理的要求，是一种值得借鉴、参考的医院药事管理理论与模式。

三、品管圈在医院药事管理中的应用

近年来随着医疗卫生制度改革的逐渐深入，医院药学管理工作正发生着巨大的变化，医院药学工作正在经历着从单纯的"以药品供应为中心"的工作模式向"以患者为中心"的药学服务模式转变，建立以安全、合理用药为中心的临床药学服务体系已成为医院药学发展的必然趋势，以患者为中心，以提高医疗服务质量为核心，构建和谐医患关系也逐渐成为医院管理工作的主题。为了全面贯彻药事管理法律法规，有效落实合理用药方针政策，不断提高药学服务质量，切实保障患者用药安全，近年来，许多医院药学工作者积极探索长效管理机制，努力提升药事管理水平，品管圈是近年来应用于医院药事管理的一个积极的尝试。品管圈（quality control circle，QCC）由日本石川馨博士于1962年所创，倡导以一线部门为中心，组成质量改善圈，共同学习和运用品管方法，讨论、发现、解决工作中存在的问题，最终形成自动自发、自下而上、卓有成效的质量持续改善机制。这是一种企业对基层员工的自主管理、全员品管及持续改善最佳的管理活动，其管理核心是"以人为本"，在国外企业已经成功运用数十年，在日本和中国台湾等地医院已成功推行。近几年来也有多家医院引入QCC理论，开展品管圈活动，取得良好的成效。现将品管圈的理论基础和实施步骤以及在医院药事管理上的应用情况介绍如下。

1. 品管圈的理论基础　品管圈是指同一工作现场、工作性质相类似的基层人员组成的小集团，以4～8人为宜，在自我启发、相互启发下，活用各种QC手法，全员参加，对自己的工作现场不断地进行维持与改善，自动自发地进行品质管理活动。在品管圈活动维持及改善过程中常用到QC7种科学管理工具为主的统计处理方法，即查检表、层别法、柏拉图、特性要因图（鱼骨图）、推移图、散布图及直方图，作为开展工作和发现、解决问题的工具。品管圈活动倡导以一线部门为中心，组成质量改善圈，部门主管与圈员共同学习和运用品管方法，讨论、发现、解决工作中存在的问题，从而改善品质、提升效率、降低作业成本，使一线重地成为品质管制核心。品管圈的特点是由下而上的自主管理，以往的管理多"由上而下"，基层员工若遇到问题只需向上反映，由领导"拍脑袋"决定。自主管理由员工自行提出或订出对自己约束与管理的方法，员工感受到参与感、满足感、成就感。QCC品管圈的基本思想是集体思考能够互相激励，所以集体思考比个人独自思考较容易想出好的构想。同时在没有批评、自由开放的气氛中，想象力往往能最有效地发挥。因此实施品管圈活动应采用性善管理，尊重人性，鼓励员工多动脑、多多提出改善意见，营造愉快的工作环境。发挥员工的脑力，开发无限脑力资源，并能有组织、有计划地推行品管圈活动，使圈员们自动自发地发掘问题、改善问题，而产生有形成果及无形成果，则能强化部门的质量意识，提升竞争实力。

2. 品管圈实施的步骤 品管圈活动的基本步骤，一般而言都遵循戴明循环（Plan–Do–Check–Action），即计划、实施、确认与处置 4 个步骤来进行。目前大部分品管圈活动都可以分为 10 大基本步骤，其中步骤 2（计划拟定）、步骤 3（现状把握）和步骤 4（目标设定），可依推行或解决问题的实际情形做次序上的调整。详细活动步骤如图 9-1 所示。

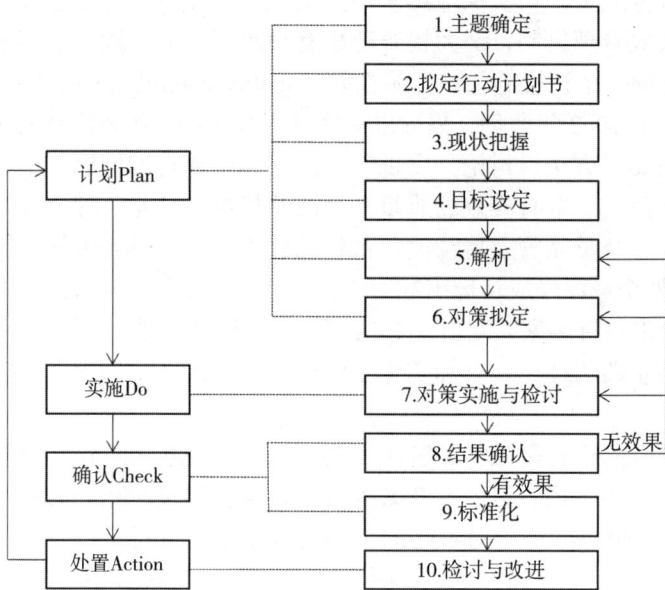

图 9-1 品管圈的基本步骤

3. 品管圈在医院药事管理中的应用

（1）在药房调剂中的应用 孙妍等在门诊西药房开展了以"降低处方调配差错件数"为主题的品管圈活动。利用柏拉图分析数据及依照 80/20 原理进行现状分析，发现药品调配的品项差错和数量差错是门诊西药房处方调配差错的主要原因。针对原因，全体圈员通过头脑风暴讨论，制定了以熟悉药品常规用法用量、集中学习新药、分开摆放包装相似药品、上架前核对药品名称、贴出醒目标志提醒"四查十对"、上窗口时做到不闲聊、拆零药品注明

"可拆零",并设置拆零药品专用小药盒等具体的实施方案。结果经过半年活动,门诊西药房处方调配差错由原来的 10.38 件 / 周降低为 4.8 件 / 周,下降 53.8%,达到了比预期更好的效果。并且门诊西药房的药师在凝聚力、发现并解决问题的能力、自信心、沟通能力等各项均有提高。

吴忠义等在中药房开展了以"降低中药调配差错率(内差)"为主题的品管圈活动。利用柏拉图分析数据及依照 80/20 原则进行现状分析,发现品项问题和剂量问题是发生中药处方调配内差的主要问题。针对问题,全体圈员通过头脑风暴讨论,制作运用鱼骨图(特征要因图)对其充分讨论解析,制定了以张贴醒目标识提示、重温岗位责任和操作规范、弹性排班、强化出门差错(外差)的奖惩、定期分析讨论学习整改等具体的实施方案。结果表明,内差发生件数从活动前期的 41.52 件 / 周,在活动中期和后期逐渐下降为 28.44 件 / 周和 20.13 件 / 周,子目标"品项错"和"剂量错"在改善前、改善中、改善后明显下降,总改善率达到 51.52%,取得预期的效果。同时通过活动提高了工作效率,减少了因沟通不力而产生的摩擦。员工在凝聚力、发现并解决问题的能力、自信心、积极性、沟通能力等方面,均有一定程度的提高,融洽了同事关系,在科室中形成了良好的工作氛围。

徐萍等在门诊药房运用"品管圈"手法,通过自行设计差错查检表来把握药房的现状,发放患者满意度调查表了解患者的需求与期望两种方式,分析目前药房在提供药学服务方面所存在的问题,并制定了以减少品项错误、减少数量错误、提高门诊患者满意度等具体措施。结果经过为期 10 个月的活动,药房差错率由每周 54.5 件减少为 26 件,患者对药房的满意率也由原来的 81.7% 上升至 89.7%。表明药房开展品管圈活动可以提升药学服务质量,提高患者对药房的满意度。顾继红等在门诊药房开展品管圈活动,用脑力激荡的方式提出了"减少门诊不合格处方张数"的主题活动。通过现状分析,发现药品用法用量错误是引起门诊不合格处方的主要原因,并制定了以完善医院电子处方系统、加强业务知识学习、对医师引入培训、落实奖惩机制等具体措施。结果不合格处方数由活动前的 209.6 张 / 天减少到 114.8 张 / 天,改善幅度为 45.23%。

朱泓在门诊药房将"品管圈"活动运用到提高门诊药房的工作质量、降低发药差错率中,通过对每周药师发药数量错误例数、药师发药品种错误例数、医师处方中药品数量错误例数、医师处方中药品品种错误例数 4 项进行记录跟踪,结合药品用法用量错误原因的鱼骨图进行要因分析,并制定了相应的解决措施。对活动前后平均每周门诊药房调剂差错例数比较,结果表明目标达标率为 90.71%,进步率为 45.36%,虽仍未达到预期目标,但经过此次活动,门诊药房每周的发药差错例数明显减少。

杨秀丽等在门诊药房开展以"降低患者对西药用法用量、注意事项的再次咨询量"为主题的品管圈活动。针对"药师对药品用法用量注意事项的交待"不满意原因，运用因果图特性要因图法（鱼骨图），对其进行特性要因解析，制定了以学习药品说明书、制定药师服务指南、充分利用计算机网络、用药交待标准化、完善标签、设置 1m 取药线等具体措施。结果患者对用法用量注意事项的再次咨询量由原先的每周 31.5 次降至每周 9.5 次，目标达标率 102.8%，进步率 69.84%。

豆大海等在住院药房开展"减少病区退药笔数，确保药品质量"为主题品管圈活动，通过分析现状，确定改善目标，并制定了以宣传沟通、提示到位、多开临时医嘱、制作组套、包干到岗及时整理药架、特批药品专柜摆放等具体措施。结果每周退药笔数由 267 笔降至 113.75 笔，相应的退药金额由 16.25 万/周降至 8 万/周，目标达标率 128.94%，取得了比预期更好的效果。

（2）在医院制剂生产中的应用　付文焕等在制剂室开展"提升产品一次性检验合格率"为主题的品管圈活动，通过柏拉图统计分析，表明造成检验不合格的主要原因是由菌检引起。通过特性要因图从人员、工艺、设备及设施、物料和其他 5 个方面进行讨论分析，得出主要原因为人员方面缺乏 SOP 培训，缺乏监管；设备与设施方面缺乏温度控制设备；工艺方面缺乏责任到人的消毒制度。针对原因制定了以加强培训、张贴提示标语、建立质量监督员巡视制度、合理化建议提案制度等具体实施方案。结果制剂室产品检验合格率由改善前的 90.8% 上升为 97.3%，员工工作积极性及责任心明显增强。

张幸国在制剂室开展以"降低一次性耗材月使用量"为主题的品管圈活动。通过分析现状，确定改善目标，制定了以定岗定员，明确职责；规范制剂操作流程，明确耗材使用范围；建立洗涤操作标准，规范标识，减少重复洗涤；配备专用手套或放置定量工具；贴提醒"节约"标志，并实行领用登记等具体实施对策。结果将万元制剂中一次性耗材由原先的 371.49 元降至 291.09 元，下降 20.83%，取得显著效果。

（3）在静脉配置中心的应用　唐美琴等开展了以"降低静脉药物调配中心摆药内差错率"为主题的品管圈活动。通过对静脉药物调配过程中的摆药内差错进行解析，绘制数量差错鱼骨图、品项差错鱼骨图、批次份数差错鱼骨图，得出了引起静脉药物调配中心出现摆药内差错的原因，并制定了以工作细化固定时间、责任到人固定班次、对新职工实行岗前培训制度和双人复核制度、对相似的药品分开摆放、完善工作质量考核制度、冲配护士上岗培训、制订标准操作规程及注意事项、改进电脑程序创建电脑语音提醒系统、建立工作质量考核系统等具体实施方案。结果活动实施后发生错误次数明显减少，下降比例达 67.03% 以上，达到预定目标，活动收到良好效果。

张萍等在静脉药物配置中心开展了以"降低冲配错误率"为主题的品管圈活动，采用柏拉图、鱼骨图、雷达图等品管圈管理常采用的图示手法找出了冲配错误最多见的问题是配置药物错误和混仓。针对原因制定了建立"四查八对"制度、病区护士上岗培训、给予适当的人文关怀、使标签具有特殊的功能、加强操作台上放置药物的管理等具体措施。结果配置中心护士冲配差错由原来的 7.5 件 / 周降为 2 件 / 周，下降 73%，超过了活动前设置的目标值 50%，达到了比预期更好的效果，同时病区满意度由原来的 90% 上升至 96%。通过活动，提高了工作效率，护士人均每日冲配量由原来的 173 件上升至 197 件。

（4）在库存管理中的应用　周玲等在西药库开展了以"降低药库药品周转天数"为主题的品管圈活动。利用柏拉图分析问题所在、鱼骨图进行特性要因分析，得出计算机信息不全、一级库库存及二级库库存量较多为主要的要因。针对原因制定了以逐步完善电脑信息系统，改进请领、计划过程，并逐步成章等措施。结果目标达标率为 155.13%，进步率为 27.0%，达到了预期的目标，6 个月为医院累计节约成本七千多万元。

顾申勇等在住院药房开展了以"提高药品实库存准确率"为主题的品管圈活动，通过对库存差错的原因进行统计，绘制了改善前的柏拉图。分析表明，造成住院药房实库存准确率不高的原因主要是电脑系统原因、发药数量错、发药规格错及发药剂型错等。针对原因制定了发现信息差错时及时记录，寻求信息科帮助，改善程序；错误登记，每月登记每人出错数量；新进药品及时公告；针对易混淆的药品品项重新安排药架位；配药单每 5 行增加 1 分割线，增加药品货柜码等措施。结果通过品管圈活动的开展，住院药房实库存的准确率由原来的 85.12% 提高到了现在的 96.50%。

以上医院药事管理的实践经验表明，品管圈活动的成功实施可以提高现场基层干部、班组长的管理能力及领导力，进而提高部门绩效；可以提高最基层员工们的品质意识、问题意识及改善意识，并能将此气氛渗透至现场每一个角落；可使现场成为品质保证的核心，使各部门管理稳定并持续进步，总方针目标之达成度得以提高；可以提高员工对上班工作的喜悦与成就感，并提高员工向心力及士气，进而提高效率；可达成全员参与、全员品管及自主管理的功效；可使圈员们自动自发，做事更主动更积极；可使前后工程、部门间相互协力，促进沟通，消除本位主义；可培养出一批优秀的管理人才；可使目标管理和全面质量管理推行更加落实。总之，品管圈在医院药事管理工作中有广阔的应用前景。

四、纸塑药袋在药房调剂中的应用

对于医院药房来说，传统的人工调剂工作模式由于受人的因素影响，效率及准确率容易波动。此外，由于现代医院药学服务模式从"以药品为中心"向"以患者为中心"的转变，人力成本的提高促使自动化设备在医院药房更多被使用，使药师从繁重的调剂工作中解放出来，从而拥有更多的时间参与临床用药的指导。然而，自动发药机需要较高的资金投入、较大规模的场地装修改造以及比较高昂的耗材支出，且这种调配模式有一些短期内无法克服的其他问题，并非适合所有规模的医院药房。现介绍一种纸塑药袋用于医院调剂，是一种比较完善的手工调剂方式，即便是装备了自动调剂设备的医院，也不妨考虑作为补充及备用调剂方式使用。

1. 纸塑药袋在医院药房调剂工作中的应用

（1）纸塑药袋调剂方式简介

①药房软硬件配置：纸塑药袋打印机可分为第一代机械式药房分装用纸塑药袋打印机和第二代光电式医用纸塑药袋打印机，两者均兼容所有的 HIS 操作系统。第一代机械式纸塑药袋打印机由于体积较大、噪音大、易卡纸、常错位、速度慢等问题，已被第二代光电式纸塑药袋打印机所取代。光电式纸塑药袋打印机可看作特殊的打印机，体积比一般办公用打印机略小，也是通过 USB 端口与计算机主机连接。HIS 系统将处方内容通过信息系统输送到打印机上，将纸塑药袋打印出来，每个药袋打印一种药品；也可以将住院患者单次口服药的相关信息打印至纸塑药袋，每个单剂量用药用一个药袋。

②纸塑药袋介绍：纸塑药袋是一种正面是纸质，背面是透明塑料薄膜（PE），袋口带有自黏胶带，无论纸质及透明塑料薄膜面均可打印患者信息、用药信息、注意事项等信息的一种药品包装物。单面信息打印面积可达 $11.8cm \times 8.9cm = 105.02cm^2$，除可设置打印条形码、流水号、医院名称、患者姓名、性别、年龄、门诊号、病区名称、药品名称、数量、剂型规格、用法、备注以及打印时间等必须信息外，还可以印刷医院的标记、地址、网址等宣传信息，特别是可以打印每种药的注意事项，使患者理解医师书写的用药方法和注意事项，提高了医疗安全性，这是传统的纸袋调剂模式、塑料药杯调剂模式所不具备的。

（2）纸塑药袋调剂的优点

①节省书写时间：《处方管理办法》规定药师应当在药袋或粘贴标签上注明患者姓名和药品名称、用法、用量。传统纸袋调剂与塑料药杯调剂一般需要耗费 1/3 的调配时间于标签的书写上，尤其对于中心药房，一般要求其需要在药物标签上进一步注明病区及床号、服药时间等信息，耗时的同时也容易出现书写不清楚甚至笔误现象。纸塑药袋打印机的打印速度为每分钟约 150 个纸塑药袋，基本上省去了调剂人员书写标签的时间，从而缩短了调剂耗时，也降低了工作强度。

②方便核对：传统纸袋及塑料药杯的书写面积有限，无法完全标识出患者姓名、性别、年龄、病区名称、药品名称、数量、剂型规格、用法等有关工作规范所要求标的信息。另外，在核对时，需要将纸袋或塑料药杯重新打开，此操作可能造成药物漏出、污染及包装材料的破损。在使用纸塑药袋调剂时，为了方便核对，可以将患者姓名、性别、年龄、病区名称、药品名称、数量、剂型规格、用法等信息打印于透明塑料薄膜面，核对时可以直接检查药袋上的信息，透过塑料薄膜面对包装内的药物进行观察辨别，不用重新打开包装，大大方便了调剂及护理工作人员的核对工作，这也是传统的纸袋调剂、塑料药杯调剂所不具备的。

③洁净卫生：传统的塑料药杯调剂方式使用的塑料药杯往往反复使用，清洁麻烦且清洁效果无法保证，耗费人力资源，卫生状况令人担忧。传统调剂使用的纸袋一般由手工粘制，洁净程度并不十分理想，如果存储不当，还会出现受潮或者霉变。纸塑药袋的生产及品质受广东省药学会《药房分装用纸塑药袋》（粤药会字〔2007〕35号）、中华人民共和国国家标准《一次性使用卫生用品卫生标准》（GB15979-2002）、原国家食品药品监督管理局《国家药品包装容器（材料）标准》（YBB00132002）"药品包装用复合膜、袋通则"等质量标准限制，较传统纸袋及塑料药杯洁净卫生并具有防潮功能。

④调剂速度快：由于节省了标签书写耗时，使用纸塑药袋调剂的速度要比使用传统纸袋及塑料药杯调剂快。笔者认为，即使与自动摆药机和发药机比较，使用纸塑药袋调剂的速度也不处于绝对劣势。我院中心药房目前使用的SANYO-ATC-320G自动包药机包药速度约为每包耗时2秒，而使用纸塑药袋于儿科病区的长期口服医嘱摆药，工作量约每天400包药物，耗时约60分钟，即大约每包耗时9秒，理论上需要5名以上调配人员一起手工调配才能比得上自动包药机的包药速度，说明自动包药机的包药速度要比人工调配快得多。但在调剂工序中，自动包药机可以比喻为串联电路中的一个环节，此环节的调剂速度存在最大值，而手工摆药模式有点像并联电路，此环节的调剂速度受调剂人数影响，从某个角度来，手工摆药模式调剂速度没有上限。

此外，根据此逻辑，当自动包药机出现故障时，整个调剂流程将可能完全瘫痪；而手工摆药模式不会由于某位药师因故停顿而导致整个调剂工作停止。

⑤调剂成本低：一般来说，医院药房调剂成本可以分为耗材成本与人力成本两方面。自动发药机及纸塑药袋摆药的耗材费用从账面上看高于传统纸袋和塑料药杯，尤其是自动发药机耗材费用对于医院药房来说，是一笔较大的开支。塑料药杯理论上可以循环使用，但实际上塑料药杯清洁维护需要耗费人力资源及时间，也是一笔不菲的支出。自动发药机一般使用进口的药袋

及打印色带，价格昂贵。我院中心药房现时使用的 SANYO-ATC-320G 自动包药机日均摆药约 5500 包，每月耗材费用超过 3 万。纸塑药袋摆药使用的打印色带价格约为自动包药机的 1/10，若对打印效果要求不太严格的情况下，可以重复使用一次，即情况允许下，一卷打印色带最多可以使用两次。根据《广东省发展改革委关于开发和取消部分服务收费的通知》，纸塑药袋可以向患者收取略高于药袋成本的费用。总体来说，纸塑药袋调剂方式的耗材成本支出为众多调配方式中最低。使用纸塑药袋调剂的速度要比使用传统纸袋及塑料药杯调剂快，即单位时间内，使用纸塑药袋调剂的摆药数大于传统纸袋及塑料药杯，也就是说纸塑药袋调剂的摆药平均耗时低于后两者，此处的平均耗时即是人力成本支出。至于纸塑药袋调剂与自动发药机比较，笔者认为调剂人力成本主要取决于调剂模式的最低人手配置，根据我们引进自动发药设备前后的人手配置来看，并未显著减少人手，即未明显降低人力成本支出。虽然自动发药设备可以缩短调剂耗时，但从另一方面考虑，自动发药设备高昂的耗材支出及设备折旧费可用于增加人手提高调配速度，这种优势并非不能抵消。

⑥机动性高：自动调配设备体积庞大，价格昂贵，需要一定规模的场地改装，购置以后整个调剂模式基本上不能再随意变更。纸塑药袋使用的打印机体积小，投入小，安装简单，适合各种规模的药房，还可以根据实际需要同时配置多台纸塑药袋打印机，即使再引进自动调配设备后还可以作为一种补充或后备调剂模式存在。

综上所述，对比现行的其他摆药方式，纸塑药袋摆药方式在书写时间、核对、洁净情况、调剂速度、调剂成本及机动性方面具有一定的优势。

（3）讨论　医院药房选择调配模式类似于选择上班的出行方式，需要综合考虑路程、耗时及交通成本等因素。我们应结合调剂工作量、调剂耗时及调剂成本等因素进行选择。正常情况下，人的行走时速约为 4km，自行车约为 12km，机动车在城区内的时速为 40～60km。超过 10km 的路程，步走及自行车耗时太长，机动车基本是唯一的选择，故自动调剂模式是许多大型医院药房最适合的调配模式。正如我们不能将机动车直接开进办公室一样，自动调剂设备并不适合 24 小时开机，此时纸塑药袋摆药就是不错的补充。对于小于 500m 的路程，三种出行方式的耗时均低于 10 分钟，此时机动车的速度优势并不显著，反之，机动车的油耗、养护、折旧、使用年限及停放等问题将突显，故调配工作量不大的医院药房在考虑购置自动调剂设备时应做好充分论证。有如随着城市规模的扩大，人们不得不越发倾向于选择机动车出行一样，医院药房调剂自动化或许是必然的趋势。但在那天真正来临之前，首先要面临的是经营成本上升、药品零差价取消等问题，自动调剂设备的高耗材成本、高购置费、使用年限短似乎不能为解决上述问题带来正面影响，而低投入、低耗材成本支出的纸塑药袋调剂方式或许是这个时期缓解上述问题的最合适选择。

2. 纸塑药袋调剂模式在药房应用的实践与体会　药房分装用纸塑药袋经消毒灭菌，是带有灭菌标识并具有防潮功能的包装物（消毒级）。某医院中心药房约于 2010 年引进第一代机械式打印纸塑药袋（佛山康弘研发生产）以替代塑料药杯摆药模式，虽然随后引进自动包药机代手工摆药模式，但纸塑药袋摆药模式仍作为一种补充及备用调剂模式而保留，并于 2015 年底，引进试用第二代光电式打印纸塑药袋（深圳盛丹医药研发生产），以进一步加强纸塑药袋摆药模式。以下将围绕纸塑药袋摆药模式与其他摆药模式做对比，并探讨其应用于门诊药房的可行性，望能对各位同行有所启示。

（1）纸塑药袋摆药模式与其他摆药模式对比

①纸塑药袋摆药模式与药杯摆药模式对比：塑料药杯摆药模式是目前住院药房最常用的调剂模式，其优点是不需依靠其他硬件设备，而且药杯经清洗消毒后可以循环使用，缺点是无法在药盒标示太多信息，不能满足现时的药学服务需求；使用期间，药杯及杯盖会出现损耗，需要不定期补充。塑料药杯摆药模式最大的缺点就是药杯的污染及清洗消毒问题。我们缺乏明确的指导原则去清洗消毒这些药杯，也缺乏标准去检验这些药杯是否得到充分的清洗消毒。在工作中曾遭遇在药杯中发现痰液、烟头、带血的棉花等污染物，对于这些药杯，我们只能舍弃。另外，药杯的清洗消毒也耗费大量的人力成本。按现时某医院 1500 张病床，每张病床每天使用 3 个药杯，每个药杯的清洗耗时 20 秒计算，清洗这些药杯每天需要消耗 25 个工时，如果按每人每天工作 8 小时，每人每月 22 个工作日计算，药房需要安排约 4 个人去完成这些药杯的日常清洁消毒。用人单位人力成本应付薪酬与实付薪酬往往成一定的倍数，那是由于"五险一金"及个人所得税等支出导致的，在中山，这个倍数约为 1.4 倍。如果根据中山市 2016 年人力资源市场工资指导价位，"药师"项的"高位数月薪 6948（元），中位数月薪 4212（元），低位数月薪 3376（元）"推算出中山市药师应付工资，即中山市用人单位于药师的平均人力成本支出：高位数月支出 9727 元，中位数月支出 5897 元，低位数月支出 4726 元。那么可以计算出，医院在清洗消毒药杯的每月人力成本支出为 2.01 万～4.14 万元，清洗单个药杯的每天人力成本支出为 0.15～0.31 元。相对地，纸塑药袋要比塑料药杯洁净卫生，而光电式纸塑药袋在包含打印成本的情况下，每个药袋的成本支出在 0.12～0.14 元，而且根据相关文件，医院可以回收大部分支出。因此，使用纸塑药袋有明显的成本优势。

②纸塑药袋摆药模式与自动包药机摆药模式对比：自动包药机摆药准确、

385

省时，是任何一种手工摆药工作模式无法比拟的，但自动包药机摆药也存在着无法规避的严重缺点，就是设备及耗材价格高昂，无法包装针剂、颗粒剂、口服液、异形剂型，特别是儿科使用的药品仍需要采用人工方式分装。进口的自动包药机参考价格在 150 万～180 万元，使用寿命约为 10 年，即每年 15 万～18 万的折旧。机器一般使用进口耗材，每天的包药量在 4000～4500 包，每月的耗材支出约为 3 万元，合计机器的折旧费用，每月支出在 4.25 万～4.5 万元，根据上述数据，相当于 4～9 名药师的应付薪酬支出。减省人手往往是引入自动包药机调剂模式的主要目的之一，而笔者发现，自动包药机调剂模式不一定能显著减省操作人手，而采用纸塑袋调剂模式则是最低人手配置。当新的调剂模式人手配置数量与原手工调剂模式的差异不大时，便无法显著减省相应的人力资源。故个人认为自动包药机并不太适合病床数太少或者药房工作人数较少的医疗机构。

另外，在整个调剂工序中，自动包药机可以比喻为串联电路中的一个环节，当自动包药机这个环节出现故障，整个调剂流程将可能完全瘫痪，需要转入手工调配模式。而手工摆药模式有点像并联电路，不会由于某位药师或某个环节因故停顿而导致整个调剂工作停止，故设定纸塑药袋摆药模式作自动包药机故障时的应对预案。当然，也可以考虑购置两台以上的自动包药机以规避相关风险，但同时意味医疗机构每月承担倍数的设备折旧支出。由于儿科用药往往需要对口服药片进行分割，不适用于自动包药机，故我们对于儿科病区一直采用纸塑药袋摆药。由于自动包药机不可能 24 小时工作，在机器停机后，我们也同样采用纸塑药袋摆药。

③第一代机械式打印纸塑药袋与第二代光电式打印纸塑药袋对比：第一代机械式纸塑药袋所使用的打印机是针式打印机，存在易卡纸、速度慢、易错位、噪音大、打穿药袋等不可克服的缺点，而第一代产品的升级版所使用的打印机比较笨重，为长、宽、高俱为 1m 多的"铁盒"，每分钟可以打印 20 个药袋，噪音较大。而第二代光电式纸塑药袋打印机比一般的打印机还要小些，每分钟可以打印超过 120 个药袋，噪音较小，主要不存在卡纸、打穿药袋等缺点，特别是获专利的透明膜纸塑袋打印机技术，非常方便药剂人员和护理人员的核对。第二代光电式打印纸塑药袋集中了光电识别技术、热转移技术、透明膜打印技术，产品技术含量高，也获得了国家专利，所使用的打印机体积要比第一代机器小得多，没有一代机器的摆放限制，可以比较灵活地设定调剂线路；也比一代机器便宜得多，故我们药房也同时购买了备用机。

（2）纸塑药袋调配模式对于门诊药房的优势探讨　本院目前在住院药房使用了纸塑药袋调配模式，但我们认为对门诊药房也有明显优势。我院设有四个门诊部，针对不同的患者群体及业务需求，采用的调剂模式也有所不同，其不同主要体现于处方形式、调剂依据及药物标签这三个方面。处方分为手写处方、打印处方与电子处方三种；调剂依据分为手写处方、药物清单及打印标签三种；药物标签则分为手写标签与打印标签两种。本院各门诊药房的工作流程由上述元素经过不同组合而成，我们曾以第一急诊药房（打印处方＋手写标签＋药品清单）为参照，通过比照本院三个门诊药房：湖滨门诊药房（手写处方＋手写标签＋药品清单）、第一门诊药房（打印处方＋打印标签）、第二门诊药房（电子处方＋打印标签）的调剂模式，对比不同工作流程中一线药房调剂工作耗材费用支出。详见表9-1。

表9-1　门诊药房不同调剂工作模式硬件及耗材（元）

项目	第一急诊药房（药品清单＋打印处方＋手写标签）	湖滨门诊（药品清单＋手写处方＋手写标签）	第一门诊药房（打印处方＋打印标签）	第二门诊药房（电子处方＋打印标签）
耗材种类	硒鼓、打印纸 X2、手写标签	硒鼓、打印纸 X2、手写标签	碳带、条码打印纸、打印纸	碳带、条码打印纸
药房耗材支出	0.0715	0.0715	0.1096	0.1096
医院耗材支出	0.1070	0.0875	0.1451	0.1096

备注：医院的耗材与药房的耗材支出区别在于前者包含处方打印的耗材费用。

计算方法：平均单张耗材费用＝周期耗材费用／周期处方数

由于业务量的变化，我们在考虑对某些或者全部门诊药房的硬件进行改变，第二代光电式纸塑药袋就是其中的考虑引入门诊调剂工作的一项选择。上述的调剂工作模式中，拆零药品调配都需要使用纸药袋，一般纸药袋的成本在每个 0.05 ～ 0.07 元，拆零药品的品种越多，使用的纸药袋数量也就越多。上述对比中没有将纸药袋等耗材支出计算在内。纸塑药袋调剂模式中使用的药袋可以根据政府文件进行收费，此为重要的成本优势：按上述数据每张门诊处方 0.11 ～ 0.15 元，月门诊 30 万人次计算，涉及的耗材支出将达 3.3 万～ 4.5 万元，也相当于 4 ～ 9 名药师的应付薪酬支出，如果再按平均每张处方使用 3 个一般纸药袋，每个纸药袋成本 0.07 元计算，那么另外需要 6.3 万元的支出。另外，纸塑药袋调剂模式中耗材为碳带，每个纸塑药袋的成本约为 0.12 元，而政府文件核准收费价格为每个药袋 0.132 元，可以大部分甚至全部抵偿碳带的支出。我们还发现一个小技巧：如果药袋的打印信息量普遍不超过半个药袋时，将使用过的碳带反向安装是可以重复再使用一次的，相当于降低一半的耗材支出。另外，我们现时使用的标签纸信息打印面积大约为 $7cm \times 4.5cm = 31.5cm^2$，一般只能打印患者姓名、年龄、性别、门诊号、药品名称、剂型规格、数量、使用方法等必须信息，而纸塑药袋信息打印面积可以达到 11.8cm×8.9cm = 105.2cm^2，是标签纸的 3.33 倍，可以为一些首次使用药品的患者针对性地提供用药方法和注意事项，还可以打印患者和药品条形码/二维码，为药房调剂进一步信息化打下基础。准确、省时的自动调配设备也是其中值得考虑的选择，但价格高昂、体积庞大、耗材成本高、耗能、使用年限有限等问题不得不令人再三观望，尤其是设备一般需要大动干戈地进行场地改造，这一步骤基本上是不可逆的，而且综上所述不太适用于小规模的药房或者急诊药房，对于这类药房，仅每年的设备折旧费用就显得不太划算。而第二代光电式纸塑药袋打印机的体积相当于普通激光打印机的大小，价格与耗能也与普通激光打印机相差不多，投入小，各种规模的药房也适合使用，即使再引进更高级的调配模式后还可以作为一种补充或者后备调剂模式存在。

（3）结语　对中心药房调剂工作来说，纸塑药袋摆药模式较药杯摆药模式更清洁及节约人力成本；当医疗机构病床数较少时，纸塑药袋摆药模式比自动包药机摆药模式更划算；第二代光电式打印纸塑药袋比第一代更优越。众所周知，在医疗模式转型的过程中，我国的药学服务模式也逐步从"以药品为中心"向"以患者为中心"转变，这种改变并非扔下药品供应，纯粹地围绕患者服务，而是在充分地满足药品供应服务的前提下，再"以患者为中心"，那么我们必须先解决好"准确率高、候药时间短"这一患者对药房工作的基本要求。对此，我们必须为调剂工作选择合适的调剂模式，这些调剂模式不一定很先进或者很昂贵，重要的是适合应用及可持续使用，尤其要注意的是医院药学调剂流程中存在"响应时间"，而一般调剂模式的引进主要缩短调剂工序的操作时间，而对存在于调剂流程中工序间的响应时间影响较小，故当响应时间在整体候药时间占较大比例时，技术手段对候药时间问题的效果就不明显。如何使调剂模式更准确、更省时、更节省人手，以最小的资源将调剂模式的效益最大化，一方面关乎着避免自动发药机高昂的设备购置费用、耗材支出在医保不报销的情况下增加医院负担；另一方面还意味着将药房工作人员从烦琐的调剂工作中解放出来，为开拓发展深层次的药学服务创造更坚实的基础，从根本上改变药房药剂人员的工作模式。故此，我们认为纸塑药袋调配模式不失为住院病房和门诊药房均可选择的一种调配模式。

第二节　其　他

中药临床药学工作除了处方点评、药学监护、药学查房等工作的开展，药学科普及学术交流也是中药临床药学工作开展的重要内容。通过药学科普宣传及学术交流，不仅能保障合理用药，更为中药临床药学未来发展趋势探讨及探索科学、合理、有效的中药临床药学开展模式献计献策，推动中药临床药学的向前发展。

一、中成药新用恪守原则

中成药的临床新用，扩大了中成药原有的治疗范围，具有进一步挖掘利用的积极意义。中成药新用是一个药物被再认识的过程。

中成药体积较小，便于贮存、携带，而且服用方便，疗效可靠，临床运用非常广泛。中成药的临床新用，对中成药的产生、发展、药理研究和临床应用等都具有重要意义。中成药的临床新用还可治疗一些疑难杂症，为一些疾病的预防和治疗提供疗效确切、方便实用的药物。

中成药的临床新用要依据辨证论治原则进行。中成药具有一定的功效和适用范围，这些功用是针对一定的病因病机而设的。因此，不同的病症，只要病因病机相同，就可选用同一种中成药治疗，且往往也能取得较好效果。而这些不同病症有些是属于该中成药的治疗范围，也有的不在范围之内，将其应用于不属其治疗范围之内的病症，并能取得疗效，就达到了新用的治疗目的。如大活络丸，有祛风化痰、舒筋活络作用，原为专治风痰瘀阻经络引起中风之口眼㖞斜、半身不遂、言语謇涩等症，有人将其用于治疗风痰瘀阻经络型阳痿时效果显著，大活络丸治疗阳痿即是根据异病同治的理论而新用的。

由此可见，中成药的临床新用，初看起来似乎是用于不相干的病症，实则是针对疾病的本质而投药，其病症表现虽不同，但病因病机相同，为异病同治的体现，所以说中成药临床新用是在中医理论指导下进行的，不是毫无根据地乱用。

中成药的临床新用不是盲目乱用的，也不单纯是异病同治，它是有一定原则可循的。根据目前临床上中成药新用情况，将其运用原则总结如下。

1. 谨守病机，异病同治　中成药的组方原则和功能与汤剂相同，但由于中成药的使用标签有限，只能简单地说明其功能主治，无法更多地列举其适应证，从而使其应用面缩小，使人们产生某中成药只能治某病的狭隘认识。其实很多中成药的标签所注明的功能是针对病机而设立的，而不同的疾病往往病机相同，对于这种情况即可以选用同一中成药治疗，所以，谨守病机，异病同治是中成药临床新用原则之一。

艾附暖宫丸原为治疗寒凝气滞引起的月经失调、行经腹痛之药，有人根据其温暖子宫的作用，临床新用于治疗下元虚冷、不能温煦胞宫而致的不孕症，效果明显。冠心苏合香丸是治疗冠心病心绞痛的常用药，有人根据其理气活血功效用于治疗银屑病，取得较好疗效。肥儿丸具有健胃、消食、杀虫作用，有人据此应用于治疗虫积咳嗽。驻车丸内服可治久痢便血，有人抓住该药所具有的收敛之功，外用治疗臁疮（慢性小腿溃疡）久不敛口者也取得较为满意的疗效。

2. 抓住主药，扬而广之　中成药在临床上使用不可能像汤剂那样可依据病情变化而加减药物，很多人在使用中成药时仅靠标签说明书用药，这样是很难灵活运用的。中成药大部分是由多味药物组成的，各药也有君、臣、佐、使之别和主次之分，每味药都有其独立的主治和功用，所以，只要分析处方组成，发挥其主药或其他几味药的作用，扬长避短，以改变其主治症，就可使其应用范围扩大。

龙虎丸具有泻痰火、安心神作用，原为主治痰热扰乱心神引起神志失常、不省人事、癫痫发狂等症，有人根据龙虎丸中巴豆霜具有降逆泄浊作用，应用于治疗单纯性肠梗阻有较好疗效。冰硼散原为治疗单双乳蛾、咽喉肿痛的成药，具有消炎止痛作用，有人根据其主要成分之一的冰片具有芳香通窍作用而用本品治疗鼻窍不通之鼻炎，疗效显著；也有人取其主药之一的硼砂有清热化痰、能治痰热咳嗽的作用而用其治疗百日咳，疗效也佳。十滴水原为主治中暑霍乱、绞肠痧、呕吐恶心或腹痛泄泻等症之常用药，有人根据其所含辣椒、肉桂、小茴香有祛寒行瘀作用，樟脑、酒精能加速血液循环，而用其治疗冻伤获得满意疗效。

3. 深究药理，引申新用　中成药的应用有着悠久的历史，中成药的功用和主治是经过无数次的临床应用而证实和肯定的。近几十年来，随着医药科学的飞速发展，中成药药理研究也日趋深入，一些药理实验结果证实了中成药的传统功用和适应证，还有一些药理实验发现了有些中成药新的药理作用和用途。因此，在临床使用中成药时充分运用这些药理研究最新成果，将现代药理研究结果与中医辨证论治有机结合起来，指导中成药应用到新的领域，使中成药的应用范围进一步扩大，这是中成药临床新用的原则之三。

六神丸为喉科要药，具有清热解毒、消肿止痛作用，现代药理研究证明其有抗炎和强心作用，它能加强心脏功能，改善全身血液循环，有利于局部组织营养的改善和修复，故有人将其应用于治疗肺源性心脏病合并心衰的患者，取得满意疗效。有药理研究证明乌鸡白凤丸有促皮质激素样作用，对切除肾上腺的幼鼠有保护作用，能促进肝糖原合成，又能对四氯化碳肝损伤引起的血清谷丙转氨酶升高有明显的降低作用。有人根据这一结果引申应用于治疗慢性肝炎，取得了一定的效果。益母草有利尿、消肿、降压作用，故有人据此应用益母草膏治疗急慢性肾炎，取效良好，尤其是对浮肿、高血压等症的改善，有明显效果。

综上，中成药的临床新用，不但有其自身的规律可循，也有应当恪守的原则，了解和掌握这些规律和原则将有助于开展中成药临床新用的研究。但上述三个方面还不能概括中成药临床新用的全貌，有些临床新用是很难分析其应用规律及理论依据的，如万花油治疗鼻衄、云南白药治疗呕吐等，还有待于进一步探讨。此外，要做好中成药的临床新用工作，除了掌握临床新用规律和原则，还必须做到知常达变，先知常，即知"病"和"药"两方面之常，既要掌握疾病病因、诊断标准，又要掌握中成药的组成和性能，才能做到辨证投药，然后在知"常"的基础上探索思考变化运用，以做到有的放矢的临床新用。

二、首届中药临床药学学术会议论文分析

中药临床药学作为临床药学的一个新分支，其核心是研究中药治疗的安全性、有效性和合理性。因此，其对提高中医药临床疗效，减少不良反应有十分重要的意义。但是，由于中医药理论本身的特殊性，使中药临床药学工作操作起来更加复杂，更有挑战性，加之起步晚，重视程度不够，且目前尚无一套固定的中药临床药学开展模式，各医院开展中药临床药学内容各不相同，水平也不一致，导致这几年中药临床药学的发展非常缓慢，其工作的开展与实际工作的要求及与化学药临床药学工作相比，都有很大的差距。为探讨中药临床药学现状与未来发展趋势，以及探索科学、合理、有效的中药临床药学开展模式，为目前处于困境中的中药临床药学发展献计献策，推动中药临床药学的向前发展，由中华中医药学会主办的"全国中药临床药学学术研讨会暨中药临床药学培训班（国家级继续教育项目，负责人：梅全喜）"于2013年12月6～8日在广东省中山市召开，来自全国27个省市的中医药专家共300余人参会，大会收到论文共80篇，会上报告14篇。为了解全国中药临床药学的发展和研究状况，本文就此次会议论文进行统计、分析，以明确中药临床药学目前关注和研究的主要问题，总结其特点与不足，从而为推动中药临床药学深入开展和中药临床药学学科建设提供参考。

1. 资料与方法

（1）资料　以2013年全国中药临床药学学术研讨会论文为研究对象，共80篇。

（2）研究方法　从论文类型、研究内容、作者地区分布等方面对80篇会议论文进行统计、分析。

2. 结果

（1）论文类型分布情况　本次会议80篇论文中，理论探讨性论文占

43.75%，调查分析性论文占22.50%，其余为综述和实验性论文，未有应用中药临床药学干预疾病治疗的个案报道。可见，全国中药临床药学学术研讨会论文以理论探讨性论文为主，中药临床药学应用在中医临床的具体实践性论文较少，这与中药临床药学目前在全国医疗机构开展较少的情况基本一致。80篇会议论文类型分布情况见表9-2。

表9-2   80篇会议论文类型分布情况

论文类型	篇数	构成比（％）
理论探讨	35	43.75
调查分析	18	22.50
综述	16	20.00
实验研究	11	13.75
合计	80	100.00

（2）论文研究内容分布情况   80篇会议论文中研究内容除中药临床药学浅论最多外，还有中药用药分析、中药不良反应、中药药动学、中药煎药及临方炮制、中药说明书及包装、中药处方点评、中药药源性疾病、中药循证药学等，研究内容较广泛，涉及研究领域也较多。但是，涉及中药药动学、中药处方点评、中药药源性疾病、中药循证药学的论文较少，且多以理论探讨性和综述性论文为主，缺少开展上述具体研究的成功案例和经验总结性论文。通过统计还发现，在中药用药咨询、中药药性理论研究、中药生物利用度监测等方面未有相关论文。80篇会议论文研究内容分布情况见表9-3。

表9-3   80篇会议论文研究内容分布情况

论文内容	篇数	构成比（％）
中药临床药学浅论	20	25.00
中药用药分析	17	21.25
中药不良反应	10	12.50
中药实验研究	9	11.25
中药临床应用	6	7.50
中药药动学	3	3.75
中药说明书及包装	3	3.75
中药煎药及临方炮制	3	3.75
中药处方点评	2	2.50

续表

论文内容	篇数	构成比（%）
中药药源性疾病	1	1.25
中药循证药学	1	1.25
其他	5	6.25
合计	80	100.00

（3）论文作者单位所在地区分布　80篇论文的作者单位所在地区分布较广，但投稿数量最多的为会议主办地广东（31.25%），其次为天津（18.75%）、北京（16.25%）、河南（10.00%）、江苏（8.75%），其余11个省市只有1～2篇，投稿数量均很少，另外还有海南、广西、云南、贵州、江西、山西、辽宁、福建、浙江、西藏、宁夏等10多个省市（自治区）未有论文。80篇会议论文作者单位所在地区分布情况见表9-4。

表9-4　80篇会议论文类型分布情况

地区	篇数	构成比（%）
广东	25	31.25
天津	15	18.75
北京	13	16.25
河南	8	10.00
江苏	7	8.75
山东	2	2.50
上海	1	1.25
安徽	1	1.25
四川	1	1.25
湖南	1	1.25
重庆	1	1.25
河北	1	1.25
甘肃	1	1.25
新疆	1	1.25
黑龙江	1	1.25
陕西	1	1.25
合计	80	100.00

3. 结果分析 本次学术会议虽然论文不多，但通过广泛的学术交流与研讨，在以下几个方面取得较好的成果。

（1）建立完整的科学的中药临床药学学科体系，促进中药临床药学由理论研究向具体实践转变 近年来，随着我国医药卫生体制改革的深入，以合理用药为核心的临床药学工作逐步开展起来，临床药学工作也成为医疗机构药学服务的核心内容。但是，目前的临床药学工作多以西药临床药学为主，中药临床药学开展较少，多数中药临床药学研究仅停留在理论探讨层面。本次会议80篇论文中，理论探讨性论文较多，而实践性论文较少。究其原因有多方面，其一，目前还未建立有一套完整、科学的中药临床药学学科体系，也未有一套规范的、行之有效的中药临床药学开展模式，使中药临床药学人员无所适从，不知道如何开展中药临床药学工作；其二，中药临床药学人才的缺乏限制了中药临床药学的开展。目前在我国尚无一名正式的中药临床药师，也没有中医药高等院校设置过中药临床药学专业或开设中药临床药学课程。现在从事中药临床药学工作的人员多为受传统中药学教育的中药师经简单的临床药学知识培训而来。传统中药学教育的目标是培养中药饮片鉴定、中药制剂生产及质量控制各个环节的药学人才，他们往往缺乏中医基础理论和中药药理等知识，导致难以胜任中药临床药学工作；此外，还存在医疗机构主管部门及医疗机构本身对中药临床药学工作的重视不够等因素。鉴于上述原因，大多数中药临床药学理论研究成果均未能在实践中得到充分的应用，阻碍了中药临床药学的发展及水平的提高。随着中药临床药学相关理论研究的不断深入，一些高水平的中药临床药学理论研究成果也不断涌现，本次会议论文中也有不少，如有2篇论文对中药临床药学概念、主要任务和最新研究进展做了详细论述；有的论文从开展中药临床药学工作实践出发，从思想认识、机构建立、编写资料、信息服务、中药调研和处方分析与点评等方面探讨了医院开展中药临床药学工作的方法；有的论文就中药临床药师的定位、工作内容等做了深入探讨；有的论文探讨了医院中药房开展中药临床药学模式；有的论文还深入探讨了中药临床药学研究内容中的中药处方点评的科学化、系统化实施要点。此外，有的论文还从中医药院校的课程设置、实习安排及医疗机构的培养安排方面，对中药临床药师的培养方法进行了分析，以探讨及完善具有中医药特点的中药临床药师培养模式。上述会议论文中一些有关中药临床药学的理论研究成果和本次会议首发的《中药临床药学》专著，对指导建立一套中药临床药学开展模式甚至建立中药临床药学学科体系都具有重要的参考价值。因此，本次会议论文中占多数的理论性文章为中药临床药学学科理论建设提供了有力支撑，使人们对中药临床药学的开展内容、方法等有初步了解，为中药临床药学工作者开展中药临床药学工作提供了理论指导，有助于中药临床药学由理论研究向具体实践转变，推动中药临床药学发展。

（2）拓宽中药临床药学研究范围，进一步深化研究内容，有利于完善中药临床药学研究　中药临床药学是指在中医药理论指导下，以患者为对象，研究中药及其制剂与人体相互作用和合理、有效、安全用药及应用规律的一门综合性学科。狭义来讲，中药临床药学研究的内容主要是指导临床医师合理应用中药治疗疾病。从广义上说，中药临床药学研究的内容非常广泛，除上述狭义研究内容外，还包括中药不良反应的监测与上报、中药药动学研究与生物利用度监测、中药药性理论、中药之间及中药与化学药之间的配伍、中药处方点评、中药用药咨询、中药药源性疾病防治、中药药物经济学、中药循证药学、中药调剂与煎服、中药临方炮制、中药临床试验与评价等多方面研究内容。从中药临床药学本身定义及其内涵外延的需要，作为一门综合性学科，中药临床药学研究领域绝不能局限于狭义的指导临床医师合理应用中药治疗疾病，必然会是多元化的研究领域。从本次会议论文的内容分布情况看，虽然中药临床药学研究内容在多方面已取得一定成绩，但在某些方面的研究力度、深度仍然不够，且有些领域未有相关研究报道。因此，应积极拓宽中药临床药学研究范围，进一步细化、深化研究内容，丰富完善中药临床药学的内容。

（3）调动医院药学人员开展中药临床药学工作的积极性，加强地区间合作与交流，促进中药临床药学水平的提高　中药临床药学作为一个新生事物，现正处在一个研究探索阶段，开展过程中肯定也会碰到不少困难和问题。为了使中药临床药学更好地发展，需要组织全国各地专家、学者对其存在或碰到的个性与共性问题进行研讨及学术交流，本次学术研讨会正是以此为目的而召开的。本次研讨会共有来自全国23个省市的专家、学者参加，有16个省市的专家、学者向大会提交了论文，论文作者单位所在地区主要集中在广东、天津、北京3个省市。虽然本次会议论文投稿数量不少，但仅分布在16个省市。由此可知，各地区开展中药临床药学水平参差不齐，部分地区对开展中药临床药学意识薄弱，缺乏开展中药临床药学的积极性。因此，要加强开展中药临床药学工作必要性、重要性的宣传力度，提高人们对中药临床药学的认知度，强化医务人员的中药临床药学意识，调动医院药学人员开展中药临床药学工作的积极性。同时，要注意加强地区间合作与交流，邀请开展中药临床药学水平较低或未有开展相关工作的地区医院代表参加有关中药临床药学的学术活动，促进上述地区与较发达地区中药临床药学工作人员的沟通和交流，以带动该地区中药临床药学的发展，促进各地区中药临床药学水平的协调发展，最终促进全国中药临床药学整体水平的不断提升。

4. 结语 此次研究收集的资料为首次举行的全国中药临床药学学术研讨会论文，虽然存在一定的局限性，但通过对本次会议论文资料的分析，仍可初步反映全国中药临床药学研究的特点和现状。随着中药临床药学理论体系的不断完善和建立，其研究内容的不断深化，将促进中药临床药学研究由理论研究向具体实践转变，调动医院药学人员开展中药临床药学工作的积极性，带动并提高各地区医疗单位参与中药临床药学学术交流的积极性，以督促各地区中药临床药学水平的协调发展，提升中药临床药学的整体水平。

三、粤港澳中药临床药学培训班暨学术交流会成功举行

为了推动两岸四地中药临床药学工作的开展及中药临床药学人才的培养，促进与推动中药临床药学向海外发展，由粤港澳大湾区传统中医药联盟的发起单位深圳市宝安纯中医治疗医院中药学科带头人梅全喜教授提出了"中药临床药学走向海外——中药临床药学专著境外出版及海外中药临床药师培训"的建设思路，得到了深圳市宝安区中医药发展基金会的立项支持。该项目由梅全喜教授牵头组织两岸四地包括香港、澳门、台湾和广东等地的中医药高校、学会及医疗机构的中医药专家共同合作编写出版繁体字版的《中药临床药学总论》一书，并将由香港、澳门和台湾三地的出版社同时出版，供香港、澳门和台湾地区的中药师及中医药学校的中医中药学生学习之用。并在《中药临床药学总论》（繁体字版）正式出版后，在深圳市宝安纯中医治疗医院举办两期"两岸四地中药临床药师速成培训班"，每个班招收 20 名港澳台地区的中药师做短期强化培训，每期培训时间为两周，一周理论学习（理论课由来自两岸四地的本书各章节的编委负责授课），一周实践（到中药临床药师培训基地由中药临床药师带领深入病房查房、制定用药方案等），培训结束后通过考核的由两岸四地学会联合颁发"中药临床药师培训证书"。希望通过该书的出版及中药临床药师的培训以推动港澳台地区中药临床药学工作的开展，为推动中药临床药学工作走向境外、走向世界发挥积极作用。基于以上项目的实施，我们申请了广东省中医药继教项目（项目编号：2021022801002，负责人：梅全喜），并于近期在深圳成功举办。

2021 年 9 月 25 日，由深圳市宝安纯中医治疗医院、深圳市中药药事质量控制中心、深圳市药事管理与药物治疗委员会联合主办，香港中药药剂师协会、澳门科技大学中医药学院、台湾中药临床学会联合协办的"粤港澳中药临床药学培训班暨学术交流会"在深圳市宝安纯中医治疗医院成功举行。本次会议因疫情原因是以网上会议为主，来自深圳市内的药师及医、技、护等专业人员共计 100 余人参加了当天的现场会议，香港、澳门、台湾及内地的药师们通过网上参会，人数超过 2.4 万人，其中 80% 以上是港澳台地区的

药师参加网上听课。

会议开幕式由本次会议的发起人及项目负责人、深圳市宝安纯中医治疗医院中药学科带头人梅全喜教授主持，宝安纯中医治疗医院杨光义副院长、深圳市药事管理与药物治疗学委员会刘新宇主任委员、澳门科技大学中医药学院周华院长、台湾中药临床学会苏超麒理事长出席会议并致辞。同时在众多专家和粤港澳台两岸四地的中药师门的见证下举行了"《中药临床药学总论》繁体字版（香港版、澳门版和台湾版）编写出版启动仪式"，该项目的正式启动，标志着中药临床药学走向海外的推广工作又向前迈出了一大步。

培训班及学术交流会大咖云集，会议邀请到全国中医药高等教育学会中药教育研究会理事长、安徽中医药大学校长彭代银教授，中华中医药学会医院药学分会主任委员、北京中医药大学东方医院药学部主任曹俊岭教授，香港特别行政区食物及卫生局中药产业小组委员会中药发展委员会委员、香港中药剂师协会会长区靖彤助理教授，台湾中国医药大学中医学系讲师、台中荣民总医院三级药师李威寰药师，澳门科技大学中医药学院颜培宇教授，深圳市宝安中医药发展基金会理事长陈广源主任中医师，广东省中药药事质量控制中心主任、广东省中医院药学部主任林华主任中药师，广东省中医药学会医院药学专业委员会主任委员、广州中医药大学第一附属医院药学部临床药学国家重点专科学术带头人唐洪梅主任中药师，深圳市中药药事质量控制中心主任、深圳市中医院药学部主任陈军主任中药师，以及全国高等学校中药临床药学专业教材建设指导委员会主任委员梅全喜主任中药师等担任主讲嘉宾，他们分别进行了"中医药大学设置中药临床药学专业的必要性和可行性探讨""建设培训基地，加快中药临床药师培养""香港中药药剂服务现状及未来发展探讨""台湾中药应用现状及开展中药临床药学的重要性""中医辨证论治与临床用药""中医入门零到玖——谈中医基础理论学习的方法与意义""中药传承人才培养的实践与探索""妊娠及哺乳期中药的合理使用""中药饮片处方审核要点与实践"及"中药临床药学发展现状及存在问题与建议"等专题讲座。内容丰富详实，观点权威新颖，具有很强的实用性、指导性和参考性，受到广大药师听众的欢迎和好评。

本次会议的发起者梅全喜教授在主持开幕式和后面的学术讲座中多次表达了他的观点："有中药使用的地方就应该开展中药临床药学工作！"他认为发生在比利时的"苗条丸（含有广防己一药，其主要成分为马兜铃酸）致肾衰事件"和发生在日本的"小柴胡汤颗粒致间质性肺炎事件"都是因为中药的不合理使用造成的，假如当初在这些地方有中药临床药学工作的开展，这些不良事件是可以避免的。所以推动中药临床药学走向世界，为中医药在国外的安全合理使用保驾护航是目前中药临床药学工作的当务之急，也正是基于这个观点才牵头主办了这次培训班及学术交流会。

本次培训班及学术交流会邀请到港澳台及众多大陆中药临床药学领域专家和一线中药临床药师,从多维角度分享中药临床药学的服务要点,共同探讨中药合理使用和中药临床药学的工作模式,在更高层次、更大范围、更深程度上共商两岸四地中药临床药学发展良策。同时,在这次会议开幕式举行编写启动仪式的《中药临床药学总论》(繁体字版)是由梅全喜教授牵头,组织两岸四地包括香港、澳门、台湾和广东等地近20所中医药高校、学会及中医院的中医药专家40余人共同合作编写的,将由香港、澳门和台湾三地同时出版,并分别邀请香港中西医结合学会荣誉会长、香港大学荣誉教授、香港太平绅士黄谭智媛女士、中国工程院院士、澳门科技大学名誉校长刘良教授和台湾中医师公会全台联合会理事长柯富扬先生分别为这三本书写序推荐,供香港、澳门和台湾地区的中药师及中医药学校的中医药学生学习中药临床药学之用。这次培训班的举行以及首部繁体字版《中药临床药学总论》编写出版对于推动粤港澳台地区的中药临床药学发展、开创两岸四地中药临床药学发展新局面、指导中药临床药学的科学合理开展,尤其是推动中药临床药学走向海外、走进世界以及助推粤港澳大湾区中医药高地的建设都具有重要的现实意义。

深圳市宝安纯中医治疗医院将以此次会议为契机,以药学部深圳市三名工程建设及三个重点科室(中药质量研究与检测中心、中药临方炮制室和中药临方制剂室)为基础,以中药学科带头人梅全喜教授多年的中药临床药学经验及学术地位为支撑,每年继续举办一期粤港澳台中药临床药学培训班及学术交流会,并准备在港澳台三地出版繁体字版《中药临床药学总论》的基础上翻译出版英文版、日文版、韩文版等不同文字版的中药临床药学专著,为继续推动中药临床药学在粤港澳台两岸四地以及海外的广泛开展,实现"有中药使用的地方就要开展中药临床药学工作"的愿望,推动中药临床药学走向世界发挥积极而重要的作用。

参考文献

[1] 梅全喜，曾聪彦.中药临床药学的现状与发展思考［J］.中国药房，2008，19（36）：2801-2804.

[2] 梅全喜.中药临床药学工作开展现状与未来发展的策略［J］.中国药师，2015，18（6）：952-957.

[3] 梅全喜，曾聪彦，沈健.中药临床药学研究新进展［J］.中国药房，2013，24（27）：2584-2587.

[4] 曾聪彦，梅全喜，沈健，等.医院开展中药临床药学工作的实践［J］.中医药管理杂志，2013，21（10）：1027-1030.

[5] 曾聪彦，梅全喜.医疗机构开展中药临床药学服务模式的探讨［J］.中国药师，2015，18（7）：1136-1139.

[6] 曾聪彦，曹俊岭，梅全喜.中药临床药学几个值得探讨的问题［J］.中国药师，2015，18（10）：1735-1739.

[7] 唐志芳，郑依玲，梅全喜.中药药学服务的特点、存在问题及对策［J］.中国药师，2017，29（9）：1588-1592.

[8] 梅全喜，曾聪彦，吴惠妃.中药处方点评实施要点探讨［J］.中国医院药学杂志，2013，33（15）：1272-1275.

[9] 邱雄泉，梅全喜，钟希文."处方点评"制度浅议［J］.中国药业，2008（14）：56.

[10] 戴卫波，梅全喜.中药调剂常见问题及应对措施［J］.中国中医药现代远程教育，2012，10（02）：73-74.

[11] 戴卫波，曾聪彦，梅全喜，等.规范中药调剂管理，做好中药调剂工作［J］.亚太传统医药，2012，8（05）：7-9.

[12] 刘倩，王振宁，梅全喜.中药临床药师参与脑出血术后感染患者的中西药学监护［J］.中国药业，2020，29（06）：99-102.

[13] 叶秋明，梅全喜，吴惠妃，等.儿童肺炎的中医药学监护模式探讨［J］.中国药房，2014，25（11）：967-969.

[14] 曾秀兰，梅全喜，茹认派，等.2013-2015上半年我院中成药及特殊人群医嘱干预效果分析［J］.黑龙江医药，2018，31（02）：269-271.

[15] 刘敏豪，梅全喜.药品说明书致医疗机构风险分析及对策［J］.亚太传统医药，2012，8（08）：220-222.

[16] 梅全喜，曾聪彦，吴惠妃，等.关注中药的安全合理使用，推动中药临

床药学工作的开展［J］.中国药房，2015，26（11）：1576-1579.

［17］梅全喜.尽快启动中药临床药学人才培养［N］.中国中医药报，2014-08-20（003）.

［18］孙英豪，闫翠环，梅全喜.中药临床药师的现状与发展［J］.中国药业，2015，24（21）：181-182.

［19］沈健，梅全喜，姚毅，等.中药临床药学人才培养现状及未来培养方向的探讨［J］.中国药学杂志，2016，51（17）：1526-1531.

［20］孙洪胜，曹俊岭，梅全喜，等.试论建立中药临床药学培训基地的紧迫性与重要意义［J］.中国药师，2016，19（03）：510-513.

［21］曾聪彦，戴卫波.国内首套全国高等学校中药临床药学专业创新教材诞生记［J］.亚太传统医药，2018，14（8）：204-207.

［22］曾聪彦，梅全喜.对中药注射剂安全性问题的探讨（上）［J］.中国执业药师，2009，6（10）：19-24.

［23］曾聪彦，梅全喜.对中药注射剂安全性问题的探讨（下）［J］.中国执业药师，2009，6（11）：18-20.

［24］梅全喜，曾聪彦.中药注射剂安全合理使用之道［J］.药品评价，2010，7（14）：10-12.

［25］唐志芳，梅全喜，杨光义，等.中药注射剂主要不良反应类型及救治方法探讨［J］.中国医院用药评价与分析，2019，19（8）：1013-1016，1020.

［26］曾聪彦，梅全喜.鱼腥草注射液致过敏性休克62例文献分析［J］.中国医院用药评价与分析，2008，8（11）：865-867.

［27］曾聪彦，梅全喜，吴惠妃，等.黄芪注射液致41例不良反应文献分析［J］.中国药房，2005，16（4）：293-295.

［28］曾聪彦，梅全喜.34例红花注射液不良反应文献分析［J］.中国药房，2006，20（17）：1574-1576.

［29］曾聪彦，梅全喜，廖伟坤.香菇多糖注射剂致21例不良反应与不良事件文献分析［J］.中国执业药师，2013，10（3）：7-11.

［30］曾聪彦，戴卫波，梅全喜.细辛脑注射剂致不良反应122例［J］.临床合理用药，2011，4（12B）：131-132.

［31］曾聪彦，梅全喜.灯盏细辛注射液致43例不良反应文献分析［J］.今日药学，2009，19（2）：23-28.

［32］林慧，梅全喜，曾聪彦.七叶皂苷钠注射剂致不良反应文献分析［J］.海峡药学，2010，22（3）：216-218.

［33］胡莹，曾聪彦，梅全喜.85例葛根素注射剂不良反应文献分析［J］.中

国医药指南，2010，8（26）：5-7.

［34］虞秀柳，曾聪彦，梅全喜. 82 例莪术油注射液不良反应文献分析［J］. 中国药物警戒，2010，7（5）：306-308.

［35］曾聪彦，梅全喜. 81 例含三七总皂苷类注射剂致不良反应的文献分析［J］. 中国药房，2007，18（33）：2616-2618.

［36］曾聪彦，梅全喜. 39 例长春新碱注射剂不良反应文献分析［J］. 中国药房，2008，19（12）：945-947.

［37］曾聪彦，梅全喜. 25 例猪苓多糖注射液不良反应回顾性分析［J］. 中国医院用药评价与分析，2004，4（6）：364-366.

［38］曾聪彦，梅全喜. 喜炎平注射液致 27 例不良反应文献分析［J］. 中医药导报，2008，14（8）：117-119.

［39］曾聪彦，梅全喜. 肝炎灵注射液致 27 例不良反应文献分析［J］. 中华中医药学刊，2008，26（6）：1352-1353.

［40］曾聪彦，梅全喜. 62 例藻酸双酯钠不良反应回顾性分析［J］. 中国药房，2006，17（10）：769-771.

［41］曾聪彦，梅全喜. 川芎嗪致 30 例不良反应文献分析［J］. 中国药房，2008，19（24）：1908-1910.

［42］梅全喜，范文昌，曾聪彦. 灯盏花素注射剂不良反应文献分析［J］. 中国执业药师，2010，7（4）：3-6.

［43］曾聪彦，梅全喜. 痰热清注射液致 29 例不良反应文献分析［J］. 中外健康文摘，2011，8（28）：133-135.

［44］曾聪彦，梅全喜. 11 种常用中药注射剂不良反应文献调查与分析［J］. 今日药学，2009，19（12）：30-34.

［45］李红念，梅全喜. 对《中国药典》2010 年版毒性中药品种的探讨［J］. 时珍国医国药，2012，23（02）：435-439.

［46］胡玉良，梅全喜，曾聪彦. 葛洪《肘后备急方》中毒性中药合理应用探析［J］. 亚太传统医药，2016，12（13）：47-50.

［47］范文昌，梅全喜. 广东地产药材中毒性中药归类分析及研究［J］. 时珍国医国药，2012，23（10）：2655-2658.

［48］梅全喜，高玉桥，董鹏鹏. 艾叶的毒性探讨及其研究进展［J］. 中国药房，2016，27（16）：2289-2292.

［49］唐志芳，马国，梅全喜. 何首乌肝毒性研究进展［J］. 时珍国医国药，2017，28（07）：1722-1725.

［50］田素英，梅全喜. 狼毒类中药的研究概述［J］. 时珍国医国药，2012，23（05）：1316-1317.

［51］梅全喜.中药轻粉的探讨［J］.中医药信息，1988（06）：5-10.

［52］戴卫波，梅全喜.中药雄黄药用历史沿革及其安全性探讨［J］.时珍国医国药，2012，23（07）：1836-1837.

［53］梅全喜，高玉桥，胡世林.马兜铃酸肾毒性探因［N］.中国中医药报，2006-07-3（007）.

［54］高玉桥，钟希文，梅全喜.马兜铃酸毒性作用的研究进展［J］.中国药业，2004，13（11）：72-74.

［55］胡世林，张宏启，梅全喜.含马兜铃酸中草药的安全性研究与评价［C］.中国中西医结合学会肾脏病专业委员会：中国中西医结合学会，2003：4.

［56］胡世林，张宏启，陈金泉，等.关木通毒性的初步研究［J］.中草药，2006（03）：415-418.

［57］胡世林，张宏启，陈金泉，等.广防己毒性的初步研究［J］.中药材，2003（04）：274-277.

［58］梅全喜，朱学君.常见中药中毒反应及处理方法［J］.中国实用护理杂志，1987，3（10）：35-36.

［59］梅全喜.西药＋中成药，"速效"治感冒，损害"加倍"［J］.大众医学，2011（6）：78-79

［60］林海，梅全喜，吴惠妃.中西药配伍禁忌的分析探讨［J］.中药材，2007，30（5）：620-622.

［61］梅全喜.中西药配伍禁忌检索表［J］.中医药信息，1989，7（05）：29-33+18.

［62］梅全喜，吴惠妃.中西药的不合理联用［J］.中国执业药师，2007（03）：19-25.

［63］唐志芳，梅全喜.临床常用西药与中药的配伍禁忌［J］.中国药师，2016，19（10）：1946-1949.

［64］唐志芳，梅全喜.抗菌药与中药的配伍禁忌［J］.中国执业药师，2016，13（06）：35-38.

［65］唐志芳，梅全喜.神经系统类西药与中药的配伍禁忌［J］.中国药房，2016，27（17）：2446-2448.

［66］梅全喜.从糖脂宁胶囊事件看中西药复方制剂的使用［N］.中国中医药报，2009-03-19（004）.

［67］梅全喜，曾聪彦.含西药组分中成药的特点及使用注意事项［J］.中国药房，2008，19（06）：470-473.

［68］郑依玲，梅全喜，戴卫波，等.妊娠禁忌中药研究概述［J］.中国药房，

2018，29（03）：421-424.

［69］邱丽丽，毛敏，梅全喜，等.当归补血活血功效及其妊娠用药安全性考辩［J］.时珍国医国药，2017，28（01）：157-160.

［70］唐志芳，郑依玲，梅全喜，等.当归用药禁忌的本草考证［J］.中药材，2016，39（10）：2382-2385.

［71］梅全喜.普及中药安全性知识任重而道远！［J］.中国中医药现代远程教育，2011，9（02）：1-4.

［72］梅全喜，曾聪彦.如何对待中药安全性问题［J］.中国执业药师，2008，（01）：17-22+16.

［73］梅全喜.普及中药安全性知识提高医患对中药安全性的认识［J］.中国中医药现代远程教育，2009，7（01）：81-85.

［74］梅全喜，曾聪彦.对中药安全性问题的探讨［J］.中国药房，2007，18（12）：881-884.

［75］梅全喜.名贵中成药过量使用也有害［N］.中国医药报，2015-08-21（001）.

［76］梅全喜，高玉桥，胡世林.应理性对待含马兜铃酸类中药［J］.中国药房，2006，（07）：554-556.

［77］吴惠妃，邓北林，梅全喜.新形势下医院药学部门管理工作的思考［J］.中国药业，2012，21（16）：69-71.

［78］梅全喜，曾聪彦，钟希文，等.现代医院中药管理理论与模式在我院药学管理实践中的应用［J］.中国药房，2012，23（31）：2881-2884.

［79］梅全喜，戴卫波.品管圈在医院药事管理中的应用［J］.时珍国医国药，2012，23（08）：2021-2023.

［80］刘敏豪，梅全喜，唐志芳.纸塑药袋在医院药房调剂工作中的应用［J］.亚太传统医药，2018，14（03）：198-199.

［81］刘敏豪，刘锐锋，梅全喜，等.纸塑药袋调剂模式在药房应用的实践与体会［J］.亚太传统医药，2018，14（07）：205-207.

［82］梅全喜.中成药新用要恪守原则［N］.中国中医药报，2001-04-23（003）.

［83］曾聪彦，梅全喜.全国中药临床药学学术研讨会论文研究分析［J］.中国药房，2014，25（11）：961-963.

［84］杨洋.粤港澳中药临床药学培训班暨学术交流会在深圳顺利举行.国医网.http://www.gyw120.com/html/yaoxue/zixun/2021/0926/74664.html，2021-09-26

后记：

梅花香自苦寒来

——记我国著名的医院中药学家梅全喜教授

在当今的中药临床药学界和艾产业界，提起梅全喜教授，大家没有不知道的，因为他为推动中药临床药学学科建设与发展、中药临床药学人才的培养和推动中药临床药学走向海外，以及推动艾产业的发展和艾文化的推广等作出了积极的贡献。事实上，他在中医药界的影响远不止这两个专业方向，在药学史本草研究、李时珍《本草纲目》和葛洪《肘后备急方》研究、道地药材与地产药材研究、中药鲜药应用研究、医院中药制剂与中药炮制研究等方面都做了大量的工作，取得显著成绩。他已成为我国医院中药学方面知名的专家，今天在这里对梅全喜教授作详细介绍如下。

本草药圣有传人

梅全喜教授 1962 年 5 月出生于中医药世家，其家乡位于湖北省蕲春县，与我国明代著名医药学家——李时珍是同乡。爷爷梅友三（1879—1944）为清末进士，被举为族长，家境富裕，自学中医，是一名中医外科医师。父亲梅锡圭（1914—1991）师从当地中医蔡醒山先生，潜心医道，十年寒窗，望闻问切，救死扶伤，手到病除，终成地方名医，声名远扬。在中医妇科、内科肝病、儿科等方面造诣颇深，救治患者不计其数，晚年被推选为县人大代表。他随父亲在医院长大，受家庭及环境的熏陶，培养了他对中医药的至诚热爱。因自幼跟随父亲在乡里行医，不仅习得了最初的中草药知识，而且在他幼小心里打下了将来一定要"行医济世、救死扶伤"的深深烙印。

当时，在乡里，由于医药卫生条件简陋，时常有人生病，到医院求治不便，一些患者甚至被医院判了"死刑"。然而，在梅全喜父亲的诊治下，看似平凡的草药发挥了大作用，不但药到病除，平息了当时的流行性脑膜炎等疾病，而且多次从死亡线上拉回了病人。正是源于此，让梅全喜对父亲和父亲从事的事业有了极为深刻的认识，矢志走上从医路。为此，他自幼刻苦学习，勤于钻研，在恢复高考以后，以全校第一名的优异成绩考取了湖北中医学院（现湖北中医药大学），希望子承父业。不料，学校在录取时考虑到他的化学成绩特别突出，将他遴选到了中药系学习中药，虽然没有当上医生，但梅全喜从此开始了他对中草药的研究。

大学时代的梅全喜凭借着对中医药的热爱，将全副精力都投入专业课的学习当中，大学4年，他各门功课都取得优异的成绩。扎实的专业知识基础，使梅全喜在毕业专题实习中初露锋芒，在指导老师的帮助下，他顺利地完成了"复方蛇床子阴道栓的试制与临床疗效观察"的研究，并写出了两篇颇有见地的学术论文，均发表在国家级的专业刊物《中国医院药学杂志》上，这在当时是十分不容易的。

1982年8月，毕业后的梅全喜被分配到湖北蕲春县李时珍医院从事中药制剂及炮制工作。至今他还清楚地记得，到医院报到的第一天就专程到李时珍陵园拜谒这位伟大的药圣，在心中默默地许下愿望：作为李时珍的同乡和同行，一定要以他为榜样，在继承和发扬祖国传统医药方面有所建树，不辜负老师、同学和父老乡亲对自己的期望。

对传统中医药的挚爱和探索贯穿了梅全喜的整个中青年时代，他自觉肩负起了传承传统医药学的伟大使命，甘愿与草药相伴。在家乡工作期间梅全喜利用所学的中药知识积极开展中药新制剂研发及中药炮制工作，改进完善医院自制中药注射剂的生产工艺，研制生产一批中药复方验方的口服安瓿剂、中药灌肠剂以及紫甘软膏、蕲艾精、李时珍中药保健腰带等新产品，特别是李时珍中药保健腰带临床治疗寒湿型腰痛有效率超过98%，通过湖北省卫生厅组织的成果鉴定，达国内先进水平，获得国家专利，并获得蕲春县科技进步一等奖。该成果转让给湖北钟祥市中药保健品厂批量生产，获得显著的经济效益。

同时，他把本职工作之外的业余时间全部用在了开展科学研究和学术探讨上，为深入探讨祖国医药科学的奥秘，他不惜汗水，付出良多。多年来坚持笔耕不辍，研究探讨药学史本草学相关学术问题，自1991年编著出版第一部专著《中成药的引申应用》起，迄今为止的四十年间，梅全喜共独立著作或主编完成了《蕲州药志》《本草纲目补正》《艾叶》《药海撷菁——梅全喜主任中药师从药二十年学术论文集》《广东地产药材研究》《艾叶的研究与应用》《香药——沉香》《鲜龙葵果抗肿瘤作用的研究与应用》等中医药专著，共计3000多万字，还参与编写《中国道地药材原色图说》《中西医临床用药正误大全》《现代中药材商品手册》《中国常用中草药》《中国民族药食大全》等中医药专著，发表各种学术论文500多篇。其中，有不少的论文和著作是研究药学史与本草学的，尤其是对我国古代的医药学家李时珍和葛洪重点研究，取得显著成绩，今天已成为这方面著名的专家。其主编出版的《本草纲目补正》和《李时珍〈本草纲目〉500周年大事记》（与王剑教授合著）专著，作为1993年纪念李时珍逝世400周年学术活动及2018年纪念李时珍诞辰500周年的献礼，获得了国内有关专家高度评价，认为它填补了李时珍《本草纲目》研究的空白。

来到广东工作后，他带领团队积极开展葛洪《肘后备急方》研究，挖掘研发新产品2项、主持召开全国葛洪医药学术研讨会2次，发表相关研究论文40多篇，主编出版《葛洪〈肘后备急方〉研究》《肘后备急方校注》《抱朴子内篇·肘后备急方今译》等专著，研究成果通过广东省中医药学会主持的成果鉴定，达国内领先水平，该成果获得中国民族医药协会科技进步一等奖。

矢志不渝求索路

在四十多载的医药学生涯中，梅全喜教授曾5次调动工作。但无论身在何处，处于什么样的岗位上，他从未放松过对自身的要求，以只争朝夕的精神投身自己所热爱的工作中，并取得了丰硕成果。

从湖北到广东，梅全喜将家乡中医先贤李时珍的精神也带到了广东。他多年以来细心搜集各种文献记载，始终把地产药材的研究列为自己的主要研究方向。自己一个人的力量有限，就带领团队协同合作，不仅对其生物特性、道地优质性进行研究，在实验室里化验分析、药理实验验证，而且还结合临床，制成制剂，在应用之中进行验证。

沉香曾经是中山著名的地产道地药材，但中山近代的沉香资源并不丰富，了解沉香的人也不多，梅全喜决定对其开展研究，邀请中山民俗专家李汉超先生联名在《中山日报》上发表了《搜寻香山之'香'恢复传统南药——关于建设沉香种植基地的构想》重要文章，以推动中山沉香热潮。期间牵头开展了中山沉香的药用历史、产地考证及资源普查工作，并先后发表《南药中山沉香的产地考证与发展构想》《中山沉香资源调查与开发利用建议》等多篇论文，率先论证了中山是沉香的主产地和道地产地，这些文章为中山成功申报"中国沉香之乡"提供了翔实资料。此后，中山沉香热潮逐步兴起，沉香的种植由当初的几万株到今天的400万株，专门从事沉香种植、结香、加工、研发、应用推广、销售、贸易及收藏的专业公司由当初的一家发展到今天近百家。梅全喜带领他的研究团队与多个沉香公司合作开展研究工作，并申报广东省中医药局科技基金资助项目和中山市科技计划资助项目"沉香叶的药理作用与综合开发利用研究"，积极开展沉香叶与沉香药材的研究工作，发现沉香叶有抗炎、镇痛、镇静、降糖、平喘、促进肠蠕动等广泛的作用，为沉香叶的开发利用打下了基础。先后发表了与沉香相关学术论文 20 多篇，组织了他的研究团队在总结自己研究成果的基础上编写出版了《香药——沉香》专著。其沉香研究成果的总体水平达国内先进，并获得中山市科技进步一等奖。也多次应邀在沉香论坛上做有关沉香药用历史及研究应用的讲座，为推动沉香产业发展、普及沉香医药知识作出了积极贡献，还被授予"沉香药用研发专家奖"。

21 世纪初，梅全喜研究广东地产清热解毒药时发现广东民间有用龙葵治疗鼻咽癌的应用，从此，他关注到这个药物。在他主编出版的《广东地产药材研究》和《广东地产清热解毒药物大全》这两本专著中均详细收载了龙葵，该药在广东地区的应用是以鲜用为主的，而鲜药的应用正是岭南地区的医药特色。为了更好地推动鲜龙葵果的研究与应用，从 2010 年开始，梅全喜与吉林四平创岐科技发展有限公司合作开展鲜龙葵果抗肿瘤作用的研究与推广应用工作，梅全喜教授团队对国内外有关龙葵和鲜龙葵果的化学成分、药理作用研究和临床应用情况进行系统总结，并对龙葵果开展了全面研究工作，对龙葵不同采收期及不同药用部位的有效成分、对独有的专利技术鲜龙葵果的保鲜技术、对不同产地龙葵果的 HPLC 指纹图谱、不同产区的不同基原及其近缘种龙葵样品进行 ITS2 分子鉴定方法等研究，先后撰写发表龙葵果研究论文 20 多篇，其研究结果充分证明了北方地区黑土地上所产的龙葵果实中龙葵碱含量最高的观点。为了推广应用，梅全喜带领技术人员进行了鲜龙葵果质量标准的起草研究工作，经过广东省食品药品检验所的审核、复核，形成了"鲜龙葵果"的质量标准和标准起草说明，并经广东省食品药品监督管理局审核批准，鲜龙葵果正式收载入《广东省中药材标准》。由梅全喜教授主编的《鲜龙葵果抗肿瘤作用研究与应用》也已由中国中医药出版社正式出版，国医大师、著名的中药专家金世元教授和国医大师、著名的中医肿瘤专家周岱翰教授分别为该书的出版题词"鲜药应用，大有可为"和"鲜药应用是中医药传统用药经验的精华之一，应当继承、发扬，加以提高"，充分肯定了梅全喜教授在鲜药研究上的成就。

近年来，他与东阳光药物研究院中药研究所合作积极开展鲜冬虫夏草的研究，发表论文 10 多篇，编撰出版《鲜冬虫夏草的研究与应用》专著，并多次应邀赴全国各地做鲜虫草的研究应用学术报告，为推动鲜药的研究与应用发挥积极作用，他本人也被聘请为中国癌症基金会鲜药专业委员会副主任委员。

为了积极推动名贵道地药材的研究、应用与产业发展，从 2020 年开始梅全喜教授带领团队与有关单位及团队合作，启动编写出版"名贵道地中药材研究与应用系列丛书"工作，这套丛书初定 50 种，选择的都是国内外著名的名贵道地药材品种，每种药材独立成书，全面系统介绍该名贵道地药材相关研究与应用成果。首批 6 本为《蕲艾的研究与应用》《沉香的研究与应用》《新会陈皮的研究与应用》《鲜冬虫夏草的研究与应用》《鲜龙葵果的研究与应用》和《重楼的研究与应用》，都是在自己团队研究成果的基础上收集该药材的古今应用及现代研究资料编写而成。国医大师金世元教授题词，中国工程院院士、中国中医科学院院长黄璐琦教授写序，都充分肯定了这套丛书出版的意义。这也是梅全喜教授在中药研究探索道路上的一个重要的总结。

谱写地产药材研发新篇章

梅全喜思维活跃，勇于创新。早些年他通过实验研究提出的以艾叶燃烧放热量判定艾绒质量、槟榔炮制宜少泡多润、桑叶不宜经霜后采收、必须重视中药灌肠剂、加强治疗急症的中药制剂开发等学术新观点，使人耳目一新。调动到广东工作后，岭南地区温暖湿润的气候、丰富的药材种类成就了梅全喜教授的探索进取之心，将广东地产药材列为研究的重点方向。他率先在公开发表的文章中对广东地产药材定义，即是指广东本地生产，民间应用广泛、疗效确切的中药材。尽管在过去的岁月里医家对广东地产药材研究较少，但广东地产药材的疗效却是不容小觑的，特别是不少地产药材在治疗地方多发病、常见病方面有其独特的疗效。直到今天，在广东的许多地区，地产药材仍是普通人家煲汤和熬制凉茶的常用材料，一些甚至已成为医药工业产品或医院制剂的重要原料药，在养生保健与防治疾病中发挥着日益重要的作用。而这些，正是促使梅全喜以此为目标不断前进的动力源泉。

在广东地产药材研究上他肯下功夫、敢于创新，取得显著成绩。以三角草为例，三角草又名小花吊兰、疏花吊兰、山韭菜、土麦冬，为百合科吊兰属植物三角草 *Chlorophytum laxum* R.Br 的干燥全草。主要分布于广东省南部、中南部地区及广西等地，主产于广东中山、江门地区，民间应用于治疗毒蛇咬伤。但是国内外对三角草的化学成分及药理作用等全面的研究则未见有文字报道。在梅全喜之前，国内关于三角草的基础研究是空白的，三角草包含的主要成分及其具备的主要药理作用皆不清晰。

研究开发利用三角草资源具有广阔的市场前景及显著的社会和经济效益。自梅全喜 2001 年开展"三角草的基础研究"科研项目首次立项以来，先后获得广东省中医药局科技基金资助项目、中山市科技局科技计划资助项目、中山市卫生局科技兴医"十五"规划重点科研项目资助。他带领团队成员展开了数载脚踏实地、夜以继日的研究工作。

他们的主要工作成果包括：①首次从三角草中提纯分离鉴定出 7 个化合物，分别是 Chlorophytoside A、Syzalterin、海可皂苷元等。其中 Chlorophytoside A（三角草苷 A）是梅全喜团队首次发现、首次报道并由他们自主命名的一种新化合物，有关该化合物的首次报道论文 *Chlorophytoside A, a New Labdane Diterpene Glycoside from Chlorophytum Laxum Chem.Bull* 以全英文刊载于 *Chinese Chemical Letters* 英文版杂志，并被 SCI 收载。②首次对三角草的抗炎、镇痛、耳微循环、抗蛇毒作用及毒性进行全面研究，结果表明三角草有显著的抗炎、镇痛、改善微循环及抗蛇毒作用，为三角草的制剂开发研究及临床应用提供科学可靠的依据。研究结果分别发表在《中国药学杂志》《中药材》《中成药》《时珍国医国药》等国家级核心期刊上。③首次对三角草的形态组织、理化鉴别等进行了研究，制订了三角草的药材质量标准，获得省药监局的批准，为三角草的正确使用提供了判别真伪的质量标准。④以三角草为主药研制开发了跌打镇痛液、复方三角草片等新制剂，临床应用于治疗关节及软组织损伤、毒蛇咬伤等有显著疗效。其中跌打镇痛液为国内首创，已获国家知识产权局授予发明专利。跌打镇痛液和复方三角草片已获广东省药品监督管理局正式的制剂生产批文，为临床提供了确切有效的药物新制剂。梅全喜主持的这项课题通过成果鉴定，被认为具有较强的创新性与开拓性，填补了国内外同类研究的空白。

梅全喜将一腔心血扑在了广东地产药材的研究、开发和应用上，他带领团队还开展了有关广东土牛膝、三丫苦、蛇鳞草、蛇泡簕、黑面神、布渣叶、山芝麻、新会陈皮等 20 多种广东地产药材的深入研究，并以广东地产药材为主药成功地研制出了 10 多种医药新产品，如"跌打镇痛喷雾剂""复方土牛膝含片""昆藻调脂胶囊"等一批独具特色的科研新产品，共获得国家发明专利 6 项，同时获广东省科技进步二、三等奖各一项，中山市科技进步一、二、三等奖 10 多项。其中，由梅全喜主持的广东地产药材研究项目"三角草的基础研究"获广东省科技进步二等奖、"昆藻调脂制剂治疗脂肪肝的机理与临床研究"获广东省科技进步三等奖、"复方土牛膝制剂治疗咽喉疾病的实验与临床研究"获中山市科技进步一等奖。

2011 年 5 月，梅全喜在自己团队多年研究成果的基础上主编出版了《广东地产药材研究》，本书系统介绍了 170 余种广东地产常用中草药的别名、来源、性味、功能主治、用法用量、药用历史、化学成分、药理作用、临床应用及附注等项内容，其中药用历史、化学成分、药理作用以及临床应用的介绍尤为详尽，不少内容是梅全喜所带领科研团队的研究成果。这本书的出版标志着广东地产药材研究的持续深入进行，对于加快广东地产药材走向世界，提高广东中医药地域文化的学术水平，推动地方经济发展，加快广东的中医药强省建设均具有积极意义。国医大师、广州中医药大学终身教授邓铁涛题写书名，中国工程院院士、中国医学科学院药用植物研究所名誉所长肖培根教授题词，时任中国中医科学院中药研究所黄璐琦所长和中国医学科学院药用植物研究所陈士林所长同时写序，规格如此之高是广东地方医药书籍中少见的，该书获得了 2010 年度国家出版基金资助，也获得 2015 年度中华中医药学会学术著作奖三等奖。

梅全喜教授把广东地产药材的研究开发工作列为自己的重要研究方向，带领他的技术团队以中药药理实验室为研究平台，以"广东地产清热解毒药"为研究方向，先后带教博士、硕士研究生 20 多名，其中 10 届研究生戴卫波获南粤优秀研究生称号；11 届研究生范文昌在读期间发表论文 10 多篇，主编出版 100 多万字的《广东地产清热解毒药物大全》专著，获大学优秀毕业生称号；13 届李红念、15 届陈小露、17 届董鹏鹏、18 届唐志芳、19 届郑依玲、21 届李皓翔等在读期间均发表论文 10 余篇，参编专著多部，均获得国家奖学金。同时，梅全喜教授带领的团队也都取得了显著成绩，其中中山市中医院药学部在广东省药学会每年的全省医院药师科研立项、专著和发表学术论文统计排名中，从 2006 年至 2018 年连续 13 年都获得排名前六名，2013 年度还获得全省排名第一的好成绩。2019 年初他应邀来到深圳市宝安纯中医治疗医院领衔创建药学部，同样也取得突出成绩，2020 年和 2021 年宝安纯中医治疗医院药学部分别获得全省排名第八（深圳市排名第二）和全省排名第七（深圳市排名第一）的好成绩。中山市中医院是一个地级市中医院，而宝安纯中医治疗医院药学部更是一个成立不足 3 年、只有 21 人的区级小医院药学部，就是这样两个普通的药学部在梅全喜教授的带领下，能在全省众多的省级大型三甲中西医院参与的竞争中获得如此突出的成绩，的确是难能可贵的，这也印证了梅全喜教授的一位挚友对他的评价"强将手下无弱兵""是金子在哪里都会发光"！

中药临床药学的推动人

2016 年 11 月 26 日，由全国高等学校中药临床药学专业教材建设指导委员会倾力打造、全国 50 余家高等院校和医疗机构的专家学者共同参与、人民卫生出版社隆重出版的国内首套全国中药临床药学专业创新教材在广东省中山市举行首发仪式，来自全国 26 个省市中医药专家共 500 多人共同见证了我国中医药界的这一盛事。说起中药临床药学专业创新教材的起源，就不得不提起梅全喜教授。

自 21 世纪初以来，梅全喜就带领其团队开始关注中药安全性合理使用问题，他撰写相关论文在国内多家专业学术期刊发表，并在各地培训班、学习班及学术会议上就"中药安全性问题"和中药临床药学开展等讲题做过 100 多场讲座或报告，以此推动中药临床药学工作的开展、促进中药的安全合理应用。他的讲座受到普遍欢迎，中华中医药学会为表彰他在普及中药安全性方面所做的贡献授予他"金话筒奖"。

为加强中药注射剂安全、合理使用，梅全喜团队自从 2002 年发表首篇有关中药注射剂不良反应文献分析研究文章以来，20 多年来一直潜心开展中药注射剂不良反应文献分析研究，共撰写了 40 余篇有关中药注射剂不良反应的总结性论文发表在各级杂志上，主持编写出版了《中药注射剂的不良反应与应对》《中药注射剂不良反应速查》和《中药注射剂安全应用案例分析》三本中药注射剂专著，举办"全国中药注射剂安全性学术研讨会"。与此同时，他们还开展了"常用中药注射剂不良反应文献分析与防治措施规范化研究"的课题，该科研课题于 2012 年还分别获得广东省中山市科技进步二等奖和广东省药学会医院药学科技二等奖。

自在《中国药房》发表《中药临床药学的现状与发展思考》首篇有关中药临床药学文章以来，梅全喜一直关注中药临床药学的研究进展，从中药临床药学定义、开展模式、人才培养等多方面进行探讨分析，共撰写了 10 多篇有关中药临床药学探讨的文章发表在各级杂志上。针对西药临床药学参考书籍众多，而无一本中药临床药学参考书籍的状况，梅全喜于 2012 年底牵头主编并组织全国 16 家大型三甲中医院药剂科从事中药临床药学的专业技术人员编写出版了我国第一本《中药临床药学》专著。梅全喜团队还于 2013 年和 2016 年两次发起承办了由中华中医药学会主办的"全国中药临床药学学术研讨会"暨国家级继续教育项目"全国中药临床药学培训班"，来自全国各地近千名药师参加了学习与培训。这些工作都为推动中药临床药学工作的开展发挥了积极作用。中国药学会为表彰他在医院药学方面所做出的成就，授予他"2014 年度优秀药师奖"。

为了推动中药临床药学人才的培养，梅全喜决定启动中药临床药学系列教材的编写工作，先后找到全国中医药高等教育学会中药教育研究会彭代银理事长、中华中医药学会医院药学分会曹俊岭主任委员及人民卫生出版社药学中心曹锦花主任汇报他的想法，得到了他们的大力支持。彭代银理事长邀请梅全喜参加"2014 年全国中医药高等教育学会中药教育研究会十一次年会"，并请他在大会做"中药临床药学的现状、存在问题及人才培养和教材建设的探讨"学术报告，提出的编撰中药临床药学系列教材的设想，得到了与会者（全国中医药院校的校长和中药学院的院长）们的一致肯定和支持。2015 年 3 月 24 日，"全国高等学校中药临床药学专业教材建设指导委员会成立会议暨全国高等学校中药临床药学专业创新教材主编人会议"在北京人卫饭店召开，在会上正式宣布成立教材建设指导委员会，并颁发聘书，梅全喜和彭代银、彭成、曹俊岭共同担任主任委员，全国各中医药院校的教授和三甲中医院药学部主任担任副主任委员、委员，并同时宣布《中药临床药学导论》等 16 本教材的主编、副主编人选，正式启动这套教材的编写工作。梅全喜教授与彭代银校长联合担纲主编这套教材中的第一本《中药临床药学导论》，他的团队还参加了其他 6 本教材的编写。经过近 3 年编写，人民卫生出版社已在 2016 年底至 2019 年全部出版发行了这套教材。

这套教材的问世可以说是倾注了梅全喜教授的大量心血，他是处在位置不高、平台不大的基层医疗单位，以他的位置要推动一件事就要比其他人付出得更多，正是由于他的执着、坚持和不懈努力，才有了这套教材的出版。这套教材的问世，在中医药教育发展史上具有里程碑的意义，它填补了我国中药临床药学专业教材的空白，开启了中药临床药学专业人才培养的新篇章，为国内中医药高等院校设置中药临床药学专业、开展中药临床药学课程教学打下良好的基础，对加快中药临床药学专业人才的培养起到积极、深远的影响。

近年来梅全喜积极推动中药临床药学走向海外，他认为中药在海外出现的苗条丸（马兜铃酸）致肾衰以及小柴胡颗粒致间质性肺炎的严重不良反应事件都是因为不合理使用造成的，这些事件对中医药的影响是巨大的，所以中医药要走向海外就必须有中药临床药学的保驾护航，并提出了"有中药应用的地方就应该开展中药临床药学工作"的观点。为了推动中药临床药学工作走向海外，梅全喜牵头组织粤港澳台两岸四地高校、学会、医疗机构的中药专家共同编写了一本繁体字版《中药临床药学总论》并已分别在香港、澳门和台湾三地同时出版，作为高校中医药专业的教材和中药师学习的资料。

这本书的出版得到了港澳台地区医药界的肯定和中药师的欢迎，香港中西医结合学会荣誉会长、太平绅士黄谭智媛教授，澳门科技大学荣誉校长、中国工程院院士刘良教授，台湾中医师联合公会理事长柯富扬教授分别为该书写序推荐，充分肯定这本书的意义和价值。梅全喜还利用这本书作为教材举办"粤港澳大湾区中药临床药学培训班"，受到两岸四地中药师们的欢迎，其中港澳台地区参加听课人数超过 2 万人，为推动中药临床药学走向海外迈出了坚实的一步。下一步，梅全喜计划将《中药临床药学总论》一书翻译成英文版、日文版和韩文版出版，以真正推动中药临床药学走向世界。

大爱社会　从艾出发

梅全喜的家乡盛产艾叶，素有"蕲艾"之美称。他小时候认识的第一味中药就是艾叶，耳闻目睹了很多关于艾叶防病治病的故事。大学毕业后，他即着手开展对艾叶的系统研究，经过 40 多年的潜心钻研，终于取得了可喜成果：他发表了 40 多篇艾叶科研论文，最早论证了蕲艾作为艾叶的道地品种及质量的优质性和道地性。1999 年还出版了一本近 25 万字的专著《艾叶》。该书对艾叶的生长环境、采收时节，以及灸疗功用做了系统科学的阐述与总结，令人叹为观止。《艾叶》的问世，使艾叶产品的研发工作进一步深入，也为后来蕲春县大力发展艾产业打下了坚实的基础。近年来，梅全喜又再次开展了对艾叶产地质量及 DNA 分子鉴别研究，发表了《不同产地艾叶总黄酮、重金属和硒元素的含量比较研究》《12 个不同产地艾叶挥发油的 GC–MS 分析》《复方蕲艾卫生巾方镇痛抗炎作用的实验研究》《DNA Barcode for Identifying Folium Artemisiae Argyi from Counterfeits（艾叶的 DNA 条形码鉴定研究）》等重要论文，还编写出版了《艾叶的研究与应用》《蕲艾的研究与应用》以及艾叶实用百科系列丛书：《艾叶实用百方》《艾蒿食疗百味》《蕲艾灸治百病》等多部艾叶专著，其中梅全喜主编的三本艾叶实用百科系列丛书还被人民卫生出版社翻译成三本英文书《Mugwort Leaf: Over 100 Practical Formulas》《Qi Mugwort Moxibustion to Treat 100 Diseases》《Diet Therapy with Mugwort in 101 Recipes》向海外发行，为推动中医药文化特别是艾文化走向世界、将中医药知识普及到一带一路国家发挥了积极作用。

在艾叶产品研发方面，梅全喜教授还先后研制出"蕲艾精""艾地合剂""李时珍中药保健腰带""蕲艾条""艾叶烟""艾灸贴（女士专用）""艾叶浴剂""蕲艾卫生巾""蕲艾防瘟九味香囊"等新产品，上市后深受消费者的欢迎。他担任国内 10 多家艾叶生产企业技术顾问，指导开展艾叶系列产品研发工作，其中已有多家艾叶企业年产值超过亿元，取得了显著经济和社会效益。特别是他的家乡湖北蕲春，在梅全喜的积极推动下，从 21 世纪初艾叶产值几乎为零发展到今天艾叶产值已超过 50 亿元，为推动艾叶研发与推广应用以及推广艾叶文化发挥了积极作用。家乡的人民将艾叶专家梅全喜教授与国学大师黄侃、文坛巨匠胡风、风投教父汪潮涌誉为蕲春当代四大名人（载于《汽车之旅》杂志 2016 年 5 月刊 . 蕲艾文化节专刊 54–57 页）。他工作单位所在地深圳市宝安区的党报《宝安日报》（2020 年 07 月 16 日 A08 版）也在一篇报道他的文章中这样写道：（梅全喜）家乡盛产艾叶，素有"蕲艾"之美称，因在艾叶研究上成果丰硕，被业界称为"艾叶之父"。可见，梅全喜在艾叶研究、艾产业发展及艾文化推广方面做出的贡献已得到社会的认可。

同时，梅全喜也是一位有爱心的专业人士，2017 年初，他将自己多年来获得的科技成果奖励、稿费以及讲课费共计 100 万元和他担任 10 多家艾叶研发生产企业科技顾问的顾问费 200 多万元全部捐献出来成立了李时珍中医药教育基金会，用于资助蕲春籍每年考取中医药大学中医药专业的贫困学子和每年奖励湖北中医药大学、广州中医药大学优秀博士、硕士研究生，基金会成立 5 年来已连续举行 12 次资助和奖励活动，共资助和奖励贫困学子及优秀研究生 80 多人，为推动中医药教育事业发挥了积极作用。

梅花香自苦寒来

业内众多专家都说"梅全喜是个不可多得的人才"，然而，他却一直乐于"屈居"基层。了解他的人都知道，他的"基层情结"源自一颗圣洁的心。他觉得基层更需要人才，而有作为的人才在基层更能发挥非凡的作用。他感到很幸运，自己所在的基层单位非常器重自己，为自己提供了很好的工作和科研条件，使自己能做出较大成绩，做出较多贡献。

"宝剑锋从磨砺出，梅花香自苦寒来。"经过"磨砺""苦寒"之后的梅全喜，逐步迎来了丰收的季节。1992 年他被破格晋升为副主任中药师，1998 年晋升为主任中药师，2003 年成为广州中医药大学教授、硕士生导师，2017 年成为广州中医药大学的博士生导师，2017 年拜国医大师金世元教授为师，学习传承金老的中药炮制及中成药合理使用的学术经验，2019 年 3 月应聘到全国首家纯中医院——深圳市宝安纯中医治疗医院药学部担任中药学科带头人，并全职负责国医大师金世元中药炮制传承工作室和中药炮制研究室工作，牵头开展金老中药炮制经验传承及传统中成药的应用，以及中药品种与理论的挖掘、整理、考证、总结等工作。现为深圳市第五批名中医药专家学术经验继承指导老师和 2019 年深圳市名中医药专家梅全喜学术经验传承工作室负责人。2021 年他带领的中药团队引进首席岐黄学者、中国科学院上海药物研究所果德安教授团队联合共建中药质量研究与安全合理用药研究团队，获得深圳市'医疗卫生三名工程'项目（项目编号 SZZYSM202106004）立项资助。

他还先后带教博士后、博士及硕士研究生 20 多名，带教学术传承人（含师带徒）6 人，研制出医药新产品 20 多项，获国家发明专利 6 项，广东省科技进步二等奖、三等奖各 1 项，吉林省科技进步三等奖 1 项，中国民族医药协会科技进步一等奖 2 项，市厅级科技进步一、二、三等奖 10 多项，中华中医药学会学术著作三等奖 2 项。以负责人和主要编写人员的身份起草编写中药方面的国际及国家级标准、规范、指南和共识 20 多部，主编出版中药学术专著 70 多部，参编并担任副主编、编委的专著 30 多部，以第一作者或通讯作者在国内外医药杂志上公开发表中药研究论文 500 多篇（其中 SCI 论文 10 多篇），应邀赴日本、加拿大等国家以及国内各省市、台湾、香港地区举办的学术会议及培训班上做学术报告及讲座达 300 多次。

由于他所取得的学术成就和贡献，被邀请担任众多学术职务，如全国高等学校中药临床药学创新教材建设指导委员会主任委员，中华中医药学会李时珍学术研究会第四、五、六届副主任委员，中国药学会药学史专业委员会第六、七届副主任委员，中国中医药信息研究会葛洪研究分会副会长，中国药师协会理事兼中药临床药师分会副主任委员，中国民族医药学会信息与大数据分会副会长，中国民间中医药研究开发协会李时珍健康产业分会副会长，国家中药产业技术创新战略联盟艾产业化联盟及鲜龙葵果联盟副理事长，中国医疗保健国际交流促进会理事兼医院药学专业委员会副主任委员，中国癌症基金会鲜药学术委员会副主任委员，世界中医药学会联合会李时珍应用研究专委会和临床用药安全研究专委会常务委员，中华中医药学会医院药学分会、中药炮制分会、中成药分会和科普分会等4个分会的常务委员，中国药学会第一届战略发展委员会委员及药物流行病学专委会、循证药学专委会委员，中国药理学会药源性疾病专委会委员，中华中医药学会科技奖评审专家、科普专家及中药药物警戒与合理用药科学传播专家，中华中医药学会中医药研发合作中心全国院内制剂名方、验方开发应用专家委员会评审专家，国家食品药品监督管理局执业药师资格认证中心国家执业药师工作专家，李时珍中医药教育基金会理事长，广东省药师协会副会长，广东省药学会常务理事兼药学史分会第一、二届主任委员及第三届名誉主任委员，中药与天然药物专委会和岭南中草药资源专委会副主任委员，广东省中医药学会理事兼中药炮制专业委员会主任委员，中药专委会和医院药学专委会副主任委员，广东省药理学会中药药理专委会副主任委员，广东省中药协会理事兼人用经验与医疗机构制剂转化专业委员会副主任委员，广东省健康产业促进会理事兼医学专家委员会副主任委员，广东省第四次中药资源普查试点工作技术专家委员会委员，广东省医药行业职业技能鉴定专家组成员，广东省医学会医疗事故鉴定委员会专家，广东省中药药事质量控制中心委员，深圳市中药药事质量控制中心副主任，深圳市药物治疗与药事管理专委会副主任委员，深圳市药学会常务理事兼药学史专委会主任委员，深圳市中医药学会常务理事，深圳市宝安区中医药协会第一届副会长，深圳市宝安区中医药发展基金会理事，中山市药学会第三、四、五、六、七届理事会副理事长及第八届理事会名誉理事长等学术职务，还兼任国家中医药管理局中药破壁饮片重点研究室（第一、第二届）学术委员会委员（主任委员周宏灏院士）、粤澳东阳光冬虫夏草联合研究中心学术委员会委员（主任委员钟南山院士）。

同时兼任《时珍国医国药》杂志编委会主任，《亚太传统医药》杂志编委会副主任，《中国药房》《中国药师》和《中国医院用药评价与分析》杂志副主编，《岭南药学史》（内刊）主编，《中国药业》常务编委，《中药材》《中国合理用药探索》《今日药学》《抗感染药学》《北京中医药》《中医文献杂志》《亚洲社会药学》等10多家医药期刊编委。

梅全喜教授个人的先进事迹先后被《中国卫生人才》《健康报》《现代健康报》《中国药业》《家庭药师》《亚太传统医药》《中国科技成果杂志》《科技

文摘报》《中山日报》《南方日报》《宝安日报》等报纸杂志专题介绍，2003年中医古籍出版社出版的《中华当代名医》系列丛书，梅全喜作为入选的100位当代名医之一，单独成册，该书收载了梅全喜20多年来在科研和学术研究方面的重要成果。2017年6月《科学中国人》杂志社在北京钓鱼台国宾馆举行盛大隆重的表彰会议，表彰我国科技战线的优秀精英，梅全喜作为基础医学和药学领域的优秀专家名列其中，当选为2016年度《科学中国人》年度人物。2018年在湖北中医药大学庆祝建校60周年时被评为"杰出校友"。2019年被评为深圳市中医药先进工作者。

今天的梅全喜教授已是"功成名就"，然而对于他来说，奉献之路是没有终点的。他仍然继续带领他的研究团队正在国医大师金世元教授和首席岐黄学者果德安教授的指导下积极开展中药炮制、中药制剂和中药质量研究与安全合理用药研究工作，仍以满腔的热忱和执着投入到我国的中医药事业当中，坚持学习，不断进取，为继承和发扬传统医药文化精粹、推动中药事业的发展积极奉献。

（本文曾刊载于"国医网""健康头条"栏目及《亚太传统医药》杂志上，本次发表时有修改）